여성
건강
바이블

The Natural Health Bible for Women

By Marilyn Glenville

First published by Nourish, an imprint of Watkins Media Limited 2010

www.nourishbooks.com

여성 건강 바이블

매릴린 글렌빌 지음 | 정미원, 지여울 옮김

지식너머

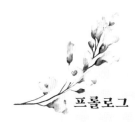

프롤로그

오랫동안 영양의학을 연구하고 실천하며 차곡차곡 쌓아온 수많은 정보와 지식을 많은 사람과 나눌 수 있어 더없이 뿌듯하다. 나는 이 책이 여성이 살아가면서 맞닥뜨릴 건강 문제들에 주요한 길잡이가 되었으면 한다. 그리고 이 책을 통해 여성이 자신의 건강 상태를 주도적으로 관리하고 돌볼 때 올바른 판단을 내리기를 바란다. 연령대와 상관없이 자신의 건강에 관심이 있고 건강을 위해 최선의 선택을 하고 싶은 사람이라면 누구든 이 책의 독자가 될 수 있다.

현대의학부터 보완대체의학까지

나는 이 책에서 의학적 치료법과 자연 치유 요법에 관한 핵심 정보를 모두 제공할 것이다. 각자에게 맞는 최선의 치료법을 찾아내기를 바란다.

어떤 증상이 나타난다면 몸이 어딘가 잘못되었다는 신호를 보내는 것이다. 이럴 때 약을 복용한다면 증상을 억제할 수 있으나 근본적인 원인을 치료하기는 힘들다. 어떤 경우에는 자연적 접근법이 건강을 회복시키고 행복의 질을 더 높여줄 수 있다. 신체 균형을 되찾기 위해 모든 신체 기관에 관여하면서 증상을 완화할 뿐 아니라 문제의 근원을 찾아 치료해준다.

월경을 불규칙하게 하거나 아예 하지 않는 월경불순을 예로 들어보자. 의학적 치료법은 월경주기를 조절하기 위해 피임약을 처방하는 것이다. 그리고 대부분은 피임약을 끊자마자 문제가 반복된다. 이런 접근법은 문제의 원인을 해결한 게 아니기 때문에 재발할 수밖에 없다. 오히려 자연요법으로 몇 달간 치료했을 때 월경주기가 자연스럽게 조절되거나 지속적으로 월경을 다시 하게 된 여성들이 상당히 많다. 이는 식이요법과 약초요법 그리고 다른 자연요법 덕분에 신체가 조화 또는 완벽한 균형 상태인 항상성을 되찾아 모든 것이 제대로 작동하기 시작한 결과다. 경우에 따라서는 의학적 치료법과 자연 치유 요법을 조합할 필요도 있는데 이런 통합적인 방법이 실제로 효과적일 때가 있다. 건강 문제에 관한 방대한 자연요법이 있는지 미처 모르고 있던 여성은 지금이라도 다양한 자연요법 중 자신에게 맞는 방법을 찾으면 된다.

이 책은 여성의 건강 문제를 해결하고 전반적으로 신체를 건강하게 유지하는 데 도움이 될 만한 방법이 아주 많다는 점을 독자들에게 알려줄 것이다. 처음에는 식습관과 생활 방식을 조정하는 데 어느 정도 노력이 필요하겠지만 이를 통해 얻을 수 있는 이득을 생각한다면 충분히 그 정도 노력을 기울일 가치가 있다. 나이가 얼마가 됐든 긍정적 변화의 발걸음을 최대한 빨리 내디뎌야 당장은 물론 장기적으로도 큰 이득을 얻을 수 있다.

이 책에 관하여

이 책은 건강에 관한 기본적인 정보를 체계적으로 얻을 수 있도록 구성되어 있다. 몸이 어떻게 작동하는지, 자연요법이 어떻게 효과를 발휘하는지를 알려주면서 여성이 살아가는 동안 겪게 될 가장 흔한 질병에 관한 상세 정보를 전달한다.

1장은 우리 신체 기관이 서로 어떻게 연계돼 있는지를 설명한다. 현대의학에서는 신체 곳곳을 각기 독립된 부분으로 보는 경향이 있지만 우리 몸은 각 기관이나 장기가 수많은 회로로 연결돼 있다. 자연요법에 따라 잘 먹고 전반적으로 생활 방식을 바꿈으로써 기초 생리 기능이 달라지면 우리 몸은 긍정적 도미노 효과를 보여줄 준비를 한다.

2장은 병원에서 가장 자주 치료하는 질병에 관한 내용이다. 머리부터 발끝까지 문제가 나타나는 신체 부위를 두루 살펴보며 여러 증상과 원인, 정확한 진단법을 소개한다. 적용 가능한 의학적 치료법도 다루면서 이 방법이 어떤 효과를 보이는지, 어떤 부작용과 관련돼 있는지를 총괄적으로 설명한다. 자연요법도 소개한다. 건강 상태를 개선하기 위해 식습관을 바로잡고 보충제와 약초를 사용하는 방법을 알려준다. 그 외에도 동종요법, 침술요법, 방향요법, 정골요법, 요가와 실천하기 쉬운 자기 관리법도 다양하게 제시한다.

3장과 4장은 임신, 출산, 완경(폐경)을 다룬다. 3장에서는 임신과 출산에 관련한 상세 정보, 임신 문제를 해결할 의학적 치료법과 자연 치유 요법을 둘 다 소개한다. 여기에는 검증을 거친 식이요법, 보충제, 약초, 보완 치료를 조합한 단계적 지시 사항이 포함돼 있다. 완경기가 가까워진 여성이라면 4장에 호르몬대체요법hormone replacement therapy, HRT과 자연요법이 도움이 될 것이다. 이를 통해 인생의 중요한 단계를 거칠 때마다 제대로 된 정보에 근거해 선택을 내릴 수 있다. 홍조증이나 골다공증처럼 특정 완경기 증상이 있다면 4장에서 해당 내용을 찾아보자. 왜 그런 증상이 나타나고, 의학적 치료법은 무엇이며, 자연 치유 요법은 무엇인지 알고 싶을 때 적절한 조언을 모두 얻을 수 있다.

5장은 건강과 행복으로 가는 총괄적 안내서다. 어떻게 체중을 최적화하면서 면역력을 키우고 스트레스를 낮추는지에 관한 조언이 담겨 있다. 이 장의 정보는 모든 연령대의 여성에게 해당된다.

이 책에 포함된 모든 정보는 25년 이상의 임상 경험에서 나왔으며 실제로 여성들에게 상당히 도움이 된 결과물이다.

이 책에 담긴 다양한 정보가 아무쪼록 독자들에게 유용하게 쓰이길 바란다.

매릴린 글렌빌

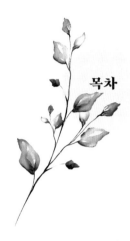

목차

2장 신체 기관

3장 임신과 출산

4장 완경기 극복

5장 건강하게 사는 법

1장
여성의
몸

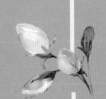

여성의 몸은 정교한 기계 장치와 같다. 생명을 유지할 뿐 아니라 새로운 생명을 만들어낼 수 있는 복잡한 조직이 여성의 몸 안에 가득하다. 이 복합체계는 신체가 최상의 기능을 발휘할 수 있도록 서로 조화롭게 협력해야 한다.

오늘날 여성들은 예전에 비해 자신의 몸이 어떻게 작동하는지 더 많이 알고 있지만 여전히 수많은 여성이 자신의 장기가 어떤 기능을 하는지, 심지어 어디에 위치해 있는지도 잘 모르고 산다. 우리는 자신의 생리 기능에 대해 어느 정도 알고 있어도 호르몬에 대해서는 상당 부분 모르고 있다. 내가 만난 여성들은 호르몬의 경이로운 영향력에 대해 전혀 아는 바가 없었다.

태어나 사춘기를 지나 가임기를 거쳐 완경기에 이를 때까지 호르몬이 신체 건강뿐만 아니라 정서 건강에도 얼마나 큰 영향을 미치는지 알지 못하는 여성이 수두룩하다. 그리고 아이를 가지려고 노력할 시기가 되거나 완경이 시작되어 몸에 이상이 오고 나서야 우리 몸의 각 조직이 서로 어떻게 영향을 주고받는지 알게 된다.

여성의 신체 기관

여성 신체의 활동 거점은 골반 주변 작은 구역이다. 바로 이 구역에 모여 있는 여성의 생식 기관이 생식력, 호르몬, 전반적 건강에 중대한 역할을 수행한다.

난소

여성의 주요 생식 기관인 난소는 크기도 모양도 아몬드와 흡사하다. 난소는 회색빛이 도는 분홍색의 고체 기관으로 좌우 골반뼈 위에 위치하는데 인대에 의해 자궁과 골반에 고정된다. 난소는 난자ovum(난모세포)가 자라는 작은 주머니인 난포follicle(여포)를 포함하고 있다. 그리고 난소는 에스트로겐, 프로게스테론, 테스토스테론 testosterone을 생성하며 난자를 보관하고 배출하는 기능을 한다. 난소가 배출하는 난자는 정자를 만나 수정이 되면 태아가 될 가능성이 있다.

여성은 보통 두 개의 난소를 갖고 태어난다. 각 난소는 자궁 양쪽에 하나씩 자리한다. 일부 여성은 난소를 하나만 갖고 태어나기도 하고, 자궁외 임신 때문에 수술로 나팔관을 제거하기도 한다. 만약 난소암으로 발전할 위험성이 높으면 난소의 일부 또는 전체를 제거하는 경우도 있다. 난소 한쪽을 제거하더라도 임신은 가능하다.

태어날 때 난소에는 100~200만 개 정도의 미성숙 난자가 들어 있고 이 난자들이 평생에 걸쳐 배출된다. 이 수는 태어나자마자 곧바로 감소하기 시작하지만(211쪽 참조), 미성숙 난자들은 호르몬이 소녀의 몸에서 여러 변화를 촉진하는 시기인 사춘기가 될 때까지 난소의 난포 안에 휴면 상태로 있다. 사춘기에 이르면 생식 기관이 극적인 활동기에 돌입한다.

이 시기 이후 건강한 난소는 우리가 예상하는 방식으로 활동하기 시작한다. 매달 약 20개의 미성숙 난자와 난포가 '성숙'한다. 성숙 과정이 이뤄지면서 난자와 난포는 난소 표면으로 함께 이동한다. 난포 하나가 완전히 성숙하면 나머지 난포들은 서서히 사라진다. 성숙한 난포는 난소 표면에서 말 그대로 펑 하고 터지거나 파열되면서 난자를 나팔관(14쪽 참조)으로 배출한다. 이 과정이 바로 배란이다. 가끔은 한 개 이상의 난포가 완전 성숙해 한 개 이상의 난자를 배출하기도 한다. 만약 난자 두 개가 배출돼 수정된 후 성공적으로 자궁에 착상하면 이란성 쌍둥이를 임신하게 되는 것이다(난자가 세 개면 세쌍둥이가 되는 식이다). 일란성 쌍둥이는 난자 하나가 수정 이후 '쪼개져서' 나온 결과다.

배란이 매달 양쪽 난소에서 번갈아 이뤄진다는 것은 잘못된 통념이다. 매달 양쪽 난소의 난포에서 난자가 성숙하기 시작해 먼저 성숙한 쪽이 난자를 배출한다. 양쪽 난소의 건강 상태가 영향을 미치기는 하지만 먼저 난자가 성숙하는 쪽이 매번 다른 난소일 수도, 몇 달 동안 같은 난소일 수도 있다.

여성의 생식 능력이 지속되는 기간 동안 난소는 성호르몬인 에스트로겐과 프로게스테론을 생성

여성의 생식 기관

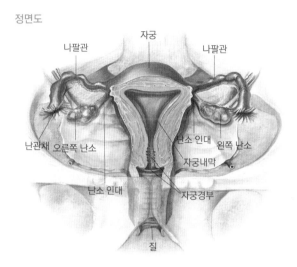

정면도

나팔관 자궁 나팔관
난관채 오른쪽 난소 난소 인대 왼쪽 난소
자궁내막
난소 인대 자궁경부
질

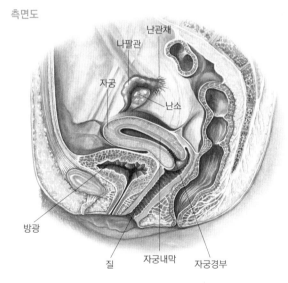

측면도

난관채
나팔관
자궁 난소
방광
질 자궁내막 자궁경부

여성의 생식 기관은 하복부 골반 부분에 위치해 있다. 난소는 난소 인대라는 섬유질 조직으로 자궁에 붙어 있는 타원형 기관이다. 나팔관 양 끝에 난관채(핌브리아)라고 불리는 손가락 모양의 기다란 엽상체는 배출되는 난자를 잡기 위해 난소를 훑는다. 이로 인해 난자는 나팔관을 따라 자궁을 향해 아래로 이동할 수 있다. 이러한 배란 과정에서 난소는 에스트로겐과 프로게스테론이라는 호르몬을 생성하는데, 이 호르몬들은 자궁내막이 수정란을 받아들일 수 있게 두꺼워지도록 자극한다. 자궁 입구에는 자궁경부라고 불리는 좁은 통로가 질 쪽으로 열려 있다.

옆에서 보면 여성의 생식 기관이 골반 부위의 다른 기관들 사이에 어떻게 자리하고 있는지 쉽게 알 수 있다. 질은 약간 뒤쪽으로 기울어 있다. 아마도 성관계를 더 용이하게 하기 위해서일 것이다. 대다수 여성의 자궁은 방광 위 위장 쪽을 향해 뻗어 있다. 그러나 전 세계 여성의 10~20%가량은 자궁이 뒤로 향해 있다. 골반강에서 뒤쪽에 위치해 척추 쪽을 향해 있는 것이다. 그래도 생식력에는 어떤 문제도 없으므로 전혀 걱정할 이유가 없다.

하는데 이 호르몬들이 월경주기를 조절한다(21쪽 상자글 참조). 난포가 발달하는 동안 난소는 많은 양의 에스트로겐을 생성한다. 이 호르몬은 주요 여성 호르몬으로 신체를 자극해 자궁 내벽을 형성하고 유지하게 만든다. 여성의 뼈와 뇌의 건강을 유지하는 역할도 한다.

배란 이후 빈 난포(황체)는 프로게스테론이라는 호르몬을 생성한다. 이 호르몬은 더 이상 난자가 배출되지 않도록 막고 수정란 착상을 위해 자궁 내벽을 준비하는 역할을 맡는다.

난소는 소량의 테스토스테론도 생성한다. 이 호르몬이 혈류로 배출되면 뼈와 근육의 강도를 유지하고 성욕을 높여준다.

나팔관

16세기 이탈리아의 해부학자 가브리엘레 팔로피오Gabriele Fallopio가 처음 발견해서 그의 이름을 따서 팔로피오관이라고도 부르는 나팔관은 자궁 위쪽 가장자리에서 난소를 향해 뻗어 있는 두 개의 관이다. 일반적으로 길이가 10cm 정도 된다. 놀랍게도 이 관은 난소에 직접 연결돼 있지는 않다. 각 관의 끝부분이 나팔꽃 모양으로 벌어져 있고 촉수처럼 생긴 확장선들이 깔때기 모양을 띤다. 그 확장선이 난소에 다다라서 난자가 배출될 때 잡을 수 있다. 일단 난자를 잡으면 나팔관 내부의 미세한 털, 즉 섬모가 부드럽게 근육 수축 작용을 하며 관을 따라 자궁으로 데려간다.

난자 하나가 나팔관을 따라 이동하는 데는 3~4일이 걸린다. 이 기간 동안 여성의 생식력이 최대치에 달한다. 만약 이 기간에 이동하는 난자와 정자가 만나면 수정이 일어나는 것이다. 각 나팔관을 막처럼 싸고 있는 점막은 난자와 정자가 살아 있는 상태를 유지하도록 도와주는 끈끈한 체액을 분비한다. 이는 최상의 수정 환경을 조성하기 위해서인데 난자가 자궁에 도달하기 전에 정자와 만나는 확률을 극대화한다.

중탄산염(탄산수소염)과 제액 내 셧산은 성사가 산소를 처리하게 해주고, 글루코오스는 정자와 난자 모두에게 영양분을 제공한다. 정자와 만나서 수정이 이루어진 난자(수정란)는 최대 7일까지 나팔관 안에 머문다. 이 기간 동안에는 장막융모라는 작은 돌기가 발달한다. 이 돌기는 수정란이 자궁벽에 착상되도록 돕는다. 정자와 만나지 않은 난자는 자궁 쪽으로 이동해 월경 기간 동안 체외로 배출된다.

자궁

골반 아래쪽에 위치한 자궁은 방광과 직장 사이의 복강 내에 있다. 자궁은 속이 빈 근육질 기관인데 서양배를 뒤집어 놓은 것처럼 생겼다. 태어날 때 자궁 크기는 매우 작지만 사춘기 동안 점점 발달하면서 성인 여성의 자궁 크기에 이른다. 다 자란 자궁은 거의 주먹 크기만 하고 임신 기간에는 다 자란 태아를 품을 정도로 놀랄 만큼 크게 확장된다. (완경기에는 자궁 크기가 줄어든다. 체내 에스트로겐 수치가 떨어지기 때문에 수축하는 것이다.

282~284쪽 참조) 자궁은 자궁내막, 자궁근층, 자궁방조직, 이렇게 세 개의 층으로 구성된다. 자궁내막은 자궁 내에서 가장 안쪽에 자리한 층으로, 배란 이후와 임신 기간 동안 두꺼워진다. 이 층은 점막, 분비샘, 혈관으로 이루어져 있다. 배란 이후에는 수정란을 받기 위해 두꺼워지며, 임신 기간에는 자라는 태아를 보호하면서 영양분을 주기 위해 두꺼워진다. 두꺼워졌던 내막은 월경 기간에 떨어져 나간다(21쪽 참조). 두 번째 층인 자궁근층은 근육층이다. 여성의 신체에서 가장 강한 근육 중 하나로 태아를 밖으로 밀어내는 출산 과정에서 강력한 수축을 일으킨다. 자궁내막처럼 자궁근층도 매달 변화를 보인다. 배란 직후에 가장 두꺼워지면서 여기로 혈관이 최대한 집중하게 된다. 임신해서 출산일이 다가올 즈음에는 자궁근층이 복강 전체를 거의 꽉 채울 정도로 확장된다. 자궁의 가장 바깥층은 자궁방조직이며 이 층은 자궁을 제자리에 고정하는 결합조직으로 구성돼 있다.

의학적 목적에 따라 자궁은 크게 네 부분으로 나뉜다. 첫 번째는 기저부다. 이 부분은 자궁에서 둥근 지붕에 해당하는 표면으로 양쪽은 나팔관과 연결돼 있다. 임신한 상태이거나 임신한 적이 있다면 산부인과 의사가 정기적으로 임신부의 기저부 높이를 측정한다는 사실을 알 것이다. 기저부 높이는 태아의 크기를 측정하는 치수 중 하나다. 자궁의 두 번째 부분은 본체다. 이 부분은 자궁 상부 3분의 2 지점에서 가장 넓은 구역을 형성한다. 세 번째 부분은 약 1cm 길이의 협부다. 자궁

내 좁고 가느다란 부분으로 자궁의 네 번째 부분이자 가장 아래쪽에 있는 자궁경부와 이어진다.

자궁경부

자궁경부의 모양은 원통형이며 길이는 약 2.5cm 정도다. 이 부분은 자궁을 질 상부로 이어주고, 월경혈이 자궁에서 질로 지나가게 하며, 정자가 질을 통해 자궁으로 지나가게 한다. 그리고 성장 중인 태아와 자궁을 병원균 침입으로부터 보호해주며 성적 쾌감을 느끼게 하는 데 중요한 역할을 한다. 말하자면, 자궁경부는 여성의 생식과 성적 건강에 아주 중요한 부분을 차지한다.

매달 월경 과정에서 자궁경부의 모양과 위치가 변화한다는 사실을 모르는 여성들이 많다. 자궁이 월경 기간 동안 내막을 쏟아낼 때 자궁경부는 혈액이 방출될 수 있게 더 넓어진다. 그리고 월경이 끝나면 자궁경부는 질관에서 낮게 자리를 잡으며 고무공처럼 단단해진다. 그러다가 배란일이 가까워지면 자궁경부는 자궁 본체 쪽으로 움직여 부드러워지면서 열릴 준비를 한다. 이는 수정이 일어나길 바라면서 정자가 자궁 안으로 보다 쉽게 들어오게 만드는 신체의 신비 중 하나다. 출산 과정 중에는 자궁경부가 10cm까지 넓어져 태아가 질을 통해 모체 밖으로 나간다.

자궁경부를 덮고 있는 것은 상피라고 불리는 얇은 세포층이다. 상피 세포는 평평한 형태의 편평상피이거나 원주 형태의 원주상피다.

자궁경부가 해부학상으로 가장 중대한 특징

을 보이는 이유는 바로 자궁경부 내층에 있다. 이를 자궁경관이라 하는데 안쪽이 부드러운 점막으로 되어 있고 점막은 선와라는 분비샘을 포함하고 있다. 이 분비샘에서는 한 달을 주기로 변하는 점액이 지속적으로 분비된다. 난포 단계인 초반에는 점액이 진하고 끈적거리는데 이때는 생식력이 없다. 이 점액은 질로 이어지는 자궁경부의 틈을 막는 마개 역할을 한다. 이 과정은 질의 환경이 정자를 죽일 수 있는 산성이 되게 한다. 배란 전 며칠 동안은 점액이 깨끗하고 축축해지며 신축성이 생긴다. 이 상태의 점액은 임신에 도움이 된다. 즉, 정자가 나팔관 쪽으로 이동할 수 있게 통로를 만들어주는 점액이라 할 수 있다. 배란 이후에는 점액이 다시 진하고 끈적끈적해져 자궁경부와 자궁을 세균과 정자로부터 보호한다.

질

질은 자궁과 신체 외부의 통로 역할을 하는 근육관이다. 질은 골반 내부에서 뒤쪽으로 약간 기울어 있으며 세 개의 조직층으로 이루어져 있다. 첫 번째 층은 우리 손에 만져지는 점막층으로 입의 내막과 유사한 느낌이다. 그다음 층은 근육벽이며, 세 번째 층은 질과 신체를 연결해주는 섬유조직이다. 일반적으로 길이가 10cm 정도 되는 질은 여성의 신체에서 가장 놀라운 근육을 갖고 있다. 이 근육은 질관을 늘려서 최대 6kg에 달하는 무게까지 감당할 수 있게 하고 태아 분만을 가능하게 한다.

성관계 경험이 있기 전에는 질 입구가 얇은 막으로 일부 덮여 있다. 질 입구 주름이라고 하는데, 터질 때 약간의 출혈이 일어난다. 처음 성관계를 할 때뿐만 아니라 탐폰을 삽입하거나 격렬한 운동을 할 때도 터질 수 있다. 질 벽은 생식력을 최적화하기 위해 지속적으로 분비액을 생성하면서 질을 깨끗이 하고 감염을 예방하기 위해 산도를 유지한다. 성관계를 할 때는 '큰질어귀샘(바르톨린선)'이라는 두 개의 분비샘이 질 내에 점액을 분비한다. 이 점액이 윤활유 역할을 함으로써 성관계가 더 용이해지며 여성과 남성 모두 더욱 쾌감을 느끼게 된다. 질 분비액은 배란 즈음에 산성에서 알칼리성으로 바뀐다. 알칼리성인 정자가 활발하게 움직일 수 있는 최적의 환경을 조성하는 것이다. 가끔 질의 산성이 너무 높을 때가 있는데 이런 경우에는 정자에 적대적인 환경이 되므로 자연 임신에 어려움이 있을 수도 있다.

여성 호르몬

우리 몸의 호르몬은 우리가 태어나는 순간부터 죽음에 이르기까지 모든 단계에서 큰 임무를 수행한다. 가장 주목할 만한 호르몬은 성호르몬이다. 이것은 평생 동안 우리 신체에서 일어나는 여러 변화의 기폭제 역할을 한다.

호르몬은 우리 몸에 있는 기관들의 활동을 촉발하는 천연 화학 물질이다. 호르몬 생성을 책임지고 있는 신체 기관은 내분비계endocrine system다(18쪽 상자글 참조). 내분비계는 성장호르몬 등을 분비하는 뇌하수체pituitary gland, 에너지 수치와 스트레스 반응을 조절하는 부신, 대사율과 뇌기능에 영향을 주는 갑상샘 등 여러 분비샘으로 구성된다. 여성의 난소, 남성의 고환 같은 가장 대표적 생식 기관의 분비샘도 있다. 췌장, 간, 신장도 모두 내분비계의 호르몬 분비 기관이다. 사실상 신체의 전달 체계에 관한 한 내분비계는 신경계에 버금가는 역할을 수행한다.

이 책에서는 아마 에스트로겐이 가장 자주 언급되는 호르몬일 것이다. (물론 여성이 남성보다 갑상샘 호르몬 문제를 더 많이 겪기 때문에 갑상샘 호르몬도 여성에게 중요하긴 하다.) 에스트로겐은 여성의 사춘기와 완경기에 나타나는 신체 변화와 생식기 계통에 영향을 미친다. 에스트로겐과 여타의 호르몬이 우리 신체에 어떻게 영향을 주는지를 이해하는 가장 좋은 방법은 여성의 일생을 순차적으로 살펴보는 것이다.

유년기

출생 이후부터 사춘기 이전의 여자아이의 몸에 있는 에스트로겐 수치는 꽤 낮다. 여성 특유의 생식 기관을 구별 짓기에는 충분하지만 성적으로 충분히 성숙해지기에는 부족하다.

더 이르거나 더 늦을 수도 있지만 보통 8~11세 즈음 시상하부라는 뇌기관이 뇌하수체에 신호를 보내기 시작한다. 이는 황체형성호르몬luteinizing hormone, LH과 난포자극호르몬follicile stimulating hormone, FSH을 생성하도록 자극을 주는 신호다. 이 두 가지 호르몬은 여자아이의 난소가 더 많은 양의 에스트로겐을 생성하게 만든다. 이 과정이 곧 사춘기가 시작됨을 알리는 신호다.

사춘기

몇 살에 시작되든 사춘기는 대략 4년이 걸린다. 이 기간 동안 여성 호르몬인 에스트로겐과 프로게스테론, 남성 호르몬인 안드로겐androgen이 2차 성징 발달에 영향을 준다. 난소에서 분비되는 에스트로겐은 유방 발달을 촉진하고 질의 색깔을 짙게 만든다. 유년기에는 질이 밝은 빨간빛이었다가 사춘기가 되면 탁한 분홍빛으로 변한다. 질벽이 두꺼워지면서 하얀 점액이 생성된다. 에스트로겐은 엉덩이, 허벅지 부근의 체지방 분포를 높여 몸에 여성스러운 곡선을 만든다. 난소와 부신에서 분비되는 안드로겐은 음모와 액모(겨드랑이 털)의 성장을 자극할 뿐만 아니라 근육과 뼈대의 성장도 자극해서 근육과 뼈가 더 단단하고 길

내분비계

난소에서 배출되는 호르몬이 생식 관련 건강과 전반적 건강 상태에 영향을 주는 유일한 호르몬은 아니다. 내분비계의 분비샘에서 여러 가지 호르몬이 배출되고 이 호르몬들은 모두 영향을 주고받는다. 호르몬계 하나가 불균형 상태가 되면 다른 호르몬에도 연쇄 반응을 일으킨다. 우리의 건강은 신체 내부의 호르몬 균형에 달려 있다. 그러므로 생식 건강을 최적화하는 것은 생식 기관을 돌보는 것뿐만 아니라 우리 몸 전체를 돌보는 것이다.

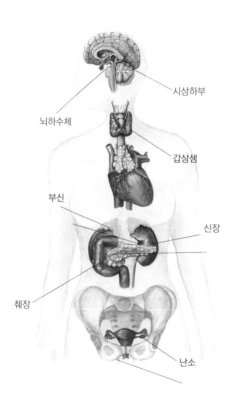

시상하부

뇌하수체

갑상샘

부신

신장

췌장

난소

- 뇌하수체는 세 가지 호르몬을 방출한다. 성선자극호르몬gonadotrophins인 난포자극호르몬과 황체형성호르몬, 그리고 부신피질자극호르몬adrenocorticotropic hormone, ACTH이다. 부신피질자극호르몬은 부신 기능 조절에 도움을 준다. 뇌하수체는 갑상샘자극호르몬thyroid stimulating hormone, TSH도 분비하는데 이 호르몬은 갑상샘이 갑상샘호르몬, 성장호르몬, 유방 조직과 젖 분비를 자극하는 호르몬인 프로락틴prolactin을 생성하게 한다.

- 갑상샘은 신진대사를 조절한다. 열량 소모 속도를 결정지으며 체온에 영향을 준다. 갑상샘 저하증hypothyroidism(64쪽 참조)은 생식력에 영향을 줄 수 있다.

- 부신은 스트레스 호르몬인 아드레날린과 코르티솔을 생성한다. 이 호르몬들은 우리가 압박감을 느낄 때도 분비되지만 혈당 수치가 너무 낮을 때도 분비된다. 이 호르몬 때문에 신체가 저장한 당분을 방출해 당 수치가 높아진다. 부신은 소량의 성호르몬을 생성하기도 한다.

- 췌장은 인슐린이라는 호르몬을 분비하는데 이 호르몬은 혈당 수치를 조절한다. 만약 췌장이 인슐린을 충분히 생성하지 못한다거나 아주 소량만 분비한다면 이는 제1형 당뇨병이므로 인슐린 주사를 맞아야 한다. 그리고 췌장이 인슐린을 충분히 또는 너무 많이 생성하는데 신체가 적절히 사용하지 못한다면 이는 제2형 당뇨병이다. 다낭성난소증후군(90쪽 참조)은 췌장이 굉장히 많은 양의 인슐린을 자주 분비하는 것이다. 그러면 난소가 테스토스테론을 과도하게 생성해 '남성적' 징후로 이어지고 월경이 불규칙해지거나 아예 없어지기도 한다.

어지게 한다. 이 모든 과정이 진행되는 동안 성호르몬의 활동이 활발해져 월경이 시작된다.

성인기

사춘기가 끝난 이후에 뼈가 튼튼해지고 키가 더 자란다. 이는 보통 16~17세에 나타나는 현상이다. 성호르몬이 진정되긴 하지만 에스트로겐, 프로게스테론, 안드로겐은 체내에서 계속 활동하면서 월경주기 조절에 중요한 역할을 수행한다. 이 세 호르몬은 각자 시간표에 따라 다른 시점에 늘었다 줄었다 하지만 월경주기를 최대한 일정하게 유지하고자 서로 협력한다. (월경주기는 대략 27~33일인데 여성마다 개인차가 있다.) 만약 월경주기가 불규칙하다면(102쪽 참조), 이는 분명 성호르몬들이 최적의 균형을 이루지 못하고 있다는 신호다.

제노에스트로겐

일부 가소성 물질과 살충제에서 나오는 제노에스트로겐은 구조상으로 에스트로겐과 유사한 화학물질이다. 이 물질은 여성의 신체를 교란시켜 조기 사춘기를 유발하기도, 유방암 위험을 증가시키기도 한다. 호르몬 균형 식단(63쪽 참조)을 따르면서 제노에스트로겐에 노출되는 빈도를 줄여야 한다.

· 플라스틱 용기에 담긴 식품과 음료 섭취를 줄인다. 그리고 플라스틱 용기에 음식을 담고 데우지 않는다. 플라스틱 병에 뜨겁거나 따뜻한 음료를 담

는 것도 피해야 한다.
· 체중을 조절해야 한다. 제노에스트로겐은 체지방에 저장되므로 과체중인 사람들이 더 높은 농축도를 보일 수 있다.
· 가정용 세제는 환경친화적인 상품을 사용한다.
· 화학첨가물이 들어 있지 않은 화장품을 사용한다. 특히 피부에 바르는 제품은 더욱 신경 써서 고른다.

임신기

사춘기의 극적인 호르몬 변화는 임신 기간 동안 일어나는 어마어마한 변화에 비할 바가 못 된다. 일단 수정이 일어나면 에스트로겐과 프로게스테론 수치가 올라가 월경주기 막바지 수준, 즉 월경을 그치게 하는 수준을 유지하고, 발달된 태반은 사람융모생식샘자극호르몬human chorionic gonadortopin, HCG이라는 새로운 호르몬을 생성한다. 이 호르몬은 난소를 자극해 에스트로겐(자궁내벽의 두께를 유지하기 위함)과 프로게스테론(성공적이고 안전한 착상이 이뤄지도록 자궁을 준비시키고 여성의 몸이 태아를 거부하지 않게 하기 위함)을 아주 많이 분비하게 한다. 사람융모생식샘자극호르몬은 대부분 임신 테스트에서 검출되는 호르몬이다.

3~4개월이 지나면 안정된 태반이 난소로부터 책임을 위임받아 에스트로겐과 프로게스테론의 주 생성체 역할을 한다. 두 호르몬이 많이 분비되어야 자궁내벽이 더욱 두꺼워지고 자궁과 유방으로 전해지는 혈액량이 늘어난다. 그리고 자

라는 태아에 맞게 자궁이 확장하도록 자궁의 근육이 이완된다. 이 호르몬들은 출산 시 자궁 수축을 자극하고 모유 생성을 촉진한다.

임신 이후 호르몬 수치는 급격히 떨어진다. 이렇게 수치가 떨어지면서 자궁은 다시 거의 원래 크기로 줄어들고 근육이 다시 단단해진다.

완경기

난소가 난자를 다 소진하면 월경도 완전히 멈춘다. 이를 완경기(294쪽 참조)라고 한다. 40~50세에는 완경전후기에 들어간다. 이때 난소가 완경기를 준비하면서 에스트로겐과 프로게스테론 생성을 줄이기 시작한다. 이 기간에는 월경이 불규칙해지거나 평소보다 월경량이 늘어나거나 줄어든다. 이런 점차적인 호르몬 변화가 수면이나 기억력, 체지방 분포 등 신체 기능에 영향을 줄 수도 있다.

월경주기

정상적인 월경주기는 자신의 전반적 건강 상태가 좋다는 것을 가장 확실히 알려주는 지표일 것이다. 매달 월경주기에서 나타나는 변화를 관찰하면 자신의 신체에 관해 보다 세심하게 알 수 있다.

일반적으로 월경 시작일 14일 후에 배란이 된다고 알고 있는데 이는 월경주기와 관련된 가장 흔한 오해다. 사실은 정반대라고 보면 된다. 월경주기를 크게 둘로 나누었을 때 초반부는 사람마다 차이가 있지만 후반부는 매달 일정한 주기를 갖는다. 말하자면 배란은 월경 시작일 14~16일 '전'에 일어나는 것이지, 월경 시작일 14일 '후'에 일어나는 게 아니다.

월경주기, 즉 평균적으로 월경일 첫날과 그다음 월경일 첫날까지의 주기는 28일이다. 하지만 이보다 짧거나 길어도 정상일 수 있으며, 배란 없이 월경을 하거나 한 주기에 1회 이상 배란이 일어날 수도 있다. 규칙적인 월경주기는 일종의 패턴에 따라 진행된다. 주기에 따라 몸에서 어떤 변화가 일어나는지를 인지하고 이를 더 잘 이해하기 위해, 몸의 균형을 찾기 위해 노력을 기울일 필요가 있다.

모든 여성의 월경주기는 각자 자기만의 신체 흐름을 따른다. 월경주기가 규칙적이지 않다고 해서 건강하지 않다는 뜻으로 해석할 필요는 없다. 하지만 월경주기가 불규칙하다면 꼭 병원에 가서 검사를 받아봐야 한다. 호르몬 불균형이나 질병 때문에 월경불순이 생길 가능성이 있기 때문이다. 잘못된 식습관, 운동 부족 또는 운동 과다, 수면 부족, 약물 복용, 스트레스, 허약 체질 때문에 월경에 문제가 생길 수 있다. 일부 연구에서는 월경주기가 매우 불규칙한 여성들은 당뇨병diabetes 발병 위험이 높은 것으로 밝혀졌다.

월경주기
—

월경 중에는 뇌하수체에서 난포자극호르몬이 분비된다. 월경이 끝나간다고 해서 주기가 마감되는 게 아니라 사실은 다음 주기가 시작되는 것이다.

난포자극호르몬은 수많은 난자를 포함한 난포가 난소 벽에서 자라게 한다.

▼

배란 이전 난포기follicular phase에는 난포 안의 난자들이 성숙한다. 이 단계에서 난소는 에스트로겐을 더 많이 분비한다.

▼

난소의 에스트로겐 수치가 증가하면서 난포자극호르몬은 감소한다. 이때 뇌하수체는 황체형성호르몬을 분비한다. 자궁경부에서는 산성의 해로운 점액이 알칼리성이 되면서 수정 능력을 갖추게 한다.

▼

난포가 최소 한 개의 성숙한 난자를 나팔관으로 보낼 때 배란이 일어난다.

▼

이제 황체기, 즉 월경주기의 후반부에 들어선 것이다. 황체(난자가 배출된 후 남아 있는 조직 덩어리)가 프로게스테론을 분비한다.

▼

난자가 수정이 안 되면 신체는 자궁 내벽에 축적돼 있던 것을 배출하는 월경을 준비한다. 에스트로겐과 프로게스테론 수치가 떨어지고 신체는 새로운 주기를 시작한다.

생식력 인지

인류의 존속은 진화의 주요 목표 중 하나다. 따라서 생식기 계통은 우리 몸에서 중요한 기관일 수밖에 없다. 가임기를 알 수 있는 여러 방법을 익혀두면 우리 몸이 언제 최상의 생식력을 보이는지 감지할 수 있다.

여성의 생식력이 어떻게 작용하며 무엇에 영향을 받는지에 대해서는 온갖 잘못된 통념이 난무한다. 아이를 갖고 싶다면 다음 두 가지를 꼭 알아두어야 한다. 첫째, 여성의 생식력은 나이에 영향을 받는다. 나이가 많을수록 생식력은 줄어든다(211쪽 참조). 둘째, 여성은 매달 단 며칠 동안만 임신이 가능하다. 나이에 따른 상세한 내용은 나중에 다루기로 하고 일단 여기서는 생식력 인지 Fertility Awareness에 대해 알아보자. 주기상으로 임신이 가능한 시기가 언제인지 알려주는 신호를 읽어낼 줄 알아야 한다.

가임기를 알 수 있는 세 가지 신호

월경주기를 거치며 호르몬은 여성의 몸에 변화를 일으키는데 이 변화가 배란 신호를 보낸다. 다음 내용은 여성의 가임기를 알려주는 세 가지 주요 지표다. 난자가 난소에서 나오면 24시간만 살아 있다는 점을 기억하자.

자궁경부점액

자궁경부점액(16쪽 참조)은 배란 3~4일 전에 맑고 투명하며 잘 늘어나고 양도 많아진다. 이를 '가임기 점액'이라 부르기도 한다. 이 점액은 질을 알칼리성으로 만들어 '정자 친화적'인 환경을 만든다. 점액에는 정자가 영양분을 얻는 데 도움을 주는 아미노산과 당, 염분이 포함돼 있다. 이 점액 덕분에 건강한 정자가 쉽게 흘러갈 수 있는 관이 형성된다. 놀랍게도 점액은 비정상 정자가 더 이상 이동하지 못하게 하는 필터 역할도 한다. 정리해서 말하면 가임기 자궁경부점액은 건강한 정자가 여성의 몸 안에서 7일까지 살아남을 수 있게 도와주면서 임신의 가능성을 최대화한다.

자궁경부점액 테스트 방법은 어렵지 않다(23쪽 상자글 참조). 무엇보다 중요한 점은 이 테스트가 배란이 임박한 시기를 미리 알려준다는 것이다. 월경주기가 불규칙할 때도 이 테스트가 효력이 있다. 점액 테스트가 잘못되는 경우는 딱 한 가지다. 질염이 있을 경우 감염 유출물이 자궁경부점액의 진짜 외관을 덮어버린다.

임신을 원하고 있다면 가임기에 자궁경부점액 테스트를 최대한 활용할 필요가 있다. 촉촉한 느낌이 드는 첫날 성관계를 하고 점액이 끈적거리고 잘 늘어나면 이틀에 한 번꼴로 성관계를 하면 된다. 하루씩 거르는 이유는 남성의 정자 수를 최적화하기 위해서다.

기초 체온

월경주기가 일정하다면 매일 기초 체온을 측정해서 배란일을 알 수 있다. 자연히 성관계 시기

자궁경부점액 테스트

① 하얀 휴지를 사용해 질 입구의 점액을 닦아낸다. 날 달걀 흰자처럼 미끄럽고 투명한지 살펴본다.
② 점액이 잘 늘어나는지 확인하려면 검지로 점액을 부드럽게 당겨본다. 가능하다면 점액을 휴지에서 떼어낸다. 만약 그렇게 할 수 없다면 검지로 점액을 질에서 더 떼어낸다.
③ 엄지와 검지로 점액을 몇 센티미터까지 늘릴 수 있는지 살펴본다. 점액이 어느 정도 늘어난다면 생식력이 있다는 뜻이다. 그러나 점액이 건조하고 무르거나 혹은 끈적거리고 잘 늘어나지 않는다면 산성이며 생식력이 없다는 뜻이다.

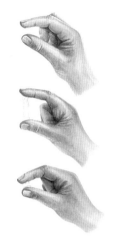

생식력이 없음
건조함

생식력이 있음
잘 늘어나고 투명함

생식력이 없음
끈적거리거나 무르고
잘 늘어나지 않음

도 파악할 수 있다. 기초 체온은 우리 신체가 완전히 편안한 상태일 때 나오는 수치로 아침에 일어나기 전에 누운 채로 체온을 잰다.

배란이 되면 기초 체온이 약간 올라간다. 평소에 측정하던 기초 체온보다 수치가 올라간 시점을 기다리면 된다. 가끔은 배란일 바로 직전에 체온이 약간 내려갔다 올라가기도 한다. 월경주기가 대략 일정하다면 마지막 월경의 첫째 날부터 계산해서 14~16일 사이에 체온이 오를 것이다. 대략 11~16일 사이에 성관계를 하면 임신 가능성이 높아진다.

자신의 체온을 그래프로 정리해두자. 월경 첫날을 1일로 계산하면 된다. 질병, 수면 부족, 음주, 스트레스 모두 기초 체온에 영향을 줄 수 있음을 명심하자. 체온 측정법과 점액 테스트를 조합해서 임신 가능성을 최적화하는 게 가장 좋다.

자궁경부의 변화

자궁경부는 월경주기 전 과정에서 꽤 두드러진 변화를 보여준다. 한 번도 자신의 자궁경부를 만져본 적 없는 사람은 몇 달만 연습하면 자궁경부가 어떻게 변화하는지 만져서 느낄 수 있다. 먼저 방광을 다 비운 다음 손을 깨끗이 씻고 오른쪽 검지를 질 안으로 집어넣는다. 자궁경부가 만져질 때까지 넣으면 된다. 만약 월경이 끝난 직후라면 자궁경부가 마치 코끝 같은 감촉으로 느껴지며 꽤 아래쪽에 있다는 걸 알 수 있다. 이 시점에는 자궁경부가 닫혀 있다. 배란일이 가까워지고 체내 에스트로겐 수치가 높아질수록 자궁경부가 열리고 부드러워진다. 이럴 때는 감촉이 마치 입술 같다. 그리고 위치도 꽤 높아져 있다. 자궁경부 위치가 올라가고 열리면 정자가 자궁 속으로 들어가게 도와주는 일종의 깔때기 효과가 나타난다.

배란 테스트

배란 키트는 가임기를 알 수 있는 더욱 균형 잡힌 지표가 된다. 이 키트는 배란이 있기 24~36시간 전에 황체형성호르몬이 급증(21쪽 상자글 참조)하는 것을 측정한다. 스틱형이며 아침 첫 소변에 담그는 방법을 통해 황체형성호르몬이 급증한 시점을 알 수 있다. 자궁경부점액이나 기초 체온 측정법도 도움이 될 것이다. 하지만 다낭성난소증후군polycystic ovary syndrome, PCOS을 앓고 있다면 배란 키트를 써도 소용이 없다.

영양 섭취

우리가 섭취하는 음식은 우리의 건강에 결정적인 역할을 한다.
이는 의학 연구를 통해 여러 번 증명된 사실이다.
체내에 투입하는 것이 양질인지 아닌지에 따라 우리 삶의 질이 좌우된다.

우리가 먹는 음식은 우리 몸의 연료 기능을 한다. 이 연료는 신체의 모든 기관이 작동하는 데 사용된다. 신체의 각 기관은 신경 경로에 연료를 공급하고 체내 순환을 증진시키고 아기를 만드는 등 무수한 기능을 수행한다. 뇌, 심장, 폐, 피부, 난소, 기타 모든 신체 기관은 기능을 최적화하기 위해 수백 가지의 필수 무기질과 비타민이 필요하다. 영양분의 질이 좋을수록 신체 기관의 질도 더 좋아진다.

우리 모두에게는 양질의 음식이 필요하다. 특히 여성에게 영양 섭취는 생리학적 측면에서 더욱 중요하다. 앞서 살펴봤다시피 호르몬 균형은 우리 건강에 결정적 역할을 한다. 우리가 먹는 음식은 내분비계에 지대한 영향을 끼치고 우리 몸이 생성하는 호르몬의 양과 질에 큰 영향을 준다. 내가 연구한 바에 따르면 영양분은 여성의 모든 호르몬 문제를 치료하는 데 주춧돌 같은 역할을 한다. 감정 기복, 체중, 월경, 난임 등의 호르몬으로 인한 문제가 영양분과 밀접하게 관련돼 있다. 영양가 있는 식단은 특히 완경기 여성에게 잘 나타나는 심장질환, 골다공증, 관절염에 걸릴 확률을 낮춰준다. 건강 관리를 잘하고 싶다면 지금 당장 치료가 필요한 특정 질환이 없어도 반드시 좋은 식습관을 유지하며 영양 섭취를 충분히 해야 한다. 좋은 음식은 여성이 스스로 아름답다고 느끼게 해줄 뿐 아니라 실제로 아름답게 만들기도 한다. 섭취하는 음식의 질이 좋지 않다면 피부와 모발에 곧바로 반응이 나타난다.

그러나 수많은 조언이 있어도 균형 잡힌 식단을 어떻게 구성하는지 알기 힘들다. 앞으로 다룰 내용에서 내가 목표로 삼는 것은 가능한 한 모든 권고 사항을 단순화해서 알기 쉽게 하는 것이다. 좋은 음식의 기본을 보여주고 어떤 음식이 좋고 나쁜지를 이해하도록 돕고 싶다. 어떤 음식을 찾아서 먹어야 하고 피해야 하는지를 모두가 알았으면 한다. 독소, 식물 호르몬에 대해 설명하고, 깨끗한 물을 마셔야 하는 중요성에 대해서도 이야기할 것이다. 그리고 보충제에 대한 내용도 심도 있게 다룰 예정이다. 왜 보충제가 중요하며 어떻게 최대한 활용하는지를 살펴보겠다. 궁극적인 목적은 독자에게 정보를 제공하는 것이다. 우리 몸에 필요한 모든 영양분을 제공하도록 식습관을 개선해야 하며 이 노력이 단순히 생존을 위해서가 아니라 행복하고 건강하게 살기 위한 것이라는 사실을 알리고 싶다.

영양의학

음식 자체가 곧 효험이 강한 치료제다. 영양의학이라는 일종의 치료 체계는 음식이 곧 약이라는 믿음, 그리고 올바른 식단과 보충제를 선택함으로써 수많은 건강 문제가 줄어든다는 믿음을 근거로 한다. 특정 식품과 영양분이 암 같은 질병을 예방하고 치료하는 데 긍정적인 영향을 준다는 점을 증명한 과학적 증거는 수없이 많다. 우리가 특별히 어떤 질병을 앓지 않더라도 건강 상태를 최대한 좋게 유지하고 싶다면 영양의학은 도움이 된다.

이 책에 제시된 방법을 따랐는데 자신의 건강 상태가 개선되지 않는 것 같다면 전문가에게 도움을 구해도 좋다. 영양 결핍 상태를 평가하는 테스트는 여러 가지가 있다. 알레르기나 과민성, 기타 여러 요인이 어떤 건강 문제를 일으키는지 알아낼 테스트도 많다.

좋은 영양 섭취의 기본

식품 포장지 뒷면의 성분 표시를 보면 아찔할 정도로 어려운 단어들이 가득하다. 도대체 그것이 다 무엇일까? 우리 몸에 전부 필요한 것일까? 만약 그렇다면 얼마나 많이 필요할까? 그중에 피해야 할 성분은 없을까?

여성의 몸은 건강을 위해 균형 잡힌 식단을 필요로 한다. 올바른 영양분을 알맞은 양만큼 섭취하기만 해도 호르몬 균형을 이룰 수 있다.

균형 잡힌 식단은 양질의 단백질, 필수지방, 복합 탄수화물, 섬유질뿐만 아니라 비타민과 무기질로 구성된다. 앞으로 이런 영양분들이 무엇인지, 어떤 역할을 하는지 간략히 다뤄볼 것이다. 각 식품군을 매일 얼마나 섭취해야 하는지는 32쪽 표를 참조하자.

단백질

단백질은 우리 몸에 중요한 세 가지 영양소 중 하나다. (다른 두 가지는 복합 탄수화물과 필수지방이다.) 단백질은 우리 몸에 아미노산을 제공하기 때문에 중요 영양소에 속한다. 아미노산은 피부, 근육, 기관, 분비샘의 세포를 만들고 재생시키는 영양분으로 호르몬 생성에도 도움을 준다. 우리가 음식을 통해 얻어야 할 아미노산은 여덟 가지다. 이를 필수아미노산이라고 하는데, 육류, 생선, 가금류, 달걀, 우유, 퀴노아, 대두 같은 '완전 단백질' 식품에 필수아미노산이 들어 있다. 콩, 견과류, 씨앗류 등에 들어 있는 '불완전 단백질'은 100%는 아니지만 어느 정도 필수아미노산을 포함하고 있다.

여덟 가지 필수아미노산을 얻으려면 음식을 통해 몇몇 종류의 완전 단백질과 다양한 종류의 불완전 단백질을 함께 섭취해야 한다. 우리가 섭취하는 단백질이 모두 양질이어야 한다는 점도 중요하다. 즉, 포화지방 비율이 최대한 낮고 가공하지 않은 단백질이어야 한다. 육류 제품, 특히 포화지방과 첨가물 비율이 높은 소시지 같은 가공육으로 단백질을 섭취하라고 권하지는 않겠다. 대신 대두, 콩, 견과류, 씨앗류, 퀴노아, 달걀, 생선을 섭취하는 게 좋다. 비육류 단백질원과 육류 단백질원을 함께 섭취함으로써 우리 몸에 필요한 필수아미노산을 전부 얻을 수 있다. 유제품 또한 양질의 단백질을 제공하지만 여기에는 포화지방이 많이 포함돼 있다. 유기농(33쪽 참조) 유제품을 찾아서 적당히 섭취하는 것이 중요하다. 예를 들어 유기농 요구르트 150g이나 정도의 유기농 치즈 40g을 섭취하면 된다.

경제적으로 풍족한 사회에서는 단백질 결핍증이 거의 나타나지 않는다. 오히려 요즘에는 단백질 섭취를 지나치게 많이 해 우리 신체가 너무 산성화되고 있다(건강한 신체는 약간 알칼리성을 띠어야 한다. 314쪽 상자글 참조). 칼슘이 산성도를 중화시키는 역할을 하므로 우리 몸은 뼈와 치아에서 칼슘을 취해 이런 불균형을 바로잡는다. 그러나 알칼리성을 복구하기 위해 체내 저장된 칼슘을 너무 사용해버리면 뼈가 약해지면서 골절의 위험성이 높아지고 골다공증에 걸리기도 한다. 단백질 섭취가 높아지면 그만큼 칼슘 손실이 많아진다고 볼 수 있다. 흥미롭게도 이 상관관계는 오직 동물성 단백질을 섭취했을 때만 적용되는 사실이다. 조사에 따르면 식물성 단백질은 아무리 많이 섭취하더라도 저장된 칼슘을 고갈시키지 않는다고 한다.

탄수화물

우리 몸의 가장 중요한 에너지원은 탄수화물이다. 여기에는 당과 전분이 포함된다. 모든 종류의 탄수화물은 어떻게 해서든 결국 우리 몸의 연료 역할을 하는 포도당으로 분해된다. 그런데 분해 속도가 우리의 건강에 결정적인 영향을 끼친다.

우리가 음식을 통해 얻는 지속적인 에너지양은 탄수화물이 '단순 탄수화물'이냐, '복합 탄수화물'이냐에 달려 있다. 단순 탄수화물은 과일, 과일주스, 꿀, 백설탕, 황설탕, 스포츠음료에 첨가되는 포도당 등에 들어 있다. 이런 식품의 에너지 효과는 빠르게 나타나지만 지속성이 없다. 그에 비해 복합 탄수화물은 오랜 시간 지속되는 에너지를 신체에 더 많이 제공한다. 우리 몸이 복합 탄수화물을 느리게 소화시키기 때문이다. 복합 탄수화물은 밀, 호밀, 귀리, 쌀 등의 곡물이나 편두, 강낭콩, 대두 같은 콩류 그리고 채소에 포함돼 있다.

복합 탄수화물은 정제된 것과 정제되지 않은

것으로 나뉜다. 정제되지 않은 탄수화물원은 껍질을 벗기지 않은 것이다. 씨와 껍질로 구성된 곡물에는 수많은 필수영양소가 포함돼 있다. 비타민 B, 비타민 E, 마그네슘, 셀레늄, 아연 같은 무기물, 섬유질, 플라보노이드, 올리고당, 식물 에스트로겐 등 중요한 영양소들이 들어 있다. 이 영양소들은 모두 여성의 건강을 증진시키는 데 필요하다.

특히 정제되지 않은 통곡물이 여성의 몸에 좋다. 혈당을 조절하고 콜레스테롤 수치를 낮추며 호르몬 균형에 도움을 주기 때문이다. 무엇보다도 통곡물은 소화를 촉진시키고 우리가 먹은 음식 속에 들어 있는 다른 영양분을 우리 몸이 보다 효과적으로 소화 흡수하게 도와준다. 통곡물에는 아마란스, 보리, 현미, 옥수수, 기장, 귀리, 호밀, 통밀 등이 포함된다. 식사 때마다 통곡물 음식을 적어도 한 그릇은 먹도록 목표를 세워보자.

지방

'지방'은 대부분의 여성이 쓰는 어휘에서 불결하고 언짢은 단어로 분류된다. 특히 체중에 신경을 쓰는 여성에게 무슨 수를 쓰든 절대 입에 대지 말아야 할 것으로 취급당한다. 그러나 탄수화물과 마찬가지로 지방에도 좋은 지방과 나쁜 지방이 있다. 호르몬 작용을 원활하게 하고 심장과 피부의 건강을 증진시키기 위해 우리 몸에는 좋은 지방이 꼭 필요하다. 대체로 나쁜 지방은 붉은색 육류와 가공 식품에 포함된 포화지방이고, 좋은

지방은 필수지방산essential fatty acid 같은 불포화지방이다.

포화지방

포화지방은 몸이 필수지방산을 흡수하지 못하게 방해한다. 여성이 포화지방을 많이 섭취할수록 혈액 내 에스트로겐 수치가 높아지는데 이로 인해 호르몬 불균형 현상이 나타난다고 알려져 있다. 그리고 포화지방은 체내 콜레스테롤 수치를 높이고 동맥을 막아 심장질환의 위험을 높인다. 몸의 부기와 통증을 유발하는 해로운 프로스타글란딘prostaglandin도 체내에 생성되게 한다. 또한 월경통, 자궁내막 관련 경련, 자궁내막 조직의 확장을 유발한다.

식단에 포화지방이 포함되지 않게 하려면 붉은색 육류를 섭취하지 말고 유제품, 버터, 야자 오일 섭취를 최소화한다. 포화지방의 부정적 호르몬 영향을 저지하려면 프로바이오틱스 Probiotics(37쪽 상자글 참조)를 섭취하면 된다. 이 보충제는 장 속에 있는 에스트로겐 수치 조절에 도움을 준다.

포화지방과 관련해서 예외가 하나 있는데 그건 바로 버터다. 버터에는 포화지방이 많지만 마가린 같은 대체제에는 수소첨가(경화)된 식물성 기름이 포함돼 있다. 수소첨가 과정을 통해 지방은 더 고형화되고 펴 바르기 쉬워지지만 식물성 기름의 무해한 불포화지방이 트랜스지방으로 바뀐다. 이것은 포화지방보다도 건강에 치명적인데다 심장마비도 유발할 수 있는 해로운 지방이

다. 따라서 마가린 대신 유기농 버터를 사용하길 권한다. 단, 적당량만 사용하자.

불포화지방

건강한 식단은 불포화지방을 포함해야 한다. 불포화지방은 크게 단일불포화와 다가불포화로 나뉜다. 오메가-9 지방산으로도 알려진 단일불포화지방은 혈액 내 나쁜 콜레스테롤LDL 수치를 낮추면서 좋은 콜레스테롤HDL 수치를 높여주는 지방산이다(329쪽 참조). 다가불포화지방은 두 가지 필수지방산 오메가-6와 오메가-3로 이루어져 있다. (필수지방산은 체내에서 생성하지 못하므로 음식을 통해 흡수해야 하는 지방이다.)

내가 근무하는 병원에 오는 여성들 대부분은 오메가-6 지방산은 너무 많이 섭취하는 반면 오메가-3 지방산은 부족하게 섭취한다. 오메가-3 지방산의 섭취가 결핍 상태까지 이른 여성도 있다. 기름진 생선, 몇몇 견과류, 아마씨 같은 씨앗류, 호두, 호박씨 등에 포함된 오메가-3 지방산은 체내 순환과 심장혈관 건강에 중요한 역할을 한다. 면역력을 증진시킬 뿐 아니라 피부 세포가 부드럽고 유연해지도록 촉촉함을 더해준다. 그리고 항염증제 작용도 해서 관절 부위 통증과 관절염을 완화시키기도 한다.

아보카도와 달맞이꽃, 보리지 오일, 견과류와 씨앗류에 포함된 오메가-6 지방산은 염증을 줄여주고 순환계 전반에 혈액이 잘 흐르도록 해준다. 그런데 오메가-6 지방산이 신체에 이렇게 좋은 영향을 준다면 많이 섭취하는 게 좋은 것 아닌가? 유감스럽게도 우리 몸은 여분의 오메가-6 지방산을 다른 성분으로 바꾼다. 혈액 응고를 늘리고 더 많은 염증을 유발할 수 있는 성분, 즉 프로스타글란딘으로 전환한다. 이는 오메가-3 지방산에서 나오면 좋은 성분이지만 오메가-6 지방산에서 나오면 나쁜 성분이다. 좋은 프로스타글란딘은 항염증제와 항응고제 역할을 하지만 나쁜 프로스타글란딘은 더 많은 염증과 통증을 유발할 가능성을 높인다.

서구식 식단은 필수지방산이 극도로 부족한 경우가 많으므로 매일 필수지방산이 풍부한 음식을 챙겨 먹어야 한다. 예를 들면 케일과 양배추 같은 푸른 잎 채소, 견과류, 씨앗류, 아마씨 오일, 삼씨 오일, 연어, 청어, 정어리, 고등어, 밴댕이 등의 기름진 생선이다. 신선한 참치 역시 필수지방산이 풍부한 식품원이다. 일부 어류의 수은 함유량을 우려하는 사람도 있지만 신선한 참치를 섭취해서 얻는 이점이 몇몇 우려를 상쇄하고도 남을 것이다.

필수지방산을 충분히 섭취하는 또 다른 방법은 보충제 섭취다. 그러나 대구간유(코드리버오일)는 피해야 한다. 어류는 간에 독소와 수은을 축적하기 때문에 대구간유의 독소 및 수은 수치도 높을 수밖에 없다. 대신 어유魚油 캡슐을 구입하는 게 좋다. 어유를 복용하고 싶지 않다면 아마씨 오일 캡슐에서 오메가-3 지방산을 얻을 수 있다.

섬유질

대변량을 늘려주는 일등 공신으로 알려진 섬유질은 배변 운동이 규칙적으로 이루어지게 해주면서 복부 팽창과 속 부글거림을 줄여준다. 그래서 섬유질이 풍부한 식단은 소화를 촉진하고 식사 후 포만감을 높여준다. 체중 감량에도 중요한 역할을 한다.

섬유질은 또 다른 면에서 여성에게 아주 중요하다. 체내 에스트로겐 수치 조절에 일조한다는 점이다. 체내에서 임무가 끝난 오래된 에스트로겐은 여성의 소화기관으로 들어갈 때 섬유질과 결합하고 배변 작용을 통해 배출된다. 이런 결합 효과가 없다면 신체는 오래된 에스트로겐을 순환계에 재흡수시켜 '에스트로겐 과잉'인 불균형 상태를 만든다. 유방암, 자궁내막증, 자궁근종 모두 에스트로겐 수치가 높아서 생긴 질병이다.

채식주의 식단을 따르는 여성들은 육류를 섭취하는 여성들보다 채소를 더 많이 섭취한다. 섭취하는 음식의 섬유질 함유량도 당연히 높다. 이런 여성들의 경우, 오래된 에스트로겐이 체내에서 재순환하는 대신 몸 밖으로 배출된다. 결과적으로 채식을 하는 여성과 육류 섭취를 소량만 하는 여성은 육류 섭취를 많이 하는 여성보다 불필요한 오래된 에스트로겐을 30% 더 배출한다.

섬유질도 지방이나 탄수화물과 마찬가지로 수용성과 불용성, 이렇게 두 가지로 나뉜다. 수용성 섬유질은 채소, 과일, 귀리, 콩에서 발견된다. 이 섬유질은 몇 가지 형태를 띠는데 그중 하나가 귀리에 있는 베타글루칸이다. 이것은 콜레스테롤 결합제 역할을 하며 음식을 통해 체내에 들어온 콜레스테롤뿐만 아니라 지방과 발암 물질을 대변으로 배출한다. 통곡물과 견과류에 들어 있는 불용성 섬유질은 배변 활동이 원활해지게 도와준다. 이 섬유질은 물과 결합해서 대변의 양을 늘린다.

콩류의 좋은 점

완두와 콩은 콩류라는 채소과에 속한다. 콩류는 복합 탄수화물의 주 공급원이자 저렴한 가격으로 저지방 섬유질과 단백질, 무기질을 공급하는 식품이어서 건강 식단에 빠지지 않고 등장한다. 병아리콩(이집트콩)은 부신의 기능을 도와주면서 풍부한 단백질과 필수지방산, 철을 제공한다. 단백질과 철이 풍부한 렌즈콩(렌틸)은 심장과 신장에 좋다. 대두는 단백질, 필수지방산 그리고 두뇌 기능을 향상시키는 레시틴이라는 영양분이 똘똘 뭉친 콩이다. 더군다나 대두는 피토에스트로겐phytoestrogen(35쪽 참조) 또는 에스트로겐의 '천연' 공급원 역할을 하기 때문에 완경기가 가까워진 여성에게 아주 좋다. 하루 두 번은 콩류를 섭취하도록 식단을 조절해야 한다. 밥이나 국물 있는 음식, 샐러드 등 여러 가지 방식으로 콩류를 섭취할 수 있다. 콩 자체를 간식처럼 먹어도 좋다. 팥, 동부콩, 녹두, 풋콩, 강낭콩, 리마콩, 볼로티, 카넬리니 등 여러 가지를 먹어보자.

항산화제

우리가 먹는 음식물에서 중요한 영양분 중 하

나가 바로 항산화제다. 이 물질은 우리 몸이 활성산소로 인해 손상되는 것을 막아준다. 활성산소는 호흡 같은 간단한 신체 기능과 흡연, 튀긴 음식, 공해, 자외선 등 생활 속 여러 요소에서 비롯되는 위험 물질이다. 활성산소는 신체 세포에 큰 피해를 줄 수 있다. 심장병에 대한 저항력을 떨어뜨리거나 체중을 늘리거나 암을 유발하거나 조로현상을 일으킬 수 있다. 다행히 우리는 이런 위험을 막아주는 항산화제를 음식을 통해 풍부하게 얻을 수 있다. 비타민 A, C, E와 베타카로틴, 무기질 셀레늄과 아연 그리고 토마토처럼 복합 리코핀이 풍부한 식품에 항산화제가 많이 함유돼 있다. 훌륭한 항산화제 공급원으로는 망고, 적포도, 가지, 당근, 고추, 호박 등의 주황색, 노란색, 빨간색, 보라색 과일과 채소가 있다. 푸른 잎 채소, 베리류, 고구마, 아보카도, 견과류, 씨앗류, 생선도 포함된다.

설탕(당)

건강식에 당을 첨가하지 않아야 할 이유는 많다. 설탕은 정제된 식품이므로 영양적 가치가 없으며 건강에 좋지 않고 '쓸데없는' 칼로리만 지니고 있다. 신체가 정제된 식품을 서둘러 소화시킬 때 당은 혈류에 빠르게 도달하면서 즉각적인 에너지 증폭제 역할을 한다. 그리고 곧바로 에너지가 급감한다. 게다가 당(포도당)이 혈류에 많아질수록 췌장이 인슐린을 많이 분비한다. 췌장은 인슐린을 분비해 신체가 에너지를 내기 위해 당을

사용하도록 도와준다. 혈당량이 급격히 오르락내리락하다 보면 장기적으로 심각한 문제가 생길 수 있다. 포도당 수치를 낮추기 위해 췌장이 지속적으로 인슐린을 생성하도록 자극을 받는다면 췌장은 피로감을 느끼게 된다. 결과적으로 신체의 조절 메커니즘이 제대로 기능하지 못하고 만다.

이럴 경우 크게 두 가지 중 한 가지 현상이 나타난다. 췌장이 인슐린을 충분히 생성하지 못해 포도당을 혈액에서 세포로 이동하는 작업에 차질이 생길 수 있다. 그리고 췌장이 인슐린을 과다 분비해 신체가 게을러지는 상황, 즉 '인슐린 저항' 상태가 될 수 있다. 이는 췌장이 생성하는 인슐린 전부를 신체가 적절히 사용하지 못하는 상태다. 이 두 가지 경우 모두 결국에는 혈액 내 포도당이 과다해지면서 과혈당증hyperglycemia(고혈당)을 일으킨다. 이 상태는 당뇨병에 이르는 첫 단계이므로 체내 혈당 수치를 균형 있게 유지하는 것이 무엇보다 중요하다(33쪽 상자글 참조).

혈당이 계속 오르락내리락하면 또 다른 문제가 생긴다. 당이 에너지로 다 타버리지 않으면 신체는 당을 지방으로 저장해서 에스트로겐 과다 분비와 체중 증가라는 문제를 일으킨다.

전반적으로 당질의 식품과 설탕 자체는 감정기복(성급함, 흥분성, 공격성, 우울증), 성욕 감퇴, 밤중에 자주 깸(종종 심장 두근거림을 동반함), 호르몬 불균형, 체중 문제 등의 원인이 된다.

식품 피라미드

우리가 먹는 음식을 어떻게 분석해야 할까?
음식의 올바른 균형을 찾고 건강한 식단을 짤 수 있도록
다음 피라미드를 활용해보자.

붉은색 육류
절대 먹지 않는다

가금류, 설탕, 흰 빵
조금만 먹거나 되도록 먹지 않는다.

백미, 흰 파스타, 감자
조금만 먹는다.

유기농 유제품
하루에 한 번 먹는다.
가공되지 않은 생요구르트 형태로 먹는 게 좋다.

생선, 달걀
하루에 두 번 먹는다.

견과류, 콩류, 씨앗류
하루에 1~3번 먹는다.

채소
가능한 한 자주 먹는다.

과일
하루에 2~3번 먹는다.

통곡물 식품
식사 때마다 먹는다.

혈당 균형 유지법

다음 내용은 신체가 연료 공급을 지속적으로 받을 수 있도록 혈당 수치의 균형을 유지하는 방법이다.

· "아침 식사는 왕처럼"이라는 금언에는 중요한 진리가 담겨 있다. 항상 제대로 된 아침 식사를 해야 한다. 하루에 필요한 에너지 수준을 잡아주는 아침 식사는 시리얼 한 그릇으로 때우지 말자. 오트밀을 먹더라도 영양분을 보충해서 먹도록 한다. 과일이나 과일 퓨레 등을 약간 첨가하면 단맛도 챙길 수 있다.

· 음식을 3시간 간격으로 조금씩 자주 먹는다. 오후 3~4시 무렵 혈당이 뚝 떨어질 때가 있다. 조금씩 자주 먹으면 이 현상을 피할 수 있다. 단, 급격한 변화를 피하기 위해 체내에 천천히 흡수되는 음식을 먹는다.

· 통밀 빵이나 통밀 파스타, 현미, 기장, 귀리, 호밀처럼 정제되지 않은 복합 탄수화물을 매 끼니 먹는다. 얼마나 정제된 건지 잘 모르겠다면 곡물이 원래 모습과 얼마나 가까운지를 살펴본다. 원래 모습과 가까울수록 정제가 덜 된 것이다. 흰색보다는 갈색을 떠올리면 된다. 케이크, 비스킷, 페이스트리 등을 피하자. 여기에는 정제가 많이 된 흰 밀가루가 포함돼 있다.

· 과당 역시 신체 시스템을 혼란에 빠트릴 수 있다. 여과한 물과 즙을 5대 5로 섞어 과당을 묽게 한다.

· 자극제가 포함된 식품을 피한다. 카페인과 다량의 설탕이 들어 있는 차, 커피, 초콜릿, 캔 음료 같은 음식이 이에 해당한다. 흡연 역시 피해야 한다.

· 설탕 통을 식탁에서 치운다. 그리고 당도 높은 음식인 초콜릿, 과자, 비스킷, 페이스트리 등을 피한다.

유기농 식품

건강을 위해 음식을 최대한 활용한다는 것은 단순히 올바른 영양소가 풍부하게 포함된 식품을 선택한다는 뜻만은 아니다. 우리가 먹는 음식이 최상의 질이어야 한다는 뜻도 포함되어 있다.

나날이 독성이 늘어가는 현대 사회에서 찾을 수 있는 가장 양질의 음식은 유기농 식품이다. 유기농 식품에는 우리 몸의 호르몬을 교란시키는 인공 화학 물질이 거의 없다. 대중매체는 '유행하는' 식품을 지속적으로 우리에게 알려주지만 유기농 식품을 먹는 것은 일시적 유행이 아니다. 인공 화학 물질에서 벗어나 영양가 있는 음식을 먹으려면 유기농 식품을 구입해서 섭취해야만 한다. 인공 화학 물질은 암, 과잉 행동, 불면증, 선천적 결손증, 불안, 천식, 알레르기 등과 연관돼 있다. 농약, 화학 비료 없이 경작한 농산물, 악명 높은 GM 식품(유전자 변형 식품)이 아닌 음식을 먹을 필요가 있다.

유기농 식품이 비유기농 식품보다 영양이 풍부하다는 사실을 증명한 연구는 아주 많다. 덴마크와 독일의 연구 결과는 다음과 같다. "유기농 작물은 비타민 함유량이 상당히 높다. 따라서 유기농 작물을 섭취하면 여러 가지 도움을 얻을 수 있다. 반면에 집약적 농업은 우리 먹거리의 생명력을 박탈하고 있다." 유기농 농산물의 영양분 수준이 더 높을 것이라고 보는 이유는 영양분이 풍부한 토양에서 자라고, 영양 성분을 농축시키는 햇볕 아래에서 자연스럽게 익어가기 때문이다.

어디를 가든 가능한 한 그 지역의 유기농 농산물을 먹자. 농산물이 원래 있던 토양, 나무, 숲에서 우리의 위장까지 오는 데 걸리는 시간이 길수록 영양분이 감소될 가능성이 높다. 깍지콩을 예로 들면, 영양분이 풍부한 이 식물은 수확하면 비타민 C의 58%를 잃기까지 고작 3일이 걸린다. 유기농 식품을 먹되 지역에서 재배되는 신선한 식품을 먹는 것이야말로 영양 측면에서 건강을 위해 가장 좋은 방법이다.

과일과 채소뿐만 아니라 동물성 식품을 먹을 때도 주의해야 한다. 방목한 닭이 낳은 유기농 달걀을 사는 게 좋다. 화학물이 없는 천연 먹이를 먹고 지내는 닭에게서 나온 달걀인지 확인하길 바란다. 요구르트나 치즈도 유기농 제품으로 구입한다. 단, 이런 유제품은 과하지 않게 적당히 섭취해야 한다. 친환경이든 아니든 육류는 가능한 한 피하는 게 이상적이지만 혹시 먹게 되면 이 역시 친환경 상태에서 길러진 동물에서 나온 고기를 골라야 한다. 각종 호르몬제와 항생제로 몸을 불린 동물에서 나온 고기는 우리 몸의 섬세한 호르몬 균형을 깨뜨릴 수 있다. 가금류를 먹을 때도 방목한 종류를 고르고, 생선도 자연산으로 구입한다. 양식 연어는 살을 더 분홍빛으로 보이게 하려고 일부러 화학 물질로 색을 입히는 경우도 있다.

사람들이 유기농 식품을 사지 않는 이유는 가격 때문이다. 그러나 작은 변화로도 건강에는 커다란 영향을 미칠 수 있다. 완전한 유기농 식단을 유지할 수 없다면 가장 많이 먹는 식품군을 유기농으로 택한다. 포도를 자주 먹는다면 유기농 포도를 고르고, 파스타가 주식이라면 유기농 파스타를 고르면 된다. 과일이나 채소를 모두 유기농으로 사지 못한다면 먹기 전에 꼼꼼히 잘 씻어야 하고 가능하다면 껍질을 벗겨 먹는다. 다양한 종류의 과일, 채소, 통곡물을 먹으면서 화학 잔여물에 노출되는 정도를 최소화해야 한다.

피토에스트로겐

피토에스트로겐은 식물성 식품에서 천연적으로 발견되는 에스트로겐 유사 성분으로, '식물성 에스트로겐'이라고 부른다. 피토에스트로겐이 함유된 식품은 여성의 신체에 호르몬 균형과 관련해서 중대한 영향을 미칠 수 있다.

피토에스트로겐은 유방암 예방에 도움이 된다(유방암은 에스트로겐 과잉 분비와 연관되는 경우가 많다). 그뿐 아니라 완경기 증상을 감소시키기도 한다. 에스트로겐이 충분하지 못해 생기는 열감 증상을 줄여준다. 콩 함유량이 높은 식사를 하는 일본 여성의 경우, 다른 나라에 비해 유방암 발병 비율이 현저히 낮다. 여성의 완경기가 평균 50세인 데 반해 일본 여성의 완경기는 평균 55세다.

피토에스트로겐은 자궁암, 자궁근종, 골다공증을 막아주는 합성 물질을 함유하고 있다. 콜레스테롤 수치를 낮춰서 심장혈관계에 도움을 주고 심장을 보호해주기도 한다.

호르몬 균형에 가장 긍정적인 영향을 주는 피토에스트로겐 종류는 이소플라본isoflavone이다. 자연에서 이소플라본은 병을 유발할 세균으로부터 식물을 보호해준다. 대두, 렌즈콩, 병아리콩 등의 콩류는 이소플라본의 주 공급원이다. 곡물, 채소, 아마씨 같은 씨앗류 역시 피토에스트로겐을 함유하고 있으나 이런 식품은 리그난lignan이 많다. 리그난은 건강에 유익하기는 하나 이소플라본만큼 강력한 호르몬 균형제 역할을 하지는

못한다. 매일 한 번은 이소플라본이 풍부한 음식을 섭취하도록 노력하자. 약 40g의 이소플라본을 공급받으려면 이 영양분이 풍부한 식품 55g 정도를 섭취하면 된다. 또는 하루에 1티스푼의 아마씨 가루를 먹어도 좋다.

콩에 대한 오해

먹거리를 선택할 때면 염려하는 부분이 생기기 마련이다. 식품을 둘러싼 여러 가지 흔한 걱정 가운데 하나가 콩에 들어 있는 알루미늄 수치다. 알츠하이머와의 관계 때문이다. 그러나 콩에 대한 부정적 연구 결과 대부분은 콩 제품의 일부, 즉 분리대두단백에 대한 것이지 갑상샘 기능에 영향을 주는 날콩이나 콩 전체에 대한 것은 아니다.

분리대두단백은 콩을 고도로 정제한 것이다. 대두에서 섬유질을 제거하는 데 알칼리성 용액을 사용한다. 그리고 남은 콩은 염소표백제가 담긴 알루미늄 탱크에 담근다. 이 과정에서 대두의 탄수화물이 제거되고 콩의 단백질만 남게 된다. 이렇게 단백질만 남은 부분을 건조한 뒤 가루로 만들어 다양한 식품에 사용한다.

식품 표시를 꼭 읽어보고 유전자 변형을 거친 분리대두단백이 들어간 식품이나 유전자 변형 콩 식품은 반드시 피한다. 항상 자연 상태 그대로의 콩을 섭취한다. 된장, 두부, 풋콩, 콩을 통째로 갈아 만든 유기농 두유 등을 고른다. 두부나 두유 같이 건강식품처럼 보이는 일부 식품 역시 분리대두단백으로 만들었을 가능성이 있다. 분리대두

단백이 들어가지 않은 식품을 찾도록 식품 표시를 일일이 확인하는 습관을 들인다.

다양성이 핵심

건강한 식단은 다양한 식단이다. 과학자들이 피토에스트로겐 공급원으로 대두에 집중해왔지만 사실 대두 말고도 피토에스트로겐을 공급해주는 훌륭한 공급원은 더 있다. 렌즈콩을 비롯한 모든 콩류, 마늘, 셀러리, 아마씨, 깨, 해바라기씨, 쌀이나 귀리 같은 곡물, 특정 과일, 브로콜리나 양배추 등의 푸른 잎 채소나 십자화과 채소, 자주개자리, 녹두, 샐비어, 회향, 파슬리 같은 허브에도 피토에스트로겐이 함유되어 있다.

보충제

건강에 좋은 음식이 가득한 식단에서 우리 신체에 필요한 모든 영양분을 얻는 건 말 그대로 이상적인 일이다. 현실적으로 현대의 농업 방식은 그 이상적인 상황을 실현하기에는 역부족이다.

'미량'이라 해도 사소한 영양 결핍은 우리 신체의 정교한 균형을 깨뜨릴 수 있다. 따라서 반드시 보충제를 섭취해야 한다.

자연에서 식탁까지

우리가 제대로 된 식품을 구매한다 하더라도 그 식품이 신선한지 영양이 풍부한지 알기 어려울 때가 많다. 문제는 공급 과정에서 시작된다. 모든 식물은 자라면서 토양으로부터 영양분을 끌어낸다. 이 말은 식물의 상태가 토양의 비옥함에 좌우된다는 뜻이다. 전통 농업에서는 논밭 토양이 영양분을 재충전하도록 주기적으로 쉬는 시간을 두었다. 하지만 오늘날 과잉 영농은 땅이 쉴 시간이 거의 없어서 식물을 먹일 영양분이 토양에 얼마 남아 있지 않게 한다. 토양에 영양분을 보태는 대신 농약을 살포한다. 게다가 수많은 작물은 일단 수확한 다음 가공 처리를 하는데, 이 과정에서 그나마 남아 있던 영양 물질이 더욱 소실된다. 예를 들면, 제분 과정에서 밀에 들어 있는 아연은 80% 정도 사라지고 만다.

보충제 활용법

모든 사람이 보충제 복용으로 도움을 받을 수 있다. 단, 보충제는 보충제일 뿐 절대 건강한 식단을 대체할 수 없다. 따라서 온갖 정크푸드, 패스트푸드를 잔뜩 먹고서 보충제를 먹어 나쁜 식단의 영향을 상쇄시키겠다는 생각은 절대 하지 말아야 한다.

이 책의 2~5장에서 각 항목별로 보충제와 관련된 세부 정보를 다룰 것이다. 개개인의 필요에 맞춰 어떤 보충제를 선택해야 하는지는 차차 알아보자. 여기서는 일반적으로 필요한 보충제에 대해 다룰 것이다. 예를 들면 필수지방산 700mg, DHA 500mg이 함유된 오메가-3 지방산 어유 같은 보충제를 복용하는 게 좋다. 그리고 프로바이오틱스와 양질의 종합비타민제, 무기질 보충제도 필요하다. 종합비타민제와 무기질 보충제를 고를

때 포장지에 적힌 긴 목록의 비타민과 무기질 이름에 겁먹을 필요는 없다. 그만큼 우리 몸에 수많은 영양분이 필요하다는 뜻일 뿐이다.

가장 유념해야 할 점은 각각의 비타민과 무기질의 양이다. 일부 종합비타민제와 무기질 보충제는 여러 영양분이 고루 조합된 것처럼 보인다. 그러나 각 영양소 함유량이 매우 낮아 먹어도 거의 소용없는 보충제도 있다. 여러 브랜드를 비교해보고 영양소 함유량이 가장 높은 것으로 선택한다. 어떤 게 좋은지 모르겠다면 약국이나 건강식품점의 전문가에게 조언을 구하자.

신경써야 할 점은 보충제의 영양소 함유량만이 아니다. 연령대와 건강 상태도 고려해야한다. 가령 아기를 가지려고 노력하고 있다면 생식력을 높이는 데 중점을 둔 복합 보충제를 찾고, 완경기를 거치고 있다면 호르몬 균형에 도움을 주는 보

프로바이오틱스

프로바이오틱스는 건강에 좋은 균의 성장을 촉진해 소화력을 높이고 변의 체내 체류 시간을 줄여준다. 이는 호르몬 균형에 중요한 역할을 한다. 폐기물이 체내에 오래 남아 있을수록 오래된 호르몬과 해로운 독소가 다시 체내에 재흡수될 가능성이 높아져 질병을 유발할 수 있기 때문이다.

질병을 일으킬 수 있는 유해균이 장에 이상 증식하지 못하게 최전선에서 활약하는 게 바로 프로바이오틱스다. 프로바이오틱스는 튼튼한 면역계를 위해 중요한 임무를

맡고 있다. 영양학자들은 특히 효모(이스트) 과다증식 같은 진균 질병(161쪽 참조)을 앓고 있는 환자에게 프로바이오틱스를 복용하라고 권한다.

프로바이오틱스는 살아 있는 배양균이 들어 있는 요구르트, 발효유, 타마리(밀이 안 들어간 간장), 된장, 템페 같은 발효 콩 제품에 들어 있다. 캡슐이나 분말 형태로 먹을 수도 있다. 최대 100억 마리의 활생균이 포함된 프로바이오틱스를 복용하면 된다.

충제를 고른다.

최고의 보충제

보충제를 통해 최대의 효과를 보려면 보충제가 가능한 한 체내에 쉽게 흡수되도록 하는 것이 중요하다. 이 말은 곧 양질의 보충제를 구입해야 한다는 뜻이다.

어떤 제품이 좋은 보충제인지 알려면 용기에 적힌 무기질 종류를 꼼꼼히 살펴보면 된다. 무기질이 염화물, 황산염, 탄산염 또는 산화마그네슘이나 탄산칼슘 같은 산화물로 정리되어 있다면 우리 신체는 이 물질들을 흡수하기 힘들 것이다. 다시 말해 이 물질들의 도움을 얻으려면 보충제 양이 더 많이 필요하다는 뜻이다. 반면에 무기질이 시트르산염, 아스코르브산염, 폴리니코티네이트의 형태로 포함돼 있다면 우리 신체는 이 물질들을 쉽게 흡수해 보충제의 효과를 더 많이 볼 수 있고 복용량도 소량으로 충분하다.

보충제는 알약보다는 캡슐로 복용한다. 제약회사는 알약을 만들기 위해 고착제와 증량제를 사용한다. 신체는 보충제의 효과를 보기 위해 알약을 분해해야 하는데 일부 알약의 경우 이 분해 과정이 극도로 어려울 수 있다. 대부분 캡슐은 필수 영양분만으로 채워져 있다. 따라서 신체는 영양분을 흡수하기 위해 캡슐을 녹이기만 하면 된다. 소 젤라틴보다는 식물성 캡슐을 추천한다. 또는 어유 젤라틴으로 만들어진 어유 보충제를 추천한다.

복용 시기

일반적으로 보충제는 음식과 함께 먹는 게 좋다. 음식과 함께 보충제가 분해되기 때문이다. 하루에 한 끼를 정해 보충제를 복용하면 잊지 않고 챙겨 먹을 수 있다. 그러나 식사나 간식 시간을 피해서 복용해야 할 보충제도 있으므로 항상 주의사항을 잘 읽어봐야 한다.

물

수분이 없다면 우리 뇌는 신체의 각 세포에 메시지를 전달할 수 없다. 위는 음식을 분해하지 못하고 신체는 지방 저장분을 물질대사로 변화시키지 못하며 해독도 제대로 못하게 된다. 이처럼 물은 생명 유지에 꼭 필요한 성분이다. 항노화에도 필수적이다. 피부를 부드럽게 유지해주며 체내 순환을 도와준다.

물과 활력

우리 신체는 60~70%가 물로 이루어져 있다. 만약 부득이한 상황이라면 신체는 최소한의 음식만 공급받아 기능을 유지할 수 있다. 아예 음식을 공급받지 못해도 몇 주간은 버티는 게 가능하다. 그러나 물 없이는 모든 신체 기능이 급속도로 나빠진다. 그 이유는 다음과 같다.

물은 소화에 필수적인 성분이다. 식사 사이, 간식 사이에 충분한 물을 섭취하지 못하면 타액이 공급되는 속도가 느려져 소화가 원활히 이뤄지지 못한다. 이렇게 되면 신체는 영양분을 제대로 흡수할 수가 없다.

매일 몸에서 독소를 제거하기 위해 피부, 소변, 허파, 장을 통해 수분이 최대 2리터가량 배출된다. 물을 적게 마실수록 독소가 체내에 더 많이 축적된다.

체내에 수분이 충분하지 않다면 혈액량이 감소하고 이로 인해 산소와 영양분 세포가 굶주리게

된다. 세포가 새로운 조직을 만들어낼 수 없게 된다. 결과적으로 우리는 몸이 허약하고 피곤하다고 느낀다. 그리고 질병에 걸릴 위험이 높아진다.

물은 하루에 여섯 잔 정도 마시는 게 좋다. 커피와 차, 술은 포함시키지 않는다. 이런 음료는 사실상 수분을 빼내는 역할을 하며 체내 전반의 수분 필요량을 높일 뿐이다. 음료나 탄산음료처럼 건강에 해로운 음료 역시 제외시킨다. 순수한 물의 형태로 된 음료, 즉 허브티나 희석시킨 과즙만 하루 여섯 잔이라는 숫자에 포함시킬 수 있다. 나는 레몬 한 조각을 곁들인 따뜻한 물 한 잔으로 하루를 시작하는 걸 좋아한다.

순수한 물

언제든 수돗물을 사용할 수 있다는 건 좋은 일이다. 그러나 수도관을 통해 각 가정으로 공급되는 물은 우리가 생각하는 것만큼 깨끗하지 않을 수도 있다.

사람들은 병에 든 미네랄워터가 가장 건강에 좋은 선택이라 생각하지만 나는 수돗물을 정수한 물을 선호한다. 물주전자용 필터를 쓰거나 싱크대의 배수관에 필터를 설치해 물을 정수해도 된다.

유리병에 담겨 나오는 판매용 미네랄워터는 차선책이긴 하다. 그러나 구입한 물의 성분 표시를 찬찬히 읽자. 어떤 물은 나트륨(소금) 수치가 꽤 높다. 이런 물은 구입하지 않는 게 좋다.

플라스틱병에 들어 있는 물도 사지 않는 편이 낫다. 플라스틱에 있는 유사 에스트로겐 화학 물

질이 물에 용해될 수도 있다. 이런 물을 마시면
체내 호르몬 균형이 깨져버린다.

커피와 차

커피와 홍차는 우리의 일상생활에서 빼놓을 수 없는 식품이지만 둘 다 여성의 건강한 식단에서 좋은 자리를 차지할 수는 없다.

수분은 여성의 건강에 없어서는 안 될 매우 중요한 요소이므로, 근본적으로 우리 몸에 이뇨 작용을 하는 것은 무엇이든 피해야 한다. 소변의 유출량을 늘려 몸의 수분이 많이 빠져나가게 만든다. 이렇게 빠져나가는 물은 우리 신체가 미처 흡수하지 못한 필수영양소까지 함께 데리고 나간다. 커피와 홍차 둘 다 각성 효과를 일으키는 카페인을 포함하고 있는데 그 안에는 이뇨 작용을 하는 성분도 들어 있다.

디카페인이라고 딱히 몸에 더 좋지도 않다. 카페인 제거를 위해 화학 물질을 사용하기 때문이다. 게다가 커피는 디카페인 과정을 거치더라도 여전히 카페인과 유사한 작용을 하는 테오브로민, 테오필린을 포함하고 있다.

카페인이 함유된 차는 몇 가지 부분에서 건강에 이롭다. 차에는 아연과 엽산뿐만 아니라 골 형성에 도움이 되는 망간, 포타슘, 플라보노이드가 약간 들어 있는데 이러한 성분은 항산화제 역할을 한다(31쪽 참조).

나는 여성들에게 커피를 아예 끊으라고 권장한다. 완전히 끊는 게 어렵다면 하루에 유기농 커피 한 잔만 마시자. 그리고 홍차를 마시는 대신 녹차로 바꾸자. 녹차의 건강상 이점이 카페인의 해로움을 상쇄시키기에 충분하다. 홍차 대신 허브티도 괜찮다.

생활 방식

**지나친 음주와 흡연은 건강을 해칠 수 있다. 그러나 적당한 운동은
심장 건강, 생식력, 체중, 기분 등에 영향을 미친다.
올바른 생활 방식은 좋은 건강 상태를 유지하는 데 대단히 중요한 역할을 한다.**

생활 방식은 곧 우리가 하루하루 살아가는 방식이다. 말하자면 우리의 건강을 최적화할지 말지를 결정짓는 중요한 습관이다. 여기서 다룰 내용은 우리가 생활 속에서 맞닥뜨리는 크고 작은 좋은 선택, 나쁜 선택에 관한 것이다. 일단 기본부터 시작해보자. 먼저 숙면을 취하는지부터 살펴볼 수 있다. 수면의 질은 깨어있는 동안 영향을 미친다.

우리 모두 그날그날의 리듬을 느끼며 살아간다. 24시간 주기의 생활 리듬을 자연스럽게 변화시킨다면 우리는 깨어 있는 시간을 최대한 활용하며 지낼 수 있다. 보다 개인적이고 전문적인 영역에서 성취감을 높일 수 있으며, 스트레스를 더욱 효과적으로 관리할 뿐 아니라 에너지 넘치고 긍정적인 느낌으로 생활할 수 있다. 그렇게 하면 잠자리에 들었을 때 더 평온하고 편안하게 잠들게 되므로 긍정적인 수면 각성 주기에 맞춰 생활할 수 있다. 숙면의 힘을 절대 과소평가하지 말자. 숙면 없이는 결코 건강한 생활을 영위할 수 없다.

물론 건강한 삶을 이어가는 데 영향을 미치는 요인이 수면 하나만 있는 건 아니다. 앞서 살펴본 영양의 중요성도 간과할 수 없다. 그리고 흔히들

알고 있듯이 규칙적인 운동은 신체 시스템에 커다란 영향을 끼치며 건강을 증진시킨다. 즉, 신체 각 부분이 최적의 균형 상태를 유지하게 해주므로 외형적으로도 좋아 보이게 하고 기분도 좋게 만든다.

우리는 일상생활에서 수시로 유혹과 맞닥뜨린다. 담배를 피울까 말까, 술을 마실까 말까 같은 선택을 두고 끊임없이 갈등한다. 백 퍼센트 청정한 상태로 일상을 이어가는 사람은 거의 없겠지만 그래도 부정적인 생활 방식이 건강에 얼마나 해로운 영향을 끼치는지 인식하는 게 중요하다. 그래야 올바른 생활 방식을 선택할 수 있기 때문이다.

이번 장에서 보여주고자 하는 것은 크게 두 가지다. 첫째, 신체 리듬에 더욱 관심을 기울임으로써 나쁜 생활 방식을 좋은 쪽으로 바꾸는 방법이다. 둘째, 신체를 가능한 한 건강한 상태로 만들기 위해 좋은 생활 방식을 익히는 방법이다. 하루에 20~30분 운동하기, 음주량 줄이기 등 몇 가지 간단한 부분에서 생활 방식을 바꾸기만 해도 현재의 건강을 잘 지킬 수 있을 뿐 아니라 심장질환(329쪽 참조), 골다공증(312쪽 참조) 같은 질병에

걸릴 위험도 줄일 수 있다. 무엇보다 여기서 언급하는 제안들은 나이에 상관없이 보편적으로 해당하는 내용이다. 사춘기부터 완경기에 이르기까지 모든 연령대의 여성들이 도움을 얻을 수 있다.

개인적으로 여성들에게 각자의 생활 방식을 어떻게 조정할지 제안하는 부분은 내가 제일 좋아하는 치료법 중 하나다. 이 방법은 매우 간단하면서도 더욱 자연스러운 삶의 상태로 복귀하도록 이끌어주기 때문이다. 항상성, 즉 완벽한 균형을 이룬 상태로 몸을 되돌아가게 하는 게 무엇보다 중요하다.

수면과 각성

깨어 있는 시간 동안 책상에 앉아 업무를 보든, 자녀들을 돌보든, 친구들을 만나든, '혼자만의 시간'을 갖든 우리 몸은 끊임없이 활동한다. 이런 활동에 필요한 에너지를 재충전하기 위해서 우리는 잠을 자야 한다.

바쁜 하루 일과를 마치고 잠자리에 들었을 때 자다 깨다 하면서 숙면을 취하지 못하는 여성들이 있다. 하루 종일 머릿속으로 여러 가지 바쁜 일들을 치러낸 데다 몸은 카페인 과다 신호를 보내고 때로는 니코틴과 알코올에 젖어 있을 때도 있으니 숙면을 취할 수 없는 건 당연하다. 건강한 생활 방식은 건강한 각성 시간과 건강한 수면 시간에서 시작한다.

수면 각성 주기는 생체 리듬circadian rhythm(지구상의 모든 생명체가 대략 24시간 주기로 변화하는 생화학적·생리학적·행동학적 흐름을 가지고 있다. 일주기 리듬이라고도 부른다-옮긴이)으로 알려져 있으며 보통 24시간을 주기로 한다. 어떤 사람들의 경우 이 리듬이 평균치보다 약간 빠르다. 이들은 아침 일찍 일어나고 저녁 일찍 잠자리에 든다. 또 다른 경우에는 반대로 리듬이 약간 느린 사람이 있는데 이들은 늦게 일어나고 늦게 잠자리에 든다.

24시간 주기가 약간 다르다는 건 큰 문제가 되지 않는다. 그저 개인 특징을 보여주는 지표일 뿐이다. 자신의 수면 각성 주기를 알고 가장 실용적인 수준에 맞춰 생활하는 것이 곧 건강한 생활 방식이다. 무엇보다 중요한 점은 신체가 낮 동안 최적의 상태로 기능할 수 있도록 충분한 수면을 취하는 것이다.

현대인의 생활은 온갖 이유로 신체의 자연스러운 일일 리듬을 깨뜨린다. 가장 죄질이 높은 범인은 바로 스트레스다. 현대인의 삶은 교통 체증처럼 사소한 것부터 이사 같은 큰 변화까지 갖가지 스트레스 요인으로 가득 차 있다. 생활 속 스트레스를 최소화하기 위해 조치를 취한다 해도 스트레스를 뿌리째 없앨 수는 없다. 그러므로 신체가 스트레스를 보다 효과적으로 해결할 수 있도록 기회를 제공하는 편이 낫다. 이 책은 스트레스를 극복하는 법(359쪽 참조)도 다루고 있으니 나중에 자세히 살펴보자. 수면 문제가 있는 사람은 그 부분을 읽고 도움을 얻기를 바란다.

그날의 스트레스를 '풀어주는' 잠자리 들기 과정으로 하루를 마감하도록 노력하자. 스스로를 스트레스로부터 해방시키는 모습을 머릿속으로 그려본다. 잠자기 전에 세수를 하면서 물과 함께 그날의 스트레스를 씻어내는 이미지를 그려본다. 이는 보다 적극적인 스트레스 해소 방법이자 일종의 은유적 해결 방식이다. 마음을 편안하게 하기 위해 내가 선호하는 방법은 잠자리에 들기 전 따뜻한 목욕물에 베르가못 오일이나 라벤더 오일을 몇 방울 떨어뜨려 20분 정도 몸을 담그는 것이다. 캐모마일 차 한 잔 또는 길초근이나 시계풀도 기분을 풀어주는 데 도움이 된다.

카페인은 그 비슷한 것도 가까이 하지 말자.

적당한 수면 시간

2009년 미국의 카네기멜론대학교에서 수면에 관한 연구 결과를 발표했다. 하루에 7시간 수면한 사람이 8시간 수면한 사람보다 감기 바이러스에 감염될 확률이 3배 더 높다는 결과였다. 이 결과는 우리의 수면 시간이 면역력에 얼마나 큰 영향을 미칠 수 있는지를 다룬 이론들을 뒷받침했다.

너무 적게 자면 체중이 증가할 수도 있다. 숙면을 취할 수 없는 만성적 수면 부족은 정상 수준보다 허기를 더 많이 느끼게 만들어 신체가 탄수화물을 처리하고 저장하는 방식에 영향을 미친다. 수면 부족은 삶의 기쁨도 앗아간다. 툭하면 화가 나고 성급해지고 집중력이 저하되고 기억력이 감퇴한다. 더군다나 수면 장애는 고혈압, 스

트레스 호르몬 수치 증가, 불규칙한 심박동, 심지어 암과 연관돼 있다.

여기서 끝이 아니다. 우리 신체 세포 대부분이 잠자는 동안 재생되므로 만약 충분한 수면을 취하지 못한다면 노화 속도가 빨라질 것이다. 미인은 잠꾸러기라는 말이 괜히 나온 게 아니다.

이 말을 듣고 서둘러 침대로 가기 전에 유념할 점이 있다. 무조건 많이 잔다고 능사는 아니라는 것이다. 주말에 늦잠을 자면 소위 그로기 상태가 되어 두통과 함께 잠에서 깨는 경우가 허다하다. 잠이 더 필요하다면 평소보다 잠자리에 일찍 들어서 다음 날 평소와 같은 시간에 일어나자. 수면 시간은 대략 8시간으로 잡는다.

하루 종일 카페인을 멀리하는 게 이상적이지만 힘들다면 아침에만 커피나 홍차를 마신다. 니코틴과 알코올(46~48쪽 참조) 역시 각성 작용을 한다. 자기 전에 술을 마시면 숙면을 취할 수 있을 거라고 생각하지만 사실 양질의 잠을 방해할 뿐이다.

밤 시간을 건강하게 보내기 위해 거창하게 하루 계획을 세울 필요는 없다. 하지만 낮에 한 특정 활동들이 수면에 도움을 준다. 하루 20분이라도 규칙적으로 운동하면 확실히 효과를 볼 수 있다. 심박동수를 약간 높여서 체온을 높이는 정도로 목표를 정한다(운동 후 체온이 약간 떨어지면 잠들기가 더 쉽다). 늦은 오후가 가장 운동하기 적합한 시간이다. 직장인이라면 엘리베이터를 타는 대신 계단을 이용하고, 걸어 다닐 때 속도를 높여 빠르게 걸으면 좋다. 자기 상황에서 할 수 있는 활동은 무엇이든 하면 된다.

규칙적인 운동

어느 연령대든 모든 사람들에게 운동이 얼마나 중요한지 아무리 강조해도 지나치지 않다. 운동을 하면 심리 상태가 좋아지고 당뇨병의 위험도 줄어든다. 운동은 특히 여성 건강에 수많은 도움을 준다.

운동은 장에 좋은 영향을 미친다. 장이 과잉 호르몬과 체내 노폐물을 효과적으로 해독하도록 도와준다. 뿐만 아니라 신진대사 속도를 높여서 칼로리가 더 빨리 타게 만든다. 따라서 호르몬 불균형으로 인해 생기는 질병인 자궁근종과 자궁내막증을 앓는다면 규칙적 운동이 무엇보다 중요하다. 22만 명의 여성을 대상으로 한 연구에서 어떤 형태의 운동이든 유방암 발병률을 낮춘다는 결과가 나왔다. 또 다른 연구 결과에 따르면 유방암 발병률을 58%까지 낮춰준다고 한다.

건강하고 튼튼한 뼈를 위해서도 운동은 반드시 필요하다. 특히 체중 부하 운동을 통해 뼈에 압력을 가하면 골밀도를 유지하는 데 도움이 되며 골다공증과 관련된 여러 위험 요소를 줄여준다(312쪽 참조). 연구 결과에 따르면 일주일에 최소 24시간을 활발히 움직이는 여성의 고관절 골절 위험이 최소 수치로 나타났다. 일주일에 4시간만 활발히 움직여도 고관절 골절 발생률이 44%까지 줄어든다. 운동은 체내 순환을 증진시키고 혈압을 최적화하며 면역력을 높여주는 '킬러 T세포'의 수치를 증가시킨다.

하지만 지나친 운동에 대해서도 짚고 넘어가

자. 운동이 호르몬 균형을 도와준다고는 하지만 너무 심하게 운동하면 월경을 하지 않을 수도 있다. 여성의 신체에서 월경이 제대로 진행되려면 일정량의 지방과 에너지 그리고 적당한 스트레스가 필요하기 때문이다. 신체가 지방과 에너지가 적다고 인지하거나 과한 스트레스를 감지하면 우리 몸은 생존 모드로 방향을 선회한다. 즉, 임신하기에는 건강하지 않은 상태라고 여겨 월경을 하지 않게 된다. 월경불순은 연쇄 반응을 일으켜 골다공증 발병 위험을 높인다.

그렇다면 운동량은 어느 정도가 적당할까? 일반화하기는 어렵지만 하루에 한두 시간 정도 무난한 운동을 하는 게 좋다. 그 이상은 과하다고 보면 된다. 무엇보다 자기 몸 상태를 잘 감지하는 게 중요하다. 피곤함을 느끼거나 저체중이라면 또는 예전보다 월경주기가 들쑥날쑥하다면 이때는 운동량을 줄여야 한다.

체중 감소를 위한 운동

운동을 하면 칼로리를 소모시키는 근육이 발달하고 지방을 소모시키는 신진대사 속도가 빨라진다. 따라서 운동이야말로 체중 감소 프로그램에서 절대 빼놓을 수 없는 코스다. 단, 올바른 방식으로 운동을 해야 한다.

연구에 따르면 유산소 운동으로 체중을 감소하는 가장 좋은 방법은 적당한 강도로 하되 꾸준히 지속적으로 하는 것이다. 우리 신체는 산소가 있어야만 지방을 가동시킨다. 그러므로 운동을 너무 심하게 해서 말할 기운마저 없을 정도가 되면 산소 공급이 낮아져 사실상 지방을 에너지원으로 사용하지 못하는 상태가 된다. 체내 젖산이 지방을 에너지원으로 쓰지 못하게 막는 것이다. 그렇기 때문에 전력 질주보다는 조깅이 좋다. 달리기 속도에 집중하기보다는 달리는 시간을 늘리는 편이 낫다. 천천히 달리되 오래 달리면 된다.

운동이 주는 심리적 이점

다음은 연령대와 상관없이 규칙적인 운동을 통해 얻을 수 있는 심리적 이점이다.
일주일에 단 몇 시간만이라도 규칙적으로 운동하면 누구나 다음의 효과를 누릴 수 있다.

· 운동은 에너지를 효과적으로 활용한다. 운동은 폐의 공기 흐름을 좋게 해주기 때문에 몸 전체의 산소 공급을 높여준다. 이렇게 산소 공급이 많아지면 정신적으로도 영향을 받아 활기가 넘치고 원기를 회복하는 느낌을 받게 된다.
· 운동은 스트레스를 줄여준다. 운동은 스트레스 호르몬인 아드레날린을 소비하고, 만족감을 주는 호르몬인 엔도르핀을 생성한다.
· 운동은 각성도를 높여준다. 운동을 하면 산화된 피가 뇌로 더 많이 공급돼 신경전달물질의 활동이 촉진되므로 정신이 맑아진다.
· 운동은 자존감을 높여준다. 운동 덕분에 기분이 좋아지면 몸에 자신감도 생기고 심리 상태도 긍정적으로 변하고 성욕도 생긴다.

지방을 더 태우고 싶다면 속도가 아니라 시간을 늘린다.

유산소 운동만 할 게 아니라 산소 소비량이 적은 운동도 해야 한다. 이런 운동을 통해 근육이 강화되고 탄탄해진다. 몸에 근육이 많을수록 더 많은 지방이 소모된다. 근육이 많다면 운동을 하지 않을 때도 지방이 소모된다.

최고의 지방 소모 운동은 유산소 운동과 근력 강화 운동을 병행하는 것이다. 빨리 걷기, 가벼운 조깅, 수영 등의 유산소 운동을 매일 30~45분간 하고, 일주일에 서너 번은 30분간 토닝 운동toning exercise(주로 여성이 자신의 체중이나 짐볼, 고무 밴드, 가벼운 케틀벨 등의 도구를 이용해서 하는 운동—옮긴이)을 해서 근력을 강화시킨다.

흡연

니코틴이 건강 전반에 미치는 부정적 영향은 너무나 잘 알려져 있다. 특히 흡연이 여성 생식 건강에 어떻게 영향을 미치는지 반드시 인지하고 금연에 성공하는 방법을 모색할 필요가 있다.

최근의 연구 결과에 따르면 담배를 하루에 20개 비 이상 피우는 여성은 비흡연 여성에 비해 평균 7년이나 일찍 사망한다고 한다. 흡연을 통해 줄어드는 건 오로지 돈과 건강뿐이라는 게 나의 확고한 믿음이다.

흡연은 폐암과 심장질환의 발병률을 높이고 면역력을 떨어뜨린다. 담배 연기에 포함된 화학 물질과 독성은 여성 체내의 에스트로겐 수치를 현격히 떨어뜨려 건강에 막대한 영향을 미친다.

그 영향 중 첫째가 바로 난임이다. 담배 연기의 성분은 난소의 세포가 에스트로겐을 생성하는 기능을 방해해 난자가 유전자 변이를 일으킬 가능성을 높인다. 둘째는 조기 완경이다. 흡연 때문에 여성의 난자 상실률이 가속화되면서 생식 기능이 영향을 받고 잠재적으로 완경이 앞당겨진다. 셋째, 골다공증 발병 위험이 높아진다. 넷째, 자궁경부의 비정상 세포 변화 위험이 배로 커진다.

흡연으로 인한 마지막 연쇄 반응은 유산율이다. 임신한 상태에서 흡연을 하면 담배의 독성 물질이 태아의 혈액으로 직접 전달된다. 유산으로까지 이어지지 않는다 해도 임신 중 흡연은 태아의 저체중과 몇 가지 태아 기형을 유발한다.

그밖에도 흡연이 여성 자신과 남편 그리고 아직 태어나지 않은 아이에게 미치는 나쁜 영향은 수없이 많다. 그렇지만 흡연자라고 섣불리 모든 걸 포기하지 말자. 일단 담배를 끊으면 흡연 관련 질병 진행률이 매일, 매주, 매달, 매년 줄어들어 비흡연자의 신체 상태가 될 것이다. 흡연 때문에 상실한 난자를 복원할 수는 없을지라도 신체의 놀라운 힘은 다시 폐와 심장 등 손상된 세포에 영양을 공급하고 세포를 강화시킨다. 체내 순환과 혈압에 관련된 기능이 올바로 시작되는 때는 바로 담배를 끊은 그 순간이다. 10년 정도 지나면 폐암 발병 위험이 비흡연자 수준으로 돌아가고, 15년이 되면 심장마비 발생 위험 역시 비흡연자 수준에 이르게 된다.

금연 방법

전적으로 자신의 흡연 습관과 금연을 향한 의지에 달려 있다. 체중 조절을 위해 담배를 피운다면 담배 대신 셀러리를 물든지 해서 체중 감량을 위한 다른 방법을 시도하자. 좀 우습게 들릴 수도 있지만 셀러리에는 비타민 C와 K, 생식 건강에 필수적인 엽산 등 온갖 종류의 영양분이 들어 있다. 셀러리는 허기를 채워주는데도 칼로리는 거의 제로에 가깝다. 셀러리를 쥐고 와삭와삭 씹어 먹으면 흡연 욕구가 사라질 때까지 손과 입이 뭔가를 할 수 있다. 그러면 결국 체중이 늘지도 않으면서 흡연 습관과 중독에서 벗어나게 된다.

금연 패치나 금연 껌 등 니코틴 대체 요법을 시행해도 효과를 볼 수 있다. 단, 이런 제품들 역시 해로운 니코틴이 들어 있으므로 니코틴 중독을 해결해야 하는 숙제가 여전히 남는다. 최면 요법을 통해 좋은 결과를 얻은 흡연자를 본 적도 있다. 그리고 침술 역시 효과를 볼 수 있는데 이 부분에 대해서는 뒤에서 방향요법, 동종요법과 함께 더욱 자세히 다룰 것이다.

음주

우리는 술이 간에 어떤 영향을 미치는지 웬만큼 알고 있다. 그러나 술이 여성 신체에 어떤 영향을 주는지는 잘 모른다.

생리 기능의 측면에서 보자면 남성과 여성에게 영향을 끼치는 알코올의 양이 서로 다르다. 여성의 신체는 상대적으로 적은 양의 알코올에도 영향을 받는다.

자궁근종이나 자궁내막증 같은 에스트로겐 관련 질병을 앓고 있는 여성이라면 술을 끊어야 한다. 에스트로겐이 알코올 흡수를 높이고 알코올은 체내 에스트로겐 생성을 늘린다. 신체 불균형 상태가 계속되는 것이다.

보스턴대학교의 유명한 프레이밍햄 연구Framingham Study에 따르면 신체 내 과도한 알코올은 골소실 비율과 골절 위험을 높인다. 두 가지 모두 골다공증과 밀접한 관계가 있다. 아기를 가지려고 노력 중인 여성이 술을 마시면 임신 가능성이 절반으로 줄어들 뿐 아니라 임신이 되더라도 유산 가능성이 높아진다.

전반적으로 신체 건강한 여성이라면 술을 주말이나 특별한 날에만 마시고, 술을 마실 때도 와인이나 맥주 한두 잔 정도만 마시자. 하지만 호르몬 문제나 여타의 질병이 있다면 술을 아예 마시지 말자. 포도 껍질에 들어 있는 레스베라트롤resveratrol의 심장질환 예방 효과를 얻고 싶다면 굳이 레드와인을 마실 필요는 없다. 적포도 주스도 동일한 효과를 낸다.

알코올과 간

신체의 오른편에 위치한 간은 체내 독소와 폐기물, 과다 분비된 호르몬과 오래된 호르몬을 말끔히 치워준다. 하지만 이게 전부가 아니다. 똑똑한 간이 하는 일은 더 있다. 갑상샘의 기능을 최적화하는 데 도움을 주고 담즙을 분비하고 지방을 분해하며, 음식으로 섭취한 탄수화물의 신진대사 능력을 통해 체중 조절에도 일조한다. 그런데 우리는 간 손상 유발 요인에 지나치게 탐닉한다는 의식도 하지 못한 채 시시때때로 간을 혹사시킨다. 알코올은 '간세포독소hepatotoxin'다. 간이 생성하는 효소는 알코올을 다른 성분으로 분해해서 소변과 폐를 통해 몸 밖으로 배출시킨다. 그런데 이 성분 중 일부는 알코올 자체보다 독성이 더 강하다. 더구나 간이 알코올을 분해할 때 자연스럽게 생성되는 활성산소 역시 간세포를 손상시킬 수 있다.

간 건강을 증진시키려면 비타민 B군을 많이 섭취해야 한다. 고구마, 바나나, 렌즈콩 등에 포함된 비타민 B군은 간이 과다 분비된 호르몬을 처리하도록 도와준다. 간 재생에 도움이 되는 밀크시슬(엉경퀴)을 섭취하면 좋다. 하루에 두 번 팅크제(생약에 알코올 또는 묽은 알코올을 가해 유효 성분을 침출해서 약제로 쓰는 액체)를 1티스푼 섭취하거나 매일 보충제를 200~400mg 먹으면 된다.

자연요법

대증요법對症療法은 질병의 증상을 치료하거나 제대로 기능하지 못하는
신체 '일부'를 치료하는 것이다. 자연요법은 전인치료보다 총체적인 관점을 취한다.

자연요법은 신체 시스템이 균형에서 벗어났을 때 질병이 생긴다는 가정을 바탕으로 한다. 따라서 자연요법의 목표는 신체의 균형을 되찾는 데 있다.

특정 건강 문제를 두고 내가 건네는 모든 조언은 신체의 균형을 찾는 것, 즉 항상성을 유지하는 데 집중한다. 균형을 찾으면 신체의 모든 기관이 가장 알맞게 기능할 수 있다. 나는 여성이 자기 자신을 돌보면서 각자 타고난 자가 치유 능력을 향상시킬 수 있도록 돕고 싶다. 여성들이 자기만의 프로그램을 만들 수 있도록 해주는 것이 나의 목표다.

이 장에서 소개하는 항목들은 여성 스스로 시행할 수 있는 방법들이다. 요가, 명상, 방향요법, 집에서 할 수 있는 반사요법과 마사지 등은 배워서 스스로 연습해볼 수 있다. 다만 자기 실습의 한 가지 규칙은 여기서 제안하는 지침을 항상 따르라는 것이다. 그리고 자연요법 과정이 그리 대단할 것 없이 당연해 보여도 신체에 강력하게 작용한다는 점을 잊지 말자. 항상 신체의 소리에 귀를 기울이고 혹시 자신의 방법에 확신이 안 든다면 전문가에게 도움을 요청하자.

침술요법이나 정골요법 전문가는 개개인의 상태에 맞게 구체적이고 다양한 치료법을 적용할 것이다. 치료를 받다 보면 여러 방법 중 각자에게 잘 맞는 방법이 있음을 알게 된다. 또는 마사지와 방향요법을 병행하거나 명상과 동종요법을 병행하는 등 서로 다른 자연요법을 조합해 최고의 치료 결과를 내는 경우도 확인하게 될 것이다. 자신이 어떤 방법을 좋아하고 어떤 요법이 최선의 효과를 내는지 아는 것이 중요하다.

자연요법을 경험해본 수많은 여성들은 크나큰 마음의 위안을 얻는다. 건강 상태가 좋지 않은 사람에게 필요한 건 응급조치 이상이기 때문이다. 전문가는 체내의 불균형 요인을 밝혀내고 치료 계획을 세우는 데 충분한 시간을 들여야 한다. 마치 탐정처럼 임무를 수행하면서 증상과 연계된 다른 정보, 즉 생활 방식과 식습관 등을 파악해 환자가 자신의 건강에 영향을 미치는 생활 영역을 찾도록 도와준다.

자기 관리

자연요법을 시도하기로 마음먹었다면 성공

여부는 자신이 얼마나 착실히 치료에 임하는지에 달려 있다. 약초요법을 선택했다면 현재와 미래의 건강을 지켜줄 건강한 식습관과 생활 방식과 병행해야 몸이 치유된다. 치료를 위해서는 생활 전반에 걸쳐 총체적인 노력을 기울여야 한다. 나는 종종 환자들에게 자연요법을 추천해주지만 항상 건강한 식습관과 생활 방식을 병행하라는 조언도 잊지 않는다. 그리고 하룻밤 사이에 증세가 호전되리라 기대하지 말라고 한다. 자연요법을 시행하는 사람은 자신의 몸을 재훈련해서 자연 치유력을 만드는 중이므로 시간이 걸린다는 점을 염두에 두어야 한다.

이 책에 포함된 권고 사항은 특정 건강 문제에 도움이 되는 내용이다. 그러나 때로는 자신의 특정 증상을 확실히 해결하기 위해 치료 계획을 변경할 필요도 있다. 그런 경우에는 효과를 높일 수 있도록 관련 분야의 전문가와 반드시 상담해야 한다.

약초요법과 동종요법

자연은 우리에게 천연의 약제를 제공하고 있다. 약초요법은 식물을 이용하는 것이고, 동종요법은 소화되기 쉬운 형태의 천연 성분에서 나오는 에너지를 이용하는 것이다.

약초요법

오늘날 조제약의 70%는 약초에서 나온다. 약초요법을 시행할 경우 효과 빠른 치료제이자 조절제인 약초의 효능을 확인할 수 있다. 약초는 약초 자체의 작용과 반응을 조절하면서 부작용을 없애준다. 조제약 형태의 효과 빠른 성분만 복용한다면 해당 약제의 부작용을 이겨내기 위해 다른 약을 추가로 복용해야 할 수도 있다.

약초 치료제를 구입할 때 '표준화한 추출물standardized extract'이라는 문구를 보게 될 것이다. 이 말은 약초에서 성분 하나만을 표준화했다는 뜻으로 가능한 한 표준화한 치료제는 피하는 게 좋다. 대신 표준화한 추출물이라는 문구가 전혀 없고 '통약초whole herb(완전약초)'나 약초 이름만 언급된 것을 선택하는 게 좋다.

약초 치료제 사용법

—

유기농 약초로 만든 팅크제를 선택한다. 소량의 팅크제(1티스푼)를 약간의 물에 타서 마신다. 팅크제 이외의 차선책은 식물성 캡슐에 담긴 유기농 약초다. 어떤 약초 치료제든 복용하기 전에 항상 성분 표시를 잘 읽어야 한다. 미심쩍거나 궁금한 게 있으면 전문가와 상의한다. 임산부나 모유 수유 중인 여성에게 적합하지 않은 약초들이 꽤 있다.

동종요법

동종요법의 기본 원리는 '비슷한 것이 비슷한 것을 치료한다'이다. 어떤 질병에서 나타나는 증상과 유사한 증상이 건강한 사람에게도 나타날 수 있는데, 이때 그 증상을 일으키는 물질을 아픈 사람에게 소량 사용하면 몸이 자연치유력을 얻게 되어 치료가 이루어진다.

동종요법 치료는 진탕법Succussion(막 흔들어 섞는 방법. 모든 성분의 고유 에너지가 보다 순화되고 에너지 활성도도 한층 강해진다)이라는 과정으로 진행된다. 주로 식물에서 추출하지만 모든 유기체로부터 얻을 수 있는 활성 물질을 수십 배, 수백 배 희석시키고 세차게 흔들어 활성 물질의 활동 흔적을 액체에 남겨둔다. '6c'는 600배 희석된 것이고 '6x'는 60배 희석된 것이다. 치료제가 더 많이 희석될수록 효과는 더 강력해진다.

수많은 과학자들은 동종요법이 플라세보 효과(속임약 효과) 때문에 이뤄진다고 생각한다. 말하자면 치료가 '긍정적 사고의 결과'라는 것이다. 그런데 이 말은 동물에게 시행된 동종요법의 긍정적 결과를 설명하지는 못한다.

과학자들의 연구 결과에 따르면 동종요법은 호르몬 불균형, 자궁근종, 자궁내막증, 월경불순, 원인 불명의 난임 등을 치료하는 데 도움이 된다. 내가 경험하기로도 동종요법은 수많은 여성 질환에 효과적인 치료법이다. 특히 공인된 동종요법 전문가의 조언에 따라 올바르게 시행할 때 효과가 크다. 동종요법 전문가는 환자의 수면 습관부터 배변까지 건강 전반에 관한 모든 내용과 상세한 병력을 확인한 다음, 환자의 체질과 증상에 맞춰 치료를 실시한다.

동종요법 치료는 해롭지도 않고 중독성도 없다. 모든 연령대의 여성에게 적합하며 임신기를 포함해 모든 시기에 적용 가능하다.

침술요법

전통 한의학의 한 축인 침술은 곳곳에서 널리 시행되는 치료법이다. 의사가 주도하는 치료인 침술은 체내의 활력, 즉 기氣를 풀어주는 방법이다.

기는 경락meridians이라는 경로를 따라 몸속을 흐르면서 우리의 정신적, 정서적, 신체적 균형을 조절한다. 기가 막히면 신체의 불균형과 부조화가 야기돼 건강이 나빠지거나 병이 생기는 것이다.

전통 한의학에 따르면 인체에는 2천 개 이상의 혈이 있으며 각각의 혈이 한 개 또는 그 이상의 경락을 자극한다고 한다. 혈에 침을 꽂으면 그 혈과 관련된 경락을 따라 흐르는 기가 자극을 받는다. 그리고 기의 흐름을 방해하는 물질이 제거되면서 신체가 균형을 되찾아 건강을 회복하게 된다.

내가 운영하는 병원을 찾는 여성들은 침술요법을 꺼리는 편이다. 그러나 세계보건기구WHO는 침술요법을 '상당히 유용한 치료 방법'이라고 지칭하며 난임, 월경전 증후군premenstrual syndrome, PMS, 월경불순, 발기 부전 같은 수많은 비뇨생식기 질환, 생식 관련 문제에 적합하다고 설명한다. 과학적으로 봤을 때도 침술은 여성의 호르몬 이상, 월경불순, 배란 문제 등에 효과적이다. 나 역시 침술이 특히 여성 건강 문제에 효과가 있으며 영양의학과 병행하면 굉장한 효과를 낸다고 본다. 침술은 의사의 특별 관리가 전제된다면 임신기를 포함해 언제든 안전하게 시행할 수 있는 치료법이다.

전문가 상담

의사는 처음 진료 시 꽤 오랜 시간을 들여 환자의 병력과 생활 습관, 기호 등을 알아본다. 그리고 환자의 혀를 살펴보고 맥을 짚어본다. 일단 의사는 환자의 병력과 특이 증상, 체질 등을 전체적으로 파악한 뒤 치료 과정을 추천한다. 치료는 각각의 환자에 맞게 조정되며 4주에서 3개월까지 지속될 수 있다.

일단 치료를 시작하면 처음 며칠 동안은 질병의 증상이 더 심해지는 걸 느낄 수도 있다. 또는 입맛이 변하거나 수면 장애가 생기고 배변과 배뇨에 변화가 생기는 부작용을 경험할 수도 있다. 이런 현상은 치료가 진행되고 있다는 의미이므로 조금만 참으면 금세 사라진다. 침술 치료를 받으면 심하게 나른해진다고 하는 여성들도 많다. 치료 직후 경미한 방향 감각 상실이 흔히 나타나기도 하므로 되도록 치료받은 날은 쉬는 게 좋다.

방향요법과 마사지

후각과 촉각은 수백 년 동안 치료 효과를 높이는 데 사용되어온 가장 강력한 감각이다. 방향요법과 마사지는 신체적인 면과 정서적인 면에서 효과를 발휘한다.

방향요법

모든 식물에는 에센셜 오일(방향유. 방향성 약용 식물에서 추출하는 특유의 향과 살균, 진정, 이완 등 치유 효능을 가진 고농도의 천연 식물성 오일)에 감춰진 향기가 있다. 꽃, 잎사귀, 가지, 줄기, 껍질 등에서 에센셜 오일을 추출해서 증기·증류 과정을 거치면 치료에 사용 가능한 향을 얻을 수 있다.

에센셜 오일 향을 맡으면 코부터 뇌에 이르는 신경 경로가 자극이 되어 심신에 특정 반응이 나타난다. 에센셜 오일을 오일버너에 태우거나 화장지에 몇 방울을 떨어뜨려 주기적으로 흡입하면 불안감이 완화되며 우울한 기분도 줄어든다. 방향요법은 특히 월경전 증후군 치료에 효과를 보이며 기분 전환과 호르몬 조절에도 도움을 준다.

에센셜 오일을 마사지할 때 사용하거나 목욕물에 몇 방울 첨가하면 향기로 인해 후각적인 도움을 받을 뿐 아니라 에센셜 오일이 피부를 통해 혈류로 흡수되어 효과를 볼 수 있다. 에센셜 오일은 신체 장기, 조직, 분비 기관에 이로운 영향을 끼친다. 예를 들어 셀룰라이트에는 라벤더 오일, 하지 정맥류에는 금잔화 오일, 방광염cystitis에

는 백단향 오일이 효과를 보인다. 월경통이 있다면 로즈메리 오일이 도움이 되고 월경량이 적다면 장미 오일이 좋다. 완경기 여성에게는 로먼 캐모마일과 클라리 세이지 오일이 열감이나 식은땀을 완화하는 데 도움을 준다.

에센셜 오일 사용법

티트리 오일과 라벤더 오일은 예외지만 보통 에센셜 오일은 피부에 직접 바르기 전에 캐리어 오일 carrier oil(에센셜 오일을 피부 속으로 전달해주는 오일로 베이스 오일base oil, 고정 오일fixed oil 등으로도 불린다)로 희석시켜야 한다. 일반적으로 캐리어 오일 30ml(6티스푼)에 에센셜 오일을 최대 15방울 희석한다. 그러나 일부 에센셜 오일은 다른 오일에 비해 농도가 더 진하기 때문에 사용하기 전에 더 묽게 희석시켜야 할 수 있다. 반드시 성분 표시를 확인한다. 에센셜 오일을 목욕물에 넣을 때는 캐리어 오일 없이 사용할 수 있다. 기본적으로 마사지할 때는 라벤더, 네롤리, 로즈 오일을 캐리어 오일에 섞어 사용하면 좋다. 임신 중에는 신체가 특별한 변화를 겪는 시기이므로 에센셜 오일을 사용하기 전에 전문가에게 확인해봐야 한다.

치료하는 손길

마사지는 신체의 근육, 인대, 힘줄에 주무르기, 치기, 누르기 동작을 가하는 기법이다. 이 치료법은 근육을 풀어주는 데 놀라운 효과를 보이며 기분을 좋게 해준다.

마사지의 부드러운 손놀림은 림프계와 순환

계가 원활히 작동하도록 도와준다. 체내 순환이 효율적으로 잘 이뤄져야 건강이 유지되며 모든 세포가 영양을 공급받게 된다. 림프는 면역력에 중요한 역할을 맡고 있으며 독소와 체내 노폐물이 씻겨 나가게 도와준다.

마사지에서 놀라운 점 중 하나는 마사지를 통해 신체의 상호 연결성이 두드러진다는 것이다. 우리 몸의 모든 것은 에너지 경로와 순환계, 정신 없을 정도로 복잡한 신경계로 연결돼 있다. 따라서 신체의 한 부분을 마사지로 자극하면 전혀 다른 부위도 치료 효과를 얻을 수 있다.

뒤 나타나는 몸의 반응은 개인마다 차이가 있다. 힘이 나는 기분이 들거나 약간 피로감을 느낀다. 두 가지 반응 모두 다음 날까지 이어질 수 있다. 이런 반응 모두 지극히 정상적이지만 자기 몸의 소리에 귀를 기울이고 마사지를 받은 직후에는 격렬한 활동은 하지 않는 편이 낫다. 조금만 익숙해지면 누구든 마사지를 좋아하고 충분히 만족감을 느끼게 될 것이다.

마사지 받기

종류에 따라 제법 아픈 마사지(심하게 뭉친 근육을 주무를 때)도 있지만 대부분의 마사지는 아프지 않다. 어떤 마사지 기법을 사용하느냐에 따라 몸이 나른해지거나 기분 좋은 자극을 받기도 한다. 이 책에도 여러 가지 마사지 방법을 소개하므로 각자 집에서 직접 해볼 수 있다. 하지만 전문가의 마사지에 비할 수는 없다. 마사지 전문가는 환자의 필요에 따라 아프고 쑤신 부분, 건강 문제 등을 해결하기 위해 몸의 특정 부위를 공략해 기술적으로 마사지를 해준다.

전문가에게 마사지를 받을 경우 어느 부위에 편안함을 느끼는지 설명해주고, 혹시 처음 전신 마사지를 받아 긴장감을 느낀다면 부위별로 천천히 마사지를 받는다. 머리 마사지부터 시작해서 목, 어깨 등으로 부위를 넓혀간다. 마사지를 받은

요가와 명상

요가는 수천 년 전에 인도에서 시작되었다. 신체적, 정신적, 심적 훈련 체계인 요가의 목표는 '신비체神秘體(오감으로는 식별할 수 없는 초감각적 세계에 존재하는 몸의 총칭)'를 둘러싼 '프라나prana(생명력 에너지)'의 흐름을 자극하고 균형을 찾는 것이다.

요가

'요가yoga'는 산스크리트어로 '결합, 통합'이라는 뜻이다. 요가 수련의 목적은 몸과 마음과 정신의 균형을 찾는 것이다. 그래서 요가에서 가르치는 내용에는 호흡, 이완, 명상 기법뿐만 아니라 아사나asana(좌법)라는 일련의 자세도 포함돼 있다. 요가 수련을 정기적으로 하면 유연성이 높아지고 몸의 순환도 좋아진다. 그리고 스트레스도 줄어들고 마음의 평안도 찾을 수 있다.

국제 연구 기관인 요가 바이오메디컬 트러스트Yoga Biomedical Trust에 따르면 요가를 통해 난임과 월경 문제를 극복할 수 있다고 한다. 생식 기관으로 혈액이 잘 돌게 하고 스트레스를 줄여 여성 호르몬의 균형을 잡는 데 도움이 되기 때문이다. 요가는 생식 기관뿐 아니라 모든 기관의 전반적 혈액 흐름을 향상시키고 심장에도 좋은 영향을 미친다. 몇몇 연구에 따르면 요가는 호르몬 균형을 잡고 소화 장애를 줄이고 자세와 근력, 지구력, 기력, 면역력, 수면, 호흡에 도움을 준다고 한다. 이런 이점을 생각한다면, 요가가 시작된 지 수천 년이 지난 지금까지도 계속 인기를 얻는 것은 당연하다.

요가 수련

요가에서 가장 놀라운 점은 나이와 생활 방식에 상관없이 모두에게 적합한 훈련이라는 것이다. 가까운 요가 센터를 찾아가 자기한테 잘 맞는 방식을 찾아보자. 요가를 처음 시작하는 사람이거나 얼마 전에 병에 걸렸다 회복 중인 사람이라면 시바난다Sivananda(각각의 아사나 다음에 쉬는 자세를 취하는 경우가 많음) 같은 가벼운 요가를 택하는 게 좋다. 보다 더 역동적인 걸 원하는 사람에게는 아쉬탕가Ashtanga 요가가 좋다. 어떤 방식을 택하든 처음에 요가 강사에게 얼마간 지도를 받는 게 좋다. 강사가 올바른 자세를 잡는 방법을 보여줄 것이다. 그리고 필요하다면 건강 수준이나 개인의 능력에 맞게 프로그램을 짜서 훈련할 수도 있다. 요가는 기본기를 닦았다면 혼자 연습하기 좋은 훈련이다. 이 책에서도 혼자 집에서 할 수 있는 요가 자세 몇 가지를 소개한다.

요가 수련에서 매우 중요하면서도 누구나 할 수 있는 것이 바로 프라나야마Pranayama다. 일종의 호흡 연습으로 요가 수련자들의 의견에 따르면 호흡법을 다르게 할 경우 프라나의 흐름이 영향을 받아 신체에 변화가 생긴다고 한다. 그리고 프라나야마는 요가 수련의 또 다른 중요한 단계, 즉 명상을 준비하는 데도 도움을 준다.

명상의 발견

명상은 정신을 집중하거나 마음을 조절하기 위한 수많은 기법을 지칭한다. 우리는 명상을 통해 내적으로 충만한 상태에 도달할 수 있다. 이러한 상태는 자신이 하는 일에 완전히 몰입해 시간 관념을 잊을 때 느끼는 감정과 유사하다. 명상의 뿌리가 요가나 비밀 종교에 있는 데다 일부 사람들에게 명상이라는 말이 어딘지 막연하거나 전위적으로 들리긴 하지만 사실 모든 문화권에는 명상과 관련된 전통이 존재한다. 실제로 명상은 천차만별의 생활 방식을 지닌 사람들 모두에게 강력한 치유 도구가 될 수 있다.

규칙적으로 명상 훈련을 하는 사람들은 입을 모아 명상 덕분에 스트레스가 줄어들고 마음이 편안하고 차분해지며 긍정적인 기운을 느낀다고 한다. 실제로 명상은 혈압을 낮추고 체내 순환을 원활하게 해주는 효과가 있다. 2003년에 나온 연구 결과에 따르면 명상이 부분적으로 뇌 기능을 활성화하며 면역력을 높인다고 한다. 다른 연구 결과를 보면 만성 통증, 두통, 불안, 월경전 증후군, 수면 장애 같은 스트레스 관련 문제들을 명상을 통해 줄일 수 있다. 심지어 난임에도 도움이 된다고 한다. 난임 때문에 스트레스를 받으면 배란을 조절해주는 호르몬이 제대로 분비되지 않는데 이때 명상을 통해 스트레스를 줄여서 체내 호르몬 균형을 찾을 수 있다.

효과적 명상 방법

명상 훈련 중에 간단한 것을 꼽자면 자기 호흡에 집중하는 방법(57쪽 상자 글 참조), 몸의 모든 부위를 차례로 이완하는 방법, '평안'이나 '차분함'처럼 마음의 눈에 담아둘 단어나 문구에 집중하는 방법이 있다. 혹은 평온하고 행복한 장소의 이미지를 머릿속에 그려봐도 된다. 실제로 눈에 보이는 대상에 집중할 수도 있다. 예를 들면 촛불, 꽃, 만다라(불교에서 사용하는 기하학적인 그림) 등이다. 여기서 핵심은 주의를 집중하는 것이다. 스트레스로 꽉 찬 생각에서 벗어나 내적으로 평화로운 상태를 찾는 게 중요하다.

명상하기 가장 좋은 시점은 아침이나 취침 직전, 식사 후 최소 두 시간 후다. 명상을 처음 하는 사람이라면 우선 훈련을 짧은 시간 규칙적으로 하자. 하루에 10~20분 정도로 시간을 정하고, 점차 시간을 늘려 약 한 시간 동안 집중해 명상할 수 있을 때까지 훈련을 해본다. 특별한 공간에 있다고 생각하거나 정신을 흩트리는 모든 것을 차단한 거품 속에 들어가 있다고 상상하면서 일상생활에서 분리되도록 노력한다. 명상을 처음 시작할 때는 명상 수업에 참여하는 것도 좋다. 중요한 점은 일상의 바쁘고 정신없는 상태와는 다른 상태로 마음의 중심을 옮기는 것이다. 고요한 상태를 유지할 수 있는 편안한 자세로 앉는다(잠들 가능성이 있으니 누우면 안 된다). 그리고 척추를 곧게 편다.

간단한 호흡 명상

명상을 처음 하든 예전에 해본 적이 있든 호흡 연습부터 시작하자. 매일 하루에 두 번 5분간 훈련하면 된다. 자신감이 붙으면 이틀마다 5분씩 시간을 늘려 하루에 두 번 20분까지 한다. 명상을 보다 개인적인 방식으로 해볼 수도 있다. 호흡 말고도 특정 단어나 구절을 택해 집중할 수도 있고 마음의 눈으로 보는 긍정적인 이미지에 집중해도 좋다.

① 정신이 산만해지지 않을 조용한 장소를 찾아 휴대전화를 끈다. 바닥에 앉거나 의자에 앉는다. 편한 쪽을 택하면 되는데 의자에 앉을 경우 발바닥을 바닥에 붙인다.

그리고 눈을 감는다.

② 부드럽게 천천히 심호흡을 시작한다. 마음속으로 천천히 셋을 세면서 코로 숨을 들이마시고 다시 셋을 세면서 입으로 숨을 내쉰다. 길고 느린 호흡이 완전히 자연스러워지고 리드미컬해질 때까지 호흡을 계속한다.

③ 이제 숨을 들이마실 때 공기가 콧속을 따라 이동하고 내쉴 때 입술 사이로 공기가 나가는 흐름에 집중한다. 생각이 머릿속에 떠오르면 굳이 그 생각을 무시하지 말고 관찰하면서 자연스레 지나가게 한다. 처음에는 하기 힘들 수도 있지만 연습하다 보면 점점 나아질 것이다.

반사요법

반사요법reflexology은 몸 전체의 에너지 흐름을 자극하고 자가 치료를 촉진하기 위해 발에 있는 몇몇 지점을 자극해 마사지를 하는 방법이다.

반사요법에서는 우리 몸이 열 개의 수직 구역 혹은 경로로 나뉘어 있다고 생각한다. 왼쪽에 다섯 개, 오른쪽에 다섯 개가 있고, 각각의 구역은 머리부터 손과 발에 있는 반사구까지 이어져 있다. 반사점을 자극하면 그 반사점에 해당하는 신체 부위의 에너지 흐름을 자극하고 막혀 있던 에너지를 풀 수 있다. 난소에 해당하는 발의 반사점을 자극하면 뇌하수체의 막혀 있던 에너지가 풀어진다. 에너지 통로를 더 많이 열어줄수록 신체 기능이 더욱 효율적으로 이뤄지며 모든 신체 기관의 균형이나 항상성이 회복될 가능성이 커진다.

반사요법 마사지받기

이 치료법은 전형적으로 오른발 전체의 반사점을 자극한 다음 왼발의 반사점을 자극한다. 치료가 끝나면 땀이 나거나 설사를 할 수도 있고 며칠 동안 소변을 자주 볼 수도 있다. 이런 반응은 우리 몸의 배출 기관이 독소를 내보내고 있다는 징조다. 일시적으로 졸리거나 눈물이 나기도 한다. 일부 사람들에게는 유사 감기 증상, 속 부글거림, 피부 발진, 기력 상승 등의 반응이 나타나기도 한다.

다음 그림은 발의 반사점이다. 직접 하든 전문가에게 맡기든 마사지를 하는 동안은 신체적으로 약한 부위나 건강 상태가 안 좋은 부위에 해당하는 지점을 자극한다. 그러면 신체의 불균형을 야기하고 에너지가 막힌 부위가 풀어지면서 몸이 자연치유력을 얻을 수 있다.

발의 반사점

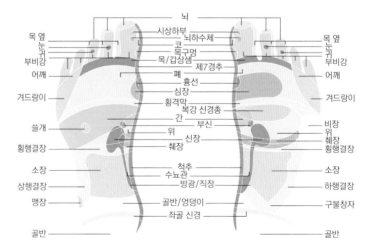

정골요법

정골요법osteopathy(안마치료)은 19세기 미국에서 시작된 자연요법이다. 전문가가 신체의 불균형과 질병을 치료하기 위해 근골격계를 손으로 조절하는 방법이다.

정골요법에 관한 흔한 오해는 이 치료법이 뼈와 관련된 질병을 치료한다는 것이다. 'osteo'가 '뼈'를 뜻하긴 하지만 정골요법은 신체 전반에 관여한다.

정골요법 원리에 따르면 척추와 골격의 일부분이 어긋나면서 체내 혈액과 림프액의 순환이 나빠지고 장기가 효율적으로 기능하지 못하게 된다. 뼈가 어긋난 부분을 전문가가 바로잡으면 혈액이 신체 각 기관으로 부드럽게 흐르고, 신경계가 효과적으로 정보를 전달하고, 림프계가 면역계의 기능을 원활하게 유지할 수 있다(독소가 안전하고 효율적으로 제거된다). 그뿐만 아니라 소화와 호흡이 좋아지면서 통증과 불쾌감이 줄어들고 신체 전반의 균형 상태(항상성)가 회복된다. 긴장된 근육은 신체 건강에 특히 해롭다고 여겨진다. 근육이 수축될 경우 혈액과 림프액의 흐름을 방해하기 때문이다.

관에 관해서도 묻는다. 이렇게 해야 환자의 건강과 관련된 전반적인 정보를 얻을 수 있다. 근골격계의 문제가 어디에 있는지 확인하기 위해 환자에게 몇 가지 자세로 움직여보라고 하는 경우도 있다. 그런 다음 관절의 유연성과 움직임을 높이기 위해 촉진, 마사지, 스트레칭 등의 다양한 기법을 사용해서 환자를 치료한다. 어긋나 있는 관절에는 더욱 큰 압박을 가할 것이다. 이렇게 하면 혈액과 림프액의 흐름이 원활해지며 신경계와 근골격계, 신체 기관 전체의 균형이 회복된다.

정골요법 전문가는 스트레스 관련 질환, 천식, 귀의 염증, 부기, 관절의 통증과 염증을 치료할 뿐만 아니라 호르몬 불균형, 월경통, 월경불순, 난임, 임신과 출산 관련 질병도 치료한다. 정골요법은 모든 연령대에 적합하다.

두개천골요법이라 불리는 특정 치료법도 있다. 이는 모든 연령대에 적합하지만 특히 유아, 어린이, 임산부에게 도움이 된다고 알려져 있다. 두개천골요법의 목적은 매우 경미한 근육 분열과 움직임, 즉 두개 리듬Cranial Rhythm을 잡아내 신체의 긴장과 스트레스를 경감시키는 것이다. 정골요법 전문가는 부드러운 기술을 사용해 정상적인 두개 리듬을 잡아내고 환자의 몸이 균형과 건강을 회복할 수 있게 한다.

정골요법 진료받기

정골요법 전문가도 다른 자연요법과 마찬가지로 환자에게 병력에 관한 질문을 하며 생활 습

The Natural Health Bible

for Women

여성
건강
바이블

2장

신체
기관

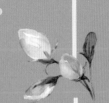

우리 신체는 복잡다단한 기계나 다름없다. 건강한 몸을
유지하려면 올바른 영양, 올바른 생활 방식, 올바른 건강
관리를 통해 정교하게 균형을 맞춰야 한다. 그런데 가끔 신
체의 균형이 어긋날 때가 있다.

이번 장에서는 여성 신체의 주요 기관을 개괄적으로 살
펴보고 여성이 살아가면서 흔하게 겪는 건강 문제들을 짚
어볼 것이다. 갑상샘 항진증hyperthyroidism이나 갑상샘 저하
증, 유방통, 난소낭종, 월경주기와 관련된 모든 것(월경통,
자궁근종, 자궁내막증), 자궁경부 테스트, 방광염, 정맥류
등을 중점적으로 다룰 것이다.

이번 장은 이 책의 핵심이라 할 수 있다. 집에서 자가 요
법으로 시행할 수 있는 자연요법과 의료 전문가들의 지시
사항을 함께 담아 가장 세심하고 효과적인 방식으로 여성
이 자기 몸을 돌볼 수 있게 이끈다.

갑상샘, 부신, 호르몬 균형

**여성 신체의 모든 호르몬은 내분비계의 분비 기관에서 분비된다.
내분비계에서 중요한 두 가지는 갑상샘과 부신이다.**

여성 건강 문제의 대부분은 호르몬 불균형에서 비롯된다. 골다공증, 월경 문제, 월경전 증후군, 완경기 증상, 체중 증가, 혈당 불균형, 감정 기복, 유방통 등은 모두 여성 신체의 호르몬계에 기능 장애가 생겨서 나타나는 현상이다. 종종 이런 기능 이상은 호르몬을 생성하고 조절하는 역할을 하는 갑상샘과 부신에서 시작된다. 두 분비 기관의 건강을 최적화하기 위한 좋은 방법은 '호르몬 균형 식단(63쪽 상자글 참조)'을 따르는 것이다. 호르몬 균형을 유지하는 데 도움이 되는 식단에 관해서는 앞으로도 계속 언급하겠지만 특히 이 장에서 더욱 중요하게 다룰 것이다. 이 식단이야말로 여성 신체의 호르몬 균형을 찾는 핵심이며 이를 통해 수많은 여성 질환을 극복할 수 있다.

갑상샘과 부신은
어디에 있을까?

커다란 나비 모양의 분비 기관인 갑상샘은 목 앞쪽에 위치한다. 갑상샘에서는 티록신thyroxine이 분비되는데 이 호르몬은 여성 신체의 거의 모든 조직에 큰 영향을 끼친다. 신진대사(에너지를 내기 위해 음식물을 변환시키는 속도)를 조절하기 때문이다. 뇌에 위치한 시상하부와 뇌하수체가 갑상샘을 관리한다.

우리 몸에는 좌우 신장에 하나씩 총 두 개의 부신이 있다. 각각의 부신은 수질(부신의 중심)과 그것을 둘러싸고 있는 피질로 구성되어 있다. 피질은 부신의 80%를 차지한다. 부신은 아드레날린(스트레스 호르몬)과 노르아드레날린, 면역계의 효율성에 영향을 주는 스테로이드 호르몬을 분비한다.

여성의 감수성

이제 갑상샘 항진증과 갑상샘 저하증 극복 방법, 부신 질환 치료법을 살펴볼 것이다. 이러한 질병은 일반적으로 여성이 남성에 비해 5~8배나 많이 겪는다고 한다. 여성이 갑상샘 질병에 걸릴 위험은 나이와 가족력에 따라 높아진다. 여성에게 부신 기능 문제가 더 흔하게 나타나는 이유를 두고 여러 가지 견해가 있다. 단순히 여성이 부신 피로에 영향을 받기 쉽다고 주장하는 전문가가 있는가 하면, 여성의 감수성(신체가 어떤 질병에 쉽

호르몬 균형 식단

건강한 식습관은 자연스럽게 체내 호르몬 균형을 잡아준다.
호르몬 관련 질병 치료의 핵심이 되는 호르몬 균형 식단에 대해 알아보자.

① 하루에 최소 다섯 번은 반드시 과일과 채소를 섭취한다. 특히 브로콜리, 싹눈양배추, 양배추, 콜리플라워 같은 십자화과 채소 섭취를 늘린다. 이러한 채소는 오래된 에스트로겐(30쪽 참조)이 신체에 흡수되지 못하게 해주는 인돌−3−카비놀indole-3-Carbinol 함유량이 높다.

② 매일 적어도 세 번은 피토에스트로겐(35쪽 참조)을 섭취한다. 콩, 병아리콩, 렌즈콩 등의 콩과 식물과 아마씨를 선택한다. 피토에스트로겐은 체내 오래된 에스트로겐을 줄여주고 간에서 성호르몬결합글로불린sex-hormone binding globulin, SHBG(85쪽 참조)이 생성되도록 자극한다. 성호르몬결합글로불린은 혈액 내에 에스트로겐과 테스토스테론이 순환하는 양을 조절한다.

③ 통곡물(전곡)을 먹는다. 백미 대신 현미, 흰 빵 대신 통밀 빵을 먹고 귀리, 호밀 같은 통곡물을 섭취한다.

④ 섬유질 섭취를 늘린다. 통곡물, 과일, 채소 등에 포함된 섬유질은 가소성 물질이나 살충제에 들어 있는 에스트로겐성 화학 물질을 신체가 흡수하지 못하게 도와준다. 그뿐 아니라 오래된 호르몬을 재빨리 장에서 제거할 수 있게 해준다.

⑤ 좋은 지방을 꾸준히 섭취한다. 기름진 생선, 견과류, 씨앗류, 식물성 냉압착유 등 지방이 풍부한 식품을 매일 적당량 섭취해야 한다. 신체 세포가 호르몬 유발제에 더욱 효율적으로 반응하게 하는 촉진제 역할을 함으로써 체내 호르몬 균형을 유지하는 데 도움을 준다.

⑥ 나쁜 지방 섭취를 줄인다. 붉은색 육류, 유제품 같은 동물성 식품에 들어 있는 포화지방 섭취를 제한해야 한다. 포화지방에는 제노에스트로겐(환경호르몬)이 포함되어 있을 가능성이 높다. 이 호르몬은 필수지방산(좋은 지방) 흡수를 방해한다. 더구나 포화지방 함유율이 높은 식품은 몸에서 '나쁜' 프로스타글란딘이 생성되게 한다. 이 물질은 체내 불균형을 유발하는 유사 호르몬 성분이다.

⑦ 가능한 한 설탕 섭취를 줄인다. 설탕은 체중(지방)이 늘게 하고, 지방 세포는 에스트로겐을 생성하면서 체내에 에스트로겐이 지나치게 많이 쌓이게 만든다.

⑧ 건강에 좋은 마실 거리를 충분히 마신다. 하루에 6~8잔이 적당한데 이렇게 해야 몸속의 오래된 호르몬이 씻겨 나가는 데 도움이 된다. 음용수는 생수나 정제수여야 한다. 수돗물에 들어 있는 염소와 불소는 갑상샘의 요오드 수용체를 방해해 호르몬 불균형을 유발한다.

⑨ 카페인과 알코올 섭취를 줄인다. 알코올 섭취는 간에게 시간 외 근무를 시키는 격이다. 체내에 돌고 있는 오래된 호르몬을 제거하기가 더 힘들어진다.

⑩ 예산 범위 내에서 가능한 한 유기농 식품을 선택한다. 유해한 환경호르몬과 기타 여러 독성 물질에 노출되는 정도가 줄어들 것이다.

⑪ 식품 성분 표시를 읽고 방부제, 첨가제, 인공감미료가 포함된 식품을 피한다. 호르몬 균형을 유지하려면 최대한 자연 상태의 식품을 섭취하는 게 좋다.

게 걸리는 경향. 이병성 또는 이환성이라고도 부른다)과
관련지어 의견을 내놓는 전문가도 있다.

갑상샘 저하증

우리 몸은 마치 자동차가 연료를 연소하듯 음식물
을 태운다. 엔진으로 보내는 연료량을 자동차의 가
속 장치가 조절하듯, 얼마나 빨리 음식물을 사용할
지는 갑상샘이 조절한다.

갑상샘은 신체 연료를 조절하는 기능을 한다. 티
록신과 트리요오드티로닌triiodothyronine 호르몬을
분비해서 체내 에너지 수준을 유지하고 체중을
조절한다. 티록신과 트리요오드티로닌 호르몬은
신체가 열량을 얼마나 빨리 소모하는지를 알려준
다. 트리요오드티로닌 대부분은 티록신(비활성 호
르몬)로부터 변환된다. 트리요오드티로닌과 티록
신의 생성은 뇌하수체(18쪽 참조)에서 만들어지는
갑상샘자극호르몬이 맡고 있다.

적당한 양의 갑상샘 호르몬은 신체가 최적의
속도로 연료를 태워 충분한 에너지를 공급하게
해준다. 그리고 일정한 체온과 규칙적인 심장박
동, 월경주기를 유지하게 한다. 혈액 내 티록신이
너무 적은 경우를 갑상샘 저하증(갑상선 기능 저하
증)이라고 한다. 갑상샘 저하증은 자가 면역성 장
애, 선천적 갑상샘 이상, 요오드 결핍(신체가 갑상
샘 호르몬을 생성하려면 요오드가 필요하다)으로 발생
할 수 있다. 만약 뇌하수체가 갑상샘자극호르몬
을 너무 적게 생성해도 갑상샘은 티록신을 생성
하는 자극을 받지 못하므로 이 역시 갑상샘 저하
증의 또 다른 원인이라 하겠다. 갑상샘 저하증을
치료하지 않은 채 방치하면 당뇨병, 고혈압, 폐기

종, 관절염, 우울증, 편두통, 수근관 증후군(손목 통증, 얼얼함, 저림이 나타나는 현상) 등이 발병할 수 있다.

다음 질문지의 결과에 따라 갑상샘 저하증이 의심되면 즉시 병원에 가야 한다.

갑상샘 저하증 체크리스트

—

부실한 식사, 스트레스, 활동 부족, 흡연, 항체 공격 (69쪽 참조), 특정 약품 등이 모두 갑상샘 기능에 영향을 준다. 갑상샘 저하증이 의심되는 증상들을 살펴보자. 다음 항목 중 네 개 이상 해당된다면 즉시 병원에 가야 한다.

☐ 음식 섭취와 운동에 신경을 쓰는데도 살이 찌는가?
☐ 따뜻한 날씨에도 종종 추위를 느끼는가?
☐ 변비가 있는가?
☐ 우울한 기분이 드는가?
☐ 월경주기가 들쑥날쑥한가?
☐ 모발이 예전에 비해 가늘어지고 푸석해졌는가?
☐ 피로감을 느끼는가?
☐ 피부가 예전보다 훨씬 건조해졌는가?

진단

혈액 검사

위 질문지에서 네 개 이상 해당된다면 병원에 가서 갑상샘 저하증인지 검사를 받아봐야 한다. 혈액 내 갑상샘자극호르몬과 티록신의 수치가 정상이면 갑상샘이 제대로 기능하고 있다는 뜻이다. 수치가 가까스로 정상과 비정상 경계 부근에

있다면 의사는 환자의 증상을 고려해 환자가 갑상샘 저하증 치료를 받아야 하는지 결정할 것이다.

기초 체온

혈액 검사 결과가 정상으로 나왔지만 계속 갑상샘 저하증 증상이 나타난다면 3일간 체온을 재볼 필요가 있다. 갑상샘 자체에 문제가 있는 게 아니라 갑상샘 호르몬에 달라붙어 있어야 하는 신체 세포에 문제가 있는 경우라면 갑상샘 문제가 상당히 진행된 건 아니기 때문이다. 그러나 신진대사가 느린 경우에도 체온이 낮게 나올 수 있다.

정확한 체온 측정을 위해 전자 체온계를 사용한다. 배란 이후에 체온이 올라가므로 예외 상황을 피하기 위해 월경주기 내에서 2, 3, 4일째 기초 체온을 측정한다. 기초 체온은 아침에 잠자리에서 일어나기 전에 누운 채로 측정한다. 편안한 상태로 아침 첫 체온을 재는 것이다. 다음 날과 그다음 날 아침에도 똑같은 방식으로 기초 체온을 측정한다. 평균 기초 체온이 $36.4\,^{\circ}\mathrm{C}$ 이하라면 갑상샘 기능이 부진하다고 의심해볼 수 있다. 만약 체온이 이보다 훨씬 낮다면 병원에 가서 혈액 검사를 다시 해봐야 한다. 갑상샘의 활동이 충분하지 못한 것으로 보이기 때문이다.

기존 치료법

혈액 검사 결과 갑상샘 저하증으로 나올 경우 의사는 환자에게 표준 치료인 티록신 복용을 권할 것이다. 의사가 정확한 복용량을 정하기까지

몇 개월이 걸릴 수 있다. 일단 검사를 하고 약 3개월 후 호르몬 균형이 제대로 이루어질 때까지 혈중 호르몬 수치를 재검사한다. 그런 다음 환자는 복용량을 변경해야 하는지 확인하기 위해 일정한 간격(보통 6개월에서 1년 주기)으로 정기 혈액 검사를 받는다.

티록신을 복용하는 시간대에는 철분 보충제, 철분이 포함된 비타민과 무기질 보충제 복용을 금해야 한다. 철분은 신체가 티록신을 사용하지 못하도록 티록신과 결합할 수도 있기 때문이다. 단, 철분이 포함된 천연 먹거리는 티록신 복용에 문제를 일으키지 않으므로 푸른 잎 채소나 말린 과일처럼 철분 함유량이 높은 음식물은 계속 섭취해도 된다.

식습관

호르몬 균형 식단에 요오드가 풍부한 식품 섭취도 덧붙여야 한다. 해초(항암 효과도 있을 뿐 아니라 콜레스테롤 수치를 낮춰주며 지방의 신진대사를 향상시킴), 대구, 참새우, 참치 등에 요오드가 풍부하다. 요오드는 갑상샘 호르몬의 필수 성분이다. 요오드 결핍은 체내 티록신 생성을 방해하므로 갑상샘 저하증으로 직접 연결된다. 뇌하수체가 혈중 티록신 수치가 낮다고 인식하면 갑상샘자극호르몬을 더 많이 생성한다. 그런데 갑상샘자극호르몬 수치가 너무 오랫동안 높을 경우 갑상샘이 커져서 갑상샘종이 생기게 된다.

보충제

갑상샘의 기능을 최적화하는 데 도움을 얻으려면 양질의 보충제를 복용해야 한다.

• 망간: 티록신을 효과적으로 생성하는 데 필요하므로 정상적인 갑상샘 기능에 중요한 역할을 하는 무기물이다. 매일 5mg 복용한다.

• 셀레늄: 갑상샘 호르몬 트리요오드티로닌 생성을 촉진하는 효소의 필수 구성 성분이다. 따라서 셀레늄 수치를 최적화하는 것이 중요하다. 원래 토양 속에 들어 있는 이 무기질은 갑각류와 브라질너트에도 포함되어 있다. 매일 100μg 복용한다.

• 오메가-3 지방산: 필수지방산은 세포가 더욱 유동성을 띠도록 도와주기 때문에 정상적인 갑상샘 기능에 필수다. 즉, 필수지방산이 세포가 갑상샘 호르몬에 더 민감해지고 보다 효과적으로 반응할 수 있게 한다는 뜻이다. 매일 최소 700mg의 EPA와 500mg의 DHA가 포함된 어유 1,000mg

을 복용한다. 채식주의자라면 아마씨 캡슐을 복용하면 된다.

• 타이로신: 이 아미노산은 신진대사를 촉진하고 식욕을 억제하면서 갑상샘의 건강한 기능 유지에 중요한 역할을 한다. 매일 200mg 복용한다.

그 외 자연요법

동종요법

아르세니쿰Arsenicum을 하루에 두 번 30c 농도로 5일간 복용한다. 그런 다음 두 달 뒤 병원에서 혈중 갑상샘 호르몬 수치를 검사해본다. 나아진 게 없다면 동종요법 전문가와 상담한다. 아르세니쿰은 갑상샘의 호르몬 생성 기능을 향상시키는 데 도움이 된다고 알려져 있다.

침술요법

갑상샘 저하증인 동시에 갑상샘 항체도 있는 사람이라면(면역계가 갑상샘 세포를 공격하고 있다는 뜻이다) 침술요법의 도움을 받을 수 있다. 침술 전문가는 갑상샘 항체 수치를 낮추고 갑상샘 기능을 회복시키기 위해 쑥뜸을 사용할 것이다.

방향요법

제라늄 에센셜 오일은 갑상샘 호르몬의 균형을 유지하는 데 도움이 된다고 알려져 있다. 목욕물에 에센셜 오일을 5방울 떨어뜨린 후 20분 동안 몸을 담그고 있으면 된다. 매일 이렇게 해보자. 또는 에센셜 오일 5방울을 스위트아몬드 오일 2티스푼에 희석해 피부에 부드럽게 마사지해주는 방법도 있다.

자기 관리

스트레스, 지나친 흡연, 많이 움직이지 않는 생활 습관은 갑상샘 저하증을 악화시킬 수 있다. 스트레스가 코르티솔cortisol(부신피질에서 생성되는 스테로이드 호르몬의 일종으로 급성 스트레스에 반응해 분비되는 물질)의 혈중 수치를 높이면 트리요오드티로닌의 수치가 감소하면서 신진대사 속도가 현저히 떨어지기 때문이다.

체내 코르티솔 수치가 높으면 근육이 분해되기 시작한다. 포도당 형태로 뇌에 연료를 공급하기 위해서다. 몸에 근육이 적을수록 신진대사가 느려진다(마찬가지로 근육이 많을수록 신진대사가 빨라진다. 그렇기 때문에 운동이 건강 전반에 중요한 역할을 한다고 말하는 것이다). 더구나 코르티솔 수치가 높으면 뇌하수체의 갑상샘자극호르몬 생성도 방해를 받는다. 그렇게 되면 갑상샘은 티록신을 생성하라는 자극을 받지 못하므로 갑상샘 저하증을 앓는 사람에게는 편안히 쉴 수 있는 시간이 무엇보다도 중요하다. 좋아하는 일을 하는 시간을 충분히 가지자. 독서, 산책, 그림 그리기 또는 그냥 앉아서 쉬어도 좋다. 휴식을 일상의 중요한 부분으로 인식하고 필요하다면 시간을 따로 정해서 편안히 쉬는 시간을 가진다. 다음에 소개하는 훈련을 해보는 것도 좋다.

이완 훈련

—

갑상샘 저하증을 앓고 있다면 규칙적인 휴식이야 말로 일상생활의 핵심이다. 다음의 이완 훈련을 매일 시행해보자. 단 몇 분 동안만 해도 좋다. 먼저 다른 것에 방해받지 않는 조용한 장소에서 편안하게 자리를 잡고 앉는다.

① 눈을 감고 천천히 심호흡을 한두 번 한다. 머릿속으로 어디든 가고 싶은 장소를 떠올리되 평화롭고 마음이 편해지는 곳을 생각한다. 해변이나 꽃밭처럼 예전에 가봤던 곳도 좋고 마법의 숲처럼 상상 속 공간도 괜찮다.

② 마음의 눈으로 그 공간을 가능한 한 생생하게 그려본다. 자신의 모든 감각을 동원한다. 공간의 색깔, 여기저기서 들리는 소리, 냄새 등을 인지한다. 공기는 어떤가? 피부에 닿는 공기가 따뜻하고 기분 좋은가? 아니면 시원하고 상쾌한가? 완전히 그 공간에 몰입할 때까지 아주 사소한 부분까지 세세하게 그려본다.

③ 부정적인 생각이나 외부의 방해 요소가 슬슬 기어들어 오는 느낌이 든다면 방해물을 인정한 다음 그냥 지나가도록 놔둔다. 지금 자신이 있는 공간에는 방해물이 들어올 자리가 없다. 편안한 마음이 드는 한 계속해서 평화로운 피난처에 머물러 있다.

갑상샘 항진증

갑상샘에서 갑상샘 호르몬이 너무 많이 분비되는 상태를 갑상샘 항진증이라고 한다. 이는 신체가 과열 상태에 돌입해 있다는 뜻이다.

갑상샘 항진증은 남성에게도 나타나는 질병이지만 여성에게 훨씬 많이 발병한다. 특히 25~50세 여성의 발병률이 높다. 매년 미국 여성 1,000명 중 한 명꼴로 갑상샘 항진증 진단을 받는다는 결과도 나와 있다(한국은 2013년 28만 425명이었던 갑상선 질환자 수가 2017년 34만 1,155명으로 증가했다. 성별로는 여성 환자가 남성 환자보다 다섯 배 이상 많다 – 옮긴이).

증상

갑상샘 항진증의 증상은 다음과 같다. 빠른 심박수, 가슴 두근거림, 숨이 참, 갑상샘종(갑상샘이 부음), 땀을 많이 흘림, 몸이 떨림, 불안, 체중은 감소하는데 식욕은 왕성해짐, 불면증, 눈이 붓거나 빨개지고 돌출됨, 어떤 경우에는 정강이, 발뒤꿈치, 등, 손, 얼굴의 피부가 우툴두툴해지거나 두꺼워짐.

갑상샘 항진증이 의심되면 즉시 병원에 가서 진찰을 받자. 이 질환은 신진대사를 가속화해 심장을 혹사시키므로 장기적으로 보면 심부전 발병 위험이 커질 수 있다. 갑상샘 항진증 때문에 월경 주기에 이상이 생길 수도 있는데 이는 난임과도 연결된다.

원인

갑상샘 항진증의 가장 흔한 원인은 그레이브스병Graves' disease(자가면역질환)이다. 이 병은 주로 청년기 또는 중년기 여성에게 나타난다. 그레이브스병을 일으키는 원인은 확실치 않은데 스트레스와 유전이 어느 정도 영향을 준다고 알려져 있다. 이는 면역계에 이상이 생겨 항체가 갑상샘을 공격하는 것이다. 이렇게 되면 갑상샘이 티록신(64쪽 참조)을 과다 분비해 신진대사율이 높아진다.

진단

의사는 갑상샘 항진증 진단을 위해 혈액 검사를 실시한다. 이 검사는 혈중 갑상샘자극호르몬 수치를 측정하는 것이다. 갑상샘 항진증이라면 정상치보다 낮은 수치가 나올 것이다. 신체가 갑상샘의 티록신 생성 속도를 감소시키려고 하기 때문이다.

기존 치료법

갑상샘 항진증을 진단한 의사는 환자의 체내 티록신 수치를 낮추려고 할 것이다. 이를 위한 방법은 몇 가지가 있다. 어떤 치료법을 쓸지는 의사가 생각하는 발병 원인에 달려 있다.

약물치료

영국에서 쓰이는 카비마졸, 미국에서 쓰이는 메티마졸과 프로필티오우라실 같은 항갑상샘제는 갑상샘 호르몬 분비를 방해해서 갑상샘의 활동을 약화시킨다. 의사는 갑상샘 기능을 정상 수준으로 유지해주는 투약량을 찾아내려고 할 것이다.

중재치료

의사가 갑상샘 일부를 제거하자고 제안하는 경우도 있다. 보통 이 경우에는 방사성 요오드가 함유된 알약도 함께 처방한다. 갑상샘이 갑상샘 호르몬을 생성하기 위해 체내에 요오드를 받아들이긴 하지만 약에 들어 있는 방사능이 갑상샘 세포 일부를 파괴한다. 결과적으로 갑상샘이 수축해서 호르몬 분비량이 적어진다. 이 치료법은 그레이브스병 증상을 일시적으로 악화시킬 수도 있다. 특히 안구 돌출 증상이 심해질 수 있다.

알약 복용 이외에 의사가 권하는 치료법은 갑상샘의 작은 혹이나 결절 부위를 제거하는 수술이다. 갑상샘 동맥 색전술을 받을 수도 있는데 이 수술은 갑상샘의 호르몬 생성 능력을 차단하기 위해 갑상샘으로의 혈액 공급을 막는다.

이 방법들은 모두 영구적인 해결책이다. 상실된 갑상샘의 기능을 대체하기 위해서는 평생 갑상샘 호르몬제를 복용해야 한다.

식습관

갑상샘은 신체에서 가장 중요한 조절 기관 중 하나이므로 의학의 힘을 빌려 문제를 해결할 필요가 있지만 영양가 있는 음식물 또한 보완 역할을 훌륭히 수행할 수 있다. 갑상샘 기능을 자연스럽게 억제시키는 음식을 더 많이 섭취하면 된다. 특히 양배추, 무, 콜리플라워, 로켓(겨잣과의 식물) 같은 십자화과 채소 섭취를 늘린다. 이 음식물은 갑상샘의 요오드 흡수를 방해하므로 티록신과 트리요오드티로닌 생성에 도움을 준다. 하지만 약을 복용 중이라면 갑상샘 억제 식품 섭취량을 늘리는 부분을 의사나 영양학 전문가에게 알려야 한다. 이런 음식물의 작용이 특정 약품 복용에 방해가 될 수도 있기 때문이다.

체내에 요오드 수치가 높아질 수 있으므로 유제품 섭취를 줄여야 한다. 그리고 커피나 홍차, 탄산음료 같은 카페인 음료도 마시지 말아야 한다. 갑상샘 항진증 환자는 갑상샘 기능을 억제해야 하는데 카페인이 그 기능을 자극하기 때문이다.

보충제

갑상샘 항진증은 신체를 극도로 혹사시키므로 신체 기능 전반의 최적화를 위해 양질의 종합비타민과 무기물 보충제를 꼭 복용해야 한다.

• 비타민 B 복합체: 신체가 티록신과 트리요오드티로닌 생성에 비타민 B군을 사용하기 때문에 모든 비타민 B군은 건강한 갑상샘 기능에 필수적인 영양소다. 매일 비타민 B군을 25mg씩 복용한다.

• 바이오플라보노이드bioflavonoid가 첨가된 비타민 C: 갑상샘에 항산화 증강 기능을 한층 높여준다. 종합비타민제에 포함된 양에 더해서 마그네슘아스코르브산염 형태로 하루 두 번, 총 500mg 복용

한다.

• 비타민 E: 활성산소의 공격을 이겨내게 하는 중요한 항산화제다. 매일 400~600iu 복용한다.

• 칼슘: 수많은 신진대사 과정의 공동 인자 역할을 하면서 건강한 갑상샘 기능에 필요한 무기질이다. 매일 700mg 복용한다.

• 마그네슘: 칼슘과 마찬가지로 건강한 갑상샘 기능에 필수적이다. 연구 결과에 따르면 갑상샘 항진증은 마그네슘 결핍을 유발할 수 있으므로 보충제 복용이 꼭 필요하다고 한다. 매일 200~600mg 복용한다.

• 브로멜라인: 파인애플 줄기에 들어 있으며 염증 완화에 도움을 주는 효소다. 갑상샘에 염증이 생기면 갑상샘 호르몬이 과하게 생성될 수 있다. 하루 세 번 끼니와 끼니 사이에 250~500mg 복용한다.

• 코엔자임 Q10: 강력한 항산화제로 체내 갑상샘 호르몬 수치가 높아질수록 코엔자임 Q10 수치는 낮아진다. 갑상샘의 활동이 지나치면 활성산소의 피해(31쪽 참조)가 커지는데 항산화제의 도움으로 피해를 상쇄할 수 있다고 한다. 매일 60mg 복용한다.

• L-카르니틴: 갑상샘 호르몬의 활동을 감소시키고 갑상샘 항진증의 증상 일부를 약화시키는 아미노산이다. 가슴 두근거림, 불면증, 불안, 초조 등의 증상을 줄여준다. 매일 500mg 복용한다.

• 오메가-3 지방산: 신체에 항염증제 역할을 하는 프로스타글란딘이라는 이로운 물질을 생성되게 해 갑상샘 혹을 줄이는 데 도움을 준다. 매

일 최소 700mg의 EPA와 500mg의 DHA가 함유된 어유 1,000mg을 복용한다.

약초

갑상샘 항진증이 가벼운 수준이고 의사가 권고한 경우라면 갑상샘 기능을 정상화하기 위해 약초를 써도 된다. 단, 항갑상샘제를 복용 중이라면 약초는 복용하지 않는 것이 좋다.

• 쏩싸리: 갑상샘 호르몬 생성을 감소시켜 갑상샘의 과다 활동을 조절하는 데 도움을 준다. 매일 두 번씩 소량의 물에 팅크제 1티스푼을 타서 마신다.

• 레몬밤: 항갑상샘제 역할을 하면서 신체를 진정시키는 효과가 있다. 말린 레몬밤 2큰술을 끓는 물 1컵에 10분간 우려서 걸러낸 다음 식혀서 마시면 된다. 하루에 세 번, 한 컵씩 마신다.

• 익모초: 갑상샘 항진증일 때 자주 나타나는 두근거림 증상은 익모초로 치료할 수 있다. 익모초는 심장 박동을 조절하는 데 도움이 된다. 말린 익모초 1티스푼을 뜨거운 물 한 컵에 10분간 우려낸 다음 식혀서 마신다. 매일 두세 차례 마시면 된다. 기호에 따라 차 대신 팅크제로 복용해도 괜찮다. 하루에 두 번 소량의 물에 익모초 팅크제 1티스푼을 타서 마신다. 이미 심박동 조절을 위해 약을 복용하고 있다면 익모초 복용 전에 의사와 상의해야 한다.

그 외 자연요법

동종요법

대부분의 동종요법 전문가는 다음 치료제 중 일부나 전부를 처방할 것이다. 모두 갑상샘 질환에 좋은 치료 효과를 보인 치료제다. 표준 복용량은 매시간 30c씩 10번에 걸쳐 복용하는 것이다. 그러므로 최대 복용 시간은 10시간이다.

• 벨라도나Belladonna: 홍조와 안구 돌출 증상이 있을 때 복용한다.

• 요오드Iodine: 체중이 감소하고 불안감이 생길 때 복용한다.

• 택란(쏩싸리의 전초를 말린 것): 심장이 두근거릴 때 복용한다.

• 나트룸 무리아티쿰Natrum Muriaticum(소금): 체중이 감소할 때 복용한다.

침술요법

침술 전문가의 시각에서 갑상샘 항진증은 체내에 양기陽氣가 너무 지나쳐서 생긴 불균형이다. 침술 전문가는 양기의 균형을 되찾기 위해 침술 치료를 진행하자고 제안할 것이다. 침술요법을 받은 갑상샘 항진증 환자들의 치료 성공률이 높았으므로 충분히 시도해볼 만하다.

마사지

목, 어깨, 가슴 부위를 직접 마사지하거나 전문가에게 전신 마사지를 받으면 신체가 진정되면서 갑상샘 항진증 증상이 줄어든다. 오랫동안 부드럽게 어루만지고 항상 심장을 향해 마사지를 한다. 캐리어 오일에 희석시킨 에센셜 오일을 사용하는 것도 좋다.

방향요법

라벤더와 마저럼marjoram 에센셜 오일은 활동이 과도한 신체 기관을 진정시키고 편안하게 수면을 취할 수 있게 도와준다. 잠자리에 들기 전 목욕물에 각 에센셜 오일을 5방울씩 넣고 20분 정도 몸을 담그고 있다. 잠자는 동안 호흡하며 들이마실 수 있도록 베개에 에센셜 오일을 각각 5방울씩 뿌려두는 방법도 있다.

자기 관리

자극제 피하기

카페인, 알코올, 니코틴을 피해야 한다. 격렬한 운동도 신체에 지나친 활력을 가하기 때문에 좋지 않다(가벼운 운동은 괜찮다). 사우나나 열탕 또한 마찬가지다. 이런 모든 활동은 신체에 열을 더하고 이에 따라 갑상샘은 체온을 조절하기 위해 과로하게 된다.

마음의 긴장 풀기

하루 한 시간씩 편안하게 마음을 푸는 시간을 가지면 신체도 편안해지고 덕분에 갑상샘의 활동도 느려질 수 있다. 68쪽에서 소개한 이완 훈련을 해도 좋고 독서, 그림 그리기, 음악 감상 등 다른 차분한 활동을 찾아봐도 된다. 이런 활동으로 하루를 마감할 수 있게 시간을 정해두자. 함께 사는

가족이나 동거인에게 이 시간만큼은 방해하지 말아 달라고 미리 말해두는 게 좋다.

부신에 생긴 문제

우리 몸에 있는 두 개의 부신은 혈당 수치와 성적 발달에 영향을 주기도 하지만 아드레날린과 코르티솔이라는 스트레스 호르몬을 생성하는 것으로 가장 잘 알려져 있다.

부신 기능과 관련된 문제를 겪는 여성들이 점점 늘고 있다. 나는 이런 현상이 오늘날 우리가 살아가는 방식에서 비롯된 부산물이라고 생각한다. 즉, 지속적으로 스트레스를 받아 과도하게 생성된 스트레스 호르몬을 모두 소진할 방법이 없다는 것이 문제다.

부신 질환

부신 피로

부신에 지속적으로 압박이 가해지면 부신은 과로를 하게 되고 부신 피로 상태에 이르고 만다. 피로한 상태의 부신은 혈당 균형을 유지하지 못하고 체내 염분과 수분의 수준을 조절할 수 없으며 적절한 탄수화물 신진대사나 성호르몬 분비를 촉진하지도 못한다. 이러한 기능 부전은 우울증, 감정 기복, 불안뿐만 아니라 피로감, 허기, 두통, 설탕 중독, 월경전 증후군, 저혈압, 저혈당, 저체온, 피부 건조, 기억력 감퇴, 집중력 장애, 탈모, 감염 저항력 저하, 근육통, 불면증, 염증 등을 초래한다.

자신의 식단에서 단백질이 부족하거나 탄수화물이 과할 경우, 심각한 알레르기나 만성 감염, 수면 부족 등이 있는 경우, 운동량이 과하거나 부상을 당했거나 수술을 받은 경우 부신에 부담을 줄 것이다.

부신 활동 과다

부신을 혹사하면 부신 피로 상태가 되는 건 당연하다. 그러나 흔치 않은 반응이 나오기도 한다. 부신의 활동이 과해지는 것이다. 정상적인 상태에서 부신은 아침에 잠자리에서 일어날 에너지를 주기 위해 처음으로 코르티솔을 만들어낸다. 시간이 지날수록 부신은 코르티솔 생성을 점차 줄여서 자정쯤 되면 코르티솔 수치가 최소 수준까지 내려간다. 그런데 부신이 활동 과다 상태라면 잠자리에 들 시간이 되어도 코르티솔 수치가 높아 수면 장애를 일으킨다. 이로 인해 부신에 스트레스가 가중되면서 피로감, 체중 증가(특히 허리 부위), 당뇨병, 감정 기복 현상 등으로 이어진다.

호르몬 과다 또는 부족

부신 피로와 활동 과다 외에도 부신에 생기기 쉬운 증후군이 두 가지 있다. 부신 피질(74쪽 상자 글 참조)이 코르티솔을 너무 적게 만들어낼 때, 즉 기능 부전일 경우 애디슨병Addison's disease이 발병할 가능성이 있다. 증상에는 체중 감소, 근육 약화, 피로, 저혈압, 과다색소침착(피부가 검어짐), 구역질, 설사, 감정 기복, 어지럼증, 우울증 등이 있다.

반면 부신 피질이 코르티솔을 과다 생성할 때,

다시 말해 기능 항진일 때는 쿠싱 증후군Cushing's syndrome이 생길 수 있다. 쿠싱 증후군의 증상은 과도한 스트레스에 시달리는 사람들의 증상과 유사하다. 체중 증가(특히 허리 부위), 우울증, 불면증, 성욕 감퇴, 고혈압, 인슐린 저항, 당뇨병, 월경불순 등이 나타난다.

애디슨병과 쿠싱 증후군은 거의 평생 동안 약물치료를 해야 하는 심각한 질병이다. 이 질병이 의심된다면 즉시 병원에 가야 한다.

진단

부신 스트레스 검사

부신에 문제가 생겼는지 진단하는 가장 좋은 방법은 부신 스트레스 검사다. 이 검사는 하루 동안 타액 속 코르티솔 수치를 측정한다. (아침에 가장 높고 점차 수치가 낮아지는 게 정상이다.) 그리고 DHEA 수치도 측정한다. 분석 결과, 코르티솔이 하루 네 번의 시간대에서 너무 높거나 너무 낮게 나오면 이를 바로잡기 위해 식단과 보충제의 도

부신에 관한 몇 가지 이야기

부신은 신장 바로 위, 몸 양쪽에 하나씩 위치해 있는데 신장과는 지방층으로 분리되어 있다. 각각의 부신은 두 개의 부분으로 구성된다.

안쪽에 있는 작은 부분은 부신 수질이다. 신경 세포로 이루어진 수질은 스트레스 호르몬인 아드레날린을 생성하고 그 양을 조절하는 역할을 한다. 바깥쪽 큰 부분은 부신 피질이다. 이 부분은 스테로이드 호르몬(단백질과 지방 분해를 자극하는 스트레스 호르몬인 코르티솔)과 안드로겐(사춘기 성징 발달에 기여하는 남성 호르몬) 생성을 담당한다.

부신에서 안드로겐이 과다 분비되는 여성은 얼굴 다모증, 무월경amenorrhoea을 겪을 수 있다. 부신 피질은 알도스테론을 생성하기도 한다. 이 호르몬은 체내 염분과 수분 균형과 DHEA(테스토스테론과 에스트로겐의 출발대 역할을 하는 호르몬)를 조절해준다.

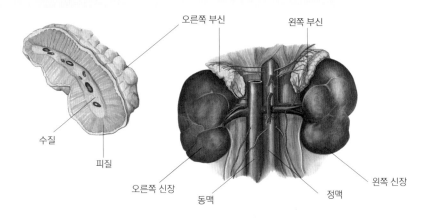

오른쪽 부신　　왼쪽 부신

수질

피질

오른쪽 신장　　동맥　　정맥　　왼쪽 신장

움을 받을 수 있다.

혈액 검사

의사가 진단 첫 단계로 혈액 검사를 제안하면 대신에 타액 검사를 요청해보자. 혈액 검사는 애디슨병이나 쿠싱 증후군처럼 심각한 부신 질환을 찾아내는 검사이기 때문에 경미한 수준의 부신 기능 장애를 놓치는 경우가 있다. 하지만 애디슨병이나 쿠싱 증후군을 진단하기 위해서 체내 나트륨(소듐), 칼륨(포타슘), 코르티솔 수치를 측정하는 데는 혈액 검사가 필수적이다.

기존 치료법

애디슨병이나 쿠싱 증후군처럼 부신에 심각한 문제가 있을 경우 의사는 부신의 기능을 조절해주는 약물치료를 한다. 애디슨병에는 코르티코스테로이드를, 쿠싱 증후군에는 호르몬 억제제를 처방할 것이다. 증세가 심각하다면 수술이나 방사선 요법을 권할 것이다. 부신 피로나 부신 활동 과다의 경우는 보통 저절로 완화되도록 놔둔다.

식습관

부신의 부담을 줄이기 위한 최우선 조치는 체내 혈당의 불균형을 해결하는 것이다. 일단 규칙적으로 음식물을 섭취해야 한다. 최소 세 시간에 한 번 정도로 조금씩 자주 먹는 게 중요하다. 하지만 단맛의 간식을 자주 먹으라는 뜻은 아니다.

통곡물, 견과류, 씨앗류로 된 간식을 즐기는 게 좋다. 이런 음식은 에너지를 천천히 방출하면서 혈당을 가능한 한 안정된 상태로 유지해준다.

알코올과 기타 자극제를 피한다. 이런 음식은 코르티솔 생성을 촉진하면서 혈당 수치를 엉망으로 만든다. 저당지수low-GI 식품을 섭취하고 저녁 여섯 시 이후에는 전분 형태의 탄수화물을 피한다. 그리고 모든 식사 시간과 간식 시간에 양질의 단백질을 조금씩 섭취한다. 단백질은 신체가 탄수화물을 처리하는 속도를 늦추면서 혈당 수치를 안정시켜주기 때문이다.

보충제

• 비타민 B 복합체: 우리 몸은 아드레날린과 코르티솔을 생성하기 위해 비타민 B5를 사용한다. 비타민 B3와 B6 역시 부신 기능에 중요한 역할을 한다. 매일 비타민 B1, B2, B3, B6을 25mg, B5를 50mg, B12를 25μg 복용한다.

• 바이오플라보노이드가 첨가된 비타민 C: 건강한 부신 기능에 필수적인 영양소다. 코르티솔을 만드는 데 많은 양의 비타민 C가 필요하므로 꾸준히 섭취해야 한다. 바이오플라보노이드는 면역력 증강 효과가 큰 항산화제로 마그네슘아스코르산염 형태로 복용한다. 상대적으로 저렴하고 더 일반적인 아스코르브산에 비해 마그네슘아스코르산염은 산성이 덜하다. 하루 두 번 500mg 복용한다.

• 비타민 E: 부신 기능을 건강하게 유지하는 데 중요한 역할을 하는 지용성 항산화제다. 매일

300iu 복용한다.

- 마그네슘: 천연 진정제로 알려져 있으며 혈당 수치의 균형을 잡는 데 도움을 준다. 흡수하기 쉬운 구연산마그네슘으로 섭취하기를 권한다. 매일 300mg 복용한다.
- 아연: 부신 호르몬과 성호르몬 생성에 꼭 필요한 영양소다. 구연산아연으로 섭취한다. 매일 15mg 복용한다.
- 녹차추출물: 녹차추출물에는 테아닌이라는 아미노산이 포함되어 있다. 테아닌은 뇌와 신체의 긴장을 완화시킨다. 매일 50mg 복용한다.
- 오메가 3 지방산: 필수지방산은 신진대사를 증강시키고 혈당 균형에 도움을 주면서 체내의 과다한 코르티솔이 염증을 일으키는 정도를 낮춰준다. 매일 최소 700mg의 EPA와 500mg의 DHA가 함유된 어유 1,000mg을 복용한다.

약초

- 홍경천(돌꽃): 신체의 균형을 잡아주는 역할을 한다. 매일 캡슐 형태로 250mg 복용한다.
- 시베리아인삼(가시오갈피): 다른 약초와 마찬가지로 신체의 필요에 따라 작용한다. 에너지가 필요하다면 에너지를 증강시키고, 스트레스와 피로감을 이겨내는 데 도움을 준다. 그리고 부신의 기능을 증진시키기도 한다. 신체적, 정서적으로 극도의 스트레스에 시달리고 있다면 약 3개월간 이 약초를 복용한다. 하루에 두 번 캡슐 형태로 250~300mg 복용한다.

- 길초근: 편안한 수면에 아주 뛰어난 효능을 발휘한다. 매일 잠자리에 들기 전에 팅크제 1티스푼을 소량의 물에 타서 마시거나 캡슐로 300mg 복용한다.

그 외 자연요법

동종요법

다음 내용 중 관련 있는 것을 택해 각각 30c 농도로 사용한다. 반드시 전문가와 상의한 뒤에 복용해야 한다.

- 아르나이트Arg nit: 화를 잘 내거나 불안하고 계속 눈물이 날 때 복용한다.
- 칼리포스Kali phos: 신경과민, 불안에 시달릴 때 복용한다.
- 포스아크Phos ac: 극도의 피로감을 느끼고 성욕을 잃었을 때 복용한다.

침술요법

부신은 신장 경락과 연결되어 있으므로 침술 전문가는 치료 효과를 높이기 위해 해당 부위의 경락을 따라 치료할 것이다.

정골요법

척추에 연결된 신경은 부신을 자극하며 신호를 보낸다. 정골요법 전문가는 환자의 몸을 만져보고 막혀 있는 부위를 풀어줌으로써 부신을 강화시킨다.

방향요법

특정 에센셜 오일은 부신의 기능을 강화시킬 수 있다. 가문비나무 오일은 부신 피로에 아주 좋고, 소나무 오일은 피로와 초조함을 느낄 때 효능이 있으며 베르가못, 레몬, 라임 같은 감귤류 오일은 부신에 스트레스를 주지 않으면서 에너지를 증강시킨다. 위에서 소개한 오일 중 하나 또는 몇 가지를 섞어서(각각 5방울씩 사용) 목욕물에 넣거나 자기만의 부신 마사지 오일을 만들어보자. 스위트아몬드 오일 6티스푼에 한 가지 또는 여러 종류의 오일을 총 15방울 넣어서 마사지 오일을 만들 수 있다. 이렇게 만든 오일을 등에서 신장 바로 위쪽 부위에 발라 마사지하면 된다.

자기 관리

운동

규칙적인 운동은 스트레스를 해소하고 기분을 북돋으며 기력을 높여 숙면을 취하는데 도움이 된다. 하지만 너무 심하게 운동을 하면 역효과를 낳을 수 있다. 하루에 30~60분 정도가 적당하다.

수면

부신 피로나 부신 활동 과다를 겪는 사람이라면 하루에 6~8시간 숙면을 취하는 게 중요하다. 그보다 수면 시간이 더 필요하더라도 6~8시간을 넘기지 말아야 한다.

마음의 이완

스트레스는 부신 문제의 가장 큰 원인으로 해소 방법을 찾는 게 우선 과제다. 내가 강력하게 추천하는 방법은 요가다.

부신 건강을 위한 요가

요가의 코브라 자세는 신장 위쪽에 자리한 부신을 부드럽게 자극한다. 카펫이나 요가 매트 위에서 매일 이 자세를 연습해보자.

① 엎드려서 발을 모으고 발등을 바닥에 댄다. 발가락은 뒤쪽을 향하게 한다. 손은 몸 가까이 흉곽 옆 바닥에 둔다. 이때 팔꿈치는 위로 향하게 한다.
② 숨을 들이쉬면서 손으로 바닥을 밀어 고개를 들고 가슴을 바닥에서 뗀다. 천천히 고개를 뒤로 젖힌다. 허리에 무리가 가지 않도록 가슴을 한껏 앞으로 내밀면서 위로 들어올린다. 잠시 숨을 멈췄다가 원래 자세로 돌아오면서 숨을 내쉰다. 4~6번 반복한다.

유방

유방은 여성의 자존감과 밀접한 관련이 있다.
생물학적으로는 샘腺(선)이 있는 지방질의 섬유 조직이 흉근을 덮고 있는
작은 둔덕 모양의 신체 부위이자 아기를 위한 영양 공급처다.

유방 조직은 소엽과 유선관(젖샘관)으로 이루어져 있다. 소엽은 젖을 생성하는 둥근 모양의 주머니이고, 유선관은 수유를 위해 젖을 소엽에서 유두로 나르는 관이다.

유두에는 자극에 반응해 유두를 기립시키는 근육이 있다. 그리고 소엽 주변에는 젖을 유선관으로 밀어넣게 도와주는 근육 조직이 있다. 유두 주변에는 짙은 색의 고리 모양인 유륜乳輪이 있는데 여기에는 유두를 매끄럽게 해주는 분비샘이 있다.

흥미롭게도 동물 가운데 신생아를 키워야 하는 시점보다 한참 전부터 유방이 발달하는 종은 인간이 유일하다. 여성은 미발달된 유선관을 갖고 태어난다.

사춘기에 난소가 에스트로겐을 분비하면 음모가 생기면서 대체로 유방의 지방 조직이 발달하기 시작한다. 일단 배란이 시작되면 유선관과 젖샘, 소결절이 성숙함에 따라 유방도 커진다. 유방이 최대 크기에 도달하는 시간은 여성마다 차이가 있다.

유방의 변화

현대 여성의 70% 정도는 월경주기에 유방의 변화를 경험한다(통증, 응어리, 옴폭 들어가는 등의 증상). 고통스럽고 불편하지만 월경주기와 관련된 유방의 변화는 대부분 그리 큰 문제는 아니다. 하지만 유방암 수술로 가슴에 큰 흉터가 남을 경우 여성 정체성을 상실했다고 여겨 고통을 겪을 수 있다. 당연히 유방 문제에 민감할 수밖에 없다. 이번 장에서는 월경주기에 따른 유방 문제에 대한 해결책뿐만 아니라 유방암을 예방하는 데 도움이 될 만한 정보도 소개하고 있다.

월경주기 동안 유방에 불편함을 자주 느낀다고 해서 유방암이 발병할 가능성이 높다는 뜻은 아니다. 유방에 생기는 주기적인 문제는 체내 호르몬 균형이 깨져 있다는 신호다. 월경이 시작되자마자 고통이나 불편함이 호전된다면 상황을 나쁘게 여길 이유가 전혀 없다. 하지만 유방 검사를 정기적으로 받는 건 아주 중요한 일이다. 80쪽에 정리해둔 과정을 살펴보자.

월경주기 동안 순환하는 두 가지 주요 여성 호르몬은 에스트로겐과 프로게스테론이다. 신체는 에스트로겐을 사용해서 자궁을 영양분이 풍부한

층으로 바꾼다. 태아가 될 최초의 세포 덩어리를 위해 준비하는 것이다. 그러는 사이 프로게스테론은 신체가 태아를 이물질로 여겨 거부하지 않도록 면역 반응을 억제한다. 그리고 프로게스테론은 유방을 자극해 젖을 생성한다. 주기적인 유방 변화의 원인에 대한 여러 의견이 있다. 높은 수치의 에스트로겐과 프로게스테론, 프로락틴(수유기에 뇌하수체에서 분비되는 호르몬)에 대한 민감성 등이다.

이제부터 살펴볼 내용은 가장 흔하게 나타나는 유방 문제와 원인, 영향을 줄일 수 있는 자연 요법이다.

유방 질환

월경주기를 거치는 동안 유방 조직에 변화가 일어나는 것은 지극히 정상적이고 자연스러운 현상이다. 이 변화는 신체가 임신 가능성에 대비하는 과정이다.

수많은 유방 문제는 약 한 달의 월경주기 사이에 일어나는 짜증나는 간주곡과도 같다. 가끔은 과도한 통증이나 덩어리진 느낌이 들기도 한다. 때로는 그런 통증이 월경주기와 전혀 상관없을 수도 있다. 다음에 나오는 내용은 내가 병원에서 가장 흔히 접하는 유방 문제 중 일부다. 유방에 나타나는 변화가 간단한 설명으로 정리되는 경우가 많다 해도 정기적으로 유방 검사를 받아야 한다.

섬유낭포성 유방 질환

30~50세 사이의 여성에게 나타나며 유방에 덩어리가 생기고 고통을 호소하는 가장 흔한 질환이다. 이는 전적으로 양성 질환이며 월경 전에 심해지는 게 일반적이다. 유방이 붓거나 통증이 있거나 한 개 이상의 덩어리가 생기기도 한다.

섬유낭포성 유방 질환은 여성의 신체가 매달 겪는 호르몬 급변이 원인이라고 알려져 있다. 매달 신체가 임신을 준비할 때 유방은 젖을 생산할 준비를 한다. 가족 중에 섬유낭포성 유방 질환을 앓은 여성이 있다면 자신도 앓을 가능성이 높다.

진단

신체 검진

일반적으로 의사가 유방이나 겨드랑이 근처의 덩어리진 부분을 촉진해서 섬유낭포성 유방질환을 진단한다. 암성 유방 종괴와는 달리 섬유낭포성 유방 종괴는 유동성이 있으며 둥근 모양으로 느껴진다. 경계가 매끄러우며 탄성이 있고 모양도 약간씩 변한다.

유방 X선 촬영

의사가 신체 검진 결과만으로 확신을 갖지 못하면 유방 X선 촬영을 권한다. 하지만 완경기에 들어섰거나 호르몬대체요법을 받는 여성이라면 유방 조직이 정상적인 유방 조직보다 두꺼울 것이다. 이런 경우에는 유방 X선 촬영 결과 판독이 어려울 수 있다.

초음파 검사와 생검(조직검사)

초음파 유방 스캔은 유방 X선 촬영에 비해 유방 조직 상태를 진단하는 데 더욱 믿을 만한 결과를 보여준다. 초음파 검사 후에 의사가 종괴의 악성 여부를 확신하지 못한다면 생검을 진행할 수도 있다. 바늘생검(특수 바늘로 의심되는 부위의 조직을 추출해 실험실에서 검사하는 방법)은 검사 시 불편함을 줄 수도 있지만 가장 믿을 만한 진단법이다.

모든 유방 통증에 대한 기존 치료법

약물치료

모든 종류의 유방 통증, 유방 종괴에 대해 의사가 제안하는 유일한 비수술 치료는 약물치료다. 이는 호르몬을 조절하거나 통증 완화를 위해 약물로 치료하는 것이다. 브로모크립틴bromocriptine이라는 약물이 프로락틴의 수치를 낮춰 통증을 완화한다. 피임약은 호르몬 균형을 잡기 위해 인위적으로 호르몬 주기를 바꿔준다. 항에스트로겐제인 다나졸danazol과 타목시펜tamoxifen은 유방 통증을 줄이기 위해 월경주기를 억제한다. 인공적인 성선자극호르몬 방출호르몬gonadotrophin-releasing hormone, GnRH은 신체를 일시적으로 완경기 상태로 만들어 통증을 줄인다. 비강 스프레이나 주사로 주입한다. 이상의 처치가 표면적으로는 괜찮아 보이지만 호르몬을 억제하면 부작용이 따른다. 유방 통증 약물치료에서 나타날 만한 부작용에는 구역질, 어지럼증, 감정 기복, 혈전증, 우울증, 체중 증가 등이 있다. 게다가 타목시펜 복용은 골다공증 발병률과 관계가 있다.

천연 프로게스테론 크림

섬유낭종과 유방 통증에 쓰이는 흔한 치료법은 프로게스테론 크림이다. 주기에 맞춰 유방의 특정 부위에 이 크림을 바르기도 한다. 유방 조직에 있는 지방 세포가 프로게스테론을 흡수해서 에스트로겐 과잉 상태를 조절해 균형을 되찾고 통증을 줄인다. 대체로 두세 번의 주기에 걸쳐 크림을 바르면 섬유낭종이 사라진다. 그러나 여기서 말하는 '천연'이라는 표현은 '자연에서 직접 가져온' 것이라는 뜻이 아니라 '자연 상태와 유사한'이라는 뜻임에 유의해야 한다. '천연' 프로게스테론 크림은 인공 약품이며 식물 치료나 동종요법 치료와는 다르다. 이 크림을 사용해서 생기는 부작용에는 아이러니하게도 유방 통증과 유방 확대가 있다. 프로게스테론 수치가 높은 임신기의 첫번째 징후와 비슷하다고 말하는 여성이 많다는 걸 감안하면, 크림 사용과 부작용 사이에 관련성이 있다고 볼 수 있다. 몇몇 연구에 따르면 이 크림이 유방암 발병률을 높일 수도 있다고 한다.

수술

주기적인 유방 통증을 없애는 유일한 방법이 체내 에스트로겐과 프로게스테론의 주요 원천인 난소를 잘라내는 것이라고 제안하는 의사들도 있다. 하지만 나는 이 수술에 반대한다. 유방 통증은 줄어들 수 있으나 완경기로 접어들 수도 있다. 수술 후 호르몬대체요법으로만 에스트로겐을 보충해주는데 이 방법 자체가 유방 통증, 유방통, 유방 확대를 유발할 수 있다. 유방 관련 문제의 원인을 해결하기 위해 수술보다는 다음에 나오는 권고 사항을 따르기를 제안한다.

식습관

약물치료를 받기 전에 우선 3개월 동안은 의학적인 개입을 배제한 상태에서 영양학적이고 자

함몰유두

함몰유두는 여성 다섯 명 중 한 명꼴로 생각보다 훨씬 흔하게 나타난다. 유두 조직이 짧은 유선관과 연결되어 있고 유두가 안쪽으로 당기는 힘을 이기지 못해서 근육 긴장이 생긴다. 많은 여성이 함몰유두에 대해 걱정하지만 수유를 못한다거나 성생활을 즐기지 못하는 건 아니다.

유두가 완전히 함몰되지 않고 '오므라들' 때, 말하자면 가끔씩 안쪽으로 당겨질 때는 손가락으로 만져서 바깥쪽으로 나오게 만들 수 있다. 완전히 함몰된 유두는 성형수술도 가능하지만 때로는 모유 수유를 통해 상태를 바로잡을 수도 있다는 점을 유념하길 바란다. 앞으로 아이를 가질 계획이라면 수술을 받지 않고 기다려볼 필요도 있다.

영국의 한 성형외과 의사는 함몰유두 교정기인 아벤트 니플렛Avent Nitlette을 발명했다. 이 기구는 플라스틱 골무 같은 컵 쪽으로 유두를 부드럽게 빨아당긴다. 대개의 경우 4주만 사용해도 유두가 완전히 빠져나와 그대로 유지된다.

연적인 방법을 시행해보길 권한다. 나아지는 징후가 보이지 않는다면 약물치료가 유일한 방법이다. 하지만 장담컨대 여기서 제안하는 접근법을 따른다면 분명 변화를 확인하게 될 것이다.

일단 가장 먼저 따라야 할 부분은 호르몬 균형 식단(63쪽 참조)이다. 체내 호르몬 균형을 유지하고 싶다면 호르몬 균형 식단을 엄격히 지켜야 한다. 특히 다음의 영양학적 조언을 반드시 따라야 한다.

메틸잔틴 없애기

커피, 홍차, 콜라, 초콜릿, 디카페인 커피, 특정 약품 등에 함유된 성분인 메틸잔틴methylxanthine은 유방 통증을 유발하는 것으로 알려졌다. 따라서 식단에서 메틸잔틴 함유 식품을 완전히 배제할 필요가 있다. 식품 구입 시 식품 성분 표시를 확인한다.

포화지방 줄이기

포화지방이 적은 식품을 섭취한다. 붉은색 육류, 케이크, 페이스트리 등에 있는 포화지방을 많이 섭취하면 체내 에스트로겐 수치가 높아진다.

피토에스트로겐 섭취하기

병아리콩, 렌즈콩, 대두 같은 콩과 식물에서 피토에스트로겐을 충분히 섭취하면 호르몬 균형을 유지하는 데 도움이 된다. 피토에스트로겐 식품을 꾸준히 섭취하는 여성들에게 유방 질환 발생 비율이 낮게 나타난다.

섬유질 섭취 늘리기

섬유질을 충분히 섭취하면 체내의 과다한 호르몬이 제거되므로 유방 통증이 줄어든다. 변비가 있거나 규칙적으로 배변을 못한다면 체내 폐기물, 독성 물질, 호르몬이 효과적으로 제거되지 않는다. 귀리, 현미 같은 통곡물과 채소에 들어 있는 수용성 섬유질은 유방 통증을 줄이는 데 탁월한 효과를 보인다. 이 섬유질은 호르몬과 잘 결합하기 때문이다. 통곡물은 최소한 하루에 한 번, 채소는 두 번 먹어야 한다.

보충제

• 비타민 B 복합체: 일반적으로 비타민 B군은 과다한 호르몬이 신체에서 방출되도록 돕기 때문에 유방 통증 치료에 중요한 역할을 한다. 매일 비타민 B군을 25mg씩 복용한다.

• 비타민 E: 연구에 따르면 유방 통증 완화에 도움을 준다고 한다. 아몬드, 푸른 잎 채소, 귀리, 콩, 통곡물 등의 식품을 통해 비타민 E 섭취를 늘릴 수 있다. 식품으로 비타민 E 섭취를 높이는 동시에 보충제로도 섭취할 필요가 있다. 인공적인 디엘-알파 토코페롤이 아니라 디-알파 토코페롤로 섭취하는 게 가장 좋다. 매일 400~600iu 복용한다.

• 달맞이꽃 종자유: 달맞이꽃 종자유에 있는 감마리놀렌산GLA은 좋은 프로스타글란딘과 나쁜 프로스타글란딘의 균형에 영향을 미치면서 유방 통증을 줄여준다. 간질을 앓는 사람은 감마리놀렌산 함유 캡슐을 복용하기 전에 의사에게 검진을 받아야 한다. 매일 240~320mg 복용한다.

• 프로바이오틱스: 체내의 오래된 호르몬을 재흡수하는 효소 수치를 낮춰준다. 규칙적 배변 활동도 도와주므로 체내 독소 재흡수율을 상당히 낮춰준다. 매일 최대 100억 마리의 활생균이 들어 있는 프로바이오틱스를 복용한다.

약초

체내 호르몬 균형에 도움을 주면서 간이 오래된 에스트로겐을 효과적으로 처리하도록 도와준다.

• 정조목(서양순비기나무): 프로락틴 수치를 조절하면서 유방 통증을 줄여준다. 하루 두 번 소량의 물에 팅크제 1티스푼을 타서 마시거나 캡슐 형태로 200~300mg 복용한다.

• 갈퀴덩굴: 해독 작용을 높여주고 유방이 붓거나 확대되는 증상을 완화시킨다. 하루 두 번 소량의 물에 팅크제 1티스푼을 타서 마시거나 캡슐 형태로 200~300mg 복용한다.

• 은행: 체내 에스트로겐 수용체 조절에 도움을 준다. 매일 캡슐 형태로 300mg 복용한다.

그 외 자연요법

방향요법

불편함과 통증을 줄이기 위해 에센셜 오일을 묻힌 습포를 사용해보자. 온수 한 컵에 생강, 저먼 캐모마일, 라벤더 오일을 각각 3방울씩 떨어뜨린 다음 접힌 거즈를 담근다. 10초 동안 떠 있는 오일 입자가 거즈에 스며들게 한 후 꺼내서 물기를 짜내고 한쪽 가슴에 5~10분간 댄다. 다른 쪽 가슴에도 똑같이 한다.

자기 관리

운동

규칙적인 운동은 호르몬 균형에 도움이 된다. 어떤 운동이든 약간 숨이 차는 정도로 매일 최소 30분간 한다.

유방 점검

가슴을 정기적으로 점검하는 게 매우 중요하다. 신경이 쓰인다면 매일 확인하고 적어도 한 달에 한 번 정도는 스스로 점검하는 게 좋다. 84쪽에 나와 있는 설명대로 확인하면 된다.

브래지어 착용 습관 바꾸기
—

몇몇 연구 결과에 따르면 브래지어 착용 습관만 바꾸어도 주기적인 유방 통증이 완화되고 섬유낭종이 감소된다고 한다. 브래지어가 유방 조직을 따라 흐르는 림프액(양쪽 유방 바로 아래에 림프샘이 있다)을 막아서 독소가 쌓이고 통증이 유발된다는 의견을 내놓는 의사들도 있다. 유방 문제와 브래지어 착용 사이의 확실한 연관성이 아직 밝혀지지는 않았으나 와이어가 있거나 꼭 끼는 브래지어는 착용하지 않는 게 좋다. 대신 캐미솔이나 브라탑, 와이어 없는 브래지어를 선택하자. 가능하면 언제든, 특히 잠잘 때는 브래지어를 착용하지 않는다.

유방암 예방

많은 여성이 여성성을 상실한다는 불안감 때문에도 유방암을 두려워한다. 이러한 심적 부담을 다른 쪽으로 전환시켜야 한다. 가슴을 정기적으로 자가 점검하는 긍정적인 태도를 갖는 것이다.

미국 내 유방암 환자 수는 피부암 환자 수에 버금간다(한국은 보건복지부와 국립암센터 중앙암등록본부가 발표한 '2016년 국가암등록 통계'에 따르면 2016년 유방암 연령 표준화발생률은 여성 10만 명당 62.6명이다. 2016년 암 진단을 받은 여성 10만 9,112명 중 유방암 환자는 2만 1,747명(19.9%)으로 가장 높은 비중을 차지한다 - 옮긴이).

자신의 유방을 점검하는 것은 곧 생명을 구하는 길이기도 하다. 대개의 유방 종괴는 전문 검사보다 스스로 발견하는 경우가 많다. 다음에 나와 있는 방법으로 최소 한 달에 한 번은 자가 검진을 해보자. 유방에 어떤 변화가 느껴지고 지속적인 통증이 있거나 정상적인 주기가 아닐 때 덩어리가 만져진다면 곧장 병원에 가야 한다. 심각한 문제는 드물게 발생하겠지만 발생 가능성을 줄이는 게 중요하다. 근래 들어 유방 X선 촬영의 안전성과 효율성에 관한 우려가 있으므로 의사와 상의해 초음파 검사를 할 수도 있다.

자가 점검

평소에 자신의 유방에 대해 잘 알고 있어야 변화가 생겼을 때 감지할 수 있다. 최소 한 달에 한 번은 가슴을 점검하길 권한다. 월경이 시작되고 7~10일 뒤가 가장 좋다. 이 시점은 호르몬 주기에 따라 유방 조직이 '안정'되는 시기다.

상의를 탈의한 상태로 거울 앞에 선다. 팔을 들어 올리고 가슴을 본다. 흉부에서 유방의 위치는 어디인가? 유방의 모양은 어떠한가? 유두의 위치는 어디인가? 지난달에 비해 유방 한쪽이 더 커지거나 위치가 바뀌진 않았는가? 유두나 유방에 붉은 기가 보이거나 짓무르거나 비늘처럼 벗겨지는 부분 또는 옴폭 들어간 부분이 있는가? 겨드랑이 아래쪽이나 쇄골 근처에 부풀어 오른 곳이 있는가? 유두에서 유출물이 나오는가?

유방의 상태를 확인한 후 베개를 베고 눕는다. 오른쪽 유방을 먼저 살펴본다. 오른손을 들어 올려 팔꿈치를 굽히고 팔뚝을 머리 밑에 둔다. 왼손가락 끝을 사용해 오른쪽 유방과 겨드랑이 주위에 작은 원을 그리면서 세게 눌러본다. 작은 멍울 같은 게 느껴지는가? 어떤 부위가 다른 곳보다 '더 두껍게' 느껴지거나 다르게 느껴지는가? 오른쪽 유방을 전체적으로 주의 깊게 살펴본 다음 왼쪽 유방도 똑같이 확인한다.

원인

현재까지 유방암의 원인에 대해 확실하게 알려진 바는 없다. 하지만 유방암 발병을 촉진하는 특정 요인이 있는 것은 확실하다. 그중 일부는 피할 수 있는 것도 있고 그렇지 않은 것도 있다. 발병 위험을 최소화하겠다는 의지로 매사 조심하는 게 중요하다. 물론 행복한 생활을 희생할 정도로 강박증을 보일 필요는 없다.

비만, 지나친 음주, 운동 부족 등은 우리가 통제 가능한 위험 인자다. 유방암의 경우 연령도 중요한 위험 인자로 꼽힌다(40대에 발병률이 높아졌다가 이후 서서히 감소한다-감수자). 유전 역시 영향을 끼친다. 유방암 가족력이 있는 사람은 유방암 발병률을 높이는 유전자를 지니고 있을 수 있다. 가족력이 있다면 의사가 유전자 검사를 받으라고 제안할 것이다. 유방암 유전자를 지닌 여성들은 선택적 유방 절제술을 하기도 한다. 단, 예방 차원의 선택이므로 반드시 이 수술을 받을 필요는 없다.

에스트로겐이 유방암 발병에 중심 역할을 한다는 강력한 증거가 있다. 에스트로겐이 과다 분비되는 여성은 에스트로겐 분비가 정상 수준인 여성에 비해 유방암 발병률이 높은 것으로 나타난다.

식습관

피토에스트로겐과 오메가-3 지방산 섭취

유방암을 예방하려면 피토에스트로겐을 많이 섭취하자. 대규모로 진행된 한 연구에 따르면 콩이 많이 포함된 식단은 유방암 발병률을 14% 감소시킨다고 한다. 콩에 포함된 피토에스트로겐(35쪽 참조)이 유방 조직 내의 에스트로겐 수용체를 방해하는 것으로 보인다(타목시펜이라는 약품이 유

사한 기능을 한다. 80쪽 참조). 피토에스트로겐은 성호르몬결합글로불린이라는 단백질을 생성하도록 자극한다. 성호르몬결합글로불린은 혈액 내에 순환하는 에스트로겐 양을 조절한다.

그리고 기름진 생선을 많이 먹어 종양을 억제해주는 오메가-3 지방산 섭취를 늘린다.

십자화과 채소 섭취

양배추, 방울양배추, 콜리플라워 같은 채소는 체내 에스트로겐이 과잉되지 않도록 막아준다. 이런 채소에 들어 있는 인돌-3-카비놀이 과도한 에스트로겐을 제거하고 신체가 오래된 에스트로겐을 흡수하지 못하게 해주기 때문이다. 한 연구에 따르면 십자화과 채소를 매일 한 컵 반을 섭취하는 여성은 유방암 발병률이 4분의 1 정도 줄었다고 한다.

섬유질 섭취

섬유질이 풍부한 식품은 체내 폐기물, 독소, 에스트로겐을 제거하는 데 도움을 준다. 매일 40g의 섬유질을 섭취하도록 한다. 과일과 채소가 풍부한 채식 식단으로 바꾸면 섬유질 섭취량이 굉장히 높아진다. 가능하면 고섬유질 아마씨도 한두 줌 식단에 포함하는 게 좋다. 아마씨에는 리그난도 포함되어 있다. 이 성분은 성호르몬결합글로불린을 자극하고 아로마타제aromatase(남성 호르몬을 에스트로겐으로 전환시키는 효소) 활동을 억제한다. 일부 유방암 치료약은 아로마타제 억제제다. 이 치료제는 신체가 테스토스테론을 에스트로겐

으로 변환하는 걸 막기 위해 복용하는 약이다.

보충제

• 엽산: 일반적으로 종합비타민과 무기질 보충제에 포함되어 있다. 그 자체로 비타민 B 복합체의 하나인 엽산을 매일 345㎍ 혹은 그 이상 섭취한 여성이 195㎍ 이하로 섭취한 여성보다 유방암 발병률이 38% 낮다고 한다. 매일 400㎍ 복용한다.

• 프로바이오틱스: 한 연구에 따르면 프로바이오틱스는 결장에서 나온 오래된 에스트로겐의 재흡수를 막고 이 독소가 체내에서 더욱 잘 배출되는 데 도움을 준다고 한다. 매일 최대 100억 마리의 활생균이 들어 있는 프로바이오틱스를 복용한다.

약초

• 승마: 약한 항에스트로겐제 역할을 하는 약초다. 연구 결과를 살펴보면 유방암 세포 증식 속도를 늦출 수 있다고 한다. 하루 두세 번 소량의 물에 팅크제 1티스푼을 타서 마시거나 매일 캡슐 형태로 250~350mg 복용한다.

자기 관리

호르몬대체요법에 대해 재고하기
호르몬대체요법이 완경기 여성을 위한 만능 해결책처럼 여겨지던 때가 있었으나 지금은 그렇지 않다. 연구 결과를 보면 '노화 방지' 치료법이라 여겨지는 이 방법이 유방암 발병률을 높인다고 한다. 유방암 가족력이 있거나 발병 위험에 대해 염려하는 사람이라면 호르몬대체요법을 시행하기 전에 반드시 의사와 상의해야 한다. 호르몬대체요법을 실시하지 않고도 완경기 증상을 없앨 수 있는 여러 자연요법(289쪽 참조)이 있다. 호르몬대체요법의 좋은 점도 있으나 그것만으로 호르몬대체요법 자체의 위험률을 상쇄하기에는 부족하다.

독소 피하기
모든 종류의 암은 DNA 변형의 결과다. 따라서 환경 독소를 인지하고 신체가 독소에 노출되지 않도록 하는 것이 중요하다(88쪽 상자글 참조).

금연, 금주
담배와 술은 건강에 치명적이다. 수많은 연구를 통해 밝혀졌듯이 알코올 섭취는 유방암 발병 위험을 크게 높인다. 그리고 비흡연 여성에 비해 흡연 여성의 유방암 발병률이 60% 더 높다는 연구 결과도 있다. 한 연구에 따르면 하루에 한 시간 정도라도 간접흡연을 하면 유방암 발병률이 3배나 높아진다.

체중 조절
과체중이면 지방 세포가 에스트로겐을 많이 생성해 유방암 발병률이 높아진다. 유방암 발병은 체중 증가 자체는 물론 살이 찌는 부위와도 관련되어 있다. 허리둘레에 살이 붙는 사과형 체형이라면 엉덩이 부위에 살이 붙는 서양배 체형에 비해 유방암 발병률이 더 높다. 자신의 발병 위험률이 높은지 확인하려면 허리둘레와 엉덩이둘레를 측정해서 허리둘레를 엉덩이둘레로 나눠보면 된다. 그 값이 0.8 이상이라면 허리 부위에 지방이 너무 많다는 뜻이다. 이 말은 곧 체내 에스트로겐 수치가 증가할 수 있으며 이로 인해 유방암 발병률이 높아진다는 의미다. 그러므로 건강한 식습관(25쪽 참조)을 따르고 일주일에 3~5번 규칙적으로 운동을 해서 허리의 지방을 줄여야 한다. 운동을 할 때는 유산소 운동과 근력, 탄력 증강 운동도 해야 한다.

마음 이완하기

스트레스는 신체가 호르몬을 생성하는 방식과 면역계의 효율성에 영향을 미친다. 스트레스와 유방암의 관련성을 찾아낸 연구 결과가 나오는 건 당연하다. 긴장을 풀기 위해 매일 30분 정도는 자신에게 투자하자.

햇볕 쬐기

신체가 태양광에 반응해서 만들어내는 비타민 D는 비정상 세포가 증식하는 것을 막아주므로 유방암 발병 위험을 감소시킨다고 알려져 있다. 2006년의 한 연구에 따르면 비타민 D를 보충하면 암 발생률과 사망률이 낮아지고 부작용도 거의 나타나지 않는다고 한다.

자외선 차단제를 바르지 않은 상태에서 하루 15분 정도 햇볕을 쬐도록 하자. 자신이 사용하는 화장품을 확인해보면 햇볕 투과를 막는 자외선 차단 지수가 적혀 있다. 물론 자외선 차단제 없이 햇볕을 쬐면 피부암에 대한 우려가 있을 수 있다. 따라서 짧은 시간에 몰아서 햇볕을 쬐고 그래도 걱정이 된다면 자외선 차단제를 바르자.

비타민 D는 보충제로도 섭취해야 한다. 비타민 D3를 매일 400~600iu 복용한다. 또는 기름진 생선과 달걀노른자를 섭취해 비타민 D 수치를 높일 수도 있다.

일어나서 움직이기

규칙적인 운동은 유방암 예방에 필수다. 어떤 종류의 운동이든 긍정적인 영향을 주면서 에스트로겐 수치를 떨어뜨리고 유방암 발병 위험을 현저히 감소시킨다. 한 연구에 따르면 일주일에 4시간 이상 운동하는 여성의 유방암 발병 위험은 58% 낮다고 한다. 그리고 일주일에 1~3시간 운동을 하는 여성의 발병 위험은 30% 낮다. 매일 30분에서 1시간 정도 운동하는 것을 목표로 삼는다. 집안일도 운동 시간에 포함된다.

모유 수유

모유가 왜 아기에게 가장 좋은지를 묻는다면 그 답은 수없이 많다. 모유 수유는 여성 자신에게도 최고의 선택이 될 수 있다. 예비 조사 연구에 따르면 모유 수유 시 분비되는 호르몬이 유방 세포에 영구적이고 물리적인 변화를 일으키며, 이 변화 덕분에 에스트로겐(암 유발 가능성이 있는 호르몬)으로부터 유방 세포를 보호할 수 있다.

가슴 점검

자가 진단이 얼마나 중요한지는 계속 강조해도 지나치지 않다. 초기 단계의 유방암을 찾아내는 최고의 방법은 자가 진단이라고 해도 과언이 아니다. 악성 종양의 90%는 자가 진단을 통해 발견된다. 최소한 한 달에 한 번은 스스로 유방의 상태를 확인하자. 84쪽의 방법을 따르면 된다.

독소와 오염 물질

우리 주위에는 독소와 오염 물질이 가득하다. 공기, 물, 토양 등 곳곳에 독성 물질이 포함되어 있다.
몇 가지 간단한 생활 수칙을 지켜 스스로 체내 독소량을 줄이기 위해 노력해야 한다.

• 깨끗하게 먹기: 암 예방을 위해 할 수 있는 가장 중요한 일은 유기농 식품을 섭취하는 것이다. 유방에 문제가 없는 여성에 비해 유방암에 걸린 여성의 유방 조직에 더 많은 살충제가 포함되어 있다는 연구 결과가 나왔다. 비유기농 식품을 샀다면 꼼꼼하게 씻어서 껍질을 벗겨 먹는다.

• 화장품 선택 시 주의하기: 데오드란트(액취 방지제)와 땀 억제제에는 파라벤이라는 방부제가 들어 있다(치매와 관련된 알루미늄도 들어 있다). 유방암 종양에서 발견되는 파라벤은 신체에 에스트로겐과 유사한 영향을 끼치기도 한다. 더구나 땀 억제제는 신체가 땀을 통해 독소를 방출하는 걸 방해해서 독소가 체내에 갇혀 있게 만든다. 따라서 땀 억제제 사용을 아예 금하고 대신에 화학 성분이 없는 데오드란트를 사용하는 게 좋다. 파라벤이 들어 있지 않은 제품을 쓰면 땀이 나는 걸 억제할 수는 없으나 액취는 사라진다.

화장품, 선탠 로션, 바디 로션, 체모 제거제 등을 사용할 때마다 성분 표시를 반드시 읽어보고 가능한 한 자연 친화적인 대체품을 찾도록 한다. 수많은 화장품, 특히 향수는 향기를 내는 인조 사향 속에 환경호르몬을 함유하고 있다. .

• 어디서든 제노에스트로겐 피하기: 제노에스트로겐은 젖병, 플라스틱 용기, 물병, 치아 충전재, 페인트, 플라스틱 등에 들어 있다. 이런 물품에 담긴 것은 무엇이든 최소한으로 사용하는 게 좋다.

난소

난소는 아몬드 크기만 하지만 에스트로겐과 프로게스테론을 대량 생산하는
굉장한 신체 기관이다. 여성 생식력을 조절하는 데 중요한 역할을 하는
이 두 호르몬 외에 테스토스테론도 난소에서 만들어진다.

난소는 에스트로겐의 작용으로 피부, 심장, 유방, 뼈의 건강을 유지할 뿐 아니라 신진대사와 체온을 조절하는 중요한 기능을 한다고 알려져 있다. 그리고 배란이라는 놀라운 기적도 이뤄낸다. 난소는 매달 성숙한 난자를 방출하는데 건강한 정자와 만나면 태아가 된다.

이 같은 놀라운 능력과 기능에도 불구하고 난소 역시 기능 장애의 위험성을 피할 수가 없다. 내가 가장 흔하게 접하는 난소 문제는 다낭성난소증후군과 난소낭종이다. 다행히 이런 난소 질환은 성공적으로 치료 가능하고 발병하지 않도록 예방하는 자연요법도 매우 많다.

이 장에서는 가장 흔하게 나타나는 난소 문제와 가장 효과적인 치료법을 자세히 다룰 것이다. 가능한 한 오래 난소를 건강하게 유지하는 데 도움이 되는 일반적인 지침에 주목하자. 하지만 의사의 개입이나 치료가 필요한 난소 문제도 많다. 영양가 있는 음식, 약초 등 자연요법이 큰 도움을 줄 수 있으나 의사에게 올바른 진단을 받아 가장 효과적인 치료법을 실시하는 게 중요하다. 의학적 치료법과 자연요법을 병행할 수도 있다.

난소 관리

호르몬 균형을 유지하기 위한 여러 가지 방법은 난소가 효율적으로 작동하면서 생식력을 유지하고 전반적인 건강을 지키는 데 확실히 도움이 된다. 호르몬 균형 식단(63쪽 참조)을 따르고 특히 설탕 섭취를 조심해야 한다. 혈당 수치를 안정시키려면 정제된 탄수화물과 카페인 같은 자극제 섭취를 줄이고 저당지수 식품을 택한다.

흡연은 난소의 에스트로겐 생성 문제와 관계가 있으므로 흡연자라면 하루빨리 끊어야 한다. 체중(342쪽 참조) 또한 난소 관리에 중요한 부분이다. 과체중인 사람의 지방 세포는 에스트로겐을 과다 분비하고, 저체중인 사람은 신체가 생존 모드에 돌입하므로 배란이 이루어지지 않는다. 신체는 저체중일 때 굶주리는 시기로 인식해 아기를 가지는 게 안전하지 못하다고 받아들이기 때문이다. 스트레스 또한 배란을 방해한다. 이 역시 신체가 위험하다고 판단하기 때문이다. 자신의 스트레스 수준에 관심을 갖고 하루에 단 20분이라도 마음이 편하도록 노력해야 한다.

마지막으로 명심해야 할 것은 피임약이 때로는 호르몬 균형을 무너뜨릴 수 있다는 점이다. 피

임약을 복용하다가 아기를 가지기로 했다면 복용 중지 후 최소한 3개월은 신체가 균형을 찾을 수 있도록 시간을 가져야 한다(187쪽 참조). 그런 다음 계획적으로 임신을 시도하는 게 좋다(최근의 저용량 피임약은 복용 중단 즉시 가임력이 회복되고, 추후 임신에도 영향을 주지 않는다-감수자).

다낭성난소증후군

매달 난소에서 난포가 자란다. 제대로 발달하지 못한 난포는 난소 표면에 낭종을 만든다. 이 과정에서 호르몬 불균형과 다낭성난소증후군이 생길 수 있다.

정상적인 주기에서는 여러 개의 난포가 난소 표면에서 자란다. 그 난포 중 가장 빨리 성숙한 난자 한 개가 나팔관을 통해 배출된다. 그러면 나머지 난포는 자연 소멸한다. 다낭성난소를 가졌다면 수많은 미성숙 난포가 소멸되지 않고 난소 표면에 남아 있어서 난소가 확장돼 보인다. 그 자체로 반드시 문제가 되는 건 아니다. 다낭성난소를 갖고도 월경주기가 규칙적이고 임신하는 데 전혀 문제가 안 되는 여성들도 많다. 그러나 안드로겐과 황체형성호르몬 같은 특정 성호르몬 수치가 정상 수준보다 더 높다면 이 상태는 '다낭성난소증후군'이 되는 것이다. 이 질환은 월경불순, 무월경, 여드름, 다모증, 체중 증가 등의 증상을 유발한다.

원인

전문가들조차 다낭성난소증후군의 원인을 두고 의견이 분분하다. 유전자 문제에 강한 연관성을 두고 다낭성난소증후군을 이야기하지만 정작 수많은 문제는 난소가 적정 비율로 호르몬을 생성하지 못해서 생긴다. 그러면 뇌하수체는 난소가 제대로 기능하지 못한다고 인식해 더 많은 황체형성호르몬을 분비한다. 다낭성난소증후군이 있는 여성들에게는 종종 혈당 수치 이상도 나타난다. 그러면 췌장은 인슐린을 더 많이 분비하고 이에 따라 난소에서 더 많은 테스토스테론이 생성된다. 부신과 간 역시 영향을 받아 체내에 남성 호르몬을 더 많이 생성하게 된다. 전체적으로 악순환이 계속된다.

진단

다낭성난소증후군이 의심된다면 즉시 병원에 가야 한다. 일찍 진단을 받아야 난임과 당뇨병 같은 장기적 합병증을 예방할 수 있다. 다음에 나오는 검사를 받은 뒤 의사에게 다낭성난소증후군 진단을 받았다면 내분비학(호르몬) 전문가나 산부인과 전문의를 만나게 될 것이다.

초음파 검사

난소 표면에 미성숙 난포가 남아 있는지 확인하기 위해 이 방법을 사용한다.

혈액 검사

난포자극호르몬, 황체형성호르몬, 안드로겐, 성호르몬결합글로불린 수치를 확인하기 위해 혈액 검사를 실시한다. 황체형성호르몬이나 안드로겐 수치가 높고 성호르몬결합글로불린 수치가 낮다면 문제가 있다는 뜻이다. 이 호르몬들이 모두 불균형 상태가 되어서 다낭성난소증후군이 생기

는 것은 아니다. 호르몬 이상이 하나라도 있고 초음파 검사로 다낭성난소가 발견될 경우 다낭성난소 증후군이라고 볼 수 있다.

기존 치료법

의사는 다낭성난소증후군을 치료하기 위해 다음과 같은 치료법을 제안할 것이다.

호르몬 치료

다낭성난소증후군은 근본적으로 체내 호르몬 균형에 문제가 생긴 것이므로 의사는 신체 호르몬 생성을 조절하기 위한 약물치료를 제안한다. 임신 계획이 없는 여성일 경우 항테스토스테론 피임약을 처방한다. 이 약품은 다낭성난소증후군으로 나타나는 남성적 증상, 예를 들면 여드름이나 다모증 같은 증상 일부를 없애는 데 도움이 되지만 원인을 치료하지는 못한다.

임신 계획이 있는 여성일 경우 클로미펜 clomiphene을 처방해줄 것이다(최근에는 레트로졸 letrozole을 우선적으로 사용하기도 한다-감수자). 여성들은 이 약이 배란을 촉진한다고 알고 있지만 임신 달수를 다 채우는 데 방해가 되기도 한다. 클로미펜은 최대 6개월만 복용하자. 클로미펜이 효과가 없으면 의사는 고나도트로핀(성선자극호르몬)으로 약물치료를 할 수도 있다.

인슐린 반응개선제

다낭성난소증후군 치료를 위해 제2형 당뇨 치

료제인 메트포르민metformin을 처방하는 의사도 있다. 이를 통해 다낭성난소증후군과 인슐린 저항성 사이의 관련성을 알 수 있다. 일부 여성에게는 이 약이 전혀 효과가 없다. 반면에 몇몇 연구에 따르면 메트포르민이 클로미펜의 효능을 증가시키기 때문에 두 가지 다 처방하는 경우도 있다. 메트포르민은 강한 약품이므로 이 약을 복용하는 여성은 메스꺼움을 경험할 수 있다(의사들은 메스꺼움 증상을 줄이기 위해 처방할 때 복용량을 서서히 늘려간다-감수자).

수술

최후의 방법으로 의사가 골반경 난소 소작천공술Laparoscopic Ovarian Diathermy을 제안하기도 한다. 이 수술은 테스토스테론 수치를 낮춰 난소가 자극을 받아 난자를 배출하게 하는 게 목적이다. 수술이 단기간 효과를 보이기는 하나 다낭성난소증후군이 재발할 가능성이 있기 때문에 의사들은 다른 모든 치료가 실패할 경우에만 이 방법을 사용한다.

식습관

식이요법이야말로 다낭성난소증후군을 자연스럽게 관리하는 데 무엇보다 중요한 역할을 한다. 따라서 약물치료를 시행하기 전에 우선 영양적 접근법을 시도해보길 권한다. 다음의 영양 권고 사항을 6개월간 따르면서 보충제도 복용해보자. 6개월간 식이요법을 시행한 뒤에도 증상이 개선되지 않는다면, 예를 들어 다모증이 나아지지 않거나 월경주기가 정상으로 돌아오지 않는다면 그때 병원에 가자.

과체중인 여성은 신장 비율에 맞게 체중을 적정 수준으로 낮추는 게 중요하다. 비만은 인슐린 수치를 극도로 높이고 다낭성난소증후군 증상을 악화시킨다. 반면에 저체중은 인슐린 수치를 낮춰서 테스토스테론 수치를 감소시키는데 이는 배란에 방해가 된다. 그러므로 호르몬 균형 식단(63쪽 참조)을 따르면서 운동량을 늘려야 한다. 나이와 키에 맞는 체질량지수BMI를 회복하는 것을 목표로 삼는다(343쪽 상자글 참조).

종일 혈당 수치를 안정된 상태로 유지하기 위해 식습관을 바꾸는 것은 다낭성난소증후군 치료를 위한 자연요법에서 반드시 필요한 부분이다. 심하게 오르락내리락하는 당 때문에 부신이 과도하게 자극을 받는다면 스트레스 호르몬인 아드레날린과 안드로겐을 과다 분비하게 되면서 배란을 방해한다.

제대로 된 세끼 식사를 기본으로 하고 있어도 이는 다낭성난소증후군을 앓는 환자에게 최선의 식습관이 아니다. 저당지수 식품으로 구성된 균형 잡힌 식사를 소량으로 여섯 번 나눠서 먹는 게 좋다.

대두, 병아리콩, 렌즈콩처럼 피토에스트로겐이 포함된 음식을 먹는 것이 다낭성난소증후군 환자에게 좋다. 피토에스트로겐이 혈중 테스토스테론 수치를 조절해주기 때문이다.

보충제

• 비타민 B 복합체: 비타민 B군이 부족하면 다낭성난소증후군 증상을 악화시킬 수 있다. 모든 비타민 B군이 간 기능(오래된 호르몬 방출)에 필수 역할을 하기 때문이다. 한 연구에 따르면 비타민 B 보충이 체중 감소를 촉진하고 다낭성난소증후군 환자의 배란율을 23% 증가시켰다고 한다. 매일 비타민 B군을 25mg씩 복용한다.

• 크롬: 크롬 수치가 낮으면 인슐린 저항이 촉진된다. 이 상태에서는 다량의 인슐린이 혈액 내에서 순환해도 혈당 수준을 조절하지는 못한다. 크롬 보충제를 복용해야 곧 크롬 수치를 최적 상태로 유지할 수 있다. 약물치료 중인 당뇨 환자라면 크롬을 복용하기 전에 의사에게 알려야 한다. 크롬은 허기를 억제하고 식욕을 줄여주기 때문에 체중을 줄여야 하는 사람에게도 도움이 된다고 알려져 있다. 매일 200µg 복용한다.

• 마그네슘: 적정량의 마그네슘 섭취는 혈당과 인슐린 수치를 조절하는 데 필수다. 마그네슘 섭취가 불안정하면 다낭성난소증후군 증상이 악화된다. 매일 구연산마그네슘을 300mg 복용한다.

• 아연: 식욕 조절뿐만 아니라 인슐린 조절과 호르몬 균형에도 반드시 필요한 영양소다. 매일 구연산아연을 30mg 복용한다.

• 알파리포산Alpha lipoic acid: 강력한 항산화제로, 포도당을 태워서 에너지를 방출한다. 이 과정에서 신체는 지방 저장률을 줄이고 혈당 조절을 위해 인슐린 분비도 줄인다. 이런 과정을 통해 체중도 줄어든다. 알파리포산은 다낭성난소증후군의 장기적 영향으로 나타나는 고혈압도 예방한다. 단, 당뇨 환자이거나 약물치료를 받고 있다면 복용하기 전에 먼저 의사에게 알려야 한다. 그래야 알파리포산이 약물치료에 영향을 끼치는지 관찰할 수 있다. 매일 100mg 복용한다.

• 코엔자임 Q10: 정상적인 탄수화물 대사 작용과 신체의 에너지 생산에 아주 중요한 역할을 한다. 또한 포도당과 혈중 인슐린 수치를 낮추는 데 도움을 주며 혈당을 안정시킨다. 매일 60~100mg 복용한다.

약초

다음에 나오는 약초에는 다낭성난소증후군 치료에 적합한 호르몬 조절제가 들어 있다.

• 정조목: 뇌하수체 기능을 정상화하도록 도와줌으로써 월경주기 조절제 역할을 하는 경우가 많다. 하루 두 번 소량의 물에 팅크제 1티스푼을 타서 마시거나 하루 두 번 캡슐 형태로 200~300mg 복용한다.

• 승마: 황체형성호르몬 생성(90쪽 참조)을 억제하는 데 효과가 있다. 간 손상을 일으킨다는 우려가 있다. 근거가 없는 것으로 알려져 있지만 조심하는 차원에서 아시아종 말고 북미산 승마를 고른다. 하루 두세 번 소량의 물에 팅크제 1티스푼을 타서 마시거나 하루 두 번 캡슐 형태로 250~350mg 복용한다.

• 민들레뿌리, 밀크시슬: 두 약초는 간을 깨끗하게 해주기 때문에 다낭성난소증후군 치료에 도움을 준다. 하루 두 번 소량의 물에 팅크제 1티스푼을 타서 마시거나 하루 한 번 캡슐 형태로 200~400mg 복용한다.

• 소팔메토: 체내 안드로겐 수치가 높을 때 그 양을 줄여준다. 하루 두 번 소량의 물에 팅크제 1티스푼을 타서 마시거나 하루 두 번 캡슐 형태로 200~300mg 복용한다.

그 외 자연요법

동종요법

내가 본 바로는 동종요법을 받은 환자들의 다낭성난소증후군 치료 성공률이 아주 높았다. 동종요법 전문가는 환자에게 세피아(오징어 먹물)나 라케시스를 보통 30c로 하루 두 번 처방할 것이다. 정확한 처방은 동종요법 전문가와의 개별 상담을 통해 결정된다.

침술요법

몇몇 연구에 따르면 침술요법이 월경주기를 조절하고 배란을 유도한다고 한다. 그러나 안드로겐 수치가 높거나 비만인 여성에게는 효과가 적다.

방향요법

스위트아몬드 오일 6티스푼에 몰약, 회향, 클라리 세이지 에센셜 오일을 각각 5방울씩 넣어 희석한 다음 배를 마사지한다. 또는 에센셜 오일을 각각 5방울씩 목욕물에 섞어 매일 밤 20분씩 몸을 담근다. 라벤더 에센셜 오일 5방울을 더하면 기분을 풀어주는 데도 도움이 된다.

자기 관리

스트레스 줄이기

다낭성난소증후군 증상을 줄이려면 스트레스 지수를 낮출 필요가 있다. 하루에 최소 10분간 심호흡으로 마음을 가라앉히도록 노력하자. 차분하게 자리에 앉아 주변 소리에 신경 쓰지 않고 있는 게 힘들다면 다음에 소개하는 '걷기 명상(행선行禪)'을 시도해보자.

일어나서 움직이기

엉덩이 부분보다 허리둘레에 살이 많다면 사과형 몸매다. 이런 체형은 제2형 당뇨와 다낭성난소증후군에 걸릴 가능성이 높다. 따라서 복부 위주의 체중 감량 프로그램이 무엇보다 중요하다. 복부 지방을 줄이는 가장 좋은 방법은 건강한 식습관을 유지하고 규칙적인 운동을 하는 것이다. 일주일에 최소 세 번 30분간 운동하는 습관을 들인다(일주일에 다섯 번이 가장 이상적이다). 달리기, 수영, 하이킹 등이 좋다. 약간 숨이 찰 정도로 심박동을 높일 수 있는 운동을 선택한다.

다낭성난소증후군에 좋은 걷기 명상

다낭성난소증후군을 관리하려면 무엇보다 마음의 안정이 중요하다. 걷기 명상을 추천하는 이유는 이 방법이 일상생활에서 쉽게 실천할 수 있어서이다. 외부의 방해를 받지 않는 곳에서 맨발로 연습하는 게 가장 이상적이다. 한 걸음 한 걸음 내디딜 때마다 마음을 차분히 다스리는 연습을 한다고 생각하자.

① 똑바로 서서 심호흡을 한다. 팔은 양옆에 편안히 놔둔다. 잠시 눈을 감고 자신의 체중이 온몸을 흘러 다리로, 바닥으로 전해지는 것을 느껴본다. 그런 다음 발바닥 아래의 바닥을 느껴본다.
② 눈을 뜨고 부드러운 눈빛으로 전방을 응시한다. 너무 집중해서 뚫어져라 쳐다보지 말고 그냥 전방의 한 곳에 편안히 시선을 던져둔다. 첫걸음을 떼기 위해 한쪽 발을 들면서 자기 몸에 흐르는 느낌에 집중한다. 들어올리는 한쪽 발과 땅에 붙어 있는 발 모두에 흐르는 기운을 느껴본다. 몸 전체에서 공명하는 움직임을 느껴본다.
③ 앞으로 내디딘 발을 내려놓는 과정에서 전해지는 느낌에 집중한다. 발이 다시 땅에 접촉할 때의 기분을 진심으로 느끼도록 노력한다. 발을 내려놓을 때 의식적으로 발뒤꿈치, 앞꿈치, 발가락 순서로 디딘다.
④ 집중력을 유지하며 이제는 다른 쪽 발을 움직여본다. 걷는 느낌에서 마음이 벗어나 산만해지면 발에 흐르는 기운을 느꼈던 순간에 다시 집중하고 움직인다. 이때 주위를 둘러보지 않고 전방을 주시한다. 걷는 것에 몰두하며 조심스럽게 걷기를 계속한다.

난소낭종

난소낭종은 다낭성난소증후군으로 인한 무배란 난포와 혼동하지 말아야 한다. 난소 낭종은 체액으로 가득 찬 주머니로, 난소 내부나 표면에 형성되어 양성이나 악성이 된다.

수많은 여성에게 난소낭종은 한 달 주기로 생기는 부산물일 뿐이다. 실제로 의사들 역시 낭종은 흔히 생기는 것이라고 생각한다. 종종 작은 크기로 생겨 증상도 없고 문제도 일으키지 않는다. 그리고 시간이 지나면 저절로 없어지기도 하고 다른 문제로 정밀 검사를 받다가 발견하기도 한다. 그러나 간혹 낭종이 커져서 터질 때가 있다. 이때 복통이 생기고 복부가 부풀어 오를 수 있으며 월경 기간 사이에 출혈이 보이기도 한다. 드물긴 하지만 낭종이 암으로 변할 수 있기 때문에 의심스러운 증상이 있다면 병원에 가는 게 무엇보다 중요하다.

자연요법은 난소낭종에 놀라운 치료 효과를 보인다. 무엇보다도 호르몬 균형을 잡아주어 장기적으로 난소 낭종의 증상을 완화시킨다. 그러나 난소낭종은 암으로 변이될 수 있으므로 의사의 조언에 따르면서 자연요법을 하는 게 중요하다.

난소낭종의 유형

기능성 낭종

이름에서도 알 수 있듯이 기능성 낭종은 난소의 비정상 기능 때문에 생긴 것으로 난소낭종의 가장 흔한 종류다. 낭종은 월경주기 중 어느 때나 생길 수 있지만 낭종을 유발한 난소의 기능 이상이 언제인지에 따라 불리는 이름이 다르다. 월경주기 전반부인 난포기에 생기는 낭종은 난포낭종이다. 후반부인 황체기에 생기는 낭종은 황체낭종이다.

난포기는 난소의 난포들이 성숙하는 시기로 볼 수 있다. 이 시기의 난포 중 하나가 성숙한 난자를 방출한다. 난포들이 난자를 방출하지 못하고 계속 자라서 체액을 가득 채우면 난포 낭종이 된다. 만약 난자 하나가 방출되면 황체기에 들어서는데 이전에 난자를 품고 있던 난포낭이 없어지는 대신 다시 봉해져 혈액과 체액으로 가득 채워지면 황체낭종이 된다. 때로는 황체낭종이 난소를 감아 통증을 유발하기도 한다. 낭종이 터지면 심한 통증과 내출혈이 동반되며 응급 수술을 받아야 할 수도 있다.

비정상 낭종(양성 난소 종양)

이런 종류의 낭종은 세 가지로 나타난다. 낭선종(난소의 바깥 표면에 있는 세포가 발달한 것), 자궁내막성낭종, 유피포낭이다.

유피포낭은 종양으로 분류된다. 이 낭종은 체액이 아닌 치상돌기, 외피, 털, 뼈로 채워진 고체 조직이다. 유피포낭은 수정이 안 된 난자가 다양한 신체조직을 만들기 시작해 생겨났다고 본다.

유피포낭은 비정상 세포 성장 때문에 생기지만 비정상 낭종이라고 해서 반드시 암은 아니다.

어떤 경우에는 전혀 문제를 유발하지 않기도 한다. 그렇지만 비정상 낭종이 파열될 경우 또는 낭종이 자라난 줄기가 꼬일 경우에는 낭종 제거를 위해 응급 수술을 받아야 할 수도 있다. 파열 낭종의 증상은 하복부 통증, 출혈, 복부 감염이다. 꼬인 낭종 줄기는 극심한 통증을 유발하며 구토를 일으키기도 한다.

원인

비정상 난소낭종이 발달하는 원인을 밝혀낸 연구 결과는 아직 나오지 않았지만 기능성 낭종에 관해서는 우리가 알고 있는 몇 가지 위험 요소가 있다. 낭종은 매달 일어나는 배란으로 생기는 자연스러운 부산물로 모든 여성에게 생길 가능성이 있다. 출산을 미룰 경우 월경 횟수가 늘어나게 되고 난소에 기능성 낭종이 발달할 가능성도 높아진다. 다시 말해 임신, 모유 수유, 피임약 복용으로 여성의 신체가 배란 '휴식기'를 갖게 되면 기능성 낭종이 발달할 가능성이 줄어든다. 흡연 여성의 경우 낭종 발생률이 높다.

증상

미국에서는 여성 67명 중 한 명이 난소암에 걸릴 정도로 가장 흔한 암 5위에 해당한다(한국에서는 난소암이 매우 희귀하다-감수자). 초기에 나타나는 이상 징후를 잘 감지해야 일찍 병을 찾아내 완치 가능성을 높일 수 있다. 다음 증상이 나타난다

면 즉시 병원에 가야 한다.

- 복부 전반 또는 골반에 불쾌감과 통증(가스, 소화 불량, 구역질, 압박감, 복부팽만감, 부기, 심한 복통)
- 계속되는 설사나 변비
- 빈뇨나 요절박(강하고 갑작스러운 요의를 느끼면서 소변이 마려우면 참을 수 없는 증상)
- 식욕 부진
- 이유 없는 체중 감소 또는 증가
- 성교통
- 월경불순 또는 비정상적 질 출혈
- 극심한 피로감
- 하부요통

난소암 증상이 소화 장애 증상과 유사하다는 점에 유의하자. 소화 장애 증상은 나타났다 사라졌다 하는 반면 난소암 증상은 시간이 지나면서 점점 더 악화된다.

진단

골반 검사

난소낭종이 있는지 진단하기 위해 의사가 가장 먼저 하는 일은 골반 내부와 외부 검사를 함께 실시하는 것이다. 이 검사를 할 때 의사는 손가락 두 개를 질 속에 집어넣고 다른 한 손으로는 하복부 외부를 압박한다. 난소와 자궁의 크기가 적당한지, 낭종이나 자궁근종은 없는지 촉진할 수 있다.

초음파 검사

골반 검사 결과 난소낭종이 의심된다면 부인과 의사에게 골반 초음파 검사를 받게 될 것이다. 초음파 장치를 배 위로 움직이거나 질 속에 삽입해 낭종의 위치와 개수를 확인하고, 낭종이 체액으로 채워진 것인지 아니면 보다 단단한 물질로 채워진 것인지 알아낸다. 고체 조직은 양성일 가능성이 높다.

기존치료법

기능성 낭종은 저절로 사라질 가능성이 높아 처음 검사 결과가 나오면 의사는 몇 달 뒤에 추적 검사를 받으러 다시 오라고 할 것이다. 낭종이 체내로 재흡수되어 사라질 수 있기 때문이다. 만약 낭종이 계속 남아 있으면 의사는 배란 억제 치료법을 권한다. 낭종이 비정상이라면 수술을 권할 것이다.

피임약

낭종은 배란 과정의 결과로 나타난다. 피임약 복용 등의 방법으로 배란을 막으면 신체가 낭종을 만들어내지 않을 것이다. 그러나 이런 식으로 월경주기를 일시적으로 중지하는 방법이 근본적인 해결책은 아니다.

수술

비정상 낭종은 난소암으로 발전할 수 있으므로 의사는 낭종 제거를 위해 복강경 수술laparoscopy을 권할 것이다. 복강경 수술은 전신 마취를 한 뒤 시행한다. 낭종을 잘라내는 대신 낭종의 액체나 고체 덩어리를 빨아들여 없앤다. 난소가 아니라 낭종 제거를 목표로 삼는 의사를 찾아야 한다. (국내에서는 대부분 전신 마취 수술을 할 때 낭종 자체를 제거하려고 한다.-감수자) 낭종이 아주 크다면 난소의 일부 또는 전체를 제거하는 게 불가피하다. 유감스럽게도 수술이 시행될 때까지는 난소 제거 가능성에 대해 아무도 모른다. 따라서 수술 시작 전에 의사에게 가능한 한 난소를 지키고 싶다는 의사를 분명히 밝혀둬야 한다.

식습관

기능성 낭종은 호르몬 불균형의 결과물이므로 호르몬 균형 식단(63쪽 참조)을 따르는 게 대단히 중요하다. 이 식단은 신체의 자연 해독 과정에도 도움을 주어 비정상 세포의 성장을 조절할 수 있다. 즉, 비정상 낭종이 있는 사람에게 호르몬 균형 식단이 필수라는 뜻이다.

그리고 항산화제를 섭취하려고 노력해야 한다. 항산화제는 활성산소(31쪽 참조)를 체내에서 빼내는 데 도움이 된다. 활성산소는 비정상적 세포 성장을 유발하는 불안정한 원자이므로 세포 변이와 암으로 이어질 수 있다. 항산화제가 풍부한 음식에는 푸른 잎 채소, 오렌지와 자몽 같은 감귤류, 키위, 깍지콩처럼 비타민 C가 다량 함유된 식품이 있다.

보충제

• 비타민 B 복합체: 비타민 B는 오래되거나 과다 분비된 에스트로겐을 해독하는 데 도움이 된다. 이러한 해독 작용을 통해 전반적으로 호르몬 균형 상태가 좋아진다. 매일 비타민 B군을 25mg씩 복용한다.

• 바이오플라보노이드가 첨가된 비타민 C: 활성산소에 맞서 싸우는 데 도움을 주고 면역력 증강에 중요한 역할을 하는 황산화제다. 매일 마그네슘 아스코르브산염을 1,000mg 복용한다.

• 아연: 여성의 신체는 난자를 난소에서 정상적으로 성장시키기 위해 아연이 필요하다. 아연은 활성산소로부터 신체를 보호하는 데도 도움이 된다. 매일 아연을 15mg 복용한다.

약초

• 에키나시아: 면역력 증강제로 잘 알려진 이 약초는 백혈구(외부 침입 물질이나 기타 비정상 세포)와 맞서 싸우는 세포) 수치를 높이는 데 효과가 있다. 에키나시아는 간헐적으로 섭취할 때 더욱 효과적이다. 지속적으로 복용하지 않는 게 좋다. 10일간 복용하다가 3일간 복용을 중지하고 다시 10일간 복용해야 한다. 하루 두세 번 소량의 물에 팅크제 1티스푼을 타서 마시거나 하루 두 번 캡슐 형태로 300~400mg 복용한다.

• 폴스유니콘루트: 체내 호르몬을 조절해주고 난소에서 발생하는 변화 주기를 조정하는 데 효과가 있다. 하루 두 번 소량의 물에 팅크제 1티스푼을 타서 마시거나 하루 한 번 캡슐 형태로 600~900mg 복용한다.

• 마늘: 요리에도 흔히 사용하는 마늘은 신체 세포를 보호하는 역할을 한다. 특히 좋은 마늘 보충제는 '숙성마늘'이다. 하루에 1,000mg을 복용한다. 일주일에 두 쪽 내지 다섯 쪽의 생마늘 또는 조리된 마늘을 먹어도 된다.

• 밀크시슬: 간 영양제로 잘 알려진 밀크시슬은 신체의 해독 능력을 높여준다. 과다 분비된 호르몬을 배출하며 비정상 세포를 파괴한다. 하루 두 번 소량의 물에 팅크제 1티스푼을 타서 마시거나 하루 한 번 캡슐 형태로 200~400mg 복용한다.

그 외 자연요법

침술요법

침술은 내분비계와 생식계를 치료해서 호르몬 불균형을 바로잡고 배란을 조절하거나 유도한다. 지금까지 관찰한 바로는 침술요법이 기능성 낭종 치료 면에서 다양한 수준의 성공을 거두었다. 과거에 침술요법의 효과를 본 적이 있다면 확실히 시도해볼 만하다.

방향요법

치료 속도를 높이되 수술 흉터를 줄이려면 스위트아몬드 오일 6티스푼에 라벤더, 세이지, 로즈메리 오일을 혼합한 에센셜 오일을 15방울 넣어 희석해 사용한다. 이 혼합액을 2주 동안 하루 한 번 상처 부위에 바른다.

자기 관리

과거에 낭종을 앓았다면 낭종이 재발하지 않
도록 예방 차원의 치료에 집중한다. 다음 권고 사
항도 따라야 한다.

탤컴파우더 사용 금지

생식기에 바르는 것은 무엇이든 질, 자궁, 나
팔관, 난소로 들어갈 수 있다. 몇몇 전문가에 따
르면 생식기나 그 주변부에 바르는 탤컴파우더가
난소암 발병 위험을 높인다고 한다.

금연

흡연 여성은 비흡연 여성에 비해 난소낭종을
앓을 가능성이 1.5배 높다는 연구 결과가 나와 있
다. 생식력뿐만 아니라 전반적인 건강을 지키고
싶다면 담배를 끊어야 한다.

알코올 섭취 금지

모든 독소는 호르몬 수치에 나쁜 영향을 미친
다. 알코올이 바로 독소이므로 알코올 섭취를 줄
여야 한다. 와인은 하루에 한 잔 이상 마시지 말
아야 한다. 술을 완전히 끊는 게 가장 좋다.

자궁

자궁이 '여성성'에 미치는 영향은 다른 신체 기관보다 훨씬 클 것이다.
첫 월경부터 임신과 완경에 이르기까지 여성은 일생 동안 이 기관을
가장 중요한 자신의 일부로 인식한다.

새로운 생명 탄생의 중심이 되는 자궁은 산달이 임박할 때까지 커졌다가 출산 이후에 배(과일) 크기만큼 다시 줄어드는 놀라운 변화를 보여주는 역동적인 기관이다(14쪽 참조).

　매달 월경주기에 따라 자궁의 내층 두 겹이 몇 가지 변화를 겪는다. 월경일이 가까워지는 몇 주간 체내 에스트로겐 수치가 올라가고 자궁내막과 자궁근층이 두꺼워지면서 발달하기 시작한다. 이 둘은 배란 직후에 태아에게 영양분을 주고 태아를 지지하기 위해 가장 두꺼워지고 충혈된다.

　수정이 이뤄지지 않으면 혈중 에스트로겐과 프로게스테론 수치가 감소하고 이로 인해 자궁은 월경 기간 동안 자궁경부와 질을 통해 혈액과 조직 막을 흘려보낸다.

　유감이지만 모든 정교한 기기와 마찬가지로 자궁 역시 오작동을 일으킬 때가 있다. 자궁에 생기는 여러 문제 중에는 통증과 출혈을 일으키는 양성 종양인 자궁근종이 있다. 그리고 자궁내막을 형성하는 조직이 자궁 바깥에서 발달하는 자궁내막증, 출혈 문제, 자궁이 정상 위치보다 아래로 내려가 통증과 불쾌감을 유발하는 자궁하수가 있다. 자궁에 생기는 심각한 문제를 치료하는 최

후의 치료법은 수술을 통해 자궁을 제거하는 자궁절제술(142쪽 참조)이다. 그러나 수술을 피할 수 있는 경우가 많으며 자연요법을 통해 효과적으로 자궁 문제를 치료할 수 있다.

자궁 관리

　신체 모든 기관과 마찬가지로 자궁 역시 효율적으로 기능하고 건강한 세포를 유지하려면 최적의 영양 공급과 호르몬 균형이 전제되어야 한다. 구체적으로 치료할 문제가 없어도 자궁 건강을 위해 호르몬 균형 식단(63쪽 참조)을 따르고 라즈베리 잎과 페니로열로 약초 치료를 받는 게 좋다. 이 두 약초는 자궁을 탄력 있게 해준다. 호르몬 수치에 좋은 영향을 주는 약초나 보충제를 섭취할 수도 있다. 정조목, 밀크시슬, 민들레 같은 약초와 비타민 B군, 오메가-3 지방산은 모두 호르몬 균형을 유지하는 데 효과가 탁월하다.

　카페인 섭취를 줄이고 유제품, 붉은색 육류 같은 점액 생성 식품을 피해야 한다. 이런 식품들은 조직 울혈의 원인이 되고 자궁의 자정 능력을 방해한다. 알코올 역시 자궁에 나쁜 영향을 미친다.

염증 문제를 일으키고 간의 에스트로겐 제거 기능에 지장을 주기 때문이다.

마지막으로 여성 스스로 자신의 몸에 대해 알고 몸이 보내는 신호를 잘 포착하기를 당부한다. 월경주기와 생식력에 관한 한 여성의 자궁이 가장 중요하고 근본적인 부분이라는 점은 두말할 필요도 없다. 자궁의 '정상' 상태가 무엇인지 알아두고 필요하다면 월경주기와 월경량 등을 일지처럼 기록한다. 월경량에 이상 징후가 보이거나 이례적인 월경통이 있다면 즉시 병원을 찾아야 한다.

월경주기 조절

월경주기는 여성의 전반적인 건강을 반영한다. 월경이 규칙적이라는 것은 자궁이 건강하며 호르몬이 균형을 유지하고 신체가 필요로 하는 음식, 운동, 수면을 충족시키고 있다는 뜻이다.

여성이 월경주기를 규칙적으로 유지하는 것은 곧 전반적으로 좋은 건강 상태에 이르는 첫걸음이다. 여기서 '규칙적'이라는 말의 의미를 짚어볼 필요가 있다. 흔히들 월경주기가 반드시 28일이어야 한다고 오해하는데, 월경주기는 23~35일까지 다양하다. 각자의 주기에 따라 큰 오차 없이 날짜에 맞춰 월경을 한다면 규칙적이라고 볼 수 있다. 배란은 월경 시작 후 14일이 아니라 월경 전 14~16일에 일어난다. 월경주기의 후반부, 즉 배란과 월경일 사이는 일반적으로 같은 기간이 소요되지만 주기 전반부는 사람마다 다르다. 가령 24일마다 월경을 한다면 이는 정상적인 경우다. 불규칙한 월경은 예측하기 힘든 시점에 월경을 한다는 뜻이다. 월경을 한 뒤 다음 월경을 한참 있다 하거나 월경을 너무 자주 하는 경우도 있다. 또는 몇 주 동안 계속 피가 나오고 월경과 다음 월경 사이에도 얼룩이 비칠 수도 있다. 주기상 가끔씩 나타나는 사소한 불규칙성은 대부분의 여성에게 흔히 나타나므로 안심해도 된다. 다이어트, 여행, 스트레스, 운동, 계절 변화 등이 모두 월경에 영향을 준다.

완경기에 들어설 무렵 월경주기에 변화가 생

기는 것 역시 정상적인 현상이다. 그러나 완경기에 가까운 나이가 아닌데 불규칙한 월경이 세 차례 이상 연속으로 나타난다면 이 장에서 안내하는 권고 사항을 잘 따라서 균형을 회복하기 위해 노력하고 병원에도 가보길 바란다. 진찰을 통해 의사가 의학적 원인을 배제할 것이다. 다낭성난소증후군, 자궁내막증식증, 자궁근종, 자궁 감염 등의 원인을 찾아낼 수도 있다. 드문 경우지만 자궁내막암이나 자궁경부암으로 인해 불규칙한 월경이 나타나기도 한다. 또는 코르티코스테로이드 같은 특정 약물 때문에 월경이 불규칙해질 수 있다. 따라서 의사에게 검진을 받아 정확한 상태와 원인을 분석할 필요가 있다.

식습관

불규칙한 월경 때문에 고민하는 여성이 가장 먼저 시도해야 하는 것은 바로 호르몬 균형 식단(63쪽 참조)이다. 무엇보다도 피토에스트로겐(35쪽 참조)을 많이 섭취해야 한다. 이 성분은 혈액 내 과다한 에스트로겐을 조절하는 데 도움이 된다.

섬유질 섭취에도 신경 써야 한다. 섬유질은 오래된 에스트로겐 같은 체내 폐기물을 몸 밖으로 운반하는 기능을 극대화한다. 체내 에스트로겐 수치를 높이는 포화지방의 섭취는 줄여야 한다.

호르몬과 주기 조절에 으뜸가는 식품을 꼽자면 아마씨를 들 수 있다. 아마씨에는 양질의 피토에스트로겐뿐만 아니라 오메가-3와 오메가-6 지방산도 들어 있다. 가루로 만든 유기농 아마씨를

음식에 뿌려 섭취하면 먹기 좋다.

자기 키에 알맞은 체중을 유지하는 것도 건강에 도움이 된다. 그러나 속성 다이어트나 유행에 따른 일시적 다이어트는 피해야 한다. 급속히 살을 빼면 월경이 불규칙해지거나 아예 없어질 수 있으므로 과체중인 사람은 호르몬 균형 식단을 따르는 것이 좋다. 그래야 신체에 어떤 충격도 주지 않고 자연스럽게 정상 체중으로 돌아간다. 만약 비만 때문에 월경이 끊겼다면 천천히 체중을 감량해서 배란을 촉진할 수 있다. 살아가면서 모든 게 그렇듯 핵심은 '균형'이다.

보충제

• 비타민 B 복합체: 비타민 B군은 신체의 스트레스 처리 능력을 증진시킨다. 월경주기에 영향을 주는 갑상샘과 부신의 기능에도 중요한 역할을 한다. 매일 비타민 B군을 25mg씩 복용한다.

• 마그네슘: 진정제 역할을 하는 이 무기질은 신체가 스트레스에 보다 잘 대처하도록 도움을 준다. 매일 300mg 복용한다.

• 항산화제: 활성산소로부터 세포를 보호한다. 자궁내막증식증(138쪽 상자글 참조)이 불규칙한 월경의 원인이라면 항산화제가 무엇보다 중요한 역할을 한다. 비타민 A, C, E 그리고 무기질 아연, 셀레늄이 모두 항산화제다. 다음 성분이 포함된 항산화 보충제를 복용하거나 다음의 영양소를 각각 섭취한다. 비타민 A는 매일 2,500iu, 비타민C는 마그네슘아스코르브산염으로 하루 두

번 500mg, 셀레늄은 매일 100μg, 아연은 매일 15~25mg 복용한다.

• 오메가 - 3 지방산: DHA는 체내 에스트로겐 수치를 낮춘다고 알려져 있다. 매일 DHA 500mg 이 함유된 어유 1,000mg를 복용한다. 채식주의 자는 아마씨 오일을 섭취하면 된다.

약초

호르몬 조절

• 정조목: 호르몬 균형을 회복하기 위해 뇌하수체의 활동에 영향을 준다. 하루 두 번 소량의 물에 팅크제 1티스푼을 타서 마시거나 캡슐 형태로 200~300mg 복용한다.

• 폴스유니콘루트: 난소의 기능을 정상화하는 데 도움이 된다. 하루 두 번 소량의 물에 팅크제 1티스푼을 타서 마시거나 하루 한 번 캡슐 형태로 600~900mg 복용한다.

스트레스 조절

불규칙한 월경의 원인이 스트레스라면 앞서 언급한 호르몬 조절 약초에 다음의 약초들도 함께 복용한다.

• 시베리아인삼: 부신 영양제로, 하루 두 번 소량의 물에 팅크제 1티스푼을 타서 마시거나 하루 한 번 캡슐 형태로 250~300mg 복용한다.

• 길초근, 황금: 하루 두 번 소량의 물에 각각의 팅크제 1티스푼을 타서 마시거나 하루 한 번 각각 캡슐 형태로 300mg씩 복용한다.

자기 관리

운동하기

규칙적인 운동은 호르몬 균형과 심장 활동, 체중 감량에 큰 효과가 있다. 운동을 너무 격렬하게 많이 하지는 말자. 과도한 운동은 월경을 불규칙적으로 만들거나 아예 중지시킬 수도 있다. 매일 30~60분을 목표로 걷기, 자전거 타기, 수영 등의 운동을 적당히 한다.

알코올 섭취 줄이기

일상생활 속에서 술 마실 기회를 아예 만들지 않도록 노력한다. 술은 간 기능을 극도로 교란시킨다. 간 기능의 균형이 흐트러지면 에스트로겐이 과다 생성되고 체내의 좋은 호르몬이 불안정해지면서 자궁근종을 발달시킨다.

스트레스 조절하기

신체적, 감정적 스트레스를 받으면 배란을 방해하는 호르몬이 분비된다. 이는 여성이 임신을 감당하기 힘들다고 인지할 만한 시점에 임신이 되지 않게 하는 신체의 자연스러운 방어책이다. 사별이나 이혼 등으로 극심한 스트레스를 받는 상태라면 월경이 완전히 끊길 수 있다. 이런 증상이 있다면 일단 병원에 간다. 그리고 월경불순을 일으키는 신체적 원인이 없다면 이 상태를 분명한 경고 표시로 인지하고 마음을 느긋하게 하는 시간을 가질 필요가 있다. 자신의 생활 방식을 주의 깊게 돌아보자. 스트레스를 일으키는 원인이 무엇일까? 스트레스를 극복하기 위해 어떤 조치를 취해야 할까? 일과 관련된 스트레스라면 일과 생활의 균형에 대해 재고해볼 필요가 있다. 사별이나 이혼 때문에 생긴 스트레스라면 상담을 받거나 주변에 도움을 받자.

매일 단 10분이라도 시간을 내서 조용히 명상하는 시간을 갖는다. 걷기나 수영이 마음을 편안하게 한다면 더 좋다. 이런 활동에 내재된 차분한 속성은 체내에 엔도르핀을 방출해서 기분을 좋게 해준다. 또는 매주 마사지를 받거나 에센셜 오일을 사용해서 반신욕을 해도 좋다. 라벤더향은 기분 전환에 효과가 있다. 여러 방법 가운데 자신에게 가장 맞는 것을 택한다.

마지막으로 스트레스 해소에 좋은 보충제와 약초 복용을 잊지 말아야 한다(361쪽 참조). 스트레스가 줄어들수록 월경주기가 일정해지는 것을 확인할 수 있다.

월경전 증후군

배가 부은 느낌도 들고 쿡쿡 쑤시는 것도 같다. 가슴을 건드리면 아프다. 피곤하고 자꾸 단 게 당긴다. 누군가 성질을 건드리면 못 참고 화를 버럭 낼 것 같아 큰일이다. 이 모든 게 바로 월경전 증후군의 전형적 증상이다.

대부분의 여성이 월경전 증후군을 겪는다. 증상이 유독 심해서 일상생활이나 업무에 영향을 주거나 심하면 우울증에 이르는 경우도 있다.

아직도 월경전 증후군의 원인이 명확하게 밝혀지지 않았지만 월경전 증후군을 유발한다고 의심되는 정황은 몇 가지 있다. 30~50세 사이의 여성, 자녀를 한 명 이상 두었거나 최근에 출산 경험이 있는 여성, 인공 유산이나 자연 유산 경험이 있는 여성, 짧은 기간 내에 여러 번 임신한 여성에게 월경전 증후군이 나타날 확률이 높다. 월경전 증후군 가족력도 있다. 어머니가 월경전 증후군을 겪는다면 딸 역시 월경전 증후군으로 고생할 가능성이 있다.

증상

월경전 긴장 증상을 뜻하기도 하는 월경전 증후군에 놀랍게도 150가지 증상이 포함된다고 한다. 이 많은 증상은 두 가지 범주, 즉 정서적 증상과 신체적 증상으로 나뉜다. 가장 흔한 정서적 증상에는 급격한 감정 변화, 과민함, 걱정, 긴장, 피로, 눈물이 많아짐, 우울함 등이 있다. 신체적 증상으로는 보통 복부팽만, 수분저류현상(부기浮氣. 신체 순환계나 조직, 흉강이나 복강 등의 신체 구멍에 수분이 비정상적으로 축적되어 신체 기관이 붓는 현상), 유방이 붓거나 멍울이 생기는 느낌을 동반하는 통증, 피부 발진이나 여드름, 체중 증가, 두통이나 편두통, 단 음식에 대한 식욕 증가, 변비, 현기증 등이 나타난다.

월경전 증후군은 다양한 방식으로 모든 여성에게 영향을 미친다. 하지만 부정적인 증상만 있는 것은 아니다. 사람에 따라서는 월경일이 가까워질수록 창의력과 생산력이 솟구치는 경험도 한다. 내가 만난 환자 중에는 월경전 증후군 증상을 없애고 싶지 않다고 말한 여성도 있었다. 상점에 물건을 갖고 가 용감하게 이의를 제기하기 딱 좋은 시기이기 때문이란다.

원인

누구도 월경전 증후군의 원인을 확실히 말하기는 힘들다. 에스트로겐과 관련하여 프로게스테론 수치가 낮아지기는 하지만 이는 매달 주기적으로 일어나는 정상적인 호르몬 변화다. 일부 전문가들은 프로게스테론 수치 감소를 감정 기복 증상의 원인으로 꼽기도 한다. 높은 스트레스 지수와 안 좋은 식습관 역시 영향을 미친다.

월경전 증후군 해결의 관건은 스트레스와 식단이라고 생각한다. 이 두 가지가 호르몬 균형을 깨뜨릴 수 있기 때문이다. 월경전 증후군을 유발

하는 월경전 증후군을 유발하는 생활 방식을 바로잡아야만 월경주기에 대한 신체의 반응이 크게 나아지고 월경전 증후군 증상을 줄일 수 있다.

진단

전체적인 큰 그림을 보는 게 중요하다. 월경전 증후군 진단은 150가지나 되는 증상 목록이 아니라 주기상에서 증상이 나타나는 시기에 집중한다. 세 번의 월경주기 중 최소 두 번꼴로 증상이 빈번하게 나타나는 경우, 월경주기 후반부(배란 이후인 황체기)에 주로 증상이 나타나는 경우, 월경이 시작된 후 한두 주 동안 증상이 없는 경우에 월경전 증후군 진단을 받을 가능성이 있다.

기존치료법

배란 억제제

피임약 다나졸(약한 남성 호르몬)과 성선자극호르몬 방출호르몬 유사 약물은 신체에 다양한 호르몬 작용을 함으로써 배란을 억제한다. 보통 이 두 가지 중 한 가지를 처방받는데 이런 약은 별로 달갑지 않은 부작용을 일으킨다. 월경전 증후군 증상 같은 감정 기복이나 완경기 증상인 열성 홍조가 나타날 수 있다. 의사는 에스트로겐 패치 부착을 권하기도 하며 덕분에 증상이 완화되는 여성들도 있다. 그러나 이 방법들은 기본적으로 호르몬대체요법이므로 심각한 부작용(286쪽 참조)을 동반한다는 점을 명심해야 한다.

프로게스테론 보충제

월경주기 후반부에 프로게스테론 수치가 낮아져서 월경전 증후군이 생긴다는 의견을 제시하는 전문가도 있어 프로게스토겐progestogen이나 프로게스틴progestin으로 알려진 합성 물질을 처방하기도 한다. 이 호르몬제는 월경전 증후군 증상을 줄이기 위해 프로게스테론 수치를 높여준다. 미국에서는 '인체 친화형' 프로게스테론으로 알려진 호르몬제를 처방전 없이 구매할 수 있다. 이 호르몬제는 난소에서 생성되는 프로게스테론과 화학적으로 동일한 성분이며, 주로 크림이나 질 좌약 형태로 나온다. 그러나 인체 친화형 호르몬이 천연 호르몬과 화학 구조가 같다고는 하지만 강력한 호르몬제임은 분명하다. 합성 호르몬 복용이 호르몬 균형을 위해 천연 약초를 사용하는 방법과 같을 수는 없다(최근 국제학 지침에서는 프로게스테론 보충제 효과가 없다고 보고 있다-감수자).

특정 증상 완화제

월경전 증후군으로 유방 통증이 있다면 의사가 브로모크립틴을 처방해줄 것이다. 이 약제는 구역질, 구토, 두통 같은 부작용을 일으킬 수 있다. 내 생각에는 이 약의 약효가 너무 세서 월경전 증후군 증상만을 위한 처방이라고 보기 힘들다. 복부팽만감이 있다면 이뇨제를 처방하는데 이뇨제를 복용하면 체액뿐만 아니라 중요 영양분까지 빠져나가는 문제가 생긴다.

수술

월경전 증후군 치료를 위해 의사가 제안하는 최후의 처방이다. 월경주기가 없다면 월경전 증후군도 없어지므로 난소 제거를 제안한다. 그렇지만 난소를 제거하면 즉시 완경기에 돌입하게 된다. 이 말은 곧 뼈를 보호하기 위해 에스트로겐만 있는 호르몬대체요법을 받아야 한다는 뜻이다(285쪽 참조). 수술을 고려하기 이전에 일단 자연요법을 포함한 모든 치료 방법을 고려해보길 바란다.

현재로선 월경전 증후군의 원인이 확실히 파악되지 않았기 때문에 기존 치료법은 오로지 증상 완화에만 집중하는 경향이 있다. 월경전 증후군 때문에 약을 복용하다가 중지하면 증상이 재발할 것이다. 이런 이유로 나는 자연요법을 먼저 시도하라고 권한다. 영양을 챙기면서 약초요법을 쓰고 생활 방식을 개선하면 증상을 치료할 수 있을 뿐 아니라 심지어 알지도 못했던 원인까지 없애 지속적인 증상 완화 효과를 볼 수 있다. 내가 치료하는 환자들 대다수는 자연요법을 이용해 월경전 증후군 증상을 완전히 없앨 수 있었다. 완벽한 효과를 보려면 3개월간은 치료를 받아야 하지만 월경주기를 한 번만 보내봐도 나아진 점을 느낄 것이다.

식습관

월경전 증후군을 없애고 싶다면 호르몬 균형

식단(63쪽 참조)을 따르는 것이 가장 중요하다. 특히 혈당 균형을 맞춰야 한다. 정제 설탕과 정제 탄수화물 섭취를 줄이고 알코올 섭취를 금하고 하루에 여섯 번 소량의 식사(세 번은 견과류 한 줌 같은 건강한 간식)를 한다. 에너지 수준을 안정화하기 위해 매번 약간의 단백질이 포함된 식사를 한다. 혈당 균형을 유지하면 부신에 부담이 덜 가게 된다. 부신이 과부되면 월경주기 후반부에 프로게스테론 균형이 흐트러진다.

호르몬 균형 식단은 정제되지 않은 전곡 탄수화물(현미, 귀리 등) 섭취를 늘려 혈당 균형에 도움을 주고 체내 세로토닌 생성을 촉진한다. 세로토닌은 울적한 기분을 달래서 보다 밝고 행복한 기분을 느끼게 해주고 특정 식품에 대한 욕구를 줄여주는 호르몬이다.

수분저류 현상이나 복부팽만감을 없애려면 소금과 지방질 식품 섭취를 줄이고 물이나 주스, 허브차를 많이 마신다. 수분을 충분히 섭취하지 않으면 신체는 수분 결핍으로 받아들여 어떻게든 수분을 보유하려고 조직 내에 수분을 저장하게 된다. 이 상태가 곧 수분저류로 이어진다. 따라서 건강에 도움이 되는 음료를 하루에 6~8잔 마셔야 한다. 이때 설탕이 든 당질의 음료는 제외한다. 물론 홍차나 녹차처럼 카페인이 포함된 음료도 제외한다. 이런 음료는 배뇨를 촉진하고 월경전 증후군 증상을 악화시키므로 월경전 증후군 증상을 겪는 사람이라면 유방통이 심해질 수 있다.

보충제

심신을 쇠약하게 하는 월경전 증후군의 증상 중 상당 부분은 체내에 적당량의 영양소를 공급해 완화할 수 있다. 다음의 영양소를 양질의 보충제로 섭취한다.

• 비타민 B6: 수많은 연구 결과를 보면 비타민 B6는 월경전 증후군과 관련된 증상 치료에 큰 효과를 보인다. 특히 마그네슘과 비타민 B6를 함께 섭취하면 효과는 배가된다. 사실 양질의 종합비타민과 무기질 보충제는 이 두 가지 영양소를 모두 제공한다. 비타민 B6는 피리독신pyridoxine(여러 보충제에서 볼 수 있는 저렴한 형태)보다는 인산피리독신(P-5-P)으로 섭취하는 게 중요하다. 인산피리독신은 비타민 B6의 활성형으로 신체가 비활성형(피리독신)을 전환해야 하는 수고를 덜어준다. 매일 50mg 복용한다.

• 비타민 E: 유방 관련 문제와 감정 기복을 치료하는 데 도움이 된다. D-알파 토코페롤로 섭취하는 게 좋다. 매일 400iu 복용한다.

• 마그네슘: 월경전 증후군에 시달리는 여성들을 보면 마그네슘이 결핍된 경우가 많다. 마그네슘은 진정 작용이 있는 영양소로 신경계를 진정시켜 월경 기간에 겪는 두통이나 편두통에 좋다. 구연산마그네슘이나 아미노산킬레이트로 마그네슘을 섭취한다. 매일 200mg 복용한다.

• 아연: 성호르몬 균형에 중요한 역할을 하는 필수 무기질이다. 월경전 증후군을 겪는 여성들은 아연 결핍인 경우가 많다. 매일 25mg 복용한다.

• 달맞이꽃 종자유: 필수지방산인 감마리놀렌

산의 원천이다. 몇몇 연구에 따르면 월경전 증후군 관련 유방통을 줄이는 데 효과가 있다고 한다. 다른 연구에서는 전혀 효과가 없다고 나오기도 했다. 종합비타민제와 함께 달맞이꽃 종자유를 복용한 여성에게 가장 긍정적인 결과가 나왔다. 달맞이꽃 종자유로 효과를 보려면 3개월간 꾸준히 복용해야 한다. 매일 150mg 복용한다.

약초

다음에 소개하는 약초는 호르몬 균형과 월경전 증후군 증상 완화에 도움이 된다. 정조목, 승마, 황금, 밀크시슬이 잘 배합된 약초 보충제를 찾아야 한다. 아니면 각 약초를 아래의 복용량에 따라 따로 복용해도 된다.

• 정조목: 호르몬과 관련해서 놀라운 효과를 보이며 뇌하수체의 기능을 자극해서 정상화시키도록 도와준다. 〈영국의학저널British Medical Journal〉에 실린 한 연구에 따르면 정조목이 특히 월경전 증후군에 효과가 좋으며 통증을 잘 견디게 해주는 치료제라고 한다. 그리고 우울증 치료 측면에서 비교하자면 월경전 증후군에 처방하는 기존 약물과 정조목의 효과가 거의 같다는 연구 결과도 있다. 하루 두 번 소량의 물에 팅크제 1티스푼을 타서 마시거나 하루 두 번 캡슐 형태로 200~300mg 복용한다.

• 승마: 신경계에 작용해 진정제 역할을 하며 호르몬의 균형을 잡아준다. 월경전 불안, 긴장, 우울증, 두통을 겪는다면 승마가 도움이 된다. 하루 두 번 소량의 물에 팅크제 1티스푼을 타서 마시거나 매일 캡슐 형태로 250~350mg 복용한다.

• 민들레: 간 영양제이자 천연 이뇨제로 복부 과다 체액을 몸 밖으로 내보내 복부팽만감을 완화시킨다. 하지만 영양분을 내보내지는 않는다. 하루 두 번 소량의 물에 팅크제 1티스푼을 타서 마시거나 매일 캡슐 형태로 200~400mg 복용한다.

• 당귀: 정상적인 호르몬 균형을 촉진하고 근육 경련을 막아주어 심한 복통을 줄여준다. 하루 두 번 소량의 물에 팅크제 1티스푼을 타서 마시거나 하루 두 번 캡슐 형태로 300mg씩 복용한다.

• 황금: 신경계에 도움을 주어서 불안 증상을 완화시키는 약초다. 하루 두 번 소량의 물에 팅크제 1티스푼을 타서 마시거나 매일 캡슐 형태로 300~600mg 복용한다.

그 외 자연요법

동종요법

다음의 동종요법 치료제가 월경전 증후군 치료에 좋은 효과를 보이는 것으로 나타났다. 대체로 증상이 시작되기 24시간 전에 치료제를 복용하면 된다. 동종요법 전문가의 다른 지시가 없는 한 최대 3일간 12시간마다 한 번씩 30c 농도로 사용한다.

• 카우스티쿰Causticum: 하복부에 통증이 있고 요의를 자주 느낄 때 복용한다.

• 라케시스Lachesis: 유방을 건드리면 아플 때 복용한다.

• 나트룸 무리아티쿰: 유방 통증, 우울감, 복부 팽만 증상에 도움을 준다.

• 세피아: 눈물이 많아진 것 같을 때, 기운 나게 하는 음식이 당길 때 복용한다.

침술요법과 정골요법

이 두 가지 자연요법은 월경전 증후군 증상 치료에 효과적이라고 알려져 있다. 개별 치료를 받으려면 각각 공인 전문가를 찾아간다.

방향요법

에센셜 오일의 향은 호르몬 불균형, 손상된 간 기능, 스트레스, 수면 장애 등에 도움이 된다. 다음 목록에서 자신의 증상과 관련되는 에센셜 오일을 사용한다. 각 에센셜 오일을 5방울씩 목욕물에 넣는데 한 번에 세 가지까지 혼합할 수 있다. 아니면 스위트아몬드 오일 6티스푼에 에센셜 오일 15방울을 희석해 마사지할 때 사용한다. 월경전 증후군 증상에는 에센셜 오일을 복부에 바르고 마사지하는 게 가장 좋다.

• 클라리 세이지: 기분을 전환하고 호르몬 균형을 회복할 때 사용한다.

• 회향과 로즈메리: 부기를 빼는 데 도움을 준다.

• 재스민: 우울감과 긴장, 불안 해소에 좋다.

• 노간주: 복부팽만감과 간의 독성을 없애고 호르몬 균형을 회복할 때 사용한다.

• 자몽: 변비와 두통 완화에 도움을 준다.

• 제라늄: 우울감과 불안감을 완화시켜 감정을 가라앉히고 신체 전반의 조절 기능을 강화하는 데 좋다.

• 베르가못, 로만 캐모마일이나 저먼 캐모마일: 우울감과 과민성을 줄이는 데 도움을 준다.

• 라벤더: 모든 신체 기관의 균형을 회복하고, 긴장감을 완화하고, 수면 장애를 개선할 때 사용하면 좋다.

반사요법

월경전 증후군 치료에 관한 반사요법의 효능은 다양한 연구를 통해 입증되었다. 수많은 여성의 보고 사례를 보면 반사요법 치료를 받을 때 마음이 더욱 차분해지며 자제하기 쉽다고 한다. 111쪽에 소개한 반사요법을 집에서 연습해보자.

자기 관리

일지 작성

항상 월경주기 후반부에 문제가 생긴다면 월경 증후군이 거의 확실하다. 그러나 다른 원인이 있을 수도 있으므로 그 원인을 배제하기 위해 증상을 기록하는 것이 도움이 된다. 자신의 몸에 대해 알고 있는 것이 무엇보다 중요하다. 이례적인 변화가 생기면 의사에게 알려야 한다.

간 돌보기

간 기능 개선을 위한 권고 사항(48쪽 상자글 참조)을 따른다. 간은 매 주기 오래된 에스트로겐을 효과적으로 제거해준다. 월경전 또는 월경 기간에 편두통에 시달리거나 월경전 두통을 앓는다면

월경전 증후군 치료를 위한 반사요법

한 연구에서 월경전 증후군에 시달리는 여성들에게 실제 반사요법(반사구 지압)이나 플라세보 발마사지(반사구를 피한 마사지) 둘 중 하나를 실시한 적이 있다. 반사요법을 받은 여성들은 플라세보 마사지를 받은 여성들에 비해 훨씬 빨리 상태가 개선되었다. 월경일이 가까워지는 주에 매일 다음 요법을 시행해보자.

① 발이 쉽게 손에 닿도록 편안하게 앉는다. 신발, 양말이나 스타킹을 벗는다. 발가락을 꼼지락거리며 계속 긴장을 풀고 양쪽 발을 편안하게 한다. 아래쪽 손바닥(손바닥과 손목이 만나는 부위)를 써서 발볼 아래쪽 중앙을 문지른다.
② 췌장 반사점(혈당 조절에 도움이 되는 부위)을 찾는다. 오른쪽 발바닥 가장자리 안쪽, 왼발 중앙으로 반쯤 내려간

지점을 찾으면 된다(아래 그림 참조). 엄지손가락 옆쪽을 사용해 그 부위를 문지른다.

③ 계속 엄지손가락을 사용해 신장 반사점을 문지른다. 이 지점은 양쪽 발바닥 중앙으로 반쯤 내려간 부위다. 여기를 자극하면 수분저류(복부팽만) 완화에 도움이 된다.
④ 부신 지점을 자극하면 무기질 균형, 에너지 쇄신, 코티존cortisone 분비에 도움이 된다. 특히 코티존은 부기를 줄이는 데 효과가 있다. 유방 통증, 근육 당김에도 좋다. 엄지손가락 끝을 사용해 양쪽 발바닥 안쪽 중간 지점 바로 위, 발 가장자리에서 안쪽으로 1cm 지점을 눌러준다.
⑤ 마지막으로 두통과 과민성을 완화시키려면 엄지발가락을 마사지하면서 바깥 방향으로 부드럽게 잡아당겨 늘린다.

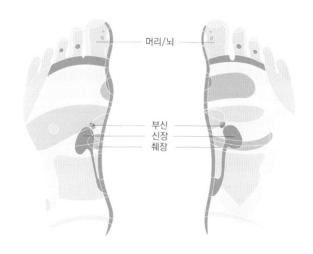

머리/뇌

부신
신장
췌장

간 기능 개선이 특히 중요하다.

활동적으로 생활하기

월경전 스트레스, 불안, 우울감에 시달리는 여성은 운동을 통해 도움을 받을 수 있다. 운동을 하면 엔도르핀이라는 뇌 화학 물질이 분비되기 때문이다. 이 물질은 기분을 한결 좋게 만들어주고 보다 조심성 있고 차분한 기분을 느끼게 한다. 하루에 최소 30분은 운동을 하려고 노력한다. 심박동을 약간 높여주는 정도의 운동이면 무엇이든 좋다.

스트레스 해소

스트레스에 시달리는 동안 부신은 아드레날린을 분비한다. 이는 위험과 맞서 싸우거나 위험에서 벗어나려는 신체의 준비 과정이다. 이 과정이 황체기(월경주기 중·후반부)에 벌어질 때 아드레날린은 신체가 프로게스테론을 사용하지 못하게 방해해서 호르몬 불균형을 초래한다. 일주일에 최소 두 번은 시간을 할애해 심신을 이완하는 데 집중하는 시간을 가질 필요가 있다. 362쪽에 나와 있는 방법을 참조하자.

피임약 끊기

피임약을 복용할 때 증상이 악화된다면 의사와 상의해 다른 피임법을 찾아보자. 이런 경우에는 피임약이 월경전 증후군을 유발하는 것이다(약초 전문가의 관리를 받는 경우가 아니라면 피임약과 약초를 동시에 복용하면 안 된다).

월경통

의학적으로는 월경곤란증Dysmenorrhea으로 알려진 월경통은 프로스타글란딘prostaglandin이라는 물질 때문에 생긴다. 프로스타글란딘은 건강에 이롭지만 일부는 건강에 해로우며 통증에 대한 감수성을 증가시킨다.

월경통(생리통)에 시달리는 여성 중 약 10%는 자신의 통증이 매우 심하다고 표현한다. 통증은 월경 시작 한 시간에서 하루 전부터 시작돼 보통 24시간 정도 지속된다.

경미한 수준에서 극심한 수준까지 모든 종류의 월경통이 진행될 때 자궁내막이 월경 기간 동안 떨어져 나가면서 자궁내막의 세포들이 나쁜(해로운) 프로스타글란딘을 배출한다. 이때 나쁜 프로스타글란딘 배출로 인해 자궁이 수축된다. 나쁜 프로스타글란딘 수치가 높을 경우 자연스러운 근육 수축 과정에서 통증이 생긴다.

일반적으로 배란이 정상적으로 이뤄지고 있을 때만 월경통이 생기므로 통증을 월경주기에 아무 문제가 없다는 좋은 신호로 볼 수 있다. 하지만 몇몇 경우에는 월경통이 또 다른 문제 때문에 나타나기도 한다. 이런 경우를 의학적으로 2차성월경통이라 한다. 이 질환은 단순한 월경통보다 심각한 것으로 여겨지며 자궁근종(126쪽 참조)과 자궁내막증(131쪽 참조)에 의해 유발된다. 결론적으로 말하자면, 월경통을 겪고 있는데 특히나 통증이 격심하고 월경량이 많고 오랫동안 월경을 한다면 병원에 가서 검사를 받아야 한다.

기존 치료법

월경통을 치료하는 방법은 상당히 제한돼 있다. 증상(통증)을 치료하기는 하지만 원인(나쁜 프로스타글란딘)을 치료할 수 없기 때문이다. 약을 복용하지 않으면 증상이 다시 나타난다.

진통제

의사가 제안하는 가장 보편적인 치료는 이부프로펜ibuprofen(비스테로이드성 항염증제) 같은 진통제 처방이다. 하지만 진통제 복용으로 인해 복통과 구역질을 할 수 있다.

피임약

피임약은 월경을 하지 않게 하므로 통증을 경험할 일도 없게 만든다. 그러나 피임약으로 인해 두통이나 유방통이 생기기도 한다.

식습관

무엇을 먹느냐에 따라 나쁜 프로스타글란딘의 수치가 줄어들기도 하고 늘어나기도 한다. 그러므로 호르몬 균형 식단이 주 식단이 되어야 한다. 특히 커피, 홍차, 초콜릿 등에 함유된 카페인과 유제품, 동물성 식품에 주로 들어 있는 포화지방 섭취를 줄인다. 이런 음식은 나쁜 프로스타글란딘 생성을 조장하기 때문이다. 기름진 생선, 견과류, 씨앗류 등을 식단에 포함해 필수지방산 섭취를 늘려야 한다. 나쁜 프로스타글란딘에 대항하는 좋은 프로스타글란딘을 생성하려면 우리 몸에 필수지방산이 필요하다.

이유는 확실히 밝혀지지 않았으나 과식이나 자극적 음식이 월경통을 유발하는 경우가 가끔 있다. 월경 날짜가 가까워지는 주에는 가벼운 식사를 하고 양념이 과하지 않은 음식을 섭취하면서 월경통 완화에 도움이 되는지 살펴보자.

보충제

양질의 종합비타민과 무기질 보충제를 매일 복용해야 한다. 아래의 복용량은 종합비타민제에 들어 있는 총 일일 복용량이다. 종합비타민제에 마그네슘 100mg이 포함돼 있다면 하루에 300mg이라는 총량을 채우기 위해 마그네슘 보충제를 200mg 더 복용한다. 다른 비타민과 무기질도 같은 원리로 복용한다.

• 비타민 B 복합체: 우리 몸은 좋은 프로스타글란딘을 생성하기 위해 비타민 B6가 필요하다. 연구에 따르면 비타민 B6, B1, B12가 월경통 강도를 현저히 줄여준다고 한다. 매일 비타민 B군을 25mg씩 복용한다.

• 비타민 E: 나쁜 프로스타글란딘 수치 조절을 도와주는 항산화제의 특성이 있다. 여러 연구 결과를 보더라도 비타민 E를 섭취하는 여성의 월경통이 완화된다고 나온다. 비타민 E는 D-알파 토코페롤로 섭취한다. 매일 400iu 복용한다.

• 바이오플라보노이드가 첨가된 비타민 C: 비타민 E와 같은 방식으로 월경통을 완화시키는 항산화제다. 하루 두 번 마그네슘아스코르브산염으로 1,000mg 복용한다.

• 마그네슘: 근육 이완제 역할을 한다. 구연산마그네슘으로 섭취한다. 매일 마그네슘 300mg 복용한다.

• 아연: 오메가-3, 오메가-6 지방산을 좋은 프로스타글란딘으로 변환하기 위해 신체는 아연과 마그네슘, 비타민 B6를 사용한다. 매일 15mg 복용한다.

• 브로멜라인: 파인애플에 들어 있는 효소로 항염증제 특성이 있어 통증 완화에 효과가 있다. 브로멜라인은 근육 이완제 역할도 한다. 하루 세 번 식간에 500mg 복용한다.

• 오메가-3 지방산: 좋은 프로스타글란딘 생성에 필요한 원료를 제공한다. 식단에 반드시 오메가-3 지방산 함량을 높이고 보충제를 섭취해야 한다. 매일 최소 700mg의 EPA와 500mg의 DHA가 함유된 어유 1,000mg을 복용한다.

약초

자궁 기능 개선

다음에 나오는 약초 두 가지는 자궁 기능을 정상화시키는 능력이 탁월하다. 약효는 장기간 지속된다. 한 달 동안 계속 복용하다가 월경이 시작되면 중지한다(통증을 완화하려면 승마는 계속 복용해도 된다. 다음 내용 참조). 월경이 끝나면 다시 복용한다.

• 승마: 자궁에 이완 작용을 한다. 하루 두세 번 소량의 물에 팅크제 1티스푼을 타서 마시거나 매일 캡슐 형태로 250~300mg 복용한다. 이 약초는 단기 통증 완화제로 사용해도 된다.

• 당귀: 자궁 순환을 좋게 하면서 천연 진통제 역할을 하며 나쁜 프로스타글란딘 생성을 조절해준다. 하루 두 번 소량의 물에 팅크제 1티스푼을 타서 마시거나 하루 두 번 캡슐 형태로 300mg씩 복용한다.

통증 완화

단기간 통증 완화를 위해 다음의 약초를 복용하자. 통증이 시작되는 즉시 복용했다가 통증이 가라앉으면 중지한다.

• 벚잎분꽃나무, 크램프바크: 두 약초는 자궁 근육 이완에 효과가 있다. 두 가지 다 하루 두 번 소량의 물에 팅크제 1티스푼을 타서 마시거나 하루 한 번 캡슐 형태로 600mg 복용한다. 크램프바크는 달여 즙으로 만들어 마셔도 된다. 물 한 컵에 소량의 크램프바크를 넣고 10분간 끓인 뒤 걸러내 식힌 후에 마신다. 월경통을 줄이기 위해 하루 다섯 번까지 마셔도 된다.

• 황금: 자궁의 근육 경련을 완화시킨다. 하루에 두 번 소량의 물에 팅크제 1티스푼을 타서 마시거나 캡슐 형태로 600mg 복용한다.

그 외 자연요법

동종요법

월경통의 경우 다음의 처방을 내리지만 개인의 체질 유형에 맞게 다른 것으로 처방하기도 한다. 월경 기간 동안 최대 3일간 하루 두 번 해당 치료제를 30c로 복용한다.

- 벨라도나: 월경과다와 함께 욱신거리고 극심한 월경통이 있을 때 복용한다.
- 캐모마일: 월경통이 심하게 오랫동안 지속될 때 복용한다.

침술요법

미국의 몇몇 연구에 따르면 침술요법으로 월경통을 줄이거나 아예 없앨 수 있다고 한다. 침술 전문가는 먼저 비장과 간의 경락을 살펴본다. 이 부위의 막힌 기가 월경통을 유발한다고 한다.

방향요법

장미, 마저럼, 로즈메리 오일은 신체의 긴장을 풀어줌으로써 월경통을 줄이는 데 도움을 준다. 각 오일을 최대 5방울씩 스위트아몬드 오일 6티스푼에 희석해 복부 마사지를 하는 데 사용한다(116쪽 상자글 참조). 다음의 조합도 마사지용으로 좋나. 클라리 세이지(12시간 이내에 알코올을 섭취했다면 사용하지 말자), 제라늄, 편백 오일을 각각 5방울씩 스위트아몬드 오일 6티스푼에 희석한다. 가벼운 약효를 원한다면 위의 세 가지 에센셜 오일 가운데 어느 것이든 몇 방울만 목욕물에 타서 몸을 담근다.

자기 관리

규칙적인 운동은 월경통을 최소화시킨다. 운동을 하면 천연 진통제인 엔도르핀이 생성되므로 매일 최소 30분간 운동하는 것을 목표로 삼는다. 걷기나 수영은 격렬하지 않은 운동이므로 자궁에 부담을 주지 않는다. 또는 골반 흔들기를 해도 좋다. 이는 자궁 주변 부위의 혈관에 가해진 압력을 줄여주며 복부 및 허리 근육 강화에 도움이 된다. 월경통이 심한 기간에 하루 두세 번 정도 해본다.

양손과 무릎을 바닥에 대고 자세를 잡는다. 손은 어깨너비로 벌리고 무릎은 골반 너비로 벌린다. 숨을 깊이 들이마신다. 천천히 내쉬면서 등을 아치처럼 둥글게 높이 올리면서 아랫배를 등 쪽으로 끌어올린다. 엉덩이에 힘을 주고 골반저근을 바짝 당긴다. 이 자세는 척추를 C 모양으로 만들어준다. 서서히 힘을 풀고 원래 자세로 돌아간다. 이 자세를 최소 10번 반복한다.

복부 마사지

복부 마사지를 하면 극심한 월경통이 완화될 것이다. 앉거나 서서 또는 누워서 할 수 있다. 누워서 할 경우 허리의 부담을 줄이기 위해 무릎 밑에 베개를 두고 한다. 무엇보다 가장 중요한 점은 편안한 자세를 만드는 것이다.

① 115쪽 마사지 오일을 한 손바닥에 소량 바른 다음 두 손으로 비벼 오일을 덥힌다.
② 한 손을 다른 손 위에 포개 배꼽 위에 둔다. 포갠 두 손을 배 부위에서 시계 방향(왼쪽→아래쪽)으로 돌린다. 가볍게 압력을 가하며 20번 원을 그린다.
③ 몸통의 양쪽 흉곽 아래에 한 손씩 둔다. 손가락은 배 중앙을 향한다. 두 손을 아래쪽 골반 방향으로 총 5번 쓸어 내린다.
④ 양손의 손가락 모두를 이용해 원을 그리듯 배꼽 주위를 시계 방향으로 주무른다. 3번 반복한다.

무월경

임신 중이거나 모유 수유를 하거나 완경기에 가까워질 때 월경이 멈추는 건 정상적인 일이다. 그러나 그 이외의 시기에 월경을 하지 않는 건 무월경 amenorrhoea이다.

무월경에는 원발성무월경(일차무월경)과 속발성무월경(이차무월경) 두 가지가 있다. 원발성무월경은 2차 성징(유방, 음모) 발달이 없고 13세 혹은 14세가 될 때까지 월경을 시작하지 않는 경우, 2차 성징 발달이 있고 15세 혹은 16세가 될 때까지 월경을 시작하지 않는 경우를 말한다. 주요 원인은 낮은 체지방이다. 월경을 시작하려면 몸에 지방이 최소 17% 있어야 한다. 지방은 월경주기마다 에스트로겐을 만드는 일종의 공장을 제공하기 때문이다. 속발성무월경은 여성이 청소년기에 정상적으로 월경을 시작했으나 수개월 동안 월경이 멈출 때를 말한다. 이 장에서는 속발성무월경에 대해서 알아본다. 이 월경 이상은 호르몬 불균형과 관련이 있다.

속발성무월경 원인

월경이 갑자기 멈추는 수많은 이유가 다 심각한 것은 아니지만 3개월 이상 월경을 하지 않는다면 예방 차원에서 병원에 가봐야 한다. 임신, 갑상샘 저하증이나 갑상샘 항진증(64, 68쪽 참조), 다낭성난소증후군(90쪽 참조), 프로락틴(보통 수유할 때뿐 아니라 스트레스 수치가 높을 때도 생성되는 호르몬) 과잉, 조기 완경 등 여러 가지 이유로 월경이 중지될 수 있다.

속발성무월경은 치료 가능성이 높다. 주로 체중이 원인으로 저체중이나 과체중 모두 이유가 된다. 저체중이거나 단기간에 체중의 15%가 줄었다면 신체는 기아 상태에 빠졌다고 받아들인다. 따라서 신체 각 기관은 생존을 위해 당장 필요하지 않은 활동은 전면 중단한다. 기능이 중지되는 기관 중에 바로 생식 기관이 포함된다. 자신과 아이 둘 다 부양하기에는 음식물이 충분치 않다고 인식해 임신도 막는 것이다.

과체중 또한 월경을 멈추게 한다. 체지방이 많을수록 에스트로겐 생성량이 많아지기 때문이다. 배란에 일정량의 지방은 반드시 필요하지만 과하면 오히려 배란을 방해한다.

말하자면 체중이 최적 수준이어야 정상적인 월경주기를 가질 수 있다. 자신이 저체중인지 과체중인지를 알아보는 가장 좋은 방법은 자신의 체질량지수를 확인하는 것이다. 이 수치는 체중에 대한 신장을 비율로 나타내는 측정값이다(343쪽 참조). 저체중인 사람은 건강하게 칼로리 섭취를 늘려 체중을 늘려야 한다. 특히 복합 탄수화물을 섭취하는 게 좋다. 과체중인 사람은 체계적으로 체중 감량을 해야 한다(342쪽 참조).

월경이 멈추는 다른 이유는 지나친 운동(체지방률을 너무 낮춘다)과 스트레스다. 여러 연구 결과에 따르면 신체에 지나친 부담을 주는 정서적 트라우마나 모든 종류의 스트레스로 인해 체내에 스트레스 호르몬이 쌓인다. 결과적으로 신체가 난소를 자극하는 데 필요한 호르몬 분비에 방해를 받아서 난소가 난자를 만들어 방출하는 데 문제가 생기는 것이다.

피임약을 복용하다 끊으면 무월경을 경험할 수도 있다(월경이 다시 시작되지 않는 상황을 말한다). 피임약 복용으로 다낭성난소증후군이나 갑상샘 질환 같은 다른 문제가 드러나지 않았다는 뜻이기도 하다. 이 경우 초음파 검사를 통해 난소를 검사하고 혈액 검사로 호르몬 수치를 확인한다. 결과가 모두 정상으로 나온다면 피임약 복용 때문에 생긴 부작용으로 호르몬 불균형이 온 것으로 볼 수 있다. 호르몬 균형을 다시 찾고 난소의 기능을 정상화하는 데 도움이 될 식단과 생활 방식을 찾아서 그에 따라야 한다.

기존 치료법

현대의학은 무월경의 특정 원인 몇 가지만을 치료할 수 있다. 나머지는 전적으로 개인에게 달려 있다. 의사가 무월경의 생리학적 원인을 찾아내지 못한다면 환자 스스로 식단과 생활 방식을 바꿔 체내 균형을 회복해서 월경이 다시 시작되도록 노력해야 한다. 다음 내용은 특정 진단에 따른 가장 보편적인 약물치료법이다.

브로모크립틴

프로락틴 수치가 높아서 무월경이 생긴 경우라면 의사는 브로모크립틴을 처방할 것이다. 이 약물치료의 부작용에는 구역질, 두통, 어지럼증이 있다.

호르몬대체요법

혈액 검사 결과 난포자극호르몬 수치가 높다면 무월경이 조기 완경의 결과로 생긴 것일 수도 있다. 조기 완경일 경우 자연 임신이 불가능하며 완경과 관련된 건강 문제(282쪽 참조)에 노출된다는 뜻이기도 하다. 의사가 호르몬대체요법을 권하는 이유는 뼈 건강뿐 아니라 건강 전반에 필수적인 호르몬 수치를 끌어올리려는 것이다.

식습관

여성의 몸은 규칙적인 월경주기를 유지하기 위해 영양분을 제대로 공급받아야 한다. 마르고 뚱뚱하고의 문제가 아니라 건강한 몸이 되어야 한다. 다이어트를 할 필요 없이 체중 조절에 도움을 줄 호르몬 균형 식단(63쪽 참조)을 시작해보자. 혈당 수치를 유지하고 카페인, 설탕, 정제 식품을 줄여서 체내 호르몬 균형을 되찾는 것이 무엇보다 중요하다. 그리고 조금씩 자주 먹는 습관을 들인다. 세 시간마다 건강에 좋은 음식을 골고루 섭취해야 한다. 통곡물, 과일, 채소, 콩류, 견과류, 씨앗류, 기름진 생선을 식단에 포함하고 가능하면 유기농 식품으로 섭취한다.

보충제

월경이 돌아올 수 있도록 건강 상태를 좋게 만들어야 하므로 호르몬 균형 식단을 따르는 동시에 양질의 종합비타민과 무기질 보충제를 매일 섭취해야 한다. 다음의 보충제를 잊지 말고 복용하자. 어떤 영양분 섭취를 늘려야 할지 결정할 때 종합비타민과 무기질 보충제를 면밀히 따져봐야 한다.

• 비타민 B 복합체: 난소가 난자를 만들어서 방출할 수 있게 하면 월경이 다시 시작될 수 있다. 그러기 위해서는 비타민 B군, 특히 매달 새로운 난자가 만들어지는 세포 분열과 생성 과정에 엽산이 필요하다. 이제 막 피임약을 끊었다면 비타민 B군 수치를 회복하는 것이 무엇보다 중요하다. 매일 엽산 400㎍ 과 비타민 B군을 25mg씩 복용한다.

• 마그네슘: 스트레스가 무월경을 유발하거나 악화시킨다면 마그네슘이 진정제 역할을 할 것이다. 매일 300mg 복용한다.

• 아연: 에스트로겐과 프로게스테론의 건강한 균형을 유지할 수 있게 해준다. 이 두 호르몬은 난자가 정상적으로 자라고 건강한 월경주기를 만드는 데 꼭 필요하다. 피임약 복용을 중지한 후에는 아연 결핍이 유발되는데 이 시점에서 무월경이 생겼다면 아연을 꼭 섭취해야 한다. 구연산아연 형태로 섭취한다. 매일 15mg 복용한다.

• 오메가-3 지방산: 무월경이 있는 여성 대다수는 필수지방산 결핍 상태다. 보충제는 신체가 월경을 시작할 수 있게 영양소를 공급한다. 매일 최소 700mg의 EPA와 500mg의 DHA가 함유된

어유 1,000mg을 복용한다.

약초

다음에 소개하는 약초는 신체가 호르몬 균형을 회복하고 스트레스의 영향을 줄이도록 도와 월경을 다시 시작하게 해줄 것이다.

• 정조목: 프로락틴 수치가 높고 난포자극호르몬과 황체형성호르몬이 불균형을 이루면 배란과 월경주기에 방해가 된다. 정조목은 뇌하수체 기능을 조절해주고, 뇌하수체는 호르몬들이 분비되도록 자극해서 신체가 균형을 회복하게 만든다. 하루 두 번 소량의 물에 팅크제 1티스푼을 타서 마시거나 하루 두 번 캡슐 형태로 200~300mg 복용한다. 효과를 보려면 6개월간 지속적으로 복용해야 한다. 일단 규칙적으로 월경주기가 돌아오면 점차 일일 복용량을 줄인다. 한두 달 뒤에 서서히 줄여가면서 약초 효과 없이 월경주기가 지속되도록 한다.

• 승마: 호르몬 균형을 유지하고 월경을 다시 시작하도록 하기 위해 이 약초를 사용한다. 월경주기가 규칙적으로 돌아올 때까지 하루 두 번 소량의 물에 팅크제 1티스푼을 타서 마시거나 하루 한 번 캡슐 형태로 250~350mg 복용한다.

• 폴스유니콘루트: 난소에서 분비되는 호르몬 수치를 조절하면서 난소 기능을 정상화하고 개선시킨다. 월경주기가 규칙적으로 돌아올 때까지 매일 소량의 물에 팅크제 1티스푼을 타서 마시거나 캡슐 형태로 600~900mg 복용한다.

• 시베리아인삼: 스트레스가 무월경의 원인이라고 생각한다면 이 약초를 복용해보자. 적응력 증진 약초인 시베리아인삼은 스트레스를 줄이고 필수 에너지 수치를 높이는 데 효과가 있다. 하루 두 번 소량의 물에 팅크제 1티스푼을 타서 마시거나 하루 두 번 캡슐 형태로 250~300mg 복용한다. 효과를 보기 위해서는 약 3개월간 복용해야 한다.

그 외 자연요법

동종요법

동종요법 전문가는 월경이 돌아오게 하기 위해 다음의 치료제를 처방할 것이다. 자가 처방의 경우 관련된 치료제를 농도 30c로 하루 두 번 최대 3일간 복용한다. 전문가와의 상담을 통해 개인 증상과 체질에 따라 자세한 조언을 얻을 수 있다.

• 바꽃Aconite(부자附子): 심각한 사고나 사별 등 갑작스러운 정신적 외상이나 충격 직후에 월경이 갑자기 끊겼을 때 효과가 있다.

• 나트룸 무리아티쿰: 깊은 상심이나 우울증이 무월경의 원인인 경우 도움이 된다.

• 백두옹Pulsatilla(할미꽃): 극심한 피로나 빈혈(혈중 철분 부족) 때문에 갑자기 월경이 끊겼을 때 복용한다.

• 세피아: 임신 후 또는 피임약 복용 중지 후에 월경이 다시 시작되지 않을 때 특히 효과가 있다.

침술요법

속발성무월경 때문에 침술 전문가와 상담을 하면 전문가는 체내에 고여 있는 기와 혈액 때문에 이상이 생겼는지, 기와 혈액이 부족해서 생겼는지 확인할 것이다. 이를 위해 전문가는 환자의 전반적인 건강 상태를 살펴보면서 다른 징후와 증상을 확인하기 위해 수면 패턴과 스트레스 수준 등에 대해 물어본다. 그리고 혀 건강, 맥박의 세기와 리듬 등을 검진한다. 침술 전문가가 무월경의 원인을 확실히 찾으면 신체 전반의 기와 혈액 흐름의 균형을 되찾을 수 있는 혈에 적절한 치료를 할 것이다.

방향요법

정기적으로 방향요법 마사지를 하면 골반 부위의 장기가 자극을 받고 마음이 편안해져 월경이 돌아오는 데 도움을 얻을 수 있다. 전문가를 찾아가거나 직접 마사지를 해보자. 마사지 방법은 116쪽을 참조하면 된다. 스위트아몬드 오일 6티스푼에 장미 오일을 15방울 넣어 희석한 혼합액으로 마사지한다. 다음에 나오는 복부 속성 마사지를 해도 좋다. 가능하면 매일 마사지한다.

반사요법

반사요법 전문가는 뇌하수체, 갑상샘, 부신, 신장, 생식 기관과 관련된 반사점을 마사지해서 신체의 균형을 되찾고 월경이 다시 시작되게 한다.

복부 속성 마사지

—

스위트아몬드 오일 6티스푼에 라벤더 오일을 15방울 넣어 희석한 다음 손에 발라 문지른다. 복부의 오른쪽 아랫부분부터 마사지를 시작한다. 손가락을 평평하게 두고 복부에 작은 원을 그리며 움직인다. 편안함을 느끼는 한도 내에서 복부를 깊이 누른다. 오른쪽 아랫배에서 위로 올라와 배꼽 위를 가로질러 왼쪽 아래로 내려가면서 원을 그리듯 천천히 마사지한다. 이런 식으로 크게 몇 차례 원을 그리고 손바닥을 시계 방향으로 부드럽게 미끄러지듯 움직이며 마사지를 마무리한다.

자기 관리

스트레스와 수면 장애가 호르몬 불균형을 촉발하고 이로 인해 무월경이 생길 수 있다. 매일 일과 중에 몸과 마음을 이완하는 시간을 가지자. 하루에 단 30분이라도 좋다. 매일 명상 훈련을 하자. 앞서 다룬 명상과 시각화 연습으로 시작하면 된다. 또는 신체의 모든 긴장과 근육을 푸는 집중적인 이완 훈련을 해도 좋다. 이 훈련을 통해 몸과 마음의 긴장을 풀어낸다는 기분을 느껴본다. 근육 하나하나가 풀어질수록 긴장이 줄어들 것이다.

월경과다

일부 여성들에게는 매월 일어나는 출혈이 건강한 여성의 수준보다 더 오래, 더 많이 나타날 수 있다.

월경혈에 생긴 문제를 진단하기 위해 일반적인 월경량을 따져보면 매주기 8티스푼(40ml) 가량의 출혈이 있다고 할 수 있다. 물론 실제로 정확한 월경량을 측정하기는 힘들다. 내가 생각하기에 자신의 월경량이 비정상적으로 많은지를 판단하는 가장 좋은 방법은 생리대를 얼마나 자주 교체하는지를 확인하는 것이다. 탐폰이나 생리대를 매시간 바꾼다면 월경과다를 앓고 있을 가능성이 높다.

원인

월경혈이 과다하다면 다음에 열거된 산부인과 질환일 수 있다.

- 자궁에 생긴 폴립(점막에 발생하는 종양)
- 갑상샘 저하증(64쪽 참조)
- 자궁근종(126쪽 참조)
- 자궁내막증(131쪽 참조)
- 자궁내막암(138쪽 참조)
- 골반염(157쪽 상자글 참조).

하지만 많은 여성의 경우에 특별한 원인이 없는데도 월경혈이 과다해지기도 한다. 이를 기능성 자궁 출혈이라고 하는데 이런 경우는 다행히 심각하게 잘못된 부분이 없다는 뜻이다. 아마도 신체가 에스트로겐과 프로게스테론 사이의 불균형으로 특별히 두터운 자궁내막을 만들어냈기 때문일 것이다. (그러나 호르몬 불균형이 암시하는 점은 이번 월경주기에 배란이 없었고 에스트로겐이 우세했음을 뜻한다. 필요하면 병원에서 검사를 받을 수도 있다.) 자궁 내에 응혈이 제대로 이뤄지지 않는다면 매달 월경혈이 과다할 것이다. 자궁의 혈액이 제대로 엉겨서 덩어리가 되는 게 건강한 상태다. 스트레스 역시 월경과다를 유발할 수 있다. 희한하게도 빈혈(혈중 철분 부족) 역시 월경과다를 일으킬 수 있는데 과다한 혈액 손실이 생기면 빈혈이 더 심해지는 악순환이 이어진다. 마지막으로 임신을 막기 위해 피임 링을 사용하면 월경혈이 과다해질 수 있다. 프로게스토겐 코일(미레나)로 피임을 한다면 프로게스토겐을 포함한 기구가 자궁내막을 얇게 만들어 월경혈이 적어지기도 한다.

진단

월경혈이 과다한 것은 개인의 신체적 특이성에 따라 부차적으로 생긴 무해한 결과다. 그렇다 해도 병원에서 검사를 받아 자궁내막암 같은 심각한 질병이 아니라는 확인을 해볼 필요가 있다. 특별한 원인이 없다면 월경량 조절에 도움이 되는 자연요법(식습관, 보충제, 약초, 생활 방식 변화)을 따르는 게 좋다. 다음에 나오는 내용은 의사들이 주로 실시하는 진단 검사다.

초음파검사

젤을 복부에 바르고 수중음파탐지기를 검사

부위에 대고 움직여 자궁의 이미지가 화면에 나오게 한다. 때로는 질 내부를 검사하기도 한다. 자궁근종 같은 질환이 과다한 월경혈의 원인인지를 확인하는 데 도움이 된다.

자궁경검사

현미경 카메라를 자궁경부 안으로 삽입해 자궁 내부를 검진하는 방법이다. 월경혈이 과다해지는 원인인 폴립 등의 이상이 있는지 확인할 수 있다.

혈액검사

호르몬 불균형이 월경과다의 원인인지를 확인할 수 있다. 혈액 검사를 할 때 빈혈 여부도 검사해달라고 요청하자. 월경혈이 과다하다는 것은 다량의 철분도 체내에서 빠져나가는 것이므로 빈혈이 생겨 피로감이나 무기력증을 느끼게 된다.

면봉검사

골반염 같은 감염이 과다한 월경혈의 원인인 것 같다면 의사는 진단이 맞는지 확인하기 위해 질 면봉 검사를 실시한다.

기존 치료법

약물치료를 받기 전에 우선 월경혈이 과다해진 원인을 찾는 게 중요하다. 의학적 이유가 없다고 하더라도 약물치료 이전에 원인 찾기가 선행되어야 한다. 가령 응혈 조절을 위해 약을 복용하면 자궁근종이 꽤 진행되었다는 사실이 드러나지 않을 수 있다. 만약 출혈이 다른 질병의 승상일 경우 보통 그 질병을 치료하면 월경량도 줄어든다. 다음의 치료법은 특히 기능 장애 출혈에 실시하는 방법이다.

트라넥사믹산tranexamic acid

의사가 월경과다에 처방해주는 약물 중 트라넥사믹산이 가장 효과가 있을 것이다. 이 약은 자궁의 응혈을 개선해 치료 효과를 보인다. 단, 구역질, 소화불량 등이 부작용으로 나타날 수 있다.

피임약

피임약으로 과다한 월경혈을 조절하는 것은 신체의 월경주기에 대한 부담을 줄이는 방법이다. 피임약 복용 주기 사이에 하는 월경은 사실 피임약의 호르몬 때문에 신체에 나타나는 일종의 금단 증상일 뿐 진짜 월경은 아니다. 피임약 복용이 월경과다 문제를 고칠 수 있다 하더라도 구역질, 성욕 감퇴, 우울증, 유방 통증, 혈전 같은 부작용이 동반된다.

프로게스토겐

프로게스테론 생성에 문제가 있어 신체가 에스트로겐 우위 상태일수도 있다는 의사 소견이 나온다면 합성 프로게스테론인 프로게스토겐을 처방받을 것이다. 이 호르몬제는 월경량을 정상적으로 조절하지만 구역질, 여드름, 유방통, 복부

팽만, 감정 기복 등의 부작용을 일으킨다.

메페남산mefenamic acid

출혈을 현저히 줄여준다고 알려진 이 약물은 비스테로이드항염증제에 속한다. 비스테로이드항염증제는 혈액 내 나쁜 프로스타글란딘 수치를 낮춰준다. 이로 인해 자궁 내 염증이 적어지고 혈액 응고가 좋아진다. 결과적으로 혈류량이 줄어든다. 의사는 출혈이 진행되는 동안만 이 약을 처방한다. 메페남산이 효과가 있기는 하나 피로감, 발진, 소화불량 같은 부작용을 동반한다.

다나졸

남성 호르몬 테스토스테론을 변형시킨 합성물질로, 체내 호르몬 균형을 바꿔서 배란이 일어나지 않게 한다. 결과적으로 자궁내막 증식을 막아주므로 월경 기간 동안 월경혈이 적어질 것이다. 부작용에는 성급함, 두통, 여드름, 체중 증가, 목 쉼, 유방 축소, 수염 등이 있다.

성선자극호르몬 방출호르몬 유사물

이 합성 호르몬은 신체를 일시적 완경 상태로 만들어서 월경을 중지시킨다. 부작용에는 열감, 두통, 감정 기복, 질건조증, 불면증이 있다.

프로게스토겐 코일

자궁 내 피임기구로 합성호르몬인 프로게스토겐을 포함하고 있다. 이 물질은 피임기구에서 직접 자궁내막으로 분비돼 자궁내막 증식을 막아서 출혈량을 조절한다. 시간이 지날수록 이 기구 때문에 출혈이 전면 중지되지만 완경기에 들어선 것은 아니다. 계속 배란은 일어나지만 코일이 자궁내막 증식을 막아주므로 월경혈이 나오지 않게 된다.

수술

약물치료로 월경량 조절이 안 된다면 의사는 세 종류의 수술을 제안할 것이다. 첫 번째 방법이자 가장 강도가 약한 수술은 경관확장자궁 소파술D&C이다. 산부인과 전문의가 자궁경관('확장' 부위)을 열어서 자궁의 조직층을 긁어내거나 기구로 빨아들인다. 이 수술은 단기간 효과를 발휘하지만 나중에는 자궁내막이 다시 발달하므로 이 수술을 다시 받아야 한다. 두 번째 수술은 자궁내막절제술이다. 이 수술은 레이저나 열선을 이용해서 자궁내막을 영구적으로 없애는 것이다. 효과적이긴 하지만 생식력이 감소한다. 마지막으로 월경과다를 치료하는 가장 극단적인 방법인 자궁절제술(142쪽 참조)이 있다. 나는 가능하면 이 방법은 피하라고 권한다.

식습관

호르몬 불균형은 월경과다의 가장 흔한 원인이므로 호르몬 균형 식단(63쪽 참조)을 따를 필요가 있다. 특히 커피, 술 등은 월경혈을 증가시키기 때문에 피하는 게 좋다. 피토에스트로겐(35쪽 참조)과 필수지방산(28쪽 참조)을 많이 섭취해야 한다. 두 영양분 모두 좋은 프로스타글란딘 수치를 높여주며 혈류량을 줄여준다.

식단 관리에서 특별히 신경 써야 하는 부분은 육류와 유제품에 들어 있는 포화지방 섭취를 줄이는 것이다. 포화지방이 많은 음식에는 아라키돈산arachidonic acid이 많이 들어 있는데 이 성분은 월경과다를 앓는 여성들에게 높게 나타난다. 아라키돈산은 혈액을 걸쭉하게 만들고 혈류량을 증가시키는 프로스타글란딘 E_2 생성을 촉진한다.

마지막으로, 식사할 때 홍차, 탄산음료, 카페인 음료를 곁들이지 않는다. 이런 음료는 음식에 함유된 철분이 체내로 흡수되지 못하게 한다. 철분은 혈류량 조절에 필수적인 영양소(보충제 부분 참조)이므로 월경에 영향을 끼칠 수밖에 없다.

보충제

양질의 종합비타민과 무기질 보충제를 매일 복용한다. 다음의 복용량을 따를 때 자신이 지금 복용하는 종합비타민에 어떤 영양소가 들어 있는지 우선 확인한다.

• 비타민 A: 연구에 따르면 월경과다로 고생하는 여성들이 비타민 A 결핍이라고 한다. 레티놀이 아니라 베타카로틴으로 섭취한다. 매일 10,000iu 복용한다.

• 비타민 B 복합체: 좋은 프로스타글란딘 생성에 반드시 필요하다. 매일 비타민 B군을 25mg씩 복용한다.

• 바이오플라보노이드가 첨가된 비타민 C: 비타민 C는 모세혈관 강화에 도움이 되므로 혈액 손실을 막아준다. 마그네슘아스코르브산염으로 비타민 C를 섭취한다. 하루 두 번 500mg을 복용한다.

• 비타민 E: 혈액 손실을 줄여준다고 하지만 그 방법은 확실치 않다. 비타민 E가 혈액 응고를 좋게 하거나 특히 에스트로겐 조절에 도움이 된다고 볼 수 있다. 매일 400iu 복용한다.

• 철분: 혈액 손실을 막기 위해서는 혈관이 수축되어야 하는데 철분이 이 수축 과정을 도와준다. 검사 결과 철분 결핍이라면 공복에 아미노산 킬레이트나 구연산염으로 된 철분제를 비타민 C 보충제와 함께 복용한다. 매일 14mg 복용한다.

• 아연: 월경과다가 에스트로겐 과다 분비로 유발된 것이라면 아연이 전반적인 호르몬 균형에 도움을 줄 것이다. 매일 15mg 복용한다.

약초

약초요법을 통해 약물 복용량을 줄이려고 시도해볼 수 있다. (인공 호르몬제를 복용 중이라면 약초요법은 피해야 한다.) 월경주기를 몇 번 거친 후 약초의 효과가 발휘되면 월경량이 조절되는 것을 느끼게 될 것이다. 약초만으로 효과가 나타날 때까지 약 복용량을 조금씩 줄이면 약초로 월경량이 조절되고 주기가 정상화된다. 시간이 지나면 더 이상 약초를 복용하지 않아도 된다.

• 당귀, 레이디스 맨틀: 장기적으로 자궁 기능을 향상시키면서 과다한 혈류량을 줄이고 호르몬

균형을 찾으려면 당귀와 레이디스 맨틀을 사용하자. 당귀는 나쁜 프로스타글란딘 양을 줄이면서 혈액 응고 능력을 향상시키는 데 효과가 있다. 레이디스 맨틀은 자궁 순환을 촉진하고 자궁의 전반적인 건강 상태를 좋게 한다. 이 두 가지를 섞은 팅크제 1티스푼을 소량의 물에 타서 하루 두세 번 마신다. 또는 하루 두 번 두 약초를 각각 캡슐 형태로 300mg 복용한다. 월경 기간을 포함해 한 달 동안 계속 복용한다.

• **수렴성 허브**: 수렴제 역할을 하는 아래의 약초들은 혈관 수축을 도와줘서 혈액 흐름을 조절한다. 수렴성 허브들을 동일한 양으로 조합한 팅크제 1티스푼을 소량의 물에 타서 하루 두세 번 마신다. 매일 이질풀, 골든씰(히드라스티스), 냉이, 서양톱풀을 각각 캡슐 형태로 200~300mg 복용해도 된다.

그 외 자연요법

동종요법

흔히 월경과다에 처방되는 치료제는 라케시스와 혈근초다. 농도 30c로 하루 두 번 최대 3일간 복용한다. 전문가를 만나 증상에 대해 상담을 받으며 도움을 구해도 된다.

침술요법

침술 전문가는 자궁을 지나가는 혈액량을 조절하고 간 기능을 최적화해 혈류량을 관리한다. 간 기능이 활성화되면 오래된 호르몬이 효율적으로 배출된다.

자기 관리

월경과다를 겪고 있는 여성이 건강을 위해 해야 할 가장 실질적인 조치는 바로 운동이다. 운동은 호르몬 균형을 찾고 월경통을 줄이는 데 도움이 될 뿐 아니라 자궁과 몸 전체의 순환을 좋게 해준다. 혈액이 자궁 내에 축적되지 않으면 월경량도 줄어들 것이다.

자궁근종

자궁에 위치한 비암성 종양인 유섬유종, 즉 자궁 근종은 여성의 20%가 앓는 질환이다. 유전되기도 하며 30세부터 완경기 사이의 여성에게 흔히 나타 난다.

자궁근종 자체는 옅은 색깔의 고무공처럼 생겼는 데 완벽하게 둥근 모양은 아니지만 딱딱한 덩어 리를 형성한 세포 다발로 볼 수 있다. 자궁근종은 처음에 한 개의 자궁 세포로 시작해서 나중에 비 정상적으로 쪼개진다.

증상

자궁근층 내 또는 자궁벽에 생기는 크고 작은 자궁근종은 흔하게 나타나는 양성 혹이어서 모르 고 지나치는 경우도 있다. 가령 7개월 태아 크기 만 한 커다란 자궁근종은 월경 기간을 늘리고 월 경량을 과다하게 하며 월경과 다음 월경 사이에 출혈을 일으킨다. 자궁근종이 자궁내막 표면에 증식하면서 쏟아낼 자궁내막의 양을 늘리기 때문 이다. 월경 기간이나 성관계 시 허리나 골반 부위 에 통증이 생기기도 한다. 또는 증상이 전혀 없을 수도 있다. 자궁근종은 생식력에 영향을 끼친다. 내가 만난 환자들 중에는 임신하는 데 어려움을 겪다가 자궁근종이 원인임을 알게 된 여성이 많 다. 자궁근종이 커지면서 자궁을 일그러뜨려 수 정란 착상을 어렵게 하기 때문이다.

원인

자궁근종의 정확한 원인은 밝혀지지 않았지 만 에스트로겐 과다 분비가 자궁근종을 키운다는 사실은 잘 알려져 있다. 과체중인 여성의 경우 지 방 세포가 에스트로겐을 만들기 때문에 자궁근종 이 생길 가능성이 더 높다.

진단

앞서 언급한 증상과 함께 월경과다 증상이 있 고 복부팽만, 변비, 빈뇨가 생기는 경우 또는 임 신이 어려운 경우 병원에 가서 자궁근종이 있는 지 확인해야 한다.

의사는 골반 검사 후 만약 자궁근종이 있다는 결과가 나오면 복부나 질 초음파 검사를 실시해 종양의 크기와 위치를 확인한다.

기존 치료법

자궁근종은 치료하지 않아도 되는 경우가 많 다. 단, 크기가 커져서 월경과다나 변비처럼 원치 않는 증상을 유발하는 경우, 자궁근종이 방광을 누르거나 생식력에 영향을 주는 경우에는 의사가 치료를 권한다.

성선자극호르몬 방출호르몬 유사물

이 약물은 정상적인 호르몬 주기를 방해하면 서 체내 에스트로겐 수치를 낮추고 배란을 방해 해 자궁근종을 줄여준다. 약물을 복용할 때만 효과가 있으며 구역질, 두통, 성급함 같은 부작용을 일으킬 수 있다.

프로게스토겐

프로게스테론 합성 물질인 프로게스토겐이 자궁근종을 줄여준다는 연구 결과는 아직 없지만 의사는 과다한 월경혈(코일 시술을 받을 수 있다), 골반 통증 같은 증상 완화 차원에서 이 합성 호르몬제를 권할 수도 있다. 부작용으로 복부팽만, 울적함, 뾰루지 등 월경전 증후군과 유사한 증상을 일으키곤 한다.

식습관

자궁근종이 커지지 못하게 하면서 증상을 줄이려면 식단 조절이 가장 이상적인 방법이다. 여기

서 제안하는 식이성 권장 사항과 월경과다(121쪽 참조) 부분에서 언급한 보충제 관련 조언을 따르길 바란다. 약초요법과 자기 관리를 포함한 자연요법으로 6개월 내에 호전된 사례가 많다.

자궁근종은 에스트로겐이 과다 분비되면 악화되므로 호르몬 균형 식단(63쪽 참조)을 따라야 한다. 특히 다음의 조언에 귀를 기울이길 바란다.

카페인, 나쁜 지방 제한하기

카페인은 월경량을 늘리고 자궁근종으로 인한 증상을 악화시킬 수 있다. 이에 대해 주목할 만한 연구 결과가 있다. 인스턴트 커피가 쥐의 생식계에 미치는 영향을 알아보는 실험에서 카페인이 쥐의 자궁근종 발달 가능성을 높인다는 결과가 나왔다. 유제품과 육류 같은 동물성 식품에 주로 포함된 포화지방은 필수지방산 흡수를 방해한

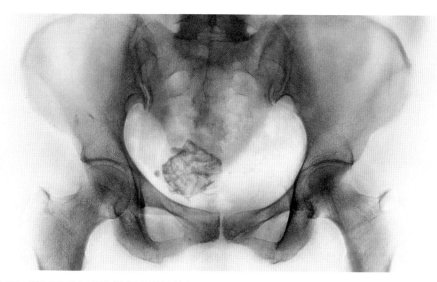

여성 골반 부위의 엑스레이. 분홍색 반점이 자궁근종이다.

자궁근종 수술 치료

자궁근종을 치료하는 가장 강도 높은 방법은 수술이다. 수술을 결정하기 전에 환자 입장에서 관련 정보를 살펴볼 필요가 있다. 다음에 설명하는 각각의 수술 기법에 대해 알고 있는 게 좋다.

어떤 치료법이 자신에게 맞는지 선택하는 데 도움이 되길 바란다. 여기서 명심해야 할 점은 모든 사례 중 최소 절반 정도는 자궁근종이 합병증을 전혀 유발하지 않으므로 그냥 놔둬도 된다는 사실이다.

• 근종절제술: 자궁근종을 제거하는 수술법이다. 자궁근종의 크기와 자궁 내 위치에 따라 수술 여부를 결정한다. 자궁근종이 자궁 내부에서 자라고 있으면서 크기가 2.5cm 이하이면 자궁경 근종절제술을 받게 된다. 그리고 자궁근종이 자궁 외부에 있으면 복부 근종절제술을 받을 것이다. 이 경우에는 의사가 종양 제거를 위해 복부를 조금 절개한다. 두 가지 경우 모두 전신 마취를 하는 수술이다.

근종절제술은 실력 좋은 전문가에게 수술을 받아야 한다. 근종절제술을 서툴게 시행하면 상당한 혈액이 손실될 수 있다. 이런 경우 심하면 자궁절제술을 하게 될 수도 있고 유착(반흔 조직)이 생겨 난임이 될 가능성도 있다. 자궁근종 때문에 임신이 안 된다면 임신 시도 전 6개월 정도 자연요법을 진행하면서 근종절제술을 실시하는 게 최선이다. 임신에 성공하려면 자궁근종을 제거하고 신체를 최적의 균형 상태로 만들어야 한다.

• 자궁절제술: 자궁근종을 치료하는 모든 수술 기법 중에 가장 극단적인 방법이다. 의사들은 종종 개별 자궁근종을 제거하기 위해 근종절제술을 시행하기보다는 자궁 전체를 절제하는 것을 더 쉬운 치료법이라고 생각한다. 하지만 환자 입장에서 자궁절제술(142쪽 참조)에 대한 상세 내용을 잘 살펴본 다음, 이 방법이 최선인지 아닌지 심사숙고해서 결정하길 바란다. 대개의 경우 자궁절제술을 택할 필요가 전혀 없다. 일반적으로 자궁근종은 다른 방법으로도 완전히 치료할 수 있다.

• 자궁내막 절제술: 임신을 원치 않는 상태인데 자궁근종이 월경과다를 일으키고 있다면 자궁내막 절제술을 제안 받을 것이다. 이 수술은 자궁강 안으로 레이저나 열선을 삽입해 자궁내막 조직을 파괴하는 것이다. 이는 회복 불가능한 치료법이므로 차후에 수정란이 자궁에 착상하지 못하게 된다.

• 새로운 수술 기법: 자궁근종을 치료하는 최신 수술 기법 두 가지가 있다. 용해술(레이저 제거술)은 자궁근종 중심부를 레이저로 파괴하는 기법이다. 이 치료법은 자궁근종으로 혈액이 흐르지 못하게 해 자궁근종이 수축해서 사라지게 만든다. 다른 한 가지 기법은 자궁근종 색전술이다. 이 수술은 자궁근종에 혈액 공급을 끊어서 줄어들게 하려고 자궁으로 들어가는 특정 동맥 안에 작은 입자를 주입한다. 이 기법은 감염의 위험을 동반한다.

다. 필수지방은 자궁근종을 치료하는 데 필요하다. 포화지방은 혈중 에스트로겐 수치를 높이므로 육류를 많이 섭취하는 여성들은 푸른 잎 채소를 많이 섭취하는 여성들에 비해 자궁근종 발병 위험에 더 많이 노출된다.

섬유질 섭취 늘리기

섬유질이 풍부한 식사를 하면 필요 없는 에스트로겐이 장을 통해 몸 밖으로 배출된다. 현미, 귀리, 호밀 같은 통곡물과 신선한 과일, 채소 등이 훌륭한 섬유질 공급원이다.

피토에스트로겐 수치 높이기

피토에스트로겐이 풍부한 음식은 혈중 에스트로겐 양을 조절하는 성호르몬결합글로불린이라는 단백질 생성을 촉진한다.

간 보호하기

술, 담배, 파라세타몰paracetamol과 이부프로펜 같은 진통제처럼 간 기능을 위태롭게 하는 물질을 피해야 한다. 오래된 에스트로겐을 능률적으로 제거해주는 간 기능을 지켜줄 필요가 있다.

유기농 제품 구입

자궁근종이 있는 여성은 가능한 한 유기농 식품을 구입해야 한다. 비유기농 식품에 들어 있는 농약에는 제노에스트로겐(19쪽 상자글 참조)이 포함되는데 이 물질은 자궁근종 성장을 부추긴다. 조사에 따르면 자궁 내 다른 조직에 비해 자궁근종 안에 DDT 살충제 성분이 다량 포함돼 있다고 한다.

약초

다음의 약초는 자궁근종을 줄이는 데 효과가 있다. 월경과다 증상이 나타나면 124쪽의 약초에 관한 내용을 참조하자.

• 정조목: 체내 과다 분비된 에스트로겐을 감소시키는 데 효과가 아주 좋다. 월경 기간을 포함해서 한 달 동안 장기적으로 꾸준히 복용한다. 하루 두 번 소량의 물에 팅크제 1티스푼을 타서 마시거나 하루 두 번 캡슐 형태로 200~300mg 복용한다.

• 밀크시슬: 필요 없거나 오래된 에스트로겐을 비활성화시키고 몸 밖으로 방출하게 도와줌으로써 천연 해독 과정을 촉진한다. 하루 두 번 소량의 물에 팅크제 1티스푼을 타서 마시거나 하루 한 번 캡슐 형태로 200~400mg 복용한다.

그 외 자연요법

동종요법

동종요법 치료제는 신체적, 정서적 증상에 특별한 효과를 보이므로 공인된 전문가를 찾아가 상담할 필요가 있다. 동종요법 전문가가 자궁근종에 처방하는 가장 흔한 치료제는 농도 30c의 라케시스와 혈근초(하루 두 번 복용)다. 증상 중에 월경과다가 있다면 이 두 가지 치료제가 월경혈을 조절해준다.

침술요법

침술 전문가들은 자궁근종이 자궁과 간(체내에서 에스트로겐을 씻어냄)에 기와 혈액이 고여 있어서 생긴 것이라고 본다. 자궁근종을 치료하기 위해 생식 기관으로 흐르는 에너지를 높이고 간 기능을 최적화하는 방법을 전문가와 상담한다.

방향요법

호르몬 균형을 찾고 자궁 내 기능 부진을 해결하며 전신을 이완하기 위해 방향요법을 쓸 수 있다. 순환을 촉진시키는 생강 오일, 변비와 월경통이 증상으로 있을 경우 이를 완화시키는 마저럼 오일, 호르몬 균형을 잡아주는 장미 오일을 각각 2방울씩 목욕물에 타서 사용한다. 목욕물에 에센셜 오일을 섞어 사용하는 대신 스위트 아몬드 오일 6티스푼에 장미 오일 6방울, 생강과 마저럼 오일을 각각 4방울 희석해 복부 마사지에 사용해도 된다(120쪽 상자글 참조).

자기 관리

나는 종종 환자들에게 자궁근종은 양성 종양이므로 암의 전조가 아니라는 점을 상기시킨다. 자궁근종이 생식력이나 월경주기에 안 좋은 영향을 끼치지 않는 이상, 자궁근종 제거 수술처럼 강도 높은 치료를 할 필요는 없다. 나는 자연요법과 자기 관리로 자궁근종 치료를 할 수 있다고 생각

한다.

운동

골반 부위의 혈액순환을 개선하면 자궁근종을 예방하거나 종양을 축소시킬 수 있다. 심박동을 빠르게 하면서 혈액순환을 높여주는 어떤 운동이든 자궁근종에 도움이 된다.

과다 지방 태우기

호르몬 균형 식단을 따르고 꾸준히 운동을 하면 체중 감량에도 도움이 된다. 자궁근종은 에스트로겐에 의존하고 지방 세포는 에스트로겐을 생성하므로 건강 지침을 따르는 수준에서 가능한 한 과다 지방을 줄이는 것이 곧 자궁근종 치료를 돕는 방법이다. 체중 감량이 도움이 되는지 알아보려면 343쪽을 참조해 자신의 체질량지수를 확인해보자. 체중 감량이 필요하다고 나온다면 344~349쪽에 나온 방법을 활용한다.

자궁내막증

영국 여성 150만 명과 미국 여성 500만 명가량이 자궁내막증을 앓고 있다(한국은 가임기 여성의 약 10~15% 가량이 자궁내막증을 앓는다 - 옮긴이).

자궁내막증은 자궁내막이 이동해 체내 다른 부위에 자궁내막 조각으로 증식하는 것이다. 가장 흔히 생기는 부위는 골반강(난소와 자궁경부 쪽)이며, 흔하지는 않지만 방광, 장, 폐, 심장, 눈, 겨드랑이, 무릎, 비강에도 간혹 생긴다. 30세 이상의 여성들에게 흔히 나타나는 자궁내막증은 심각한 경우에 해당된다. 자궁내막증 때문에 생식력에 문제를 겪기도 한다.

증상

골반 부위의 통증은 환자의 기력을 떨어뜨리는 가장 대표적 증상이다. 이 통증은 월경이 가까워진 시점이나 월경 기간에만 나타나는 건 아니다. 한 달 내내 통증을 느끼는 여성도 있다. 자궁내막 일부가 장이나 방광 쪽으로 이동했다면 대소변을 볼 때 통증을 느낄 것이다. 자궁내막증이 의심된다면 자신이 경험한 통증을 기록해 주기적으로 통증이 생기는지 확인한다. 통증 패턴을 알아두면 진단에 도움이 된다. 성관계 시에도 통증을 느낄 수 있다(성교통). 이 통증도 자궁내막증의 흔한 증상 중 하나이므로 성교통이 생기면 병원에서 검사를 받아볼 필요가 있다.

골반통과 성교통이 자궁내막증을 확인해줄 가장 확실한 증상이다. 그러나 별개로 봤을 때 아무것도 아니지만 합해서 보면 자궁내막증을 나타내는 증상도 많이 있다. 유감스럽게도 자궁내막증을 앓는 다수의 여성은 여러 가지 증상을 다 겪으므로 쇠약한 상태에 이를 수밖에 없다. 불규칙 월경, 월경과다, 하부요통, 피로, 소화 장애(복부 팽만, 설사, 구역질 등) 같은 증상이 나타나며 임신에도 어려움을 겪는다.

원인

의사들은 자궁내막증의 원인에 대해서 정확한 의견을 내놓지 못하고 있다. 자궁내막의 피가 질에서 쏟아지는 대신 나팔관으로 쏟아지는 '역류월경retrograde menstruation'부터 면역계 이상까지 이론상의 원인은 다양하다. 많은 이론 가운데 어떤 이론이 맞는지 확실히 말할 수 있는 사람은 없지만 아마도 여러 요인이 결합해서 문제를 일으키는 것으로 보인다. 확실히 알 수 있는 부분은 자궁내막증이 유전되는 것으로 보이며 자궁내막증이 에스트로겐 민감성 질환이라는 것이다. 즉, 체내에 에스트로겐이 많을수록 자궁내막증이 있을 확률이 높다. 이는 현대 여성에게 자궁내막증이 증가하는 이유다. 임신 시기를 늦추면 월경 횟수가 늘어나 결국 더욱 많은 에스트로겐에 노출된다.

자궁내막증 단계

월경 기간 동안 쏟아내는 피는 수정란을 받으려고 준비했던 자궁내막이다.

자궁내막증이 생겼을 때 자궁내막 조각들은 자궁 외부에 있다. 이 조각들을 형성한 자궁내막 세포는 자궁내막 자체의 세포와 정확히 똑같은 방식으로 호르몬 촉발제에 반응한다. 이 말은 곧 호르몬이 월경주기 단계의 촉발제 역할을 할 때 모든 자궁내막 세포, 즉 자궁 외부의 자궁내막 세포까지 전부 신호를 전달받아 증식하고 분해되어 떨어져 나가게 된다. 이때 자궁 외부에 생긴 자궁내막 조각들은 피를 배출할 곳을 못 찾고, 결과적으로 갇혀버린 피가 자궁내막증 증상을 일으킨다.

자궁내막증은 크게 네 단계로 나뉜다. 1기(왼쪽 위)는 '최소' 단계로, 골반 내부에 자궁내막 조각이 약간 생겨나는 정도다. 2기(오른쪽 위)는 '경증' 단계다. 이때는 자궁내막 조각 수가 더 많아지고 크기도 커지면서 숙주 조직 속에 깊이 형성된다. 3기(왼쪽 아래)는 '중기' 단계다. 자궁내막 조각 수가 더 늘어나고 더 깊게 고정되면서 골반 부위의 기관들이 말 그대로 같이 붙어버리는 유착이 형성되기 시작한다. 4기(오른쪽 아래)는 '중증' 단계다. 자궁내막 조각이 더 촘촘하고 깊이 형성되면서 신체 기관의 정상적인 기능을 완전히 방해하는 유착이 있다.

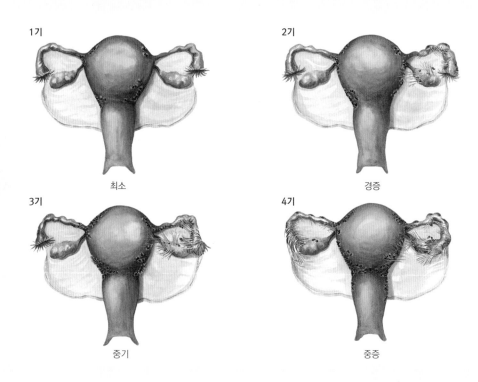

1기
최소

2기
경증

3기
중기

4기
중증

진단

의사가 자궁내막증을 진단하지 않고 넘어가는 경우가 흔하기 때문에 증상이 주기적으로 나타나고 특히 성교통과 극심한 월경통에 시달린다면 의사에게 꼭 검사를 해달라고 요청해야 한다. 다음 내용은 의사들이 주로 사용하는 보편적인 진단 방법이다.

초음파 검사

이 방법으로는 자궁내막증을 진단할 수 없지만 골반강에 생긴 이상은 잡아낼 수 있다. 즉, 자궁내막증을 일으키는 유착과 낭종은 초음파 검사로 확인 가능하다. 그리고 자궁선근증도 초음파 검사로 찾아낼 수 있다. 이 질환은 자궁내막 조각이 자궁의 근육 조직층인 자궁근층에 위치한 것이다. 자궁선근증은 자궁내막증이 악화되었음을 보여주는 확실한 신호이므로 의사는 복강경 검사를 권할 것이다.

복강경 검사

자궁내막증 진단에 절대적인 기준이 된다. 의사가 인체에 무해한 가스를 사용해서 복강을 부풀리기 위해 전신 마취 후 검사를 진행한다. 일단 복부가 팽창되면 의사가 복강경을 이용해 골반 기관을 잘 검진할 수 있다. 복강경은 배꼽 바로 아래를 조금 절개해 그 안으로 집어넣는 얇은 관이다. 의사는 복강경을 사용해 복강 내에 자궁내막 조각이 있는지를 확인한 뒤 레이저로 조각들을 떼어낸다.

기존 치료법

자궁내막증을 치료하는 기존 치료법은 약물(최근 가장 많이 사용하는 약물은 프로게스틴 제제다-감수자)을 사용해 생식 호르몬 분비를 중지시키는 것이다. 월경이 끊기면서 체내 에스트로겐 수치가 줄어든다. 자궁내막증은 복합 질환인 데다 의사의 소견이 생전 경험해본 적 없거나 전혀 알아듣지 못할 내용일 수 있다. 그래도 다른 의사의 소견을 구하는 것을 두려워하지 말자. (자궁내막증을 앓고 있다면 호르몬대체요법은 받지 않는 게 좋다. 상태가 악화될 수 있다.)

다나졸

자궁내막증은 에스트로겐이 있는 상태에서 점점 자라는 것이므로 약한 남성 호르몬을 체내에 넣어주면 배란이 전면 중지되면서 에스트로겐 공급이 끊긴다. 남성 호르몬으로 인해 자궁내막증은 완화되지만 '남성적' 증상이 나타날 수 있다. 눈에 띄게 여드름이 나고, 수염이 자라고, 체중이 증가하며 목소리가 굵어진다. 구역질, 발진, 두통, 울적함 등이 나타나기도 한다.

피임약

중간에 월경을 할 수 있게 휴지기를 두지 않고 연이어 피임약을 복용하면 자궁내막증의 영향을 줄일 수 있다.

성선자극호르몬 방출호르몬 유사물

이 약물은 일시적으로 신체를 완경기로 만들

어 에스트로겐 공급을 중지시킨다. 의사는 이 약물을 주사나 비강 스프레이 또는 피부 바로 아래에 넣는 인공 보형물로 처방할 것이다.

투열요법이나 레이저 수술

약물치료가 성공적이지 않다면 의사는 자궁내막 조각을 태워 없애기 위해 고열을 이용하는 투열요법이나 레이저 수술을 권할 것이다. 앞서 언급된 복강경 검사 시에 이 수술을 시행한다. 가능한 한 많은 자궁내막 조각을 제거하고 유착(자궁내막 반흔조직)과 결합돼 있는 기관을 풀어주는 것이 수술의 목적이다.

자궁절제술

의사는 최후의 선택으로 자궁절제술을 제안한다. 그러나 자궁과 함께 난소를 제거하지 않는 한 자궁내막 조각은 신체 어디서든 다시 자랄 수 있다. 난소가 계속 에스트로겐을 생성하기 때문이다. 자궁내막증이 자궁에 영향을 미치기는 하지만 자궁 자체는 문제가 아니라는 게 중론이다.

식습관

대다수의 의견에 따르면 과다 에스트로겐이 자궁내막증 확산에 중대한 영향을 미치므로 호르몬 균형 식단(63쪽 참조)을 따르는 게 중요하다. 특히 포화지방(28쪽 참조)을 전적으로 멀리해야 한다. 연구 결과에 따르면 붉은색 육류를 덜 먹고 과일과 채소를 더 많이 먹는 여성들에 비해 하루에 한 번 육류를 섭취하는 여성들의 자궁내막증 발병률이 두 배 높다. 한 연구에서는 붉은색 육류 섭취율이 가장 높은 여성들의 자궁내막증 발병 위험이 80~100% 증가했고, 신선한 과일과 채소 섭취율이 가장 높은 여성들의 발병 위험이 40% 감소했다는 결과가 나왔다. 견과류, 씨앗류, 기름진 생선처럼 불포화지방이 풍부한 식품을 고르자.

호르몬 균형 식단을 따르면서 카페인 섭취를 줄여야 한다. 카페인은 이뇨제 작용을 하기 때문에 호르몬 균형에 필수적인 비타민과 무기질 저장분을 고갈시킨다. 하루 두 잔 이상의 커피를 마시는 여성들의 자궁내막증 발병률이 증가한다는 연구 결과를 눈여겨볼 필요가 있다. 커피 대신 허브티와 민들레차를 마시면 좋다. (민들레는 체내 과다 에스트로겐을 제거해주는 간 기능에 큰 도움을 주는 것으로 잘 알려져 있다.)

보충제

과다 에스트로겐을 줄여서 이 질병과 싸울 힘을 키우고 증상도 완화시킨다. 이미 복용 중인 종합비타민제와 무기질 보충제의 성분을 고려해 복용해야 한다.

• 비타민 B 복합체: 간이 에스트로겐 과잉분을 비활성화시키도록 도와주고 항염증제 기능을 하는 좋은 프로스타글란딘 생성을 돕는다. 비타민 B1은 월경통 강도를 상당히 낮춰준다. 매일 비타민 B군을 25mg씩 복용한다.

• 바이오플라보노이드가 첨가된 비타민 C: 이 항

산화제는 신체가 자궁내막 조각을 파괴하도록 도와준다. 바이오플라보노이드는 민무늬근(가로무늬가 없는 근육. 운동이 활발하지 않은 부분에 발달하며, 쉽게 피로를 느끼지 않는 성질을 가진 불수의근) 이완과 염증 예방에 효과가 있다. 마그네슘아스코르브산염으로 하루 두 번 1,000mg 복용한다.

- 비타민 E: 자궁내막증의 주요 증상인 월경통과 과다한 월경혈을 줄여준다. 매일 400iu 복용한다.

- 마그네슘: 자궁은 근육이다. 마그네슘은 근육 이완제 역할을 하므로 증상으로 나타나는 통증을 줄여준다. 매일 300mg 복용한다.

- 아연: 호르몬 균형에 중요한 역할을 할 뿐 아니라 지방산을 좋은 프로스타글란딘으로 변환하는 데도 큰 도움을 준다. 매일 15mg 복용한다.

- 오메가-3 지방산: 염증과 복통을 완화해주는 좋은 프로스타글란딘 생성에 필요하다. 매일 최소 700mg의 EPA와 500mg의 DHA가 포함된 어유 1,000mg을 복용한다.

약초

식단과 보충제 관리에 변화를 주면서 효과를 보는 동안 약초는 호르몬 수치를 정상화하고 자궁내막증의 특정 증상을 이겨내는 데 도움을 준다. (월경통을 줄이려면 114쪽의 약초를 참조하자.)

약초는 강력한 약제이지만 조제약에 비하면 기능 면에서 한층 섬세한 면이 있다. 처음에는 보통의 통증제와 약초 치료제를 섞어서 써보자. 신체가 약초만 사용해서 증상을 해결할 때까지 통증제 투약을 서서히 줄인다. 이 기간은 개인차가 있다. 호르몬 균형을 회복하기 위해 영양과 보충제 관련 조언을 따르고 치료가 잘 진행되면 결국 약물뿐만 아니라 약초 치료제까지 완전히 끊을 수 있다.

다음에 나오는 약초들을 3~6개월간 복용한다. 이 기간 동안 증상이 전혀 나아지지 않으면 환자 특유의 체질을 개선해줄 약초 전문가와 상담한다.

- 정조목: 다량의 프로게스테론 생성에 효과가 있다. 이 호르몬은 과다 에스트로겐을 조절한다. 하루 두 번 소량의 물에 팅크제 1티스푼을 타서 마시거나 하루 두 번 캡슐 형태로 200~300mg 복용한다.

- 민들레 뿌리: 건강한 간 기능에 중요한 역할을 한다. 하루 두 번 소량의 물에 팅크제 1티스푼을 타서 마시거나 매일 캡슐 형태로 200~400mg 복용한다.

- 에키나시아: 면역력이 약하면 자궁내막증이 생길 수 있다. 에키나시아는 훌륭한 면역 증강제 역할을 한다. 10일간 이 약초를 복용하다 3일간 중지하고 다시 10일간 복용하는 식으로 복용을 이어간다. 하루 두세 번 소량의 물에 팅크제 1티스푼을 타서 마시거나 매일 캡슐 형태로 300~400mg 복용한다.

- 밀크시슬: 간이 최상의 기능을 유지하도록 도와서 오래된 과다 에스트로겐을 해독하게 한다. 이미 할 일을 끝낸 에스트로겐은 체내를 재순

환하면서 자궁내막 조각을 찾아 증식시키기 때문에 간의 해독 기능이 중요하다. 하루 두 번 소량의 물에 팅크제 1티스푼을 타서 마시거나 매일 캡슐 형태로 200~400mg 복용한다.

그 외 자연요법

동종요법

하복부 통증을 줄이기 위해 일반적으로 동종요법 전문가가 처방하는 것은 농도 30c의 라케시스와 30c의 칼카레아다. 둘 다 하루 두 번 복용한다.

침술요법

흔히 자궁내막증과 연관된 혈은 귀, 복부, 팔목, 발, 다리, 등에 있다. 침술 전문가는 이런 혈을 치료하고 환자의 특정 체질과 관련된 다른 혈들을 치료한다.

방향요법

규칙적으로 에센셜 오일로 복부 마사지를 하면 자궁내막증과 관련된 심한 복통을 완화시킬 수 있다. 116쪽에 설명된 방법을 따르면 된다. 스위트아몬드 오일 6티스푼에 클라리 세이지, 로만 캐모마일, 마저럼, 재스민, 로즈 앱솔루트 오일로 만든 혼합액 15방울을 희석한 다음 마사지한다. 아니면 각 에센셜 오일을 1~2방울 따뜻한 목욕물에 넣고 20분간 몸을 담가 통증을 가라앉힌다.

자기 관리

면 생리대 사용

탐폰에는 다이옥신(환경 에스트로겐)이 포함돼 있다. 그리고 탐폰은 혈액이 체내에서 흘러나가는 것을 방해한다. 표백하지 않은 유기농 면 생리대를 사용하자.

체중 관리

연구에 따르면 일반적으로 정상 체중의 여성에 비해 과체중 여성의 체내에 에스트로겐이 더 많다. 체중을 최적의 상태로 유지하려면 342쪽에 있는 지침을 따른다.

운동

운동으로 골반 부위의 혈액순환을 높이면 월경통이 줄어들고 호르몬 균형이 유지되며 스트레스가 감소된다. 자궁내막증 상태가 중증이라 유산소 운동이 불가능하다면 요가가 훌륭한 대체 운동이 될 수 있다(137쪽 참조).

마음 편하게 갖기

스트레스는 자궁내막증 통증을 악화시킨다. 몇몇 전문가들은 스트레스가 자궁내막증을 유발할 수 있다는 견해를 내놓기도 한다. 규칙적인 명상을 통해 잠을 더 잘 자고 스트레스를 줄이며 통증을 이겨낼 수 있다.

자궁내막증에 좋은 요가

스트레스와 긴장 때문에 자궁내막증이 악화되므로 원기 회복과 진정 효과가 있는 요가가 증상 완화에 큰 역할을 한다. 요가는 생식 기관의 순환을 촉진하기도 한다. 헐렁하고 편안한 옷을 입고 매트나 두꺼운 수건 위에서 최소 10분간 매일 연습한다. 절대 무리하지 않는다.

• 몸에 활력을 주는 호흡: 똑바로 서서 발을 모은다. 손가락을 깍지 낀 후 손바닥을 아래로 해 턱 아래 둔다. 팔꿈치를 모은다. 다섯을 세는 동안 코로 숨을 들이마신다. 숨을 들이마시면서 팔꿈치를 양옆으로 가능한 한 높이 들어올리면서 손바닥을 펴되 손가락은 계속 깍지 상태를 유지한다. 목구멍에서 호흡을 느낀다. 머리를 뒤로 젖힌다. 입으로 숨을 완전히 내쉰다. 팔꿈치와 손바닥을 다시 모으고 머리를 원래대로 둔다. 한 번 더 반복한다.

• 산 자세: 엄지발가락끼리 닿고 뒤꿈치가 약간 벌어지게 발을 모으고 선다. 팔을 편하게 양옆으로 늘어뜨린다. 발가락을 쫙 펴서 늘인다. 양 무릎이 앞을 향하게 서서 골반의 균형을 유지한다. 척추를 위쪽으로 계속 쭉 늘이면서 가슴을 편다. 어깨를 떨어뜨리고 목 뒤쪽을 늘인다. 이 자세를 1분간 유지한다. 몸을 다시 푼 다음 한 번 더 반복한다.

• 옆구리 스트레칭: 다리를 엉덩이 너비만큼 벌리고 양발을 나란히 한다. 숨을 들이마시면서 오른팔을 위로 들어올린다. 숨을 내쉬면서 몸을 부드럽게 왼쪽으로 구부

린다. 이때 왼손은 왼쪽 다리를 타고 아래로 미끄러지듯 내려간다. 무리하지 않는다. 자연스럽게 호흡하면서 다섯을 셀 동안 그 자세를 유지한다. 할 수 있으면 열까지 세도 좋다. 숨을 들이마시면서 천천히 원래 자세로 돌아온다. 숨을 내쉬면서 천천히 팔을 내리고 긴장을 푼다. 반대쪽으로도 똑같이 한다. 전 과정을 총 5번 반복한다.

• 고양이 자세: 두 손과 양 무릎을 바닥에 대고 자세를 잡는다. 체중이 고르게 분배되게 한다. 천천히 숨을 들이마시며 복부 근육을 끌어당기고 등을 천장 쪽으로 당기고 몸을 구부려 활 모양을 만든다. 턱을 가슴 쪽으로 당긴 상태에서 다섯을 세며 자세를 유지한다. 천천히 숨을 내쉬면서 이번에는 배 부위를 바닥 쪽으로 낮추면서 고개를 들어 천장을 본다. 계속 숨을 내쉰다. 머리, 목, 척추를 처음 위치로 되돌리면서 다시 숨을 들이마신다. 천천히 움직이고 절대 무리하지 않는다. 총 5번 반복한다.

• 아기 자세: 매트 위에 무릎을 꿇고 발뒤꿈치가 바로 엉덩이 아래에 오게 편안히 앉는다. 무릎을 약간 벌리고 발가락을 붙여 허벅지가 V 모양이 되게 한다. 상체를 앞으로 굽혀서 허벅지를 덮도록 몸을 접는다. 양팔은 앞쪽으로 편하게 뻗는다. 가능하다면 이마를 바닥에 댄다. 무릎을 약간 벌려도 되지만 엉덩이는 발뒤꿈치와 떨어지지 않게 한다. 스물을 세거나 편안하다면 한동안 긴장을 풀고 그 상태로 있는다. 천천히 몸을 일으켜 원래 앉아 있던 자세로 돌아온다.

자궁내막암 예방

자궁내막암은 자궁내막, 주로 점액분비세포에 생기는 질병으로 여성에게 발생하는 암 가운데 4위를 차지한다.

52세 이후에 완경을 겪거나 12세 이전에 월경이 시작된 여성은 그렇지 않은 여성보다 자궁내막암에 걸릴 위험이 더 높을 수도 있다. 월경과다, 무월경 같은 월경 문제가 있는 경우, 아이를 갖지 않은 경우, 에스트로겐 함량이 높은 약을 복용하는 경우, 비만, 고혈압, 유방암이나 난소암, 결장암 가족력이 있는 경우 등이 자궁내막암 발병 인자로 여겨진다.

가족력이야 어쩔 수 없지만 충분히 통제할 수 있는 위험 인자가 많다. 과체중이라면 체중 감량을 위해 최선을 다하고, 필요하다면 혈압을 낮추기 위해 조치를 취해야 한다. 그리고 호르몬 관련 약물치료에 의존하기보다는 자연스럽게 신체가 호르몬 균형을 유지하도록 노력해야 한다. 물론 기존 치료를 자연요법으로 바꾸기 전에는 늘 의사와 상의해야 한다. 호르몬 균형 식단(63쪽 참조)과 보충제, 무월경에 좋은 약초 치료제(119쪽 참조)가 도움이 될 것이다. 그리고 금연, 알코올 섭취 줄이기, 규칙적인 운동 등으로 발병 위험을 최소화할 수 있다.

비정상 출혈은 가장 흔한 자궁내막암 초기 증상 중 하나이므로 월경혈이 평소 같지 않거나 양이 과다할 경우, 월경과 월경 사이에 또 출혈이 있거나 완경기인데 월경혈이 나올 경우에는 반드시 검사를 받아야 한다. 자궁내막암 증상에는 하부요통, 복통도 포함된다. 핏기가 도는 묽은 분비물이 나오고 질 출혈이 뒤따를 수도 있다. 자궁내막암은 50세 이상의 여성에게 흔히 나타나므로 이 연령의 여성은 자궁에 이상 종양이나 덩어리가 있는지 매년 골반 초음파 검사를 받아야 한다.

초기에 찾아내기만 하면 대개의 자궁암은 완치될 수 있으며 치료 효과는 거의 평생 지속된다.

자궁내막증식증

불규칙한 월경, 월경과다, 오랜 출혈(7일 이상 과다한 월경혈이 나옴)이 모두 자궁내막증식증의 증상이다. 통계상으로 경미한 자궁내막증식증이 있는 여성 가운데 1~4%는 자궁내막암에 걸린다. 자궁내막증식증이 많이 진행된 경우라면 20% 이상까지 수치가 올라간다. 자궁내막증식증은 건강에 큰 위협을 가하는 질병이므로 치료법에 관해 의사와 상담해야 한다. 자궁내막을 쏟아내도록 의사가 처방하는 약물을 복용하거나 자궁내막 제거 수술을 받아야 할 것이다. 또는 무월경에 좋은 보충제(118쪽 참조)를 복용한다. 자궁내막이 떨어져 나가게 하는 약물을 복용하는 중이 아니라 수술을 받은 경우라면 약초 치료제를 복용해도 된다.

자궁탈출증

자궁은 일련의 근육과 조직 덕분에 제자리에 고정돼 있다. 그런데 이 지지 조직이 약해지거나 느슨해지면 자궁이 질 속으로 '떨어진다'. 이를 자궁탈출증이라 한다.

자궁탈출증은 질 바깥에 단단한 혹이 있는 것 같은 느낌을 준다. 특히 서 있을 때 심하다. 하부요통, 자제할 수 없는 스트레스, 복부의 둔중한 감각, 변비, 성교통 등의 증상을 겪는 여성도 있다.

　신체의 지지 조직을 약화시키는 어떤 것이든 탈출증을 일으킬 수 있다. 가령 완경기의 에스트로겐 수치 감소, 흡연 등이 그렇다. 시간이 오래 걸린 난산 또한 발병률을 높이며 변비, 만성 기침, 과체중, 너무 무거운 것 들어올리기 등도 원인이 된다.

기존 치료법

　의사는 내진이나 초음파 검사를 통해 자궁탈출증을 진단한 뒤 다음의 치료법을 권할 것이다.

페서리 Pessary

　경미한 자궁탈출증의 경우 의사는 자궁을 제자리에 고정시키기 위해 링 모양의 폴리에틸렌 페서리를 삽입하기도 한다. 3~12개월에 한 번씩 페서리를 교체해야 한다.

버지널 콘 Vaginal cone

　탐폰처럼 삽입하는 버지널 콘은 골반저근을 사용해 자궁을 고정시킨다. 매일 일정 시간 동안 버지널 콘을 사용하면 된다. 이런 식으로 자궁을 제자리에 고정해주는 근육을 강화할 수 있다.

수술

　자궁을 다시 정상 위치로 매다는 수술을 받을 수도 있지만 대체로 의사가 제안하는 보편적 외과적 해결법은 자궁절제술(142쪽 참조)이다. 자궁절제술을 결정하기 전에 가능한 한 모든 대안을 시도해보기를 권한다. 수술은 최후의 선택이 되어야 한다.

　자궁탈출증이 중증이어서 신체 조직이 몸 밖으로 튀어나온다면 수술과 함께 영양 섭취, 약초 치료제, 자연요법을 병행해야 한다. 자궁탈출증이 경미한 수준이라면 수술을 고려하기 전에 141쪽에 나오는 골반저 운동, 버지널 콘과 함께 6개월간 자연요법을 시행해보자. 착실히 치료에 임하고 상황이 잘 따라준다면 이 기간 동안 공격적인 의학적 치료 없이도 문제를 바로잡을 수 있을 것이다.

식습관

　자궁탈출증은 호르몬 문제는 아니지만 완경기 즈음 호르몬 수치가 뚝 떨어질 때 악화될 수 있으므로 신체를 최상의 상태로 유지하기 위해 호르몬 균형 식단(63쪽 참조)을 따르기를 권한다. 특히 변비를 예방하기 위해 섬유질을 많이 섭취해야 한다(근육이 과도하게 긴장하면 자궁탈출증이 악화될 가능성이 있다). 통곡물과 아마씨도 많이 먹는 게 좋다. 매일 과일과 채소를 다섯 번씩 먹는다. 변비 예방 차원에서 물 종류를 꾸준히 섭취하는 것도 중요하다. 다만 지나치게 섭취하면 안 되고 반드시 방광을 자주 비워야 한다. 방광에 압박이 커지면 골반저에 무리가 갈 수 있다.

비타민 C, 바이오플라보노이드, 비타민 A가 풍부한 식품은 자궁의 지지 조직을 강화하는 데 도움이 된다. 이런 식품에는 콜라겐(인대와 뼈가 완전한 상태를 유지하게 해주는 단백질)이 풍부하게 포함돼 있기 때문이다. 양파, 파슬리, 콩류, 감귤류, 베리류, 포도를 많이 섭취하고 녹차를 마시자.

보충제

다음의 영양소와 함께 종합비타민과 무기질을 보충해야 한다. 자신이 기존에 복용하는 종합비타민제에 함유되어 있는지 확인해보자.

• 비타민 A: 체내에 콜라겐이 생성되도록 도와준다. 베타카로틴으로 비타민 A를 복용한다. 매일 25,000iu 복용한다.

약초

다음 약초들을 같은 비율로 섞어 만든 팅크제 1티스푼을 소량의 물에 타서 하루 두세 번 마신다. 캡슐을 선호한다면 하루 두 번 각 약초를 캡슐 형태로 300mg씩 복용한다.

• 당귀: 자궁 순환을 높여주고 자궁에 영양분을 주며 자궁 전반의 건강을 유지해준다.

• 폴스유니콘루트, 레이디스 맨틀: 이 약초들은 골반저의 약해진 근육을 강화하는 데 탁월한 효과를 보인다.

• 쇠뜨기: 플라보노이드가 들어 있어 자궁 내 연결 조직을 강화하는 데 도움을 준다.

• 라즈베리 잎: 자궁 근육, 골반 부위 근육에 탄력을 주는 알칼로이드 성분인 프라그린fragrine이 들어 있다.

그 외 자연요법

동종요법

일반적으로 세피아 30c, 백두옹 30c, 또는 벨라도나 30c는 기타 체질 치료제와 더불어 자궁탈출증에 처방되는 약제다. 묵직하게 아래쪽을 향하는 압박감이 하복부에 있을 때 이를 완화시키기 위해 각각의 약제를 매일 두 번 복용한다.

침술요법

침술 전문가는 약해진 비장의 기를 높이기 위한 치료를 시행한다. 이 치료는 탈출된 기관을 제자리로 올려주는 데 도움이 된다.

정골요법

정골요법 전문가는 전반적으로 근육과 골격을 재조정해주는 한편 자궁탈출증을 악화시키는 부적절한 근육 패턴을 확인하고 바로잡는다.

방향요법

로즈메리나 후추 오일로 매일 복부를 마사지한다. 이렇게 하면 골반 부위의 통증이 줄어들고 자궁 순환이 좋아진다. 스위트아몬드 오일 6티스푼에 이 두 가지 오일 중 하나를 택해 14방울을 섞어 희석한 다음 손바닥에 몇 방울 떨어뜨려 116쪽에 나와 있는 방법대로 복부를 마사지한다. (두 가지 오일을 각각 7방울 섞어 사용해도 된다.)

자기 관리

건강 유지하기

근육과 인대에 불필요한 부담을 주지 않기 위해 체중을 최적 상태로 유지하는 게 중요하다. 자신의 체격에 알맞은 체중을 찾는 방법은 343쪽을 참조한다. 그리고 가능한 한 기침이 나지 않게 주의한다. 기침이 심해지면 골반저에 압력을 줄 수 있으므로 곧바로 치료해야 한다.

골반저 운동

—

골반저 운동 또는 케겔 운동은 질 벽에 있는 근육을 강화시켜서 자궁탈출증을 예방한다. 이 운동을 시작하기 전에 우선 자신의 골반 근육을 인지할 수 있는지 확인한다. 화장실에 가서 소변을 보다가 소변이 멈추도록 힘을 줘보자. 이때 사용되는 근육이 골반 근육이다. 다음 과정을 매일 여러 번 시행해보자.

① 골반저근을 천천히 수축시킨다. 둘을 세는 동안 그 상태를 유지한다(열을 셀 수 있을 때까지 꾸준히 연습한다). 힘을 푼다. 10번 반복한다. 끝나면 2단계로 넘어가기 전에 1분간 쉰다.
② 가능한 한 빠르게 골반저근을 조였다 풀었다 30번 반복한다.

자궁절제술

자궁절제술은 여성들에게 시행되는 흔한 외과적 처치 중 하나다. 미국에서만 연간 60만 건의 수술이 실시된다. 그런데 이 수술은 정말 필요한 것일까? 치료 목적으로 제안하는 가장 손쉬운 방법이 아닐까?

자궁절제술은 여성의 생식 기관 일부 또는 전부를 제거하는 수술이다. 주변에 자궁절제술을 받은 여성을 간혹 보긴 하지만 정작 자신이 수술 권유를 받는다면 어떻게 해야 할지, 뭘 해야 할지 판단하기 쉽지 않을 것이다. 우선 나는 대다수의 자궁절제술이 불필요하다는 점을 명확히 하고 싶다. 내가 여태껏 봐왔고 지금도 매일 보고 있는 수많은 사례가 이를 증명한다. 의사들은 대체로 월경과다, 자궁근종, 자궁내막증, 자궁탈출증, 골반염 등의 치료 때문에 자궁절제술을 권유한다. 그런데 이러한 질병 모두 자연요법과 다른 형태의 의학적 치료법으로 충분히 치료되는 경우가 많다. 자궁절제술은 이 모든 질병에 대한 영구적 해결책이 되긴 하나 자궁이나 난소에 암이 생기거나 출산 후 합병증이 생기지 않는 한 자궁 절제가 항상 유일한 답은 아니다.

이 책을 읽는 독자가 무슨 일이 있어도 꼭 기억해야 하는 조언이 있다. 생식 기관 일부나 전부를 제거하려는 극단적 조치를 취하기에 앞서 부디 다른 모든 대안을 고려하길 바란다. 수술이 꼭 필요한지 의사에게 물어보고 대안은 무엇인지,

수술 여부에 따른 결과는 어떠한지도 물어보자. 물론 스스로 여러 가능성을 가늠해볼 필요도 있다(체크리스트 참조). 어떤 것도 액면 그대로 받아들이지 말고 자궁절제술이 자신에게 최적의 선택이라는 확신이 들 때까지 충분히 숙고의 시간을 가진다. 성급하게 판단할 필요는 없다.

체크리스트

다음 질문에 '아니오'라는 대답이 하나라도 있다면 수술을 재고해봐야 하지 않을까?

□ 자녀를 더 이상 낳지 않을 계획인가?
□ 증상 때문에 일상생활에 어려움이 있는가?
□ 모든 자연요법을 시도해봤는가?
□ 조기 완경에 대처할 준비가 되었는가?
□ 이 수술을 받지 않으면 생명이 위태로운가?

외과적 처치

자궁절제술은 절개와 전신 마취가 필요한 대수술이다. 입원 기간도 길고 수술 후에도 몇 주간 고통이 계속된다. 이 수술로 인해 예기치 못한 신체적, 성적, 심리적 변화가 갑작스레 찾아올 수도 있다. 그리고 더 이상 아이를 가질 수도 없다. 난소를 제거했다면 갑자기 완경기 증상을 겪게 될 것이다. 요실금이 생기고 체중도 증가한다. 이 모든 변화는 에스트로겐 수치 감소로 나타난 결과다. 자궁절제술을 선택할 수밖에 없는 상황이라

면 어떤 유형의 수술을 받을지 고려해야 한다.

　다음은 현재 시행 가능한 네 가지 유형의 자궁절제술이다. 가장 염두에 두어야 할 점은 가능한 한 절제 부위를 최소화하는 것이다. 그리고 자궁절제술은 대수술이다. 수술대에 오르기 전 스스로 상태 조절을 잘 해야 수술에도 잘 대처할 수 있고 회복 속도도 높일 수 있다.

부분 자궁절제술

　자궁절제술 가운데 최소 수준의 외과적 처치다. 자궁만 제거하고 나머지 생식 기관은 남겨둔다. 자궁경부가 제자리에 남아 있으므로 질탈출증(자궁이 아래쪽으로 쏠리면서 질과 함께 질 밖으로 나오는 증상)의 위험이 줄어든다. 성관계의 만족도는 지속될 것이다.

전 자궁절제술

　자궁과 자궁경부를 모두 제거하는 수술이다. 회복되기까지 최소 3개월이 걸린다. 이 수술 이후에는 예전보다 오르가슴에 도달하기 어려워질 수 있다. 자궁경부가 제거되므로 자궁경부세포 검사는 더 이상 받지 않아도 된다. 난소는 온전히

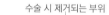

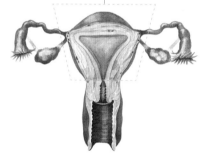

부분 자궁절제술

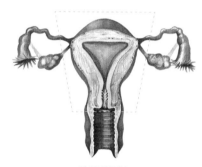

전 자궁절제술

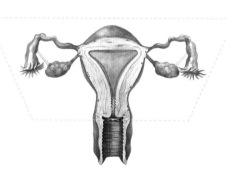

양측난소난관절제술을 동반한 전 자궁절제술

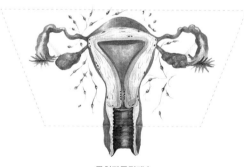

근치자궁절제술

남아 있기 때문에 곧바로 완경기 증상을 겪을 가능성은 적다.

양측난소난관절제술을 동반한 전 자궁절제술

자궁과 자궁경부뿐만 아니라 난소와 나팔관까지 모두 제거하는 수술이다. 아직 완경기에 이른 환자가 아니라면 수술 이후 즉시 호르몬대체요법을 받아야 하고 장기간 치료를 지속해야 한다. 난소를 제거한다는 말은 곧 갑자기 완경기로 들어선다는 뜻이기 때문이다. 따라서 젊은 나이에 이 수술을 받게 되면 그만큼 호르몬대체요법을 받아야 하는 기간이 길어진다. 대략 50세까지 지속해야 한다.

근치자궁절제술

가장 광범위한 자궁절제술이다. 생식 기관뿐 아니라 자궁경부, 질 상부 조직, 골반 림프절까지 전부 제거한다. 의사는 자궁경부암 치료를 목적으로 할 때만 이 수술을 제안한다. 근치자궁절제술은 방광, 요로, 장을 손상시킬 수 있다. 수술 후 회복 기간은 최소 3개월이다.

비외과적 처치

복부 절개 없이 실시하는 자궁절제술도 있다.

질식 자궁절제술

만약 자궁이 크지 않다면 복부 절개보다는 질 내부 절개를 통해 자궁과 자궁경부를 제거할 수 있다. 이 수술의 소요 시간과 수술 후 회복 기간은 복부 절개 자궁절제술보다 짧다.

복강경을 이용한 질식 자궁절제술

이 수술은 매우 복잡하다. 골반강 안을 보기 위해 복강경을 사용한 다음, 자궁과 자궁경부를 잘라서 질을 통해 제거한다.

난소 제거 효과

난소를 제거하는 자궁절제술을 받으면 곧장 완경기로 들어서게 된다. 수술 이전에 이 점에 대해 정확히 이해하고 있어야 한다. 그래야 최대한 마음의 준비를 할 수 있다.

완경기에는 난소가 만들어내는 에스트로겐 양이 서서히 줄어드는데, 수술로 인해 난소가 제거되면 에스트로겐 공급이 갑자기 끊긴다. 경우에 따라서 이 상황이 신체적, 정서적 쇼크가 될 수 있다. 수술을 받은 시기가 50세 이상이면 이미 체내 에스트로겐 수치는 낮아져 있어 갑작스러운 완경기 증상(열감, 식은땀, 감정 기복 등)을 덜 경험할 것이고 의사도 더 이상 조치를 취하지 않을 것이다. 그러나 50세 이전의 환자라면 의사는 호르몬대체요법을 처방한다. 자연스럽게 완경기가 되는 50세가 될 때까지 호르몬대체요법을 받아야 한다.

난소를 계속 지키고 있으면 조기 완경을 예방할 수 있는지를 묻는 환자들이 많다. 난소를 온전한 상태로 유지하고 있으면 완경을 피할 가능성은 있다 해도 수술 이후 난소에 혈액이 공급되는 데 변화가 생겨 자궁절제술 후 5년 이내에 완경기에 들어설 확률이 높다. 하지만 장담컨대 난소를 계속 지키고 있으면서 완경기를 늦추는 자연요법을 시행하면 더 오래도록 건강한 기분으로 지낼 수 있다.

자궁절제술과 호르몬대체요법 유형

—

자연 완경으로 완경기 증상을 경험하는 여성은 일반적으로 에스트로겐과 프로게스테론이 조합된 호르몬대체요법을 제안받는다. (에스트로겐은 자궁내막을 증식시키므로 에스트로겐만 처방받으면 자궁암 발병 위험이 높아질 것이다.) 그러나 자궁절제술 이후 자궁암 발병 위험이 더 이상 없는 상태라면 의사는 에스트로겐만으로 호르몬대체요법을 시행한다. 호르몬대체요법이 신체에 어떤 영향을 끼치고 어떤 약물을 처방받는지 알고 싶다면 285쪽을 참조하라.

식습관

이 책 앞부분에서 과일과 채소를 많이 섭취하며 카페인을 끊으라고 조언했다. 이 조언은 건강과 면역력을 키우는 데 도움을 줘서 수술 후 감염 확률이 줄어들게 한다. (감염은 모든 외과적 처치의 위험 요인이다.) 병원에 있는 동안에는 여러 가지 약물을 투여받을 것이다. 수술 시에 투여받는 마취제부터 수술 후 복용하는 진통제까지 다양한 약을 접하게 된다. 간은 이 모든 약물의 독성 물질을 체내에서 제거한다. 따라서 수술을 받아야 한다는 말을 듣는 순간부터 술을 끊어야 한다. 수술을 기점으로 간이 정신없이 바빠질 때를 대비해 한동안 휴식 시간을 줄 필요가 있다.

보충제

신체가 가능한 한 빠른 시간 내에 회복되려면 충분한 영양분이 필요하다. 바로 보충제 복용으로 영양분을 체내에 비축할 수 있다. 면역 증강제 비타민 C(바이오플라보노이드가 포함된 것) 1,000mg, 구연산아연 30mg, 숙성마늘 캡슐 1,000mg을 매일 복용한다. 양질의 프로바이오틱스(37쪽 상자글 참조)도 복용한다. 프로바이오틱스는 면역계의 일부를 구성하는 건강한 균이 장 속에 쌓이게 해준다. 그리고 수술과 관련해 투여받는 항생 물질이 장에 미치는 나쁜 영향을 상쇄시킨다. 최대 100억 마리의 활생균이 포함된 프로바이오틱스를 골라야 한다.

약초

• 에키나시아: 강력한 면역 증강제로 감염을 예방하는 세포독성 T세포 백혈구 세포의 활동을 높여준다고 증명되었다. 수술 날짜를 잡자마자 이 약초를 복용하는 게 좋다. 단, 10일간 지속적으로 복용하다 1주일간 중지하고 다시 10일간 복용하는 패턴을 따른다. 연구에 따르면 지속적으로 복용하지 않을 때 에키나시아가 더 효과를 보인다고 한다. 하루 세 번 소량의 물에 팅크제 1티스푼을 타서 마시거나 하루 두 번 캡슐 형태로

300~400mg 복용한다.

그 외 자연요법

동종요법

수술 전후로 동종요법 전문가를 만나 회복 속도를 높일 수 있는 개인 맞춤 치료제를 받는다. 수술 날짜가 다가오면 아르니카 30c를 매일 여러 번 복용한다.

방향요법

수술 후 통증을 완화하고 치료와 숙면에 도움을 준다. 병실에 라벤더와 저먼 캐모마일 오일을 약간 뿌리거나 잠자기 전에 베개나 이마에 몇 방울 뿌려도 된다. 라벤더 오일은 심신을 편안하게 하는 데 효과가 있을 뿐 아니라 항균 효과도 있어 감염을 막는다. 목욕물에 몇 방울 떨어뜨리면 좋다.

자기 관리

비타민 E 오일 사용

비타민 E 오일 사용에 대해 의사에게 문의한 뒤 괜찮다는 답변을 들으면 수술 전후로 피부에 직접 비타민 E 오일을 바른다. 이 오일은 상처 치료 효과가 좋아서 흉터를 줄여준다. 비타민 E 캡슐에 구멍을 뚫거나 병에 든 순수 비타민 E 오일을 몇 방울 떨어뜨려 하루 두 번 상처 부위 또는 수술한 부위에 발라준다.

감정 조절

자궁절제술 이후 개인마다 대응 방식이 다를 것이다. 자궁절제술은 삶에 큰 변화를 일으키는 경험이므로 마음의 준비를 해야 한다. 금세 건강해지고 원기가 회복되었다고 느끼는 여성이 있는가 하면, 자신의 중요한 일부를 강탈당했다고 느끼는 여성도 있다. 이러한 상실감은 그 감정을 말로 표현하고 분출함으로써 슬픔의 과정을 겪어낼 필요가 있다. 상담을 받아도 괜찮지만 일단 수술 전에 가까운 친구나 가족, 연인에게 도움을 받는다. 수술을 받은 후 아무 판단 없이 자신의 이야기를 들어주고 필요할 때 도움을 줄 준비가 돼 있는 사람들이 곁에 있어야 한다.

자궁경부

자궁에서 가장 아래쪽에 있는 자궁경부는 모든 생식 기관에 이르는 입구 역할을 한다.
자궁경부 관리는 자궁경부 자체뿐만 아니라 나머지 생식계를 위해서도 매우 중요하다.

자궁경부는 질과 자궁 사이의 통로다. 자궁경부의 좋은 점액 분비물(22쪽 참조)은 몸 밖에 있는 세균, 바이러스, 기타 감염 세균 같은 해로운 병원균으로부터 모든 생식 기관을 보호해준다.

되기도 한다. 따라서 정기적으로 자궁경부 세포검사(149쪽 참조)를 받아야 한다. 자궁경부에 생기는 기타 이상에는 무해한 자궁경부 폴립(자궁경부 입구에서 바깥으로 자라난 혀 모양의 돌기), 양성 자궁경부낭종이 있다.

어떤 문제가 생길 수 있을까?

신체 모든 부분과 마찬가지로 자궁경부 역시 생식 생활 전반에 걸쳐 계속 건강한 상태로 유지될 수도 몇몇 질병에 감염될 수도 있다. 구체적으로 자궁경부에 생기는 질병은 이상세포증식(암으로 발전될 가능성이 있음), 일반 감염, 성전염성질환 Sexually Transmitted Disease, STD(164쪽 참조)이다.

흔히 나타나는 이상은 자궁경관염이다. 보통 이 질환은 장시간 탐폰 착용 등으로 인한 자궁경부 염증, 질 감염이나 성전염성질환 등으로 유발된다. 대개의 경우 항생제 사용으로 말끔히 치료된다. 그러나 자궁경부 조직에 이상 변화가 생기는 자궁경부이형성증은 보다 심각한 질병이라 할 수 있다. 이 질병 자체는 특정 증상을 보이지 않으나 암으로 발전할 가능성이 있다. 치료하지 않고 놔두면 자궁경부암 초기 단계인 상피내암이

자궁경부 관리

자궁경부는 생식계에서 중요한 위치를 담당하는 부위이므로 건강하게 유지하는 것이 무엇보다 중요하다. 자궁경부에 문제가 생기지 않게 하는 예방법, 건강 유지 방법 몇 가지를 살펴보자.

식단 관리

연구에 따르면 지나친 음주, 과체중, 정제 식품과 포화지방과 당분 과잉 섭취로 인해 자궁경부의 건강을 비롯한 모든 신체 건강과 호르몬 건강이 영향을 받는다. 그러므로 호르몬 균형 식단(63쪽 참조)을 따르는 게 중요하다.

비타민 B군 다량 섭취

녹황색 채소와 감귤류에 들어 있는 비타민 B군

은 자궁경부 건강에 필수다. 특히 엽산 결핍은 자궁경부에 비정상적 세포 변화를 일으킬 가능성을 높인다. 특히 피임약을 복용 중이라면 엽산 보충제 복용이 더 중요하다. 피임약은 자궁경부의 세포 분열 속도를 높여 이상을 일으킬 수 있다. 비타민 B가 풍부한 음식을 다량 섭취하는 동시에 엽산 400㎍, 비타민 B군을 25mg씩 매일 복용해야 한다.

우엉뿌리 복용

이 약초 치료제는 자궁경부에 생기는 암 발병 전 변화를 예방하거나 변화 상태를 바꾸는 데 효과가 있다고 알려져 있다. 약초학자들의 의견에 따르면 신선한 상태로 사용할 때 가장 효과가 좋으나 건조시켜 사용해도 활성 요소가 그대로 작용한다고 한다. 자궁경부암이 염려된다면 팅크제(하루 두세 번 소량의 물에 팅크제 1티스푼을 타서 마심)나 매일 캡슐(500~700mg)로 복용한다. 생우엉뿌리를 달여서 먹어도 된다. 카페인 많은 차나 커피를 대신해서 음용하기 좋은 건강한 음료다. 냄비에 물 4컵과 얇게 썬 생우엉뿌리 2큰술을 넣고 뚜껑을 닫은 채 약한 불로 10분간 끓인다. 식힌 다음 걸러내 하루 두 번 1컵씩 마신다. 남은 즙은 뚜껑 있는 용기에 넣어 24시간 동안 냉장 보관할 수 있다.

주의 깊게 관찰하기

정기적으로 자궁경부 세포검사를 받는 것뿐만 아니라 평소에 이상 증상이 있는지 관찰하는 것도 중요하다. 성교통, 이상한 냄새가 나는 분비물, 일반적인 호르몬 변동과 관련 없는 분비물 증가 또는 이례적인 건조증, 성관계 후 출혈, 갑작스러운 하혈, 지속적 골반 통증 등의 증상이 있는지 확인해야 한다. 이상의 증상이 있다면 바로 병원에 가보는 게 좋다.

안전한 성관계

콘돔 사용은 생식기 혹을 유발하는 인유두종바이러스Human papiloma virus, HPV처럼 자궁경부에 영향을 주는 성전염성질환 예방에 도움이 된다. 무엇보다도 성관계 전에 상대방의 성생활에 대해 아는 게 중요하다.

금연

흡연은 암을 일으키는 자궁내막 세포 변이인 이형성증 발병 위험을 높인다. 흡연자라면 하루빨리 금연하자.

질 세정하지 않기

질 세정은 하지 않는 게 좋다. 자궁경부점액의 점도와 보호 능력에 영향을 줄 수 있기 때문이다. 때로는 점액뿐만 아니라 자궁경부도 손상시킬 수 있다. 목욕이나 샤워는 괜찮지만 그 이상은 좋지 않다. 다른 인위적 개입 없이도 질은 자정 작용을 통해 깨끗한 상태를 충분히 유지할 수 있다.

건강 돌보기

건강한 생활 방식을 따른다. 앞서 언급한 여

러 가지 노력에 덧붙여 생활 속에서 건강을 돌보는 노력 역시 꼭 필요하다. 운동 부족과 스트레스는 자궁경부 세포를 포함한 모든 신체 세포에 나쁜 영향을 미친다. 자궁경부의 건강을 향상시키고 긴장 완화에 도움을 얻기 위해 다음에 소개하는 요가를 매일 연습한다.

자궁경부에 좋은 요가

—

요가 자세 중 구두수선공 또는 재단사 자세는 자궁경부의 유연성과 골반 부위 전반의 순환에 도움을 준다. 조용한 장소에서 이 자세를 연습해보자. 움직임에 제약을 주지 않는 헐렁하고 편안한 옷을 입고 한다. 복사뼈가 바닥에 닿아 아프다면 수건을 겹쳐서 깔고 연습한다.

① 바닥에 매트나 담요를 깔고 벽에 등을 기대어 앉는다. 편안하게 앉아 다리를 앞으로 뻗는다. 무릎을 굽히고 발을 최대한 몸쪽으로 가까이 붙인다. ② 허벅지 안쪽이 당길 때까지 양 무릎을 부드럽게 바깥쪽으로 벌리며 발바닥을 마주보게 붙인다. 발목을 살짝 잡되 등은 계속 곧게 펴진 상태로 벽에 기댄다. 발목을 잡은 상태로 허리를 곧게 펴고 있기 힘들다면 종아리 부위를 잡는다. 무릎에 반동을 주지 말고 그 자세 그대로 편하게 있는다. 심호흡을 한다. 편안함이 느껴지는 동안 계속 코로 숨을 들이마시고 입으로 숨을 내쉰다.

자궁경부 검사

20세기 중반 미국에 거주하던 그리스인 의사 게오르기오스 파파니콜라오우Georgios Papanikolaou가 '팹 테스트Pap test'를 개발했다. 이 검사는 자궁경부암을 찾아낼 목적으로 자궁경부 세포의 변이를 확인하는 검진 방법이다.

가임기 여성 대부분은 평생 동안 적어도 한 번은 자궁경부 검사를 받을 것이다. 의사는 검경이라는 작은 기구를 질 안에 삽입해 자궁경부 표면의 세포를 약간 채취한다. 기존에는 이 세포를 유리 슬라이드에 펴 발랐다. 이 과정 때문에 '팹스미어테스트(자궁경부도말검사)'라는 명칭이 붙었다. 요즘에는 세포를 알코올 용액에 넣은 다음 실험실에 보내 검사한다. 연구원은 실제 자궁경부암뿐만 아니라 자궁경부암 위험 인자인 성전염성질환(164쪽 참조)과 자궁경부이형성증 여부까지 확인한다.

팹스미어테스트

팹스미어테스트를 받았다면 실험실 전문 연구원이 현미경으로 세포를 검사하고 비정상적 변화 정도에 따라 세포들의 등급을 매긴다. 눈에 띄는 변화가 발견되면 의사는 환자에게 질경검사를 받으라고 권한다.

최근 수년간 팹스미어테스트의 정확도가 정밀 조사를 받고 있는 실정이다. 잘못된 분석 결과를 받은 여성들이 적지 않다. 도말 표본이 비정상이라는 검사 결과를 받았지만 사실은 정상인 경우도 있고, 슬라이드의 세포에 문제가 보이는데도 도말 표본이 정상으로 나오는 경우도 있다.

문제는 팝스미어테스트 분석 절차가 반복적이고 힘들다는 점이다. 그래서 현재 의사들은 자궁경부에서 긁어낸 세포를 알코올 용액에 넣는 방법을 많이 사용한다. 긁어낸 표본에서 세포 잔해를 걸러내 비정상 세포가 형광 염료로 색이 밝아지게 만든다. 과학자들이 사용하는 방법에는 컴퓨터 세포 스크리닝computer cell screening도 있다. 이 검사는 인력으로 인한 시행착오 범위를 줄여주기는 하나 육안으로 확인해야 하는 화면 분석 과정은 여전히 필요하다.

팝스미어테스트가 항상 100% 정확하지는 않지만 자궁경부 이상의 60~85%는 잡아낼 수 있으므로 초기 치료의 가능성을 높여준다.

검사 결과의 의미

팹테스트나 팝스미어테스트 결과 경미하거나 중간 정도 단계의 자궁경부 세포 변이가 나왔다면 의사는 인유두종 바이러스 검사를 할 것이다. 이 바이러스는 생식기 혹을 유발하며 여성에게 나타나는 비정상 자궁경부 세포 변이를 일으킨다. 자궁경부이형성증의 원인이 된다고 볼 수 있다. 인유두종 바이러스 검사 결과 음성이라고 나온다면 6개월 이내에 팝스미어테스트와 인유두종바이러스 검사를 다시 받아야 한다. 두 번째

검사 역시 음성이라고 나온다면 자궁경부 이상이 진전되지 않은 셋이므로 통상적으로 의사는 더 이상의 치료를 제안하지 않는다. 자궁경부암 발병 위험이 낮기 때문이다.

그러나 인유두종 바이러스 검사 결과 양성으로 나온다면 의사가 질경검사를 제안할 것이다. 이 검사를 통해 세포 변화를 보다 철저히 분석할 수 있다. 의사는 질경검사를 시행하기 위해 소량의 아세트산(사실상 식초 성분)을 질에 주입한다. 이렇게 하면 비정상 세포는 질경을 통해 하얗게 보이므로 의사가 그 세포들을 찾아낼 수 있다.

그러나 인유두종 바이러스가 있는 대다수 여성은 자궁경부이형성증을 앓지 않는다. 면역계가 이 바이러스를 억제하고 있어서다. 하지만 30세가 넘어가면 이 바이러스가 자궁경부이형성증 발병 위험을 점점 더 높이므로 정기적으로 자궁경부 팝스미어테스트를 받아야 한다.

암으로 발전하지도 않고 어떤 문제도 일으키지 않는 경미한 세포 변화가 있다는 진단을 받는 여성들도 많다. 대개의 경우 비정상 세포 성장은 정상 수준으로 돌아간다. 도말 표본에서 자궁경부암이 있다고 나왔을 때 어떻게 대처해야 하는지를 이어서 살펴볼 것이다. 더불어 자궁경부암에 걸리지 않도록 예방하는 방법도 알아보자.

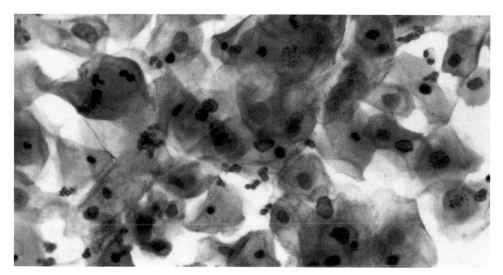
팹테스트의 자궁경부 세포

세포 변화의 유형

CIN은 자궁경부 상피내 종양cervical intraepithelial neoplasia의 약자다. 이는 비정상 도말 표본의 심한 정도를 등급으로 나타낸 국제적 분류 체계다. 말하자면 자궁경부 표면에 새로 생긴 비정상 세포의 수를 측정하는 분류법이다.

- CIN I: 경증 이상 세포 증식
- CIN II: 중간 단계 이상 세포 증식
- CIN III: 중증 이상 세포 증식(상피내암). 중증이긴 하지만 이상 세포가 아직 자궁경부 표면에 있다. 치료하지 않은 채 놔두면 이상 세포가 표면 아래로 퍼져 들어가 골반 기관으로 침투할 수 있다. 그렇게 되면 침윤성 자궁경부암이 된다.

자궁경부암 예방

자궁경부에 이상 세포가 있다는 말을 들으면 극심한 두려움을 느낄 수도 있다. 그러나 이 말이 꼭 자궁경부암에 걸렸다는 뜻은 아니다. 자궁경부암으로 발전하지 않게 하는 방법은 수없이 많다.

매년 전 세계적으로 약 37만 건의 자궁경부암 진단이 내려진다. 이 질병의 주요 위험 인자는 인유두종 바이러스다. 이 바이러스에 걸릴 위험을 높이는 것은 무엇이든 그 자체로 자궁경부암의 위험 인자가 된다. 이른 성생활(어린 세포는 바이러스가 유발하는 자궁경부 손상을 일으키기 더 쉽다), 약한 면역력이 위험 인자로 작용한다. 게다가 니코틴이 자궁경부 세포 손상을 유발하므로 흡연 역시 개별적 주요 위험 인자다.

증상과 진단

성관계 후 하혈을 한 적이 있거나 월경과 월경 사이에 하혈과 지속적 질 분비물이 있다면 곧바로 병원에 가야 한다. 자궁경부이형성증을 배제하기 위해 팝스미어테스트를 요청하면 된다. 무해한 자궁경부미란과 자궁경부 폴립 역시 월경 사이에 하혈을 유발하므로 미리 나쁜 소식을 예상할 필요는 없다. 의사는 자궁경부에 이상 세포 성장이 있는지 확인하기 위해 질경검사를 실시한다. 그리고 이상이 발견되면 생체 검사로 세포가 암성인지 확인한다.

기존 치료법

비정상 세포 변화 진단이 나온 후 의사는 이상 정도에 따라 환자에게 가장 적절한 치료법을 제시한다. 다음은 자궁경부이형성증이 자궁경부암으로 발전하지 않게 하는 방법이다.

투열요법

상피내 종양CIN 자궁경부 조직 표면 세포의 이형성 정도에 따라 세 등급으로 나눈다. 의사는 열을 이용해 비정상 표면 세포를 신속하고 손쉽게 파괴한다. 환자는 부분 마취만 한다. 투열 요법은 최대 3주까지 출혈이 있기도 하지만 매우 효과적인 치료법이며 이상 세포 변화가 재발할 가능성이 거의 없다. 이후 6개월에 한 번씩 자궁경부 검사를 받고 의사의 소견에 따라 1년에 한 번으로 검사 기간을 늘릴 수 있다. 레이저로 세포를 태우는 레이저 수술, 소형 탐침으로 세포를 얼리는 저온 수술 역시 자궁경부의 외부 표면 이상 치료에 적합하다.

원뿔생검

때로는 자궁경부의 감염 세포를 열로 파괴하는 대신 잘라내야 하는 경우도 있다. 이를 원뿔생검(추형생검)이라 한다. 세포가 명확히 보이지 않을 경우 종종 이 치료법이 시행된다. 부분 마취, 또는 전신 마취 후 실시한다. 원뿔생검이란 이름이 붙은 이유는 의사가 자궁경부에서 원뿔 모양의 조직을 추출하기 위해 뜨거운 고리를 사용하기 때문이다. (잘라낸 조직은 원뿔 모양이다. 질에서 가장 가까운 곳에서 제거된 부위가 자궁경부 접합점에서 떼어낸 조직보다 넓어서 그렇다. 질 경상부의 원래 모양을 따르기 위해 조직을 잘라내는 방식이다.)

원뿔생검은 치료법이자 진단 기법이다. 치료 차원에서 비정상 세포를 잘라내고(재발 가능성이 거의 없다) 그 조직을 정밀 분석하기 위해 실험실로 보낸다. 치료 후 조직이 치유되는 동안 최대 3주간 약간의 출혈이 있을 수 있다.

백신

자궁경부암을 예방하기 위해 십대 소녀들도 백신 접종을 받을 수 있게 되었다. 보통 12~13세의 소녀들이 백신 주사를 맞는데 이는 인유두종 바이러스(150쪽 참조) 감염을 막기 위한 조치다. 이 예방 접종에 대해서는 논쟁의 여지가 많다. 몇몇 보고에 따르면 이 백신 주사 때문에 구역질, 근육 무력증, 고열, 어지럼증, 저림 등의 수많은 부작용이 생길 수도 있다고 한다. 게다가 더욱 우려되는 점은 몇몇 의사들이 보고한 사례. 백신 주사를 맞은 소녀 중에 마비, 경련, 시각 장애를 겪는 경우가 있었다고 한다. 이런 부작용들은 일반적으로 맞는 다른 백신들과 유사하고 매우 드물다. 최근 연구 결과들에서는 맞지 않는 여성들과 그 부작용 빈도 차이가 없었다. 영국은 세계에서 가장 빨리 국가백신으로 접종을 시작했다.

식습관

영양은 자궁경부이형성증 예방에 중대한 역할을 한다. 몇몇 연구에 따르면 올바른 영양 균형은 비정상 세포 변이를 전적으로 바꿔놓을 수도 있다고 한다.

다른 무엇보다도 면역력을 높이기 위해 항산화제를 섭취해야 한다. 특히 베타카로틴이 중요하다. 이 성분은 자궁경부암에 걸린 여성에게 상당히 부족하다고 한다. 주황색 채소와 과일은 베타카로틴 함유량이 높으므로 여타 밝은 색깔의 과일과 채소 중에 당근, 고구마, 칸탈로프 멜론 등을 먹는 게 좋다. 그리고 브로콜리, 케일, 양배추 등의 푸성귀도 훌륭한 채소 공급원이다. 또 다른 항산화제 영양소는 바로 비타민 C(감귤류, 껍질콩 등)와 E(견과류, 씨앗류, 푸른 잎 채소), 아연(콩류, 견과류, 전곡)과 셀레늄(생선, 조개, 곡물, 마늘)이다.

그리고 엽산(푸른 잎 채소, 황색 채소, 감귤류)이 풍부한 식품을 식단에 가득 채워야 한다. 중요한 비타민 B군인 엽산은 비정상 세포의 변이를 늦춘다고 한다.

보충제

다음 보충제의 최우선 목표는 자궁경부암으로 발전할 수 있는 인유두종 바이러스와 자궁경부이형성증을 물리치는 힘을 신체에 보태주는 것이다. 자신이 복용하는 종합비타민제에 다음의 영양소가 부족하다면 매일 종합비타민과 무기질 보충제를 추가로 복용하자.

• 비타민 B 복합체: 연구에 따르면 비타민 B6 결핍과 자궁경부암 사이에는 큰 연관성이 있다고 한

다. 자궁경부암에 걸린 여성의 4분의 1 또는 3분의 1에게는 비타민 B6라는 중요한 영양소가 충분하지 않다고 한다. 비타민 B군은 팀으로 기능을 발휘하므로 비타민 B 복합체를 골라야 한다. 매일 각 비타민 B군을 25mg씩 복용한다. 단, 엽산은 예외로 둘 수 있다(아래 설명 참조).

• 바이오플라보노이드가 첨가된 비타민 C: 연구에 따르면 자궁경부이형성증이 있는 여성은 비타민 C가 부족하다고 한다. 이 비타민은 비정상 세포 변화를 막는 데 도움을 주는 강력한 항산화제이자 신체가 감염과 싸울 수 있게 하는 일반적인 면역력 강화제다. 하루 두 번 마그네슘아스코르브산염으로 500mg 복용한다.

• 엽산: 놀랍게도 엽산 결핍이 혈액 검사에는 나타나지 않지만 자궁경부 세포를 긁어낸 부분에서는 나타난다. 엽산이 부족하면 자궁경부에 비정상 세포 변이가 일어나기 때문이다. 피임약을 복용 중이라면 엽산 섭취가 더 중요하다. 매일 엽산 800μg 복용한다.

• 셀레늄, 아연: 이 두 가지 항산화제는 모든 신체 세포의 기능과 건강을 유지하는 데 필수다. 매일 셀레늄 200μg, 구연산아연 50mg을 복용한다.

• 카로틴: 앞서 언급했듯 베타카로틴은 자궁경부암 예방에 중요한 영양소다. 그런데 다른 카로틴 역시 중요하기는 마찬가지다. 토마토와 기타 붉은 과일, 채소(레드벨 고추 등)에는 리코펜 lycopene이라는 카로틴이 함유돼 있다. 자궁경부이형성증을 예방하거나 상태를 정상으로 되돌리는 데 베타카로틴보다 리코펜이 더 효능을 발휘한다

는 의견을 내놓는 전문가도 있다. 보충제를 복용할 때 여러 가지 카로틴을 골고루 섭취해서 최대한 도움을 받아야 한다. 매일 카로틴 50,000iu을 복용한다.

약초

약초는 강력한 항바이러스성 물질을 체내에 공급한다. 자궁경부이형성증 대부분은 바이러스(150쪽 참조)로 유발되기 때문에 이 질병에 대항하는 데 약초의 효능을 이용할 수 있다. 다음의 복용량은 각 약초의 개별 정량이다. 병용효과並用効果를 얻고 싶다면 각 약초를 같은 비율로 섞어 만든 팅크제를 하루 두 번 소량의 물에 1티스푼을 타서 마시는 것이다.

• 황기: 수많은 바이러스에 효과적 해독제 역할을 한다고 한다. 셀레늄이 풍부한 토양에서 가장 잘 자라는 이 약초는 셀레늄 수치를 높이는 데도 도움을 준다. (셀레늄은 중요한 항산화제 중 하나다.) 하루 두 번 소량의 물에 팅크제 1티스푼을 타서 마시거나 매일 캡슐 형태로 500∼900mg 복용한다.

• 고양이 발톱: 인유두종 바이러스와 싸우는 백혈구의 활동을 증진시키는 데 도움이 된다. 강력한 항산화제이며 항암물질의 역할도 한다. 하루 두 번 소량의 물에 팅크제 1티스푼을 타서 마시거나 매일 캡슐 형태로 500∼900mg 복용한다.

• 에키나시아: 강력한 항바이러스성 약초로 신체가 인유두종 바이러스와 싸울 수 있게 도와준

다. 연구에 따르면 에키나시아는 잠깐씩 복용을 중지하는 게 보다 효과적이라고 한다. 따라서 10일간 복용하다가 일주일 중지하고 다시 10일간 복용하다 중지한다. 하루 세 번 소량의 물에 팅크제 1티스푼을 타서 마시거나 하루 두 번 캡슐 형태로 300~400mg 복용한다.

• 골든씰: 면역력 증강제로 강력한 항균제 역할을 할 뿐 아니라 자궁경부의 세포 이상을 줄이거나 없애는 데 효과를 보인다. 하루 두 번 소량의 물에 팅크제 1티스푼을 타서 마시거나 매일 캡슐 형태로 300~600mg 복용한다.

• 서양측백: 인유두종 바이러스는 콘딜로마(생식기 혹)를 유발하는데 서양측백이 이 콘딜로마에 효과가 있다. 따라서 이 강력한 항바이러스성 약초가 인유두종 바이러스 퇴치에 도움이 된다고 볼 수 있다. 하루 두 번 소량의 물에 팅크제 1티스푼을 타서 마시거나 매일 캡슐 형태로 500~900mg 복용한다.

자기 관리

대개의 경우 자궁경부이형성증은 성전염성질환으로 볼 수 있다. 성 경험이 없는 여성이 이 질병에 걸릴 가능성은 극히 낮다. 그러므로 안정적으로 오래된 관계가 아니라면 성관계 시 항상 콘돔을 사용한다. 하지만 유감스럽게도 콘돔이 인유두종 바이러스 감염을 완전히 차단하지는 못한다. 바이러스가 성기 주변 피부 세포에 계속 살아있기 때문이다. 그러므로 생식기 혹이 있는 상대와의 잠자리는 피하고 성관계 상대 수를 제한하는 게 좋다.

질

**질은 전반적인 생식 건강의 지표가 된다. 질을 건강하게 유지하고 있다면
나머지 생식계도 건강하게 관리하고 있는 셈이다.**

질은 락토바실리lactobacilli라는 좋은 유산균이 정교한 균형을 이루는 생태계의 거점 역할을 한다. 락토바실리는 질을 산성 환경(감염을 막아줌)으로 유지하도록 도와주고 건강에 해로운 세균을 지속적으로 퇴치해준다. 건강한 질은 세균과 싸우기 위해 자동 조절 방식으로 철저히 깨끗한 상태를 유지한다. 이런 상태의 질은 입속보다 더 깨끗하다.

일부 여성들은 평균치보다 적은 수의 건강한 균을 갖고 있다. 이들은 감염 위험이 평균보다 높긴 하지만 이밖에도 건강한 생태계의 균형을 깨뜨리는 요인은 여러 가지다. 다수의 성관계 상대, 질 감염, 좋든 나쁘든 모든 세균을 전소시키는 항생제 등이 그 요인이다.

정상적인 상황에서 질 벽은 해로운 미생물을 차단하기 위해 산성 점액을 분비한다. 질의 생태계가 어지럽혀지면 질은 청결을 유지하려고 점액을 과다 분비하고 이로 인해 해로운 분비물이 생긴다. 질 분비물에 변화가 생기는 것은 감염의 신호일 뿐 아니라 전반적인 호르몬 불균형이나 낭종의 신호이기도 하다.

문제가 생겼을 때

가장 흔한 질 감염은 질염이라 불리는 이스트 감염(질 진균 감염)이다(161쪽 참조). 클라미디아Chlamydia와 임질Gonorrhea 같은 성전염성질환(164쪽 참조)과 일반적인 질 감염 역시 질 건강에 심각한 영향을 끼친다.

질 관리

질 건강을 위해 해야 할 가장 중요한 일은 좋은 균이 충분히 활동할 수 있도록 깨끗한 위생 상태를 유지하는 것이다. 질 입구를 정기적으로 씻지 않으면 분비물이 쌓여서 해로운 세균을 끌어들이게 된다. 앞서 언급했듯 질 세정은 권하지 않는다. 질을 세정제로 씻어내면 산성-알칼리성 균형이 흐트러져 알칼리성이 강해진다. 이런 상태에서는 건강한 균이 죽기 시작한다. 수많은 세정제에는 질 내막을 자극하는 향수나 비누가 포함돼 있다. 질을 깨끗하게 유지하려면 물로만 헹궈내면 된다. 160쪽의 질 건강 관리법 10가지를 참조하자.

골반염

—

골반염증성질환Pelvic Inflammatory Disease, PID은 생식 기관에 생기는 감염을 설명할 때 사용하는 용어다. 감염은 질뿐만 아니라 난소, 나팔관, 자궁에도 생길 수 있다. 골반염증성질환의 증상은 수많은 질 감염 증상과 유사하지만 증상의 정도가 훨씬 심하다. 고열을 동반하기도 한다. 골반염증성질환은 생명을 위협할 수도 있으므로 이 질병에 걸린 것 같다면 즉시 병원에 가야 한다.

질 감염

질은 따뜻하고 습한 환경을 갖추고 있으므로 원치 않는 침략자들에게 완벽한 번식지가 될 수 있다. 질의 보호 기전이 어떤 이유 때문에 제대로 기능하지 않을 때 질 감염이 생긴다.

질 감염의 유형

질염thrush이 아닌 질 감염으로 병원을 찾는 경우 두 가지 유형 중 하나일 가능성이 높다. 가장 흔한 첫째 유형은 세균성 질염bacterial vaginosis, BV이다. 세균성 질염은 해로운 세균이 질 내에 이상 증식해서 생기는 것으로 질의 생태계에 알칼리성이 증가해서 생긴 결과물이다. 무방비 상태의 성관계, 다수의 성관계 상대, 피임 때문에 사용하는 자궁 내 장치intrauterine device, IUD, 질 세정, 질 방취제 사용 등이 모두 질 내 산성-알칼리성 균형을 깨뜨릴 수 있다.

두 번째 유형은 질트리코모나스증(질편모충)이다. 이 유형은 감염된 상대와 성관계 시 미세 기생충(원생동물)이 질 안에 전달돼서 생기는 성전염성질환이다.

증상

세균성 질염은 증상이 전혀 안 나타날 수도 있지만 악취나 비린내가 나는 회색 또는 누런색 분비물을 경험하는 여성들도 있다. 성관계 후에 이 분비물이 더 뚜렷이 눈에 띌 것이다. 성관계 시 질 주변에 통증이 생기고 소변을 볼 때 약간 화끈거림을 느낀다. 질트리코모나스증 역시 눈에 띄는 증상이 안 나타나는데 간혹 질 주변이 따끔거리고 거품이 있는 비릿한 냄새의 변색된 분비물이 나오기도 한다.

월경 기간 외에 이런 증상이 있으면 즉시 병원에 가야 한다. 특히 임신을 준비한다면 세균성 질염이 유산을 일으킬 수 있으므로 반드시 진찰을 받아야 한다. 의사는 면봉으로 질의 세균 샘플을 채취해 검사실에 보낼 것이다. 검사 결과 양성으로 나온다면 의사는 환자의 성관계 상대도 검진을 받으라고 권할 것이다.

기존 치료법

두 가지 질 감염 모두 처방받은 약물로 치료가 가능하므로 반드시 의사에게 검사를 받아야 한다.

항생제

세균성 질염에 보통 독시사이클린doxycycline이나 클린다마이신clindamycin을 처방한다. 두 약물은 구역질, 구토, 기타 위장 장애를 일으킬 수 있다.

항균제

메트로니다졸metronidazole이라는 약물은 혐기성 세균을 효과적으로 없애주는 항균제다. 이 약은 세균성 질염과 질트리코모나스증 치료에 사용한다.

식습관

건강하고 균형 잡힌 식사를 하면 신체의 산성-알칼리성 균형을 유지할 수 있다. 좋은 균이 들어 있는 담백한 유기농 생요구르트 섭취도 도움이 된다. (플레인 요구르트를 질에 바를 수도 있다.) 설탕이 잔뜩 들어 있는 과일 요구르트와 바이오유 음료는 피한다. 마찬가지 이유로 감염 기간에는 알코올 섭취도 금해야 한다. 당분이 들어 있는 음식은 모두 해로운 세균을 증식시키고 알코올은 면역력을 떨어뜨린다.

베타카로틴은 체내에서 비타민 A로 전환되어 면역력 증강에 도움을 준다. 노란색, 주황색, 빨간색 과일과 채소 모두 베타카로틴의 훌륭한 공급원이다.

보충제

보충제를 복용하면 신체 내부 조직이 강화돼 감염 확산을 막고 면역력을 높일 수 있다. 감염 기간 동안과 회복 후 4주간 다음의 보충제를 복용한다. 매일 복용하는 종합비타민제와 무기질 보충제에 어떤 영양소가 포함돼 있는지 확인한다.

• 비타민 B 복합체: 감염 세포를 대체하는 건강한 세포가 형성되도록 도움을 준다. 매일 각 비타민 B군을 25mg씩 복용한다.

• 바이오플라보노이드가 첨가된 비타민 C: 신체 조직을 강화하고 면역력을 높이는 데 도움을 준다. 하루 두 번 마그네슘아스코르브산염을 1,000mg 복용한다.

- 비타민 E: 강력한 면역 증강제다. 질 주변이 따끔거린다면 비타민 E 캡슐을 열어서 그 부위에 유액을 부드럽게 발라준다. 매일 400iu 복용한다.
- 아연: 강력한 면역 증강제로 치료 속도를 높여준다. 매일 30mg 복용한다.
- 프로바이오틱스: 보충제를 복용해서 질 내에 좋은 균이 다시 확보될 수 있게 해야 한다. 항생제를 복용 중이라면 프로바이오틱스는 다른 날에 복용한다. 원한다면 구강 프로바이오틱스를 복용할 때 효과를 배가시키기 위해 좋은 균이 포함된 질 좌약을 동시에 사용해도 된다. 매일 최대 100억 마리의 활성균이 들어있는 프로바이오틱스를 복용한다.

약초

수많은 약초는 면역계를 튼튼하게 해줄 뿐만 아니라 세균 퇴치에도 도움이 된다. 감염이 진행된 시기에는 다음의 약초가 좋다. 마늘을 제외한 나머지 약초를 동률로 섞어 팅크제로 만들어 하루 세 번 소량의 물에 1티스푼 타서 마신다. 또는 감염이 치료될 때까지 각 약초를 300mg씩 매일 복용한다.
- 매발톱나무: 베르베린berberine이라는 알칼로이드가 포함되어 있어 세균 감염과 균류 감염을 치료하는 데 효과가 있다.
- 에키나시아, 몰약: 두 약초는 강력한 항균 효과를 발휘하므로 감염과 싸워 이기는 데 큰 도움을 준다. 복합 팅크제를 쓸 때 에키나시아를 간헐

적으로 사용한다. 최상의 효과를 보려면 한 주는 복용하고 그 다음 주는 중지하는 식으로 한다.
- 마늘: 항균 효과가 뛰어나다. 면역력을 증강시킨다. 복용하기에는 숙성마늘이 가장 좋다.
- 금송화: 치료제이자 항균제 역할을 한다.

그외 자연요법

방향요법

티트리 오일은 강한 항균성과 살균성이 있다. 질의 산성-알칼리성 균형을 회복하는 데 도움이 되는 사과식초를 티트리 오일에 첨가해 목욕할 때 사용한다. 사과식초 3컵에 티트리 오일을 5방울 섞는다. 혼합액을 따뜻한 목욕물에 넣고 20분 정도 몸을 담그고 편안히 있는다. 감염이 사라질 때까지 매일 밤 또는 이틀에 한 번씩 목욕한다.

자기 관리

다음에 나오는 지침을 잘 따라 질을 건강하게 관리하자. 빠른 회복을 위해 다음 지침도 따라야 한다.

금연

흡연은 단순한 질 감염을 골반염(157쪽 상자글 참조) 같은 심각한 질병으로 악화시킬 수도 있다.

병원 진료받기

자신의 감염이 단순히 한 차례 지나가는 질염

이라고 생각하지 말자. 치료제를 사러 약국에 한 번 가고 말아버리는 마음을 떨쳐야 한다. 157쪽에 나온 증상이 하나라도 있다면 병원에 가서 검사를 받자. 일단 질 감염 진단을 받은 후에는 여기서 언급된 모든 자연 치료법을 적용할 수 있으나 의사가 권한 약물치료를 따르는 것 또한 중요하다. 질 감염을 치료하지 않은 채 방치하면 난임 등 심각한 합병증이 따를 수도 있다.

질 건강관리법 10가지

① 물로 씻기: 질 세정은 물로만 해야 한다. 향료가 들어 있는 비누와 방취제는 질 내막을 자극할 수 있으므로 사용을 금한다.

② 앞에서 뒤쪽으로 닦아내기: 소변이나 대변을 본 다음 해로운 세균이 질로 들어가는 위험을 최소화하기 위해 항상 앞에서 뒤로 닦아낸다.

③ 콘돔 사용하기: 성관계 상대 수를 최소화하는 것이 곧 질을 보호하는 최선의 방법이다. 성관계 상대가 여러 명인 경우 성전염성질환 발병률을 최소화하기 위해 콘돔을 사용한다.

④ 당분 멀리하기: 해로운 세균은 당분을 먹고 증식하므로 저당 식이요법을 통해 나쁜 세균들을 없앨 수 있다.

⑤ 점액 생성 식품 멀리하기: 생요구르트(⑦ 참조)를 제외한 유제품, 붉은색 육류, 정제 곡물은 질 벽의 점막을 과열 상태로 몰아넣는다. 이렇게 되면 감염을 막기 위해 필요한 산성 환경에 변화가 생긴다.

⑥ 베타카로틴 섭취량 늘리기: 면역력에 필수적인 베타카로틴은 체내에서 비타민 A로 전환된다. 베타카로틴이 풍부한 공급원에는 당근, 고구마, 살구는 물론이고 주황색이나 노란색 등의 밝은색 과일과 채소 그리고 브로콜리, 케일, 시금치 등의 푸른 잎 채소가 있다.

⑦ 좋은 균 수 늘리기: 건강에 좋은 균이 많이 들어 있는 유기농 생요구르트를 섭취한다. 그리고 최대 100억 마리의 좋은 균이 포함된 프로바이오틱스 보충제를 매일 1캡슐씩 복용한다. 요구르트 대신 프로바이오틱스를 복용해도 되고 둘 다 먹어도 좋다. 특히 항생제를 복용하고 있다면 프로바이오틱스를 같이 복용한다.

⑧ 금주하기: 알코올은 질 내의 효모균이 증식되게 해서 이스트 감염(161쪽 참조)을 유발할 수 있다. 술에는 다량의 당분이 들어 있어 간에도 압박을 가한다. 그러면 간은 체내를 해독하기 위해 무리하게 된다.

⑨ 옷장 점검하기: 순면 속옷을 입으면 질이 '숨 쉬는' 데 도움이 된다. 그뿐 아니라 해로운 세균을 증식시키는 열과 땀도 막아준다. 딱 붙는 옷, 수영복, 운동복, 오래 입어서 해진 청바지 역시 과다한 열과 습기를 만들어내므로 해로운 미생물이 번식할 수 있다. 밤에는 가능한 한 속옷을 입지 않는다. 세탁 세제나 유연제 때문에 질이 자극을 받는다는 생각이 든다면 즉시 세제를 바꾼다.

⑩ 규칙적으로 생리대 갈기: 탐폰을 사용한다면 최소 4시간에 한 번씩 갈아야 하고 화학 물질이 질로 스며들 가능성이 적은 유기농 순면 탐폰을 사용한다. 생리대를 사용한다면 3시간에 한 번씩 교체하고, 생리량이 많다면 더 자주 교체한다.

이스트 감염

질 진균 감염, 질염으로도 알려진 이스트 감염은 여성의 75% 정도가 평생 한 번 이상 경험하는 질병이다. 내가 치료하는 가장 흔한 감염 중 하나이기도 하다.

여성의 몸속에는 수십억 개의 미생물이 있고 이들 대부분이 건강에 도움이 되므로 사실상 전혀 해롭지 않다. 이렇게 보통 때는 무해한 미생물 중 하나가 칸디다알비칸스Candida albicans라는 곰팡이인데 이 균은 건강한 신체 내에서 수십억 개의 좋은 균 덕분에 억제된다. 그러나 체내 균형이 깨지면서, 특히 신체의 자연스러운 산성-알칼리성 균형이 흐트러지면 좋은 균의 수치가 떨어지고 칸디다스알비칸스 같은 미생물이 늘어나기 시작한다. 칸디다스알비칸스 곰팡이가 세력을 키울 때 이스트 감염이 생긴다.

이스트 감염의 가장 확실한 신호는 월경주기와 상관없이 질에서 끈적거리고 하얀 분비물이 나오는 것이다. 성관계를 할 때, 소변을 볼 때 가렵고 따끔거리는 것 역시 숨길 수 없는 신호다.

이 질병을 유발했을 생활 방식이나 여러 요인을 생각해봐야 한다. 몸이 너무 피곤하고 스트레스가 심할 때, 항생제나 호르몬 처방제(피임약이나 호르몬대체요법제)를 복용 중일 때, 임신 중일 때 질염이 자주 발생한다. 그러나 모든 신호가 맞아떨어지고 자신이 생각하기에 확실히 이스트 감염에 걸린 것 같더라도 병원에 가서 확실한 진단을 받고 자궁경부암 등의 심각한 질병을 배제하는 대처가 중요하다.

기존 치료법

주변 약국에서도 이스트 감염을 치료하는 항균제를 구입할 수 있다. 약국에서 항균제를 구입해 치료할 수도 있지만 나는 이 방법을 권하지 않는다. 이스트 감염의 증상은 다른 질 감염의 증상(157쪽 참조)일 수도 있으므로 올바른 치료를 받는 것이 중요하다. 그러므로 의사에게 제대로 검사를 받아야 한다. 병원에 가기 전 환자가 약국에서 구입한 약을 의사가 똑같이 처방하더라도 최소한 적절한 치료를 하고 있다는 점은 확인할 수 있을 것이다.

경구 치료

한 번만 약을 먹으면 되는 경구 치료로 이스트 감염을 해결할 수 있다. 이 처방에는 항균제인 플루코나졸fluconazole이 포함돼 있다. 이 치료법의 이점은 약을 한 번만 복용하면 된다는 것이지만 부작용도 따른다. 경미한 수준의 구역질, 복통, 설사, 속 부글거림, 발진 등이다.

크림과 질 좌약

국부 치료는 이스트 감염을 치료하는 가장 쉬운 방법 중 하나다. 의사가 처방해준 항균 크림을 질에 바르거나 질 안에 삽입하는 질 좌약을 사용한다. 중간에 임의로 치료를 중단하지 말고 완전히 끝내야 한다. 그렇지 않으면 다시 생기기 쉽다.

식습관

신체에 이미 이스트가 지나치게 많아졌으므로 빵부터 샴페인에 이르기까지 이스트가 함유되거나 이스트를 사용해서 만드는 음식은 모두 피해야 한다. 질 내 좋은 균의 수치는 일부분 에스트로겐에 의해 좌우된다. 다시 말해 호르몬 균형 식단(63쪽 참조)을 지켜서 체내 호르몬 균형을 찾는 것이 중요하다는 뜻이다. 특히 당분은 어떤 형태로든 섭취하지 않아야 한다. 케이크, 단 과자, 정제 식품은 물론, 음식과 음료에 첨가된 모든 당을 멀리해야 한다. 과일 주스도 피하는 게 좋다. 주스는 과일 당분이 높고 섬유질은 적기 때문이다.

이스트 감염에 시달리는 여성에게 좋은 음식은 유기농 생요구르트다. 생요구르트는 이스트 과다 증식을 해결하는 데 도움이 되는 좋은 균을 체내에 제공하는 중요한 공급원이다. 이 요구르트는 먹어도 되고 질에 국부적으로 바를 수도 있다.

마늘에는 알리신allicin이라는 혼합물이 들어 있다. 이 물질은 항균성과 살균성이 있다고 알려져 있으므로 신체가 칸디다 과다 증식에 맞설 수 있게 도와준다. 생마늘이 가장 큰 치료 효과를 보이기 때문에 잘게 썰어서 샐러드드레싱에 넣거나 매일 생마늘 한 쪽을 씹어 먹는다. 또는 약초 보충제로 복용해도 된다. 매일 숙성마늘 보충제를 1,000mg 복용한다.

보충제

다음의 보충제를 복용할 때 기존에 자신이 먹고 있는 종합비타민과 무기질 보충제 성분을 확인하자.

• 베타카로틴: 질염에 걸린 여성들은 대다수 이 영양소가 결핍된 상태다. 매일 25,000iu 복용한다.

• 아연: 강력한 면역력 증강제로 질염인 여성에게 결핍된 경우가 많다. 구연산아연으로 복용한다. 매일 30mg 복용한다.

• 프락토올리고당: 모든 채소와 과일에는 수용성 섬유질인 프락토올리고당이 들어 있다. 이 성분은 체내 좋은 균의 증식을 촉진하는 식품원인 프리바이오틱스다. 보충제 형태의 이 중요한 영양소를 음식에 뿌려서 섭취해도 된다. 매일 10g 복용한다.

• 오메가-3 지방산: 항균제 역할을 한다. 매일 최소 700mg의 EPA와 500mg의 DHA가 함유된 어유를 복용한다.

• 프로바이오틱스: 이 보충제를 통해 신체는 좋은 균을 재장전할 수 있기 때문에 적극적으로 감염과 싸울 수 있다. 프로바이오틱스가 포함된 질 좌약도 효과가 있다. 매일 최대 100억 마리의 활생균이 포함된 프로바이오틱스를 복용한다.

약초

다음의 약초를 같은 비율로 섞어서 복합 팅크제로 만들어 매일 두세 번 소량의 물에 1티스푼 타서 마신다. 또는 각 약초를 매일 캡슐 형태로 30mg 복용한다. 질 감염 항목에 있던 약초를 첨가할 수도 있다(159쪽 참조). 질염을 치료하고 재발하지 않도록 예방하는 차원에서 약초를 섞어서 복용한다.

• 에키나시아: 면역력 증강제로 칸디다증의 공격 횟수를 줄여주므로 이 질병에 잘 걸리는 여성들에게 효과가 있다.

• 골든씰: 체내 백혈구를 활성화시켜 면역력을 대폭 증진시킨다. 구체적으로 베르베린이라는 활성 요소가 신체에 항균제, 항생제 역할을 한다. 골든씰은 이스트 감염에 중요한 치료제다.

• 포다르코: 이 약초의 안쪽 껍질은 강력한 항균성이 있다. 따라서 구입할 때 껍질째 통으로 사야 한다. 다른 종에서 분리하거나 추출한 합성물(라틴어 이름을 꼭 확인한다) 또는 바깥 껍질만 구입하지 않도록 주의한다. 껍질 전체를 써서 만든 치료제는 부작용이 없을 것이다.

그 외 자연요법

방향요법

질염으로 고생할 때 사용하기 좋은 에센셜 오일이 몇 가지 있다. 가장 좋은 것은 항균 효과와 진정 효과가 있는 티트리 오일이다. 목욕물에 5방울을 떨어뜨려 사용한다. 가렵거나 염증이 생기고 따끔거린다면 질을 진정시키기 위해 라벤더 오일, 베르가못 오일을 각각 10방울씩 따뜻한 목욕물에 섞어 사용한다. 이 두 가지 오일은 감염을 치료하는 데 도움이 되며 예방 효과도 겸한다. 에센셜 오일을 섞은 물에 20분 정도 몸을 담그고 전신을 풀어준다. 호전되는 게 느껴질 때까지 감염 기간 동안 매일 밤 한다. 마지막으로 권하는 에센셜 오일은 시스터스(물푸레나무)다. 목욕물에 4~6방울을 섞어서 몸을 담근다. 사향 냄새가 나는 시스터스 오일은 염증을 가라앉히는 데 효과가 있다.

자기 관리

소금 사용

바다 소금 한 줌을 목욕물에 타서 사용하거나 소금 용액(물 0.5리터에 소금 1티스푼)으로 부위를 씻으면 질의 염증과 가려움이 가라앉는다.

옷 헐렁하게 입기

이스트 감염을 치료하거나 예방하고 싶다면 질이 숨을 쉴 수 있어야 한다. 나일론 같은 인조 섬유는 열과 땀이 나게 해 이스트균의 서식지를 만든다. 항상 순면 속옷을 입고 가능한 한 나일론 타이츠는 입지 않는다. 타이츠나 스타킹을 착용할 때 덧대는 천이 순면으로 된 것을 고른다. 그리고 운동이 끝나면 즉시 운동복을 벗는다. 마지막으로 잠옷 속에 속옷을 입지 않고 잔다.

생리대 사용

질염을 앓는다면 탐폰을 쓰지 말고 생리대를 사용한다. 생리대는 월경혈이 자연스럽게 질 밖으로 흘러나오게 한다. 피를 몸 안에 가둬두는 탐폰보다 생리대가 더 건강에 좋고 위생적이다. 생리 기간이 아닌 때에는 생리대를 사용하지 않는다. 생식기 주변으로 공기가 제대로 순환하지 못하게 하기 때문이다.

향료 쓰지 않기

향료가 든 비누와 거품 목욕제는 질의 산성-알칼리성 균형을 바꿔서 균류와 미생물이 번식하게 만든다. 염증을 일으키는 파우더와 여성 위생용품 사용도 금한다. 특별한 향을 사용하고 싶다면 좋아하는 에센셜 오일을 골라서 속옷에 몇 방울 떨어뜨린다.

상대 점검

질염이 빈번하게 재발한다면 상대 역시 증상이 있든 없든 감염됐는지 확인해봐야 한다. 상대방 역시 검사 후 치료를 받아야 한다. 함께 치료받지 않으면 둘 사이에 균을 주거니 받거니 하는 격이다.

성전염성질환

성병. 클라미디아, 임질, B형 간염, 음부포진Genital herpes, 인간면역결핍 바이러스, 생식기 사마귀, 매독Syphilis 등은 모두 성전염성질환이다. 이 질병은 성적 접촉을 통해 한 사람이 다른 사람에게 옮기는 것이다.

2006년 미국의 클라미디아 발병 건수가 100만 건 이상에 달했고 다른 성전염성질환 발병률 역시 증가했다. 깜짝 놀랄 만한 조사 결과다. 성전염성질환은 생식력에 문제를 일으킬 뿐 아니라 최악의 경우 생명을 단축시킨다. 성전염성질환에 감염된 것 같다면 즉시 병원에 가야 한다. 각 성전염성질환에 대한 내용과 신체에 어떤 영향을 끼치는지를 읽어보면 곧장 의사를 찾는 게 왜 중요한지 명확해질 것이다.

종류

클라미디아

세균 감염인 클라미디아는 25세 이하의 여성에게 가장 흔히 나타난다. 감염 여성 75%와 감염 남성 25%에게는 전혀 증상이 나타나지 않으므로 위험한 질병이다. 수많은 보균자가 스스로 질병을 인지하지 못한다. 이로 인해 클라미디아가 신체 내에서 활개치고 돌아다닐 수 있을 뿐 아니라 다른 사람에게 계속 전파할 수 있다. 한편 증상을 보이는 사람들은 소변을 보거나 성관계를 할 때 통증과 비정상 분비물을 경험하게 되고 하복부에 전반적인 통증을 느낀다. 여성의 경우 이 질병으로 인해 자궁과 나팔관이 영향을 받는다. 치료하지 않은 채 방치하면 골반염(157쪽 참조)이 될 수 있다. 클라미디아가 자궁내막에 염증을 일으켜 나팔관을 따라 난자를 나르는 섬모를 파괴하므로 난임을 유발하기도 한다. 다행히 조기에 발견하면 항생제로 깨끗이 치료할 수 있다.

임질

임질 역시 세균 감염이다. 자궁경부, 자궁, 목구멍, 직장, 뼈, 눈에 침투해 골반 통증, 분비물, 출혈, 배뇨통을 유발한다. 눈에 임질이 걸리면 빛에 민감해질 수 있다. 임질은 나팔관에도 퍼져 골반염을 유발하기도 한다. 생식력에 대한 장기적 영향을 보자면 클라미디아보다는 덜 심각하다. 의사는 보통 소변 검사나 감염 부위 면봉 검사를 통해 검사를 한다. 이 질병은 항생제로 치료 가능하다.

B형 간염

영어로 'hepatitis'이라는 단어는 간에 생긴 염증, 즉 간염을 뜻한다. A, B, C형 간염 모두 바이러스 때문에 간에 염증이 생기는 것이다. B형 간염 바이러스는 성적인 접촉이나 감염된 바늘을 통해 옮겨진다. 심한 경우 간암이 되기도 한다. B형 간염의 50% 정도는 전혀 증상을 보이지 않지만 독감 증상이나 위장 장애가 나타나는 경우도 있다. 의사는 치료 차원에서 항바이러스제를 처방하겠지만 결국 저절로 회복된다. 자신이 B형 간염에 걸릴 확률이 높다는 생각이 든다면 예방 접종도 고려해본다.

음부포진

음부포진Genital herpes은 단순포진바이러스(입술이나 입안에 흔히 생기는 발진을 일으키는 바이러스와 같음)로 유발되며 감염자의 감염 부위 피부 접촉으로 번진다. 이 바이러스가 만들어내는 수포가 터져서 생식기 주변에 통증을 유발하는 궤양을 잔뜩 형성한다. 수포 때문에 소변을 볼 때 종종 통증이 생기고 독감 같은 증상이 먼저 나타난다. 때로는 1주일 정도 두통이 선행되기도 한다. 대개의 경우 치료 없이 며칠 내에 회복이 되지만 입술포진처럼 바이러스가 잠적해 있다가 다시 발진을 일으킨다. 대개 스트레스를 받거나 심신이 많이 지쳤을 때 재발한다. 음부포진 발병의 확실한 신호는 엉덩이 부위나 허벅지 뒤쪽이 무감각하거나 얼얼하고 욱신거리는 현상이다. 노산인데 이 바이러스에 감염된다면 태아의 뇌가 손상되거나 심하면 사산될 수도 있다. 이러한 경우 자연 분만 시 태아가 상처 부위에 직접 닿지 않도록 제왕절개를 권할 것이다.

인간면역결핍 바이러스

1984년에 최초로 명명된 인간면역결핍 바이러스, 즉 HIVHuman Immunodeficiency Virus는 에이즈 Auto Immune Deficiency Syndrome, AIDS를 유발한다. 에이즈는 젊은 남녀 사이에 발병하는 사망률 세계 6

위의 질병이다. 현대의 치료법이 비교적 건강하고 정상적인 삶을 연장시켜줄 수 있다 해도 이 바이러스는 예외 없이 치명적이다. 콘돔을 사용하지 않은 무방비 상태의 성관계를 통해 전염되고, 감염된 산모로부터 태아에게 전염되는 경우가 대부분이다. 성전염 인간면역결핍 바이러스를 예방하는 유일한 방법은 콘돔을 사용하는 것이다. 만약 감염이 되었다면 의사는 생명 유지와 증상 완화를 목표로 하는 항바이러스 치료를 시행할 것이다.

생식기 사마귀(곤지름, 첨형 콘딜로마)

생식기 사마귀는 인유두종 바이러스 때문에 생긴다. 인유두종 바이러스는 앞서 살펴봤듯이 자궁경부암(152쪽 참조)의 원인으로 알려져 있다. (생식기 사마귀가 생겼다면 약을 바르기 위해 정기적으로 병원에 가야 한다.) 사마귀가 발달하면 외부 생식기 부위, 질 내부, 자궁경부, 항문, 때로는 목구멍에도 생긴다. 대개의 경우 생식기 사마귀는 저절로 치유되지만 외견상 보기 흉하다고 느끼거나 자존감에 영향을 받는다면 의사에게 제거해달라고 요청할 수 있다. 의사는 사마귀 증식을 감소시키기 위해 화학 약품인 크림이나 용액을 발라서 제거한다. 동결시키거나 절제 또는 전소시키는 방법도 있다. 단, 이 방법은 바이러스 증상을 없애는 치료법에 불과하므로 바이러스는 체내에 영구적으로 남아 있다.

매독

세균 감염으로 발병하는 매독은 항생제를 사용해 완치한다. 초기 단계에는 생식기 주변에 무통증의 상처가 생긴다. 처음 감염된 뒤 2~3개월 후가 초기 단계인데 이때는 해롭지 않다. 그러나 점차 심장, 눈, 뼈, 뇌, 신경계를 침투해 손상시키고 드물지만 최악의 경우 사망에 이르게 한다. 임신한 상태에서 매독에 걸리면 태아에게 전염된다.

자기 보호 방법

신호 감지

월경과 월경 사이에 또는 성관계 후에 비정상적인 질 분비물이 나오고 복통이나 복부 불쾌감, 하혈이 있고 생식기가 가렵고 물집이나 궤양이 생기고 성교통이나 배뇨통이 있다면 즉시 병원에 가야 한다. 그리고 질, 자궁, 자궁경부에 이상 증상이 나타나도 즉시 검사를 받는 게 무엇보다 중요하다.

검사

스웨덴 등 일부 국가에서는 클라미디아 검사를 일상적으로 시행한다. 결과적으로 세계 어느 국가보다 발병률이 현저히 낮다. 자신이 지금 사는 곳에 적당한 검진 프로그램이 없다면 의사에게 검사를 해달라고 요청하자. 클라미디아는 증상이 나타나지 않는 경우가 많으므로 새로운 성관계 상대가 생겼을 때 검사를 받아보는 게 좋다. 만약 자신에게 인유두종 바이러스가 있는지 모른다면 3년에 한 번씩 팝스미어테스트를 받아야 한다. 인간면역결핍 바이러스가 있는 경우 언제 재

검사를 받아야 하는지 의사에게 물어보고 지시를 따른다.

피임

새로운 성관계 상대를 만났다면 상대방이 검사를 받았고 성전염성질환이 없다는 확인이 될 때까지 콘돔을 사용한다. 증상이 없는 경우도 많다. 상대의 말만 믿고 확인 없이 그냥 넘어가면 안 된다. 남자가 콘돔 착용을 원치 않는다면 여성용 콘돔을 사용하는 방법도 있다. 이 콘돔은 여성이 자신의 성 건강에 대한 통제권을 더 많이 갖도록 고안된 것이다. 여성용 콘돔은 두 개의 링이 달린 폴리우레탄 외피로 구성된다. 탄력 있는 작은 링이 자궁경부 주변에 페서리(반구형 피임 기구)처럼 고정되고 큰 링은 질 바깥쪽에 위치해 남성 성기가 그 안으로 들어온다.

면역력 키우기

건강하고 균형 잡힌 식단을 위해서는 몇 가지 지침(25쪽 참조)을 따르는 게 좋다. 이 식단이 생식계 전반의 건강을 증진시키고 감염과 싸울 수 있도록 면역계를 강화시킨다. 항산화제가 풍부한 과일, 채소, 통곡물 등을 많이 섭취한다. 베타카로틴, 엽산, 플라보노이드 등의 면역력 증진제가 많은 음식도 다량 섭취한다. 특히 강력한 항산화제인 프로안토시아니딘Proanthocyanidin(비타민 C, E에 든 항산화 물질보다 훨씬 강력함)은 심장 건강과 순환을 높이는 작용도 한다. 이 성분은 신체 결합조직을 강화시켜 감염에 대비한 강력한 방어벽이

형성되도록 도와준다. 베리류 과일이나 체리, 포도 등에 들어 있다.

안전한 성관계

구강성교가 반드시 안전하지는 않다는 점을 명심하자. 구강성교로도 포진, 임질, 매독, 간염, 인간면역결핍 바이러스에 걸릴 수 있다. 상대방과 친밀해지기 전에 먼저 상대에 대해 확인할 필요가 있다.

감염 시 해결 방법

감염되었다는 생각이 든다면 망설이지 말고 의사에게 검사를 받자. 시간을 끌수록 장기적으로 건강에 가해지는 위협만 더 커진다.

의사가 처방해준 약을 잘 복용하는 게 중요하다. 기존 치료약과 함께 보충제를 복용하면 증상을 완화시키고 회복 속도를 높이는 데 도움이 된다.

식단 관리

호르몬 균형 식단(63쪽 참조)을 따르면서 질 건강 안전 관리법(160쪽 참조)도 숙지한다. 과일과 채소를 많이 섭취하고 생마늘이나 다진 마늘을 샐러드드레싱에 뿌려 먹어 면역력을 높인다.

좋은 균 보강

의사가 처방해준 항생제는 체내 나쁜 세균뿐만 아니라 좋은 균까지 죽인다. 그러므로 프로바

이오틱스로 좋은 균을 보충해야 한다. 최대 100억 마리의 좋은 균이 포함된 프로바이오틱스 보충제를 매일 복용한다.

꾸준한 검사

일단 약물치료로 증상이 완전히 사라졌다고 해도 추적 검사를 받으러 병원에 가야 한다. 특히 클라미디아, 임질, 매독 진단을 받았다면 감염 여부 검사를 다시 받을 필요가 있다. 투약을 중지하기 전에 감염이 완전히 치료되었는지 확인한다. 다시 성관계를 시작하기 전에, 특히 장기간 성관계를 한 상대와 다시 관계를 재개하기 전이라 해도 확인이 필요하다.

임신 시도 전 상담

임신을 준비하거나 계획 중인데 성전염성질환 진단을 받았다면 의사와 상담하기 전까지는 성관계를 갖지 않는다. 특정 성전염성질환은 출산 시 또는 자궁 내에서 태아에게 전염될 수 있다. 이미 임신한 상태라면 어떤 치료를 받아야 하는지 의사에게 물어봐야 한다. 그리고 자연 분만 대신 제왕절개를 하는 편이 산모와 태아 모두에게 더 좋은지도 알아보자.

죄책감 느끼지 않기

내가 본 바로는 성전염성질환에 걸린 여성들이 자기 자신을 불결하게 보는 경우가 있다. 다소 충동적이고 부주의했을 수는 있지만 수치심이나 죄책감을 느낄 필요는 없다. 장기적으로 건강에 영향을 주는 위험 요소를 최소화하기 위해 치료에 집중하면서 실수를 통해 배운다고 생각하자. 자신의 질병에 대해 과거의 성관계 상대가 알게 되는 것도 너무 속상해하지 말자. 당사자에게 알려줘야 그들도 검사를 받고 다른 사람들에게 더 이상 전염시키지 않을 수 있다.

방광염

여성의 해부학적 구조는 매우 복잡하면서도 수많은 면에서 정교한 특징이 있다. 해부학적 구조상 여성은 방광 감염에 걸릴 확률이 남성보다 더 높다. 의학적으로는 방광염 또는 요로 감염증urinary tract infection, UTI이라고 불리는 방광 질환에 대해 알아보자.

여성의 비뇨기 구조는 남성에 비해 훨씬 간단하다. 여성의 요도(방광의 소변을 통과시키는 관)는 상대적으로 짧고 항문에 훨씬 가까이 있다. 이러한 위치상의 문제로 세균이 여성의 방광으로 들어가기가 훨씬 쉽기 때문에 방광 내막의 염증을 일으키는 감염이 생기게 된다. 이로 인해 자주 급하게 화장실로 달려가야 하는 전형적인 방광염 증상이 나타난다. 방광에 소변이 아주 적게 있는데도 빈뇨감을 느끼는 것이다. 대체로 소변을 보면 상처에 자극이 가고 염증이 생긴 요도 내막 역시 소변이 밖으로 배출되는 과정에서 자극을 받는다. 방광염이 중증에 이르면 소변에 핏빛이 섞인다. 구역질, 두통, 발열감, 하복부 통증을 느낄 수도 있다.

원인

방광염의 직접적 원인은 세균이긴 하지만 의사들은 이 질병을 전염성과 비전염성(또는 세균성과 비세균성) 이렇게 두 가지 범주로 나눈다. 둘 다

비슷한 수준의 발병률을 보인다.

전염성 방광염

세균(식중독을 일으키는 대장균과는 다른 대장균)이 방광에 다다라 염증을 일으키며 내막을 자극할 때 생긴다. 대장균이 장에 있는 건 정상이지만 여성의 신체 구조상 요도 입구가 항문에 가깝기 때문에 세균이 요도와 항문 사이를 이동하기 쉽다. 대장균이 방광에서 증식하면서 방광 내막을 자극하고 통증, 염증, 감염을 유발한다.

호르몬 수치 역시 방광염 발병에 영향을 준다. 완경기에는 에스트로겐 수치가 낮으므로 질 조직이 얇아지고 이로 인해 세균이 보다 쉽게 요로를 통과하게 된다. 게다가 낮은 에스트로겐 수치 때문에 요도와 방광 내막이 얇아지고 건조해지면서 감염 확률이 더 높아진다. 임신 기간에는 프로게스테론 수치가 높아져서 방광 근육과 요관(신장에서 방광으로 이어지는 관)이 이완되고 배뇨 속도가 떨어진다. 이 말은 곧 세균이 증식될 시간을 더 많이 갖게 되어 쉽게 감염될 수 있다는 뜻이다.

비전염성 방광염

대체로 너무 잦은 성관계 또는 너무 격렬한 성관계 때문에 방광이 상해서 생기는 질병이다. 비전염성 방광염이 방광염 증상을 일으키긴 하지만 2차 세균 감염률을 높이기도 한다. 생리대를 너무 오래 하고 있거나 꽉 끼는 속옷, 타이츠, 바지 등을 오래 입고 있으면 비전염성 방광염이 생길 수 있다. 그리고 비누, 거품 목욕제, 승마나 모

터사이클 탑승으로 인한 진동, 자극적인 음식, 커피, 술, 탈수증, 수영장의 표백액 등이 모두 비전염성 방광염의 원인이 된다.

기존치료법

전염성 방광염은 방광에서 신장으로 퍼질 수 있고, 신장이 감염되면 영구적 신장 손상으로 이어질 수 있는 심각한 질병이다. 따라서 방광염 증상이 처음 나타났을 때 즉시 병원을 찾아야 한다.

의사는 전염성 방광염에 항생제를 처방한다. 항생제는 증상을 신속하게 완화시키고 1주일 이내에 감염을 없애준다. 모든 항생제는 체내의 해로운 세균뿐 아니라 건강한 균까지 파괴시키므로 체내 비축분을 채우기 위해 반드시 프로바이오틱스 보충제를 복용해야 한다.

식습관

25쪽 지침을 따라 건강한 식단을 실천하면 면역력을 높일 수 있다. 나쁜 세균을 없애며 체내 균형을 회복하는 데 도움이 되는 다음의 내용을 숙지하고 따르길 바란다.

산성 피하기

산도가 높은 식품과 음료, 가령 차, 커피, 술, 설탕, 육류, 자극적인 음식, 희석하지 않은 감귤류 주스 등이 모두 방광염을 유발할 수 있다. 방광염에 걸리기 쉬운 사람은 가능한 한 이런 음식

을 피한다. 방광염을 치료하는 중이라면 식단에서 산성 음식을 전면 배제해야 한다. 대신 물을 많이 마신다.

보리차 마시기

보리차는 비뇨기계에 아주 좋은 항염증제 역할을 한다. 냄비에 물 1.25리터를 넣고 펄펄 끓인다. 통보리를 40g 넣고 20분간 약한 불로 끓인다. 레몬 한 개를 즙을 내어 붓고 10분간 더 뭉근히 끓인 후 불을 끄고 식힌다. 한 잔을 따라서 하루 종일 조금씩 마신다. 남은 보리차는 밀봉 용기에 담아 냉장고에 두고 24시간 마실 수 있다.

생 요구르트 먹기

유기농 생요구르트에는 유익균(활생균)이 들어 있다. 활생균은 우리 체내를 좋은 터전으로 재정립하는 데 도움을 준다. 항생제를 복용하고 있다면 생요구르트 섭취가 특히 더 중요하다.

설탕 전면 금지

당분은 세균이 가장 좋아하는 음식이므로 감염을 악화시킬 수밖에 없다. 방광염에 걸렸다면 식단에서 설탕을 완전히 배제해야 한다. 달콤한 과자부터 과일 주스까지 전부 설탕이 들어 있다.

크랜베리 주스 마시기

단맛이 없고 저온살균 하지 않은 100% 천연 크랜베리 주스는 방광염을 이겨내는 데 도움을 준다. 프로안토시아니딘이라는 성분이 크랜베리

에 많이 함유돼 있기 때문이다. 이 성분은 대장균이 방광과 요도의 점막에 붙지 않게 해준다. 세균이 들러붙지 못하면 증식될 수도 없고 소변을 통해 씻겨 내려간다. 방광염에 잘 걸리는 사람은 크랜베리 주스를 예방제로 사용할 수 있다. 단, 단맛이 없고 저온살균하지 않은 천연 크랜베리여야 한다는 점을 기억하길 바란다. 주스 대신 분말로 된 크랜베리 보충제를 복용하거나 생과일 한 줌을 먹어도 된다.

마늘 섭취

마늘은 면역력을 높여주는 놀라운 천연 약제로 방광염과 관련된 여타 세균과 대장균을 없앨 수 있다. 생마늘은 조리된 것보다 효과가 훨씬 뛰어나므로 생마늘을 잘게 썰어 샐러드에 뿌리거나 드레싱에 섞어 먹는 게 좋다. 가능하다면 마늘을 통째로 먹어도 좋다. 보충제로 복용하는 방법도 있다. 숙성마늘 보충제를 매일 1,000mg 섭취한다.

음식 일지 작성

—

방광염을 앓고 있는 일부 여성들은 '건강에 좋은' 특정 음식을 먹고 질병이 악화되기도 한다. 이런 음식들로는 딸기, 감자, 토마토, 시금치, 대황 등이 있다. 방광염에 걸리기 쉬운 사람은 어떤 음식이 감염을 유발하는지 알기 위해 음식 일지를 작성할 필요가 있다. 매일 자신이 먹고 마신 음식과 증상을 빠짐없이 기록한다. 최소 3개월 동안 일지를 작성해야 한다. 원인으로 추정되는 음식을 찾았다면 2주간 그 음식을 끊은 다음 방광염이 재발하는지 알아보기 위해 그 음식을 다시 섭취해본다. 만약 재발한다면 그 음식이 원인이므로 섭취를 중지해야 한다.

보충제

전염성 방광염에 걸렸을 때 다음의 보충제를 복용한다.

- 바이오플라보노이드가 첨가된 비타민 C: 연구에 따르면 대장균이 증식하고 강력해지는 것을 비타민 C가 막아준다고 한다. 마그네슘아스코르브산염으로 복용한다. 아스코르브산에 비해 산성이 덜하다. 매일 하루 네 번 500mg 복용한다.

- 베타카로틴: 비타민 A의 전신인 베타카로틴은 강력한 항산화제이므로 세포가 균과 싸우는 데 도움을 준다. 매일 25,000iu 복용한다.

- 아연: 아연 역시 강력한 항산화제다. 매일 30mg 복용한다.

- 브로멜라인: 천연 효소인 브로멜라인은 방광에 항염증제 역할을 한다. 비전염성 방광염 치료에도 효과가 있다. 하루 세 번 끼니 중간에 500mg 복용한다.

- 프로바이오틱스: 생요구르트에 들어 있는 좋은 균의 양이 꽤 적기 때문에 감염에 맞서는 최고 수준의 방어 태세를 취하려면 요구르트와 보충제를 둘 다 먹어야 한다. 감염된 상태에서 젖산간균 질 좌약을 사용해도 된다. 최대 100억 마리의 활생균이 든 프로바이오틱스를 캡슐로 복용

한다.

약초

다음의 약초를 동률로 섞어 복합 팅크제로 만들어 하루 두세 번 소량의 물에 1티스푼을 타서 마신다. 또는 각 약초를 캡슐(300mg)로 하루 두 번 복용해도 된다. 감염 신호가 처음 나타났을 때부터 감염이 사라질 때까지 꾸준히 복용한다.

- 옥수수 수염: 요관 통증에 좋다.
- 에키나시아, 골든씰, 우바우르시: 모두 일반적인 소독제다.
- 쇠뜨기: 신장과 요관 문제를 치료한다. 항염증제, 항균제, 이뇨제 역할을 한다.
- 서양톱풀: 항염증제 역할을 하여 신체가 균과 싸우는 데 도움을 준다. 복합 팅크제에 섞어 복용하는 동시에 달인 액으로 하루 네 번 마셔도 된다.

그 외 자연요법

동종요법

방광염 치료에 좋은 결과를 보인 사례가 많다. 전문가를 찾아가서 개인의 체질과 증상에 맞게 치료제를 처방받는 게 가장 이상적이다. 일반적으로 처방되는 내용은 유사하다. 화끈거리고 칼로 베는 듯한 통증과 끊임없는 빈뇨에 동종요법 전문가가 처방해주는 치료제는 칸타리스 30c(하루 두 번)다. 또는 옅은 붉은 기가 도는 소변에 작은 혈액 덩어리가 있고 화끈거림을 느끼는 증상에는 벨라도나 30c를 처방한다. 소변에 피가 섞여 나온다면 병원에 가야 한다.

방향요법

따뜻하게 데운 스위트아프리콧 오일 6티스푼에 백단향 오일 15방울을 희석해 손에 몇 방울 떨어뜨려 복부를 마사지한다(116쪽 참조). 또는 베르가못 오일 3방울, 백단향 오일 5방울, 티트리 오일 2방울을 섞은 물에 20분간 몸을 담그고 있는다. 감염이 사라질 때까지 매일 저녁 이렇게 욕조 목욕을 한다. 이 에센셜 오일들은 비뇨생식관에 강한 친화력을 지니고 있어서 방광염 치료에 도움이 된다.

자기 관리

소변의 알칼리화

방광염에 걸렸을 때 소변을 보면서 찾아오는 타는 듯한 느낌만큼 지독한 것도 없다. 이 현상은 소변이 극도로 산성화된 결과다. 이 산성을 중화시키려면 0.5리터의 온수에 중탄산나트륨(베이킹소다) 1티스푼을 녹여서 하루 두 번 마신다. 단, 간질 환자는 이 치료법을 쓰면 안 된다.

참지 않기

소변을 참으면 방광에 무리가 가고 방광염이 악화된다. 요의를 느끼면 즉시 화장실에 가자.

샤워

욕조 목욕보다 샤워가 훨씬 위생적이다. 방광염에 잘 걸리는 사람이라면 목욕보다는 샤워를 하는 게 좋다. 이미 감염되었다면 증상 완화 차원에서 방향요법 목욕은 계속 해도 된다.

성교통

성관계는 사랑하는 사이에서 자연스럽게 이뤄지는 행위의 일부이며 건강 측면에서 수많은 이점도 있다. 그러나 성교통을 느낀다면 정상적이지 않은 현상이며 치료가 필요하다.

성관계는 기분이 좋아지게 하고 신체적으로 여러 가지 긍정적 영향을 미친다. 행복감을 주는 호르몬이 분비되며 자세를 바로잡아주며 긴장을 완화시키고 건강 수준을 높인다. 심지어 심장병 발병 위험을 낮춰주기도 한다. 한마디로 규칙적인 성관계는 심신에 좋은 영향을 미친다. 그러나 이런 좋은 점들은 성관계가 두 명 모두에게 편안하고 즐거울 때만 실현 가능하다. 성관계 시 질이나 골반 부위에 통증이 있다면 다른 질병과 마찬가지로 치료를 해야 한다.

정기적으로 성교통을 경험한다면 더 이상 정상적인 성관계가 아님을 명심해야 한다. 말을 하지 않으면 상대방이 모를 수 있으므로 통증에 대해 상대에게 말하는 것을 걱정하지 말자. 176쪽에 언급된 자연요법을 통해 통증을 완화시킬 수 있지만 성교통은 대체로 어딘가 잘못되었다는 신호이므로 의사에게 진찰을 받고 치료법을 찾는 게 우선이다.

원인

감염

이스트 감염(161쪽 참조)과 질 감염(157쪽 참조)은 증상이 전혀 없지만 성교통을 일으킬 수 있다. 감염이 질 벽 점막에 염증을 일으켜서 남성 성관계 시 찌르는 듯한 통증을 유발한다. 생식기 사마귀(166쪽 참조) 역시 성교통을 일으킨다.

질 자극

피임용 거품제, 크림, 젤리, 라텍스 페서리, 콘돔, 질 방취제 스프레이 등 시중에는 연약한 질 내막을 자극하는 제품들이 많다. 무향 탐폰을 4시간 이상 착용하거나 향기 나는 탐폰을 사용하고 월경 기간이 아닐 때 팬티라이너나 생리대를 하고 있어도 질은 자극을 받는다. 160쪽 상자글의 조언을 따라 질을 건강하게 관리하면서 가능한 한 자극제를 멀리하도록 한다. (상대방의 성생활 이력을 모른다면 보호 차원에서 콘돔을 계속 사용하기를 권한다.)

질건조증

성적으로 자극이 되면 질 벽은 점액을 분비한다. 이는 질의 윤활유 구실을 해서 성관계가 통증 없이 기분 좋게 진행되게 한다. 윤활유가 충분치 않으면 성관계는 고통스러워진다. 전희가 부족하거나 성관계에 대해 긴장하고 불편한 감정이 윤활유가 충분히 분비되지 않게 하는 가장 흔한 원인이다. 성관계에 대해 염려하는 부분이 있다면 상대에게 솔직히 말하는 게 무엇보다 중요하다. 혹시 상대방에게 이야기할 수 없다면 친구나 의사에게 고민을 상담한다. 본인이 편안함을 느끼지 못하는 것은 무엇이든 하지 말자.

완경기를 앞둔 몇 년의 기간 동안 질건조증이 찾아올 수도 있다. 에스트로겐 수치가 떨어지면서 질 점액 생성에 변화가 온 것이다. 자신의 질 건조증이 이러한 호르몬 변화 때문이라면 석유화학제품, 파라벤, 글리세린, 실리콘 등의 자극제가 없는 천연 윤활제를 찾아보자.

질긴장증

삽입 시 긴장하거나 완전히 이완되지 않은 상태에서 질긴장증이 나타난다. 윤활유가 충분히 분비될 때에도 일어날 수 있다. 첫 경험을 하는 순간이라면 질 입구 주름이 아직 늘어나지 않아서 긴장증이 생길 수 있다. 이런 경우에는 시간이 지나면서 문제가 해결될 것이다.

질경

질 근육이 무의식적인 강한 경련을 일으켜서 삽입을 불가능하게 하는 것이다. 심지어 손가락이나 탐폰도 들어가지 않을 정도다. 대체로 질경은 성관계나 삽입과 관련된 일종의 심리적 트라우마 때문에 생긴다. 이런 경우에는 자신의 두려움과 염려에 관해 의사와 상담한 뒤 조언을 구해야 한다. 한 가지 의학적 해결책은 질 확장이다. 확장기라는 기구를 질에 삽입하면 된다. 처음에는 확장기의 주위 둘레를 작은 손가락 정도로 했다가 시간이 지나면서 남성 성기와 유사한 크기만큼 둘레를 늘려서 사용한다. 이 과정을 진행하면서 너무 조급해할 필요는 없다. 의사가 환자의

친밀감 회복 방법

매사에 신경을 쓰고 괴로워하면 인간관계의 모든 측면에 균열이 찾아온다. 침실 관계도 예외가 아니다. 문제가 있으면 상대와 허심탄회하게 이야기를 나누고 서로 마음을 열되 상호 존중하는 태도로 소통하는 게 중요하다. 다행스럽게도 일단 소통이 쉬워지면 친밀감 역시 쉽게 회복된다.

- 대화 시간 마련하기: 집에 손님이 오길 기다리는 동안, 자녀들이 아직 깨어 있을 동안 진지한 대화를 나누려고 해본들 아무 소용없다. 따로 시간을 정해 전화나 TV도 끄고 오롯이 대화에 집중해야 한다. 잔잔한 음악을 틀어놓는 것도 좋다.

- 대화하기: 대화를 시작하기 전에 서로 돌아가며 이야기하자고 의견을 공유한다. 서로 말하는 중간에 끊지 않는다. 경청하다가 자기 차례가 되면 답을 한다. 이렇게 하면 말로 줄다리기하느라 기운을 빼지 않을 수 있고, 자신의 반응이나 답변을 숙고하는 시간을 갖게 되므로 방어적이거나 무조건 튀어나오는 반응이 아니라 보다 사려 깊고 융화적인 대화를 할 수 있다.

- 자신의 감정 표현하기: 상대방에게 이야기할 때 '나'라는 표현을 쓴다. "나는 요즘 이런 문제 때문에 힘들어", "난 이렇게 느껴"라고 말해야 한다. "당신이 이걸 안 했어", "네가 그렇게 하니까" 이런 식으로 말하지 않는다. 이런 표현은 책임을 전가하면서 상대방을 방어적으로 만든다.

- 데이트하기: 서로 해야 할 이야기를 다 했다면 데이트 날짜를 잡으며 긍정적으로 대화를 마무리한다. 두 사람이 함께 즐길 수 있는 일을 하기 위해 시간을 정한다. 좋아하는 공원을 산책하거나 느긋한 만찬을 함께할 수도 있고 같이 등산을 가도 좋다. 대화에 도움이 되는 무엇인가를 하기 위해 노력한다. 영화를 보러 가는 것도 좋지만 관람 후에 식사를 하거나 차를 마시지 않고 영화만 보는 건 대화에 그리 도움이 되진 않는다. 또한 신체 접촉을 늘린다. 손을 잡고 걷거나 식사를 할 때 식탁 아래로 손을 잡을 수도 있다.

상태에 맞춰 진행하므로 환자는 매 단계별로 편안함을 느낄 것이다.

외음부 동통

외음부(클리토리스, 음순, 질 입구를 포함한 생식기 부위)에 화끈거리고 찌르는 듯한 느낌이 들게 하는 만성 질환이다. 성관계가 굉장히 고통스럽고 불편하게 느껴진다. 외음부 통증을 유발하는 다른 질병, 즉 이스트 감염과 성전염성질환이 아닌 경우 의사는 외음부 동통 진단을 내린다. 증상을 조절하기 위해 항염증제와 항히스타민제를 처방한다.

변비

질 벽은 압박에 민감하다. 삽입 시 두 개의 딱딱한 대상, 즉 남성의 발기한 성기와 결장 내의 대변 사이에 질 벽이 짓눌릴 때 통증이 유발된다.

기타 원인

깊숙이 들어가는 삽입은 골반 통증을 유발할 수 있다. 이 통증은 성관계 시 생기는 질 통증보다 참기 힘들다. 자궁을 지탱하는 인대가 찢어지는 출산 문제, 서툴게 처리된 임신 중절 수술, 격렬한 성관계나 강간, 자궁절제술, 자궁경부나 자궁 감염, 골반염(157쪽 참조), 난소낭종, 자궁근종, 후굴 자궁 등이 전부 성관계 시 골반 통증을 유발할 수 있다. 자신의 증상을 의사에게 자세히 이야기해야 적절한 치료를 받을 수 있다.

식습관

과일, 채소, 통곡물(전곡)이 풍부한 건강한 식단(25쪽 참조)은 신체에 충분한 섬유질을 공급해 규칙적으로 배변 활동을 하게 도와준다. 언뜻 보기에 관련성이 없어 보이지만 규칙적인 배변은 오래된 호르몬을 몸 밖으로 나가게 해 신체의 균형을 잡아주기 때문에 신체를 최상의 건강 상태로 만들어줄 뿐 아니라 변비로 인한 성교통이 생기지 않게 해준다.

건강한 식단을 꾸리는 동시에 수분을 많이 섭취하는 것도 중요하다. 하루에 물을 6~8잔 마시도록 한다. 이렇게 하면 질 점액 분비(신체가 질 점액을 만들려면 물이 필요하다)도 좋아지고 변비도 예방할 수 있다. 자신이 하루에 물을 얼마나 마시는지 파악하려면 일일 물 섭취량만큼 물을 담아놓고 수시로 마시다가 일과가 끝날 때 남은 양을 확인한다.

자기 관리

전희 시간 갖기

성관계 시 충분히 자극을 받지 못하면 윤활 기능이 제대로 작동하지 못한다. 자신을 흥분시키는 것이 무엇인지 상대방에게 이야기해서 사랑을 나눌 분위기에 젖어들 수 있는 충분한 시간을 갖도록 한다.

마음의 짐 쏟아내기

상대방에게 화가 나 있거나 심리적으로 해소되지 않은 문제가 있다면 친밀감을 느끼기 힘들고 성적으로 마음이 동하기는 더더욱 힘들다. 둘 사이의 어떤 문제든 곪아 터지게 내버려두지 말고 그때그때 해결해야 한다. 175쪽의 방법이 관계를 회복하는 데 도움이 될 것이다.

스스로 아름답다고 생각하기

상대방과의 관계에서 생긴 문제들이 방해가 되듯이 스스로를 못났다고 생각하면 마음이 흥분되기 힘들다. 몸집이나 키가 크든 작든 상대방은 당신에게 섹시함을 느낀다. 상대방은 있는 그대로의 당신 모습에 매력을 느꼈다는 걸 잊지 말

자. 이틀에 한 번씩 간단한 운동만 해도 스스로에 대한 생각이 보다 긍정적으로 변할 수 있다. 자기 몸에 대한 심상이 좋아지면 성관계에 대해서도 긍정적으로 생각하게 된다. 만약 자신의 부정적인 모습에 집착하거나 스스로 내면의 문제를 해결하기 힘들다면 전문가와의 상담을 통해 문제를 솔직히 이야기하고 도움을 받자.

임신 후 휴식기 갖기

출산 시 회음 절개를 했거나 질이 찢어졌다면 민감한 상처 조직이 삽입을 어렵게 하거나 통증을 유발할 수 있다. 출산 후 최소 6주간은 성관계를 하지 않는 게 좋다.

맞는 의사 찾기

의사에게 말하기 힘들거나 의사가 특별한 신체적 문제점을 찾아내지 못한다면 내 상태를 이해하고 올바른 지침과 도움을 줄 수 있는 의사를 찾을 때까지 끈기 있게 노력해본다.

건강 유지

자궁내막증, 자궁근종, 이스트 감염, 성전염성 질환이 없는지 확인하기 위해 매년 산부인과 검사를 받는다. 그리고 160쪽에 나온 건강한 질 관리법을 잘 지킨다.

일지 쓰기

성교통을 자주 경험한다면 언제 통증이 있고 어떤 상황에서 통증이 생기는지 몇 달간 기록을 해보는 게 좋다. 일지를 쓰면 매달 어떤 시기에 통증이 생기고 어떤 자세가 고통스러운지 알 수 있고 삽입이 깊어질 때, 전희가 충분하지 않을 때, 상대가 성관계를 중간에 그만둘 때 등을 파악하는 데 도움이 된다. 문제를 파악하는 통찰력을 키울수록 해결 지점도 더 가까워지는 법이다.

고통을 묵혀두지 않기

성관계를 할 때 통증이 있다는 걸 인지했다면 그 사실을 혼자만 알고 고민하지 말자. 삽입 없이도 사랑을 나누고 친밀감을 높일 수 있는 수많은 방법이 있다는 점에 대해 상대와 대화해보자. 두 사람 모두 즐거운 성관계를 할 수 있도록 해결책을 함께 찾아야 한다.

즐거운 성관계를 위한 요가

신체적 관점에서 본다면 요가는 혈액 흐름을 좋게 해 생식기와 생식 기관의 감각을 높여준다. 또한 요가는 성마른 마음을 누그러뜨리고 감각을 일깨워 성적 흥분감을 높여주므로 성교통을 줄여준다. 양다리를 벌리고 앞으로 숙이는 요가 자세는 고관절을 열어주고 유연성을 높이면서 자극에 보다 민감해지게 한다. 헐렁한 옷을 입고 방해받지 않을 공간을 찾아 자리를 잡는다. 원하는 만큼 자주 이 자세를 연습한다.

① 등을 펴고 바닥에 앉은 다음 다리를 앞으로 쭉 뻗는다. 정수리 위쪽에 줄이 달려서 머리를 잡아당긴다고 상상하면서 척추를 길게 늘인다. (이때 등이 굽어지지 않게 주의한다.)
② 똑바로 앉은 채로 허벅지 안쪽이 약간 당길 때까지 천천히 다리를 벌린다. 무릎이 위쪽을 향하도록 유지하고 발가락이 천장을 향하게 굽힌다.
③ 균형이 잡혔다고 느껴지면 손을 앞쪽으로 두고 바닥을 짚어가며 천천히 나아간다. 몸통을 앞으로 기울이면서 고관절을 접고 척추와 목은 곧은 상태를 유지한다. 편안하게 몸체를 낮은 상태로 둔다. 단, 등에 무리가 가지 않게 한다.
④ 그 상태로 5~10번 호흡한 다음, 손으로 바닥을 짚어가며 원래 앉은 자세로 돌아온다.

다리

바비인형처럼 길고 매끈한 다리에 관심 없다고 말할 사람은 없을 것이다.
모양이야 어떻든 간에 다리를 잘 관리하는 것이 곧 전신을 제대로 관리하는 방법이다.

나이가 들수록 다리(뿐만 아니라 신체 전반) 근육의 탄력, 모양, 피부 상태가 안 좋아진다. 모든 내부 신체 기관의 건강을 증진시킬 수 있듯이 눈에 보이는 외부 신체 조직의 건강도 최적화할 수 있다. 우선 25쪽 지침을 따라 건강한 식습관을 갖는 것부터 시작하자. 그런 다음 아래의 내용대로 규칙적인 운동을 한다. 건강한 식습관과 규칙적 운동이야말로 아름다운 다리를 만들기 위해 반드시 지켜야 할 수칙이다. 또한 다리 건강을 해칠 만한 문제들을 피하거나 최소화하는 노력 역시 필수다.

이 장에서는 여성의 가장 흔한 다리 관련 질환인 셀룰라이트와 하지정맥류를 살펴보면서 이에 대한 치료법을 알아본다.

다리 운동

빨리 걷기, 자전거 타기, 조깅처럼 심박동을 정상 수치보다 약간 높여주는 심장혈관 운동(유산소 운동)과 토닝 운동(근육 운동)이나 역기 운동 같은 근육 단련 운동을 병행하면 다리 건강에 도움이 될 것이다. 다리 근육을 하나하나 차례로 잘 풀어주며 운동해야 한다.

다리를 더 길게 보이게 하려면 레그 리프트(양쪽 다리를 번갈아 4번씩 들어올리기)로 엉덩이 근육 운동을 한다. 그런 다음 대퇴사두근(앞 허벅지 근육), 슬건(뒤 허벅지 근육), 종아리, 발목의 아킬레스건을 차례로 운동한다.

쪼그려 앉기, 까치발 들었다 내리기는 다리 전반에 좋은 운동이다. 운동 전후에는 시간을 들여 다리의 각 근육을 스트레칭 해준다.

셀룰라이트

셀룰라이트는 신진대사가 안 된 지방, 물, 노폐물이 피부 아래 모여 덩어리진 것이다. 이 덩어리가 주변의 섬유조직을 압박한다. 이런 노폐물은 경화되어 눈에 띄게 움푹 들어간 부분을 만든다.

결합 조직에 혈액 순환이 제대로 되지 않으면 조직이 붓고 늘어나 지방이 불룩해지면서 셀룰라이트가 생긴다. 림프액 흐름 불량, 체내 독소, 유전적 요인, 호르몬 불균형, 수면 부족, 흡연, 스트레스, 햇빛 과다노출 또한 셀룰라이트의 원인이 된다.

식습관

셀룰라이트를 유발하는 활성산소와 조직 손상과 싸우기 위해 호르몬 균형 식단(63쪽 참조)을 따라야 한다. 특히 레시틴이 풍부한 식단을 추천한다. 이 영양소는 축적 지방이 표면으로 나오지 않도록 피부의 조직 세포를 재생시키는 데 도움을 준다. 레시틴 함량이 높은 식품에는 달걀, 사과, 땅콩, 십자화과 채소가 있다.

자기 관리

운동

운동이야말로 셀룰라이트를 없애는 최선의 방법이다. 운동은 혈액과 림프액 순환을 좋게 하고 땀으로 노폐물을 제거하며 얇은 피하지방층을 되찾아준다. 심박동을 높여주는 유산소 운동과 적당한 탄력 강화 운동을 병행하는 게 최선이다. 매일 30분간 유산소 운동을 하고 일주일에 3회 30분씩 토닝 운동을 하는 게 좋다.

스킨 브러싱

물기 없는 상태의 바디 브러싱Dry body brushing은 축적된 지방을 분해하고 림프 배출을 도와 순환을 자극한다. 스킨 브러싱은 샤워하기 전 아침에 하는 게 좋다.

셀룰라이트 바디 브러싱

—

전신을 3~7분 정도 바디 브러싱한다. 무엇보다 중요한 점은 항상 심장 방향으로 브러싱하는 것이다.

① 안정되고 리듬 있는 동작으로 오른쪽 발바닥을 브러싱한다. 그런 다음 발목 쪽을 향하면서 발 위쪽을 브러싱한다. 아래쪽 다리로 이동해 전체를 브러싱한 다음 무릎에서 허벅지 위쪽으로 올라온다. 엉덩이 부근부터 허리까지 브러싱한다. 왼쪽 다리도 똑같이 한다.
② 엉덩이 위쪽을 브러싱하고 위쪽으로 이동한다. 등부터 어깨까지 한 다음 오른팔을 브러싱한다. 특히 겨드랑이 부근을 집중해서 한다. 왼팔도 똑같이 한다. 목과 뒷목을 부드럽게 브러싱하며 마무리한다.

하지정맥류

하지정맥류는 우툴두툴하고 영구적으로 늘어난 자줏빛 정맥인데 일반적으로 종아리에 나타난다. 통증, 쑤심, 욱신거림, 발목 부종, 하지불온상태(양 다리, 특히 무릎과 발뒤꿈치 사이의 심부深部가 불유쾌하게 근질근질하며 찌릿찌릿한 감각이 생기는 증상)를 유발하며 밤에 쥐가 나기도 한다.

다리의 정맥이 건강한 상태일 때 정맥 안의 판막은 혈액이 흐를 수 있게 열리며, 그 혈액이 발 쪽으로 거꾸로 빠져나가지 않게 하려고 부드럽게 닫힌다. 시간이 지나면서 정맥 조직을 계속 사용해 노화가 오면 판막이 늘어나고 기능이 저하된다. 이 말은 혈액이 정맥에 채워지면서 정체하기 시작한다는 뜻이다. 결국에는 통증과 팽창이 유발되며 이로 인해 다른 정맥에도 궤양, 부기, 염증 등의 합병증이 나타날 수 있다.

원인

전문가들의 의견에 따르면 여성 가운데 3분의 2가 호르몬 수치의 급변 때문에 하지정맥류를 앓는다고 한다. 20대와 30대에 하지정맥류가 잠재해 있다가 40대, 50대가 되어 본격적으로 악화돼 통증이 생겨서 치료법을 찾는 경우가 많다.

임신, 오래 서 있기, 다리 꼬고 장시간 앉아 있기, 변비, 체중 증가, 유전 등이 모두 하지정맥류의 원인이다. 이밖에도 운동 부족, 나쁜 식습관,

월경 전이나 완경기 즈음의 호르몬 변화도 원인이 된다.

기존 치료법

증상의 정도에 따라 의사가 제안하는 방법은 다음과 같다.

서포트 스타킹

신축성 있는 서포트 스타킹(압박 스타킹)이 정맥을 압박해준다. 그러나 하지정맥류 자체는 더 보기 흉하게 도드라질 수 있다. 다리를 더 단단히 받쳐줄 필요가 있다면 의사는 서포트 스타킹을 처방해줄 것이다. 이 스타킹은 정맥 벽에 압력을 가해서 혈액이 세맥에서 대맥으로 흐르게 한다.

경화제

정맥 내막을 자극하는 경화제를 주입하자고 제안할 수도 있다. 이 방법은 정맥을 폐쇄해 혈액이 정맥으로 흐르지 못하게 하는 것이다.

수술

정맥을 제거하거나 묶어버리는 수술은 당일에 끝나며 회복하기까지는 3주가 소요된다. 수술과 경화제 주입을 함께하면 재발 가능성은 더 줄어들겠지만 새로운 정맥류가 또 생길 수 있다. 하지정맥류를 영구적으로 없애려면 다음에 나오는 자연요법을 따라야 한다.

거미정맥류

거미정맥류Spider veins는 피부 표면에 가까운 미세혈관이 터지거나 확장되어 선홍빛 별자리 모양을 이룰 때 만들어진다. 많은 여성이 이 상태를 아주 싫어하지만 하지정맥류만큼 심각하지는 않으며 건강을 위협하는 정도도 약하다. 그래도 오래 서 있으면 거미정맥류도 다리에 통증을 유발한다. 거미정맥류를 제거하기 위해 의사가 제안하는 방법은 경화제 주입과 레이저 수술인데 자연요법 또한 도움이 될 것이다.

식습관

25쪽의 건강 식단 지침을 따르면서 매일 섬유질을 많이 섭취하고 물을 충분히 마셔야 한다. 긴장과 변비가 다리 정맥에 가해지는 압박을 높일 수 있기 때문이다. 하지정맥류에 좋은 식품은 베리류 과실, 체리, 포도, 메밀, 양파 등이다.

약초

• 부처스 브룸, 칠엽수: 매일 복용하면 부기를 뺄 수 있다. 두 약초를 같은 비율로 섞어 만든 복합 팅크제 하루 한 번 소량의 물에 1티스푼을 타서 꾸준히 복용한다. 또는 하루 한 번 각 약초를 캡슐 형태로 300mg씩 복용해도 된다.

그 외 자연요법

방향요법

다음 방식은 내가 선호하는 하지정맥류 방향요법이다. 매일 하루를 마감할 즈음 위치하젤witch hazel 3티스푼에 금송화(금잔화) 오일을 2방울 희석해 하지정맥류 부위를 부드럽게 마사지한다.

자기 관리

계속 움직이기

매일 최소 30분씩 운동하는 것이 최선이다. 몸을 움직여야 혈액 순환이 되고 혈액이 정맥에 고이지 않게 한다. 매일 20~30분 정도 빨리 걷기만 하면 된다. 가능하다면 포장도로보다는 진흙길이나 풀밭을 걷는다. 딱딱한 포장도로는 다리에 압박을 가하면서 정맥을 더 심하게 확장시킬 수 있다. 오랫동안 서 있어야 한다면 종아리 근육을 자주 죄었다 풀었다 해야 한다. 오래 앉아 있을 경우에는 등을 곧게 펴야 하고 다리는 꼬지 않는다. 그리고 한 번에 한 시간 이상 앉아 있지 않도록 한다.

금연

연구에 따르면 하지정맥류는 흡연 여성에게 더 많이 나타난다고 한다.

발을 위쪽에 두기

다리를 높여주면 통증이 줄어든다. 집에서는 발 받침대에 다리를 올려둔 상태로 휴식을 취하고 일하면서 책상에 앉아 있을 때는 다리를 벽에 지지하거나 선반에 올려둔다.

하지정맥류에 좋은 요가

—

다리의 혈액 흐름을 원활하게 해주는 송장 자세 Corpse pose다.

① 다리를 앞으로 쭉 펴고 앉는다. 등은 곧게 유지한다. 팔꿈치로 지지하고 뒤로 기댄다. 코로 숨을 들이쉬고 내쉰다.

② 등을 천천히 바닥에 대고 양팔은 옆에 둔다. 다리를 부드럽게 쭉 폈다가 힘을 뺀다. 다리가 자연스럽게 벌어지도록 놔둔다. 손바닥을 뒤집어서 위를 향하게 한다. 의식적으로 어깨를 아래쪽으로 이완시켜 귀와 멀어지게 한다.

③ 눈을 감고 고르게 호흡한다. 코로 숨을 들이쉬고 입으로 내뱉는다. 편안함을 느끼는 한 이 자세를 계속 유지한다. 마음이 흐트러진다면 호흡에 집중한다.

The Natural Health Bible
for Women

여성
건강
바이블

3장

임신과
출산

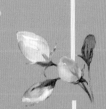

아이를 가지려 노력하겠다는 결심에는 새로운 생명을 창조한다는, 불가사의한 기대로 가득한 크나큰 흥분이 뒤따르기 마련이다. 하지만 누군가에게는 엄청난 불안의 시기가 될 수도 있다. 여기에는 사람들이 생각하는 것만큼 임신이 쉽지 않다는 이유 말고도 또 다른 이유가 존재한다. 임신에 대해 마음의 준비가 되어 있지 않은 사람에게는 임신으로 인한 몸의 변화가 상당히 두려울 수 있기 때문이다.

나는 아이를 가지려는 여성들이 임신하기에 앞서 자신의 건강부터 제대로 챙겨야 한다고 생각한다. 건강해지면 더 빨리 임신에 성공할 수 있고 임신 기간 동안 고생을 덜할 수 있다. 분만을 할 때 진통을 수월하게 견뎌내 건강한 아이를 무사히 낳을 수 있다.

이 장에서는 임신을 준비하는 여성이 자신의 건강을 어떻게 챙겨야 하는지를 알려주고 요즘 난임이 증가하는 이유를 알아본다. 임신이 잘 되지 않거나 유산할 경우 어떻게 해야 하는지도 다룬다.

임신 준비

수정에서 임신, 출산으로 이어지는 과정은 인간이 지구상에
처음 발을 디딘 순간부터 존재해왔다. 하지만 오래되었다고 해서
새로운 생명을 키워내는 일이 여러모로 완전한 기적이라는 사실이 달라질 이유는 없다.

임신 징후

수정란이 나팔관을 타고 내려와 자궁까지 오는 데는 6일이 걸린다. 이렇게 자궁에 도착한 수정란을 '배아'라고 부른다. 아버지와 어머니에게 받은 유전 물질을 지닌 배아는 세포분열을 거쳐 공 모양으로 자란 후 자궁내막에 착상한다.

몸속에서 이런 작용이 일어나는 동안 월경이 끊기는 것(임신에서 처음 나타나는 징후 중 하나)이 보통이지만 임신해도 원래의 월경 기간 즈음에 살짝 피가 비치는 여성들도 있다. 그 외 임신 징후로는 금세 피로해지거나 메스꺼움을 느끼거나 소변을 자주 보거나 커피나 차, 알코올을 질색하게 되는 등의 증상이 있다. 가슴이 예민해지고 평소보다 식탐이 많아지기도 한다. 임신인지 알고 싶다면 약국에서 임신테스트기를 구입해서 확인해볼 수 있다. 처음 검사에서 임신이 아니라고 나왔는데도 월경을 하지 않고 임신인 듯한 기분이 든다면 일주일 후에 다시 검사를 해보자. 두 번째 검사에서도 임신이 아니라고 나왔는데도 월경을 하지 않는다면 병원에 가보는 게 좋다.

임신 기간

여성의 평균 임신 기간은 280일이다. 자신의 분만 예정일을 알고 싶다면 마지막 월경이 시작된 날부터 시작해서 달력으로 아홉 달을 센 다음 거기에 일주일을 더하면 된다. 이런 식으로 분만 예정일을 계산해볼 수 있지만 37~42주 사이라면 언제든지 분만할 수 있다는 사실을 염두에 두자. 분만 예정일은 그야말로 예정일일 뿐이다. 결국은 자연이 계획한 바대로 이루어질 것이다.

임신 단계

임신하고 처음 3개월trimester 동안을 임신 초기(제1기)로 구분한다. 세 달째가 되면 아기는 대체로 6.5cm까지 자라며 이때부터 태아라고 불린다. 임신 12주 이정표를 찍고 나면 고생스럽던 입덧morning sickness 증상도 나아진다.

임신 네 달째부터 여섯 달째까지를 임신 중기(제2기)라 한다. 초기와 비교하여 피로감이 덜하고 아랫배가 부풀기 시작한다. 다섯 달째가 되면 태동을 느낄 수 있다. 아기가 배 속에서 움직이며 발로 차기 시작한다. 이때 아기의 크기는 33cm

정도다.

임신 기간의 마지막 세 달을 임신 후기(제3기)라고 한다. 아기와 양수, 태반, 임신으로 몸에 붙은 여분의 지방이 버겁게 느껴질 시기다. 아홉 달 끝 무렵에는 아기가 완전한 모습을 갖추고 몸무게가 3~4kg에 달한다. 이때 아기는 엄마의 몸 밖으로 나갈 준비를 하고 분만을 위한 자세로 들어서야 한다.

임신 전 건강관리

나는 남자든 여자든 가릴 것 없이 병원을 찾는 환자 모두에게 아기를 가지려고 노력하기 전에 3개월 동안 건강관리 계획에 따르라고 권한다. 임신 전 건강관리 계획을 실천하는 예비 부모는 생식력을 끌어올릴 수 있을 뿐 아니라 임신 기간을 한층 더 건강하게 보내고 건강한 아이를 분만할 수 있다.

3개월 동안의 임신 전 건강관리법을 통해 자신의 생활 습관을 조목조목 돌이켜 보기를 바란다. 복용하는 보충제를 비롯하여 식사는 어떤 식으로

정자 품질 관리

임신을 하려면 두 사람이 필요하다는 사실을 잊지 말자. 임신이 힘든 부부의 경우 3분의 1은 남성에게 원인이 있으며 3분의 1은 여성에게, 나머지 3분의 1은 두 사람 모두에게 그 원인이 있다.

여러 가지 식습관과 생활 습관이 원인으로 작용하여 남성의 생식력을 떨어뜨릴 수도 있다. 여기에서는 정자의 질과 양을 극대화하기 위해 남자가 실천해야 하는 아주 중요한 몇 가지 단계를 소개한다.

• 음주량 줄이기: 음주는 오래된 호르몬을 배출하는 간에 큰 부담을 준다. 술을 많이 마시면 남성의 몸속에 여성 호르몬인 에스트로겐이 소량 축적되기도 한다. 게다가 알코올 성분은 신체의 영양소 흡수 능력을 저해하여 생식력을 키우는 데 꼭 필요한 아연 같은 영양소를 흡수

하지 못하게 만든다.

• 금연하기: 담배에 함유된 화학 물질로 정자의 DNA가 손상될 수 있으며, DNA가 손상된 정자는 제대로 수정되지 못할 가능성이 높다. 설사 수정되었다고 해도 손상된 정자로 수정된 태아는 유산될 가능성이 높다.

• 몸을 차게 유지하기: 뜨거운 물에 몸을 담그거나 달라붙는 속옷을 입거나 어떤 식으로든 몸을 뜨겁게 하면 정소에서 정자가 제대로 생산되지 않는다. 정자는 32℃에서 만들어지지만 사람의 정상 체온은 37℃다. 이런 까닭에 남성의 정소는 몸 바깥에 위치하고 있는 것이다. 정자에 열을 가하는 어떤 행동도, 심지어 고환을 몸 가까이 붙이는 일조차(이를테면 장거리 운전) 정소에서 생산되는 정자의 숫자를 감소시킬 수 있다.

하는지, 운동은 얼마나 하는지, 생활 환경은 어떤지, 스트레스는 얼마나 받는지 스스로 점검했으면 한다. 목표는 임신에 성공해서 건강한 아이를 낳으려는 것만이 아니다. 임신 전에 건강관리를 성실하게 해두면 태어날 아이의 미래 건강까지 보장할 수 있다. 연구에서 밝혀진 바에 따르면 아기가 수정된 시기와 임신 기간 중 부모의 건강 상태에 따라 아기가 성장하면서 심장질환, 고혈압, 당뇨에 걸릴 위험이 높아질 수도 있고 낮아질 수도 있다고 한다.

임신 전 3개월 건강관리 계획

난자는 태어나기 이전에 이미 형성된다. 그러므로 여성이 가진 난자의 개수는 정해져 있으며 이를 바꾸기 위해 할 수 있는 일은 아무것도 없다. 하지만 이제부터 소개할 임신 전 3개월 건강관리 계획을 실천하면서 난자를 좀 더 건강하게 만들 수는 있다.

여성이 매달 배란을 위해 난자를 성숙시키는 데 걸리는 시간은 약 3개월이며 남성이 정자를 생산하는 데 걸리는 시간도 약 3개월이다. 3개월이 마법의 숫자인 또 다른 이유는 우리 신체에서 생식력을 떨어뜨리는 특정 독성 물질을 완전히 배출하고 생식력을 높이는 데 필요한 필수영양소 수치를 끌어올리는 데에도 3개월이라는 시간이 걸리기 때문이다. 나쁜 생활 습관을 고치고 건강한 생활 습관을 익히는 데에도 그만큼의 시간이 소요된다. 세 달 동안 어떻게 생활하는가에 따라,

즉 어떤 음식을 먹고, 얼마나 운동을 하고, 얼마나 많은 독성 물질에 노출되는지 등의 여러 요인에 따라 우리 몸에서 만들어지는 난자의 질, 배우자의 몸에서 만들어지는 정자의 질이 크게 달라진다.

임신 전 3개월 건강관리 계획은 다음의 다섯 단계로 구성된다.

1단계: 잘 먹기

임신 가능성을 높이고 건강한 아이를 갖기 위해 해야 할 가장 중요한 일은 건강한 식습관을 들이고 제대로 잘 먹는 일일 것이다. 건강한 식습관은 체중 감량을 위한 식이요법과는 다르다. 우리 몸에 양질의 영양분을 공급하여 혈당 균형을 잡고, 적정한 몸무게를 유지해 생식 호르몬 수치를 최적으로 만드는 데 대단히 중요한 역할을 한다.

임신에 앞서(임신 기간 중에도) 우리의 목표는 건강에 좋은 다양한 음식을 먹어서 탄수화물, 섬유질, 필수지방, 단백질, 수분을 충분히 섭취하는 것이다. 채소와 과일을 자주 먹고, 통밀 파스타, 현미밥, 통밀빵 같은 정제하지 않은 통곡물도 많이 먹어야 한다. 유기농 견과류, 씨앗류, 생선류, 달걀, 콩으로 양질의 단백질을 충분히 섭취하고, 엑스트라버진 올리브유, 대마씨, 어유를 비롯해 건강에 좋은 지방도 섭취한다. 일주일에 두 번 유기양식으로 키운 연어를 먹거나 매일 견과류나 씨앗류를 한 줌씩 먹으면 우리 몸에 필요한 좋은 지방을 섭취할 수 있다.

여기에서는 우리가 섭취해야 하는 영양소를 소

개한다. 어떤 영양소는 임신에 앞서 생식력을 높이는 효과가 있고, 어떤 영양소는 태아를 키우기 위한 신체 능력을 최적화하는 효과가 있다. 이 모든 영양소가 여성은 물론 남성에게도 꼭 필요하다.

• 신선하고 깨끗한 음료 마시기: 하루에 적어도 수분을 6~8잔 정도 섭취해야 한다. 운동을 하면 이보다 더 많이 마셔야 한다. 물은 물론 희석한 과일주스, 허브차로도 수분을 섭취할 수 있지만 탄산음료, 차, 커피 등은 피한다. 이런 음료를 마시면 혈당 균형이 무너지고 생식력을 높여주는 소중한 영양소가 몸에서 빠져나가기 때문이다. 특히 차나 커피를 마시면 이뇨 작용이 촉진되어 우리 몸에서 수분이 쉽게 빠져나가 버린다.

• 생식력을 높이는 비타민 섭취하기: 비타민 B6와 비타민 C, 비타민 E, 엽산이 풍부한 음식을 충분히 섭취한다. 몇몇 연구에서 증명된 바에 따르면 비타민 B6는 호르몬 균형을 유지하고 생식력을 최대로 끌어올리는 데 꼭 필요한 영양소다. 비타민 B6가 풍부한 식품에는 달걀, 바나나, 땅콩, 버섯, 귀리, 콩, 해바라기씨, 연어, 고등어, 렌즈콩 등이 있다. 비타민 C는 배란을 촉진하며 비타민 E와 더불어 생식력을 오래 지속시켜주고 난자를 건강하게 해준다. 비타민 C는 과일과 채소, 특히 감귤류, 딸기류, 싹양배추, 콜리플라워에 풍부하다. 비타민 E는 난자 생성에 아주 중요한 역할을 하는 영양소다. 비타민 E가 풍부한 식품으로는 씨앗류, 견과류, 달걀노른자, 기름진 생선, 브로콜리 등이 있다. 엽산은 건강한 아기를 낳기 위해 꼭 필요한 영양소이므로 임신 초기뿐 아니라

임신하기 전부터 충분히 섭취해야 한다. 엽산은 푸른 잎 채소, 감귤류, 견과류, 콩류, 통곡물에 풍부하다. 베타카로틴이라고도 하는 비타민 A는 남성의 생식력을 키우는 데 없어서는 안 될 비타민이다. 베타카로틴은 적황색 채소와 과일에 풍부하다.

• 아연 섭취하기: 아연은 임신을 위해 꼭 필요한 영양소다. 실제로 아연이 심각한 수준으로 결핍될 경우 남성과 여성 모두 생식력이 떨어지기도 한다. 남성의 경우 아연은 정자의 머리 부분을 단단하게 만들어 정자가 난자막을 뚫고 난자 안으로 들어가 수정될 수 있도록 돕는다. 아몬드, 생선, 콩, 요구르트, 귀리, 옥수수, 달걀, 완두콩, 통곡물 등에서 하루 필수 섭취량(약 15mg)을 꼭 채워 먹도록 하자.

• 마그네슘 섭취하기: 여러 연구에 따르면 마그네슘이 결핍된 여성의 경우 생식력이 떨어진다고 한다. 견과류, 채소, 현미, 달걀, 해바라기씨를 충분히 먹어 필요한 마그네슘 양을 채운다.

• 망간 섭취하기: 무기질의 하나인 망간을 충분히 섭취한 남성은 더욱 건강한 정자를 생산할 수 있다. 태어날 아기의 기형을 예방하고 건강한 아기를 낳을 수 있고 아기가 자라서 행동장애를 겪지 않도록 예방하는 효과도 있다. 망간이 풍부한 식품으로는 통곡물, 씨앗류, 푸른 잎 채소, 껍질콩, 고구마, 양파, 딸기, 바나나, 사과, 달걀 등이 있다.

• 체내 셀레늄 수치 높이기: 셀레늄은 정자 생산에 꼭 필요한 영양소 중 하나로, 남성의 신체에서

셀레늄이 가장 집중적으로 분포된 곳은 바로 정소 주위다. 여성의 경우 셀레늄 결핍은 유산의 위험으로 이어진다. 셀레늄이 풍부한 식품으로는 달걀, 견과류, 브로콜리, 마늘 등이 있다.

· **칼슘 섭취하기**: 임신을 계획하고 있다면 칼슘을 충분히 섭취해야 한다. 칼슘은 아기의 치아와 골격, 신경계를 구성하는 주요 성분이기 때문이다. 유제품에서 칼슘을 섭취할 때는 되도록 유기농 제품을 고르고 탈지제품보다 전지제품을 먹는다. 유제품 말고도 칼슘을 섭취할 수 있는 식품이 많다는 사실을 기억하자. 연어 등의 생선류, 오렌지와 자두 등의 과일, 푸른 잎 채소 등의 채소류, 참깨, 아몬드, 콩류, 통곡물은 모두 칼슘이 풍부한 식품이다.

· **불포화지방 충분히 섭취하기**: 고기에 많은 포화지방과 가공식품에 많이 들어 있는 트랜스지방은 건강에 해롭다. 호르몬 균형을 무너뜨리고 생식력을 떨어뜨리기 때문이다. 반면 견과류, 씨앗류, 기름진 생선에 풍부한 필수지방산은 태아가 건강하게 자라는 데 없어서는 안 될 영양소로 체내 호르몬 균형을 잡고 생식력을 높여준다. 과학자들은 태아의 뇌, 눈, 신경계가 형성되는 데 필수지방산이 반드시 필요하다는 사실을 밝혀냈다.

· **보충제 꼬박꼬박 복용하기**: 생식력 강화를 위해 좋은 종합비타민과 무기질 보충제를 복용하는 일은 보험에 가입하는 일과 같다. 음식만으로는 필요한 영양소를 모두 섭취하지 못할 수도 있기 때문이다(25쪽 참조). 그리고 우리의 목표는 3개월이라는 짧은 기간 안에 생식력을 강화하는 것

이다. 보충제 복용은 되도록 짧은 시간에 신체 내 영양 수준을 최적화하기 위한 좋은 방법이다. 연구로 밝혀진 바에 따르면 생식력 강화를 위한 맞춤 종합비타민과 무기질 보충제를 복용한 여성은 임신할 가능성이 두 배나 높아지며 더욱 건강한 난자를 배란할 수 있다.

2단계: 체중 관리

월경주기를 유지하기 위해서는 체지방이 어느 정도 있어야 한다. 필요한 체지방 수치에 미치지 못하거나 체중이 너무 많이 줄면 호르몬 균형이 무너져 배란이 멈출 수도 있다. 반면 살이 너무 많이 쪄도 배란이 제대로 되지 않는다. 몸에 지방이 과해도 생식 호르몬 균형이 무너지기 때문이다. 남성의 경우에도 과체중이면 정자가 건강하지 못하고 수가 줄어드는 등 생식력에 타격을 입는다.

과체중이나 저체중이라면 3개월의 준비 기간 동안 자신의 몸무게를 정상 체중으로 돌려놓는 것이 좋다. 키 대비 정상 체중을 확인하려면 343쪽에 소개된 지침을 참고하자. 과체중인 경우 몸무게를 줄이는 가장 좋은 방법은 절대 무리한 다이어트가 아니라는 사실을 명심하자. 건강한 식습관에 따라 식사를 하고 운동량을 늘리기만 해도 정상 체중으로 돌아올 수 있다.

저체중이라 살을 찌워야 하는 여성의 경우 열량이 높지만 영양가가 없는 과자나 정크푸드로 섭취 열량을 채우면 안 된다. 이런 음식은 되도록 피한다. 아기를 가지려고 계획하고 있다면 생식

력을 끌어올려줄 영양가 많은 음식, 자신과 아기에게 필요한 영양을 채워줄 음식을 먹어야 한다. 그러므로 건강에 좋고 신선한 음식을 끼니마다 챙겨 먹고 오전과 오후에 간식을 먹는다.

3단계: 몸을 튼튼하고 건강하게

임신을 앞두고 몸을 튼튼하고 건강하게 유지하려면 배우자는 물론 자신도 매일 적어도 30분 이상 규칙적으로 운동을 해야 한다. 규칙적으로 운동을 하면 호르몬의 균형이 잡히고 그 결과 생식력이 높아지기 때문이다. 건강에 좋은 음식을 먹고 규칙적으로 운동을 하는 한편, 배우자와 함께 경험 많은 의사를 찾아가 두 사람 모두 병균에 감염되거나 성전염성질환(164쪽 참조)에 걸리지 않았는지 확인해봐야 한다. 이를테면 클라미디아 감염증에 걸렸다면 생식력이 떨어지는 것은 물론 태어날 아기의 건강마저 위험할 수 있다.

4단계: 스트레스 해소

스트레스를 받으면 신체에서는 스트레스 호르몬인 코르티솔이 평소보다 더 많이 분비된다. 코르티솔을 만들어내기 위해 우리 몸이 프로게스테론을 소모해 버리기 때문에 프로게스테론은 생식주기를 유지하는 본래의 역할을 제대로 수행하지 못하게 된다. 스트레스를 많이 받으면 우리 뇌의 시상하부도 제 기능을 다하지 못한다. 시상하부는 뇌하수체를 자극해 생식호르몬을 분비시키는 역할을 한다. 체내에 코르티솔 수치가 높으면 혈당 균형이 무너지고 살이 찐다. 이 모두가 생식

력을 감퇴시키는 요인이다.

게다가 스트레스를 많이 받으면 성별에 관계없이 남녀 모두 성욕이 감퇴한다. 스트레스 호르몬인 코르티솔은 안드로겐이라 알려진 남성 호르몬의 생산을 저해하는데, 이 안드로겐이 바로 성욕을 일으키는 호르몬이다. 성관계를 즐기지 못하거나 성관계를 맺지 않는다면 임신할 가능성이 줄어드는 것은 당연하다.

스트레스를 받는 임신부는 사산아를 낳을 위험이 높다. 덴마크대학교에서 약 2만 명의 여성을 대상으로 실시한 연구에서는 임신 기간 중 마지막 세 달 동안 스트레스를 받거나 불안감에 시달린 여성, 자존감이 낮은 여성은 사산의 위험이 높다는 결과가 나왔다. 사산 위험이 높아지는 원인으로는 스트레스 호르몬이 과도하게 분비되면서 태반에 혈액 공급이 차단되었을 가능성, 즉 그 결과 태아가 산소 공급을 받지 못했을 가능성이 지적되었다. 다른 연구에서는 임신부가 스트레스를 받을 때 임신 초기 몇 주 동안 유산의 위험이 세 배나 높아지고 임신 기간 동안 스트레스를 받은 산모에게서 태어난 아이는 스트레스에 취약하고 과잉행동이나 정서장애를 일으킬 가능성이 높다는 사실이 밝혀졌다.

359쪽의 스트레스 대처 방안을 참조해 일상생활에서 스트레스를 떨쳐내보자. 배우자와 단둘이 보내는 시간을 마련하고 일주일에 한두 번은 시간 구애를 받지 않고 함께 재미있는 일을 하며 시간을 보낸다. 햇살을 쬐며 오랫동안 산책을 하거나 정원에서 느긋한 시간을 보내거나 집에서 영화를

봐도 좋다. 일상에 작은 변화만 주어도 삶의 부담을 날려버리는 데 도움이 된다.

5단계: 생활 습관에서 독소 제거하기

우리는 일생 동안 각종 석유화학 물질, 중금속 등 여러 독성 물질에 노출되어 살아간다. 담배 연기를 비롯해 자동차 매연, 음식물에 사용되는 농약과 방부제 등 그 종류는 헤아릴 수 없다. 이런 독성 물질 중에는 우리 몸에 들어와 호르몬처럼 행세하거나 호르몬을 파괴하는 물질이 있다. 남성이 생산하는 정자의 수와 건강 또한 이런 독성 물질의 영향에서 자유롭지 못하다.

• 금연하기: 아직도 담배를 끊지 않았다면 가장 먼저 할 일은 당장 담배를 끊는 일이다. 2004년 2월 영국의학협회British Medical Association에서 발표한 연구 결과에 따르면 흡연은 남성과 여성 모두의 생식계를 손상시키고 여성의 경우 유산 위험을 높인다. 간접흡연 역시 유산율을 높인다. 다른 연구에서도 임신부가 담배를 피울 경우 태어날 아이가 이분척추(척추이분증. 척추의 특정 뼈가 불완전하게 닫혀 있어 척수의 부분이 외부에 노출되는 것)나 구순구개열 같은 선천적 결손증을 갖고 태어날 위험이 높아진다는 사실이 밝혀졌다. 아이다호대학교의 연구진은 담배에 함유된 독성 화학 물질 때문에 DNA가 변형될 수 있으며 이 변형 DNA가 정자를 통해 다음 세대로 유전될 수 있다는 사실을 밝혀냈다.

• 음주량 줄이기: 연구 결과에 따르면 술을 하루에 한 잔만 마셔도 남성과 여성 모두 생식력이 떨어진다. 임신 전 준비 기간 동안은 금주를 해야 한다. 여성은 임신 기간에도 절대 금주를 해야 한다.

• 환경 독성 물질 피하기: 우리 몸의 호르몬에 영향을 미치는 환경호르몬(19쪽 상자글 참조)을 조심하는 것도 빼놓을 수 없다. 그렇다고 편집증 환자처럼 예민해질 필요는 없다. 대개의 경우 건강한 식습관을 지키고 규칙적으로 운동을 하고 상식적인 예방 조치(193쪽 상자글 참조)를 취하기만 해도 독성 물질이 체내에 과도하게 쌓일 위험을 피할 수 있다. 배우자도 마찬가지로 이 지침을 함께 지켜야 한다는 사실을 기억하자.

임신 준비 기간의 피임

임신을 준비하고 있다면 임신 전 3개월의 준비 기간 동안 적절한 방법으로 피임을 하는 것이 아주 중요하다. 즉 피임을 그만두는 즉시 우리 몸이 정상적인 생식주기를 회복할 수 있는 피임법을 선택해야 한다.

'피임' 하면 많은 여성이 무의식적으로 피임약을 선택하지만 피임약이 언제나 최선의 방법은 아니다. 피임약을 복용하면 우리 몸에서 비타민 B군과 엽산, 특히 생식력을 강화하는 데 없어서는 안 될 아연이 고갈되고 다른 영양소의 균형도 무너진다.

자신의 배란일을 계산하여 배란기에 성관계를 삼가는 방법이 제대로 효과를 보는 부부도 있지만 이 방법은 월경주기가 규칙적인 여성에게 100% 안전하다고 장담할 수 없다. 더구나 월경주기가 불규칙하거나 월경을 거를 때가 많은 여성의 경우 절대 좋은 대안이 될 수 없다. 특히 다낭성난소증후군(90쪽 참조) 환자 중에는 월경주기가 불규칙하거나 월경을 거르는 여성이 많다.

피임약을 사용하기 전에는 자신의 몸이 어떻게 반응할지 예측할 수 없기 때문에 임신을 준비한다면 피임약은 되도록 사용하지 않는 것이 좋다. 자연 임신을 준비할 예정이라면 그 전까지는 콘돔이나 여성용 피임기구 등의 차단식 피임법을 권한다. 효과가 보장되어 있을 뿐 아니라 신체의 호르몬을 인위적으로 조작하지도 않는다.

독성 물질을 피하는 7가지 방법

—

① 되도록 유기농 식품을 이용하고 유기농이 아닌 채소나 과일을 먹을 때는 철저히 씻거나 껍질을 벗겨 먹는다.

② 조리할 때는 스테인리스강이나 주철, 유리로 된 조리 기구를 사용하고 알루미늄 제품을 피한다. 음식이 달라붙지 않도록 코팅이 된 프라이팬에서는 발암물질이 나올 수도 있으므로 되도록 사용하지 않는다.

③ 냉장고에 음식을 저장할 때 랩에 싸두기보다는 유리나 사기로 된 보관 용기에 저장한다. 플라스틱 용기에 음식을 담아 데우지 않도록 한다. 제노에스트로겐은 친유성이라 기름에 잘 녹는다. 기름진 음식을 다룰 때 더욱 조심한다.

④ 물은 정수해서 마신다. 정수 기능이 달린 물병을 사용하거나 정수기를 설치한다.

⑤ 치과에서 치아를 치료할 때는 아말감 충전재 대신 백색 충전재를 사용해달라고 요청한다. 아말감 충전재에는 수은이 함유되어 있기 때문이다.

⑥ 주위 환경의 독성 부하를 가능한 한 낮추기 위해 청소 제품, 데오드란트나 스킨, 로션처럼 피부에 직접 바르는 제품도 '천연' 제품으로 고른다. 요즘은 시중에서 천연 제품을 많이 찾아볼 수 있다.

⑦ 식물을 키운다. 식물은 독성 물질을 흡수한다.

난자 기증

아기를 갖는 일은 우리가 생각하는 것만큼 자연스럽거나 수월하게 이루어지지 않는 경우도 많다. 어떤 부부는 난자를 기증받아야 부모가 될 수 있다.

난임이 될 만한 어떤 문제도 없고 호르몬 균형도 잘 잡힌, 건강한 부부조차 한 차례의 월경주기에서 임신에 성공할 확률은 25%밖에 되지 않는다. 그러므로 아기를 가지려 노력하는 수많은 부부가 첫 시도에서 혹은 두 번째 시도에서, 심지어 열두 번째 시도에서 임신에 성공하지 못한다 해도 그리 이상한 일이 아니다. 35세 미만의 여성이라면 앞에서 소개한 임신 전 건강관리 계획에 따라 준비 기간을 거친 다음 9~12개월 정도 시간을 두고 노력해보자. 만약 노력해도 자연 임신이 되지 않는다면 병원에 가봐야 한다.

35세가 넘은 여성의 경우 임신 전 건강관리 계획을 따른 다음, 임신 시도를 시작하면서 동시에 의사를 찾아가보는 게 좋다. 그러면 혹시라도 문제가 있을 경우 시간을 낭비하지 않을 수 있다. 난자가 수정에 적합하지 않거나 나이 때문에 임신이 어렵다면 난자를 기증받는 것을 고려해볼 수도 있다.

난자 수혜자

건강한 식습관, 보충제, 생활 습관 변화 덕분에 기적적으로 임신에 성공하는 난임 부부도 있

다. 하지만 그런 기적이 누구에게나 일어나지는 않는다. 슬픈 일이지만 여성의 몸에서 수정이 가능한 난자가 생기지 않아 아기를 가질 수 없는 부부도 있다. 물론 난임의 원인이 언제나 여성에게만 있는 것은 아니다. 정자에 문제가 있는 경우는 199쪽에서 다룰 예정이다. 조기 완경이나 난소 기능 장애(터너증후군)에 시달리는 여성이나 난소가 뇌하수체 호르몬의 자극에 반응하지 않는 저항성난소증후군에 걸린 여성은 난자를 기증받는 것을 고려해볼 수 있다. 과거 호르몬 자극에 난소가 제대로 반응하지 않았거나, 병이나 수술, 암 치료 등으로 난소를 잃었거나, 자신의 유전 질환을 자녀에게 전해주고 싶지 않은 여성 또한 이 방법을 생각해볼 수 있다.

나이가 많은 여성도 난자를 기증받는 것을 고려해볼 수 있다. 나이가 많은 여성의 경우 난자가 건강하지 않을 가능성이 높으므로 난자를 기증받는다면 임신에 성공할 확률이 더욱 높아진다. 시험관아기시술을 몇 차례 받고도 성공하지 못한 여성도 마찬가지다.

난자 공여자

난임 때문에 난자를 기증받으려고 한다면 어떤 과정을 거쳐 귀중한 난자를 받게 되는지, 이 난자가 어디에서 오는지, 무엇을 선택할 수 있는지 잘 알고 있어야 한다. 굳이 이유를 설명할 것도 없이 난자 채취는 정자 채취에 비해 훨씬 더 어렵다. 난자를 채취하려면 한 주기에 한 개 이상의

난자를 배란하도록 공여자의 난소를 자극해야 하는데(197쪽 참조), 난소를 자극하는 과정뿐 아니라 난자를 채취할 때도 여러 위험이 따른다. 난자 공여자를 찾기 어려운 것도 어찌 보면 당연한 일이다. 그래서 수많은 부부가 난자를 기증받기 위해 몇 년을 기다린다. 어떤 부부는 난자를 기증받으려고 해외에 가기도 한다.

익명으로 기증받기

병원에서는 난자를 기증하는 여성과 기증받는 여성이 서로 알지 못하도록 신경 쓴다. 난자를 기증하는 여성 중 일부는 여러 이유로 난임수술을 생각하는 여성이다. 의사는 난임수술을 하면서 난자를 채취할 수 있도록 수술 전에 난소를 자극하는 임신촉진제를 투여받을 것을 권한다. 그 수가 많진 않지만 이미 자신의 가정을 꾸린 여성이 다른 부부를 돕기 위해 기꺼이 난자 기증의 힘든 과정을 거치겠다고 나서기도 한다.

시험관아기시술(206쪽 참조)을 받는 여성이 자신의 난자 중 일부를 기증하는 경우도 있다. 이 경우 난자를 기증하는 대신 시험관아기시술을 무료로 받기도 하는데 이는 나라마다 다르다. 간혹 난자를 기증한 여성은 시험관아기시술에 성공하지 못하고 공여 난자를 받은 여성이 임신에 성공하는 경우도 있다.

유전이 건강에 미치는 영향에 대한 인식이 높아지면서 현재 영국 등의 일부 국가에서는 기증된 난자로 수정되어 태어난 아이의 경우 만 18세가 되면 자신의 유전적 부모가 누구인지 알 수 있다. 그런 국가에서 난자를 기증한 여성은 어느 날 자신에게 생물학적 자녀가 있다는 사실을 알게 될 마음의 준비를 해야 한다. 현재 법률상 미국, 호주를 비롯한 유럽 대부분 국가에서는 익명으로 난자를 기증할 수 있다. 난자를 기증하거나 기증받기 전에 자국 법률이 어떻게 되어 있는지 확인해봐야 한다.

아는 사람에게 기증받기

가족이나 친구가 기꺼이 난자를 기증해준다면 굉장히 운이 좋은 사례다. 하지만 이런 경우 난자를 기증하는 쪽이나 기증받는 쪽 모두 난자 기증의 양면을 반드시 잘 이해하고 있어야 한다. 아는 사람에게 난자를 받는 경우를 긍정적인 측면에서 보면 기증받는 당사자가 난자가 어디에서 왔는지 확실히 안다는 점, 난자 공여자가 언니나 여동생 등 가족의 일원일 경우 태어날 아기가 어머니의 유전자를 일부나마 지니고 태어난다는 점을 장점으로 꼽을 수 있다. 그리고 공여자는 자신이 가족 혹은 친구에게 사람이 줄 수 있는 가장 소중한 것을 주었다는 기분을 느낄 수 있다.

하지만 여기에는 공여자가 자신이 기증한 난자로 태어난 아이의 양육에 대해 부모로서 결정권을 주장할지도 모를 현실적인 위험이 존재한다. 아이가 성장하는 모습을 공여자가 지켜보기가 쉽기 때문이다. 감정적인 분란이 일어날 위험이 크기 때문에 사랑하는 사람과 소중한 선물을 주고받기 전에 두 사람 모두 어떤 형태로든 상담을 받아보기를 추천한다.

공여자의 건강

난자 기증은 연령 제한이 있다. 연령의 하한선은 여성이 합법적으로 계약을 체결할 수 있는 법적 연령에 따라 정해진다. 연령의 상한선을 정해둔 이유는 나이가 많은 여성의 경우 임신촉진제에 대한 반응이 약하기 때문이다. 난자가 건강하지 않아 제대로 수정될 가능성이 낮고 기형아 출산의 위험도 높다.

일부 기증 프로그램에서는 이미 출산 경험이 있는 여성, 난자 기증에 성공한 적이 있는 여성을 선호한다. 이런 공여자는 난자가 수정될 가능성이 높을 뿐 아니라 다른 누군가가 자신의 유전자를 물려받은 자녀를 낳는 일에 대해 마음의 준비가 되어 있기 때문이다. 일부 국가에서는 기증받은 난자로 수정되어 태어난 아이에게 자신의 유전적 어머니가 누구인지 알 권리를 보장한다는 사실을 기억하자.

난자를 기증하려는 여성은 기증을 허가받기 전에 의학적으로 몇 가지 검사를 받아야 한다. 신체검사와 산부인과 검사는 물론 혹시 있을지 모를 유전 질환의 유무를 밝히기 위해 병력 검사를 받고 가족력에 대한 질문을 받는다. 공여 예정자는 혈액 검사, 소변 검사, 심리 평가를 받으며 B형 간염과 인간면역결핍 바이러스 같은 질병의 보균자인지도 심사를 받는다. 수혜자가 분명히 알고 있어야 할 정보를 숨겨서 태어난 아기에게 유전 질환이 발견되거나 장애가 발견된다면 정보를 숨긴 공여자는 법적으로 책임을 져야 한다. 공여자는 자신의 권리와 책임에 대해 설명을 듣는다. 공여자가 모든 검사를 통과하면 난자 기증에 서면으로 동의하고 기증받을 사람이 정해지면 기증의 다음 단계가 진행된다.

난자 기증 과정

난자를 기증받기 원한다면 난자 기증 과정을 제대로 이해해두어야 한다. 자신이 아기가 태어나는 기적적인 과정의 일원이라고 느끼는 것은 물론, 아는 사람에게 기증받는 경우 기증자에게 힘이 되어줄 수도 있다. 마찬가지로 난자를 공여하려는 생각이 있다면 검사에 통과해서 실제로 난자를 기증하게 될 경우를 대비해 진행 과정을 숙지할 필요가 있다. 난자 기증은 시간이 많이 소요될 뿐 아니라 완전한 헌신이 필요한 일이라는 사실을 잘 알고 있어야 한다.

• 난자 기증 기간 동안 따라야 할 지침:

① 2~3주 동안 약물을 투여받으며 몇 차례 혈액 검사와 초음파 검사를 받는다.

② 난자 기증을 위한 검사 와 시술을 받을 시간을 내야 한다.

③ 금주, 금연을 해야 하며 어떤 불법 약물을 사용해서도 안 된다.

④ 의사의 허가 없이는 처방전이 필요한 약이든 필요 없는 약이든 어떤 약도 사용해선 안 된다.

⑤ 기증 과정 중 특정 기간에는 피임을 하지 않는 성관계를 자제해야 한다.

⑥ 수혜자에게 난자의 권리를 완전히 넘긴다는 동의서에 서명해야 한다. 즉, 난자를 기증하는 사람은 자신의 난자가 어떻게 되는지 관여할 권리가 없다.

• 난자 수혜자와 공여자에게 투여하는 약: 난자를 기증받는 사람과 기증하는 사람 모두 월경주기를 맞추기 위해 약(대개는 피임약)을 투여받는다. 그런 다음 공여자에게는 난자 채취량을 최대화하기 위해 배란 시 난자가 하나 이상 배란되도록 유도제를 투여한다. 수혜자에게는 난자가 추출되는 순간에 맞춰 자궁내막을 준비하기 위한 다른 약을 투여한다. 핵심은 시간을 잘 맞추는 것이다. 공여자의 난자를 채취한 다음 정자와 수정할 때 수혜자 여성의 자궁이 착상될 준비가 되어있어야 하기 때문이다. 이 점은 자연 임신의 경우에도 마찬가지다.

그런 다음 난자 공여자는 난포의 발육을 촉진하고 난자를 성숙시키는 호르몬 주사를 매일 맞아야 한다. 마지막으로 난자 성숙 과정을 마무리 짓는 다른 종류의 호르몬 주사를 맞는다. 대개 공여자는 집에서 시간에 맞춰 스스로 주사를 놓아야 한다. 가끔 주사 말고 경구호르몬제를 복용하는 경우도 있지만 이런 경우는 흔하지 않다.

난자 기증에 필요한 약을 투여받으면서 일과성 열감이나 우울증, 신경질, 두통, 불면증 등 경미한 부작용에 시달리는 여성도 간혹 있다. 다음 단계 약을 투여받으면 부작용이 즉시 사라지므로 걱정하지 않아도 된다. 극히 드물게(1% 정도) 임신촉진제에 대한 과민 반응으로 한꺼번에 너무 많은 난자가 성숙되어 난소가 부어오르는 여성도 있다. 난소과자극증후군ovarian hyperstimulation syndrom, OHSS이라 알려진 이 이상반응은 심각한 경우 치명적인 결과를 낳을 수도 있다. 증상은 메스꺼움과 구토, 복부 통증과 복부 팽창, 호흡 곤란으로 나타난다. 기운이 없고 현기증이 나거나 소변량이 감소할 수도 있다. 난소과자극증후군은 심각한 합병증이므로 즉시 병원 치료를 받아야 한다. 임신촉진제의 부작용으로 난소암 위험이 높아진다고 생각하는 의사도 있지만 그 가설을 입증하는 확실한 증거는 아직 나오지 않았다.

• 난자 채취: 초음파 검사로 공여자의 난자가 충분히 성숙했다고 판단되면 다음 두 가지 방법 중 하나로 난자를 채취한다. 첫 번째는 초음파 탐침을 이용한 방법이다. 이

방법(아래 그림 참조)에서는 공여자에게 진성세를 투여하며 가끔 마취제를 투여하기도 한다. 의사는 초음파 탐침으로 위치를 확인하면서 질 벽으로 바늘을 통과시켜 난소의 난포에서 난자를 채취한다. 진정제만 맞으면 아플 수도 있으므로 시술 전에 진통제를 투여하기도 한다.

두 번째 방법은 복강경을 사용하는 방법이다. 복강경 시술은 공여자를 전신 마취하고 배꼽 아래를 작게 절개하여 복강경(복부 안을 들여다보기 위한 기구)을 복부 안으로 넣은 다음, 따로 중공바늘을 삽입하여 난자를 채취한다. 복강경 시술 뒤에 공여자는 월경통과 비슷한 복부 통증에 시달릴 수도 있다. 그러나 통증은 대개 오래지 않아 가라앉는다. 일단 채취한 난자는 수정되도록 정자와 섞는다.

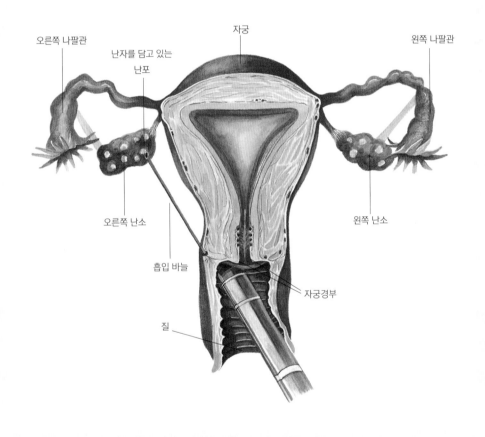

정자 기증

미국에서는 공여 정자로 수정되어 태어난 아기가 매년 3만 명이 넘는다. 영국에서는 공여 정자로 이루어지는 인공 수정 시술이 매년 약 13,000여 건에 달한다.

공여 정자 인공 수정 시술의 역사는 벌써 100년이 넘는다. 세포질내정자주입술(정자를 난자에 직접 주입하는 방법)의 도입과 외과적 정자추출법(고환에서 성숙하지 않은 정자를 추출하는 방법)의 도입으로 정자의 활동성이 약한 남성도 아이를 가질 수 있게 되었다.

정자 수혜자

공여 정자 인공 수정 시술을 받는 사람들은 아이를 갖고 싶지만 남편의 정액에 정자가 없거나 정자가 있다 해도 약해서 아기를 갖지 못하는 부부다. 아마 남편이 정관절제술을 받았거나 암에 걸려 화학치료나 방사능치료를 받은 결과 고환이 손상되었을 수도 있다. 정상적으로 사정을 하지 못할 수도 있다. 이를테면 정액이 요도로 사정되는 대신 역으로 방광 쪽을 향해 사정되는 질환인 역행성 사정을 할 수도 있다. 혹은 다른 이유로 생식력에 회복 불가능한 타격을 입었을지도 모른다.

또 공여 정자 인공 수정 시술을 받는 사람들은 아이를 갖고 싶지만 남편이 심각한 유전 질환을 갖고 있거나 아이에게 장애를 물려줄 위험이 있는 부부다. 이런 유전 질환에는 혈우병, 뒤센근이영양증Duchene's muscular dystrophy, 또는 불치의 성전염성질환 등이 있다.

정자 공여자

미국을 포함한 몇몇 나라에서는 정자를 기증하면 돈을 받을 수 있지만 영국에서는 공여자 대부분이 남을 돕기 위해 나선 자원자로서 오직 필요 경비만 보상받는다. 학생 혹은 이미 가족을 꾸린 후 남을 돕고 싶어 하는 남성은 좋은 기증자가 될 수 있다. 어떤 부부는 남편의 친척처럼 서로 '아는 사이'인 공여자를 바랄 수도 있다. 아기가 아버지와 비슷한 유전자를 지니고 태어날 수 있기 때문이다. 하지만 난자 기증과 마찬가지로 아는 사람에게 정자를 기증받는 경우 감정적인 분란이 생길 위험이 높다. 그래서 정자를 기증받는 부부들을 도우려는 공여자도 자신의 책임을 제대로 인식하는 것이 아주 중요하다. 그리고 미래에 태어날 아이에 대한 영향권 행사의 문제도 미리 협의해야 한다. 난자 기증과 마찬가지로 정자 기증으로 태어난 아이는 언젠가 자신의 유전적 아버지가 누구인지 알 권리를 가질 수도 있다(201쪽 상자글 참조). 먼 미래의 일이라고 느껴지겠지만 정자를 기증하거나 기증받는 사람들은 앞으로 일어날 수 있는 사태에 마음의 준비를 해두어야 한다.

일반적으로 정자 공여자는 18~45세 사이여

야 하며 정신질환 병력이 없고 유전 질환을 앓고 있지 않으며 지능과 생식력이 정상인 건강한 남성이어야 한다. 정자 공여자는 혈액 검사와 함께 요도 분비물, 생식기 사마귀, 궤양 여부를 검사하는 성기 검사를 받는다. 병원에서는 일반적으로 공여 예정자의 허락하에 주치의와 연락하여 정자 기증을 하면 안 되는 특별한 의학적 사유가 있는지 알아본다. 여기에서 알아둬야 할 사실은 생식력이 있다고 해서 반드시 정자 기증에 적합한 것은 아니라는 점이다. 정자를 기증하기 위해서는 정자를 냉동하는 와중에 죽는 정자를 보상하기 위해 운동성이 높은 정자의 수가 많아야 한다. 일반적인 정액 분석으로 정자의 운동성 수준과 정상 정자의 수를 파악할 수 있다. 정자 기증에 적합한지를 판단하는 심사 과정만 최대 6개월 정도 소요된다.

정자 공여자로 적합하다는 판정이 내려지면 자신의 정자가 최고 10년까지 보관될 수 있으며 다른 사람을 돕기 위해 사용될 수 있다는 점에 동의하는 법적 문서에 서명해야 한다. 그다음 병원에서는 정자를 기증받는 부부가 참고할 수 있도록 체격, 피부색, 눈빛, 모발색 같은 공여자의 외모에 대한 기록을 남겨둔다.

기증한 정자는 어떻게 보관할까?

공여 정자는 실험실에서 선별과 검사 절차를 거쳐 정자가 모두 정상인지 확인한 후 냉동에 사용되는 보존 용액과 혼합한다. 혼합된 용액은 병에 나누어 담은 다음 액화질소 안에서 냉동하고 영하 195℃에서 보관한다. 정자는 최대 10년까지 안전하게 보관할 수 있다.

병원에서는 정자를 공여자에 대한 정보 목록과 함께 보관하므로 정자를 기증받을 부부의 요구에 따라 필요한 정자를 쉽게 찾을 수 있다.

같은 공여자의 정자를 다시 받기

공여 정자로 인공 수정 시술을 받아 아기를 갖는 데 성공했다면 같은 공여자의 정자로 둘째 아이를 갖고 싶어질 수도 있다. 이는 대체로 별 문제가 되지 않는다. 병원에서는 공여자의 기록을 갖고 있을 뿐 아니라 해당 공여자의 정자를 한 번 더 얻을 수 있기 때문이다. 일반적으로 한 사람이 기증한 정자로 태어난 아기가 10명이 넘는 경우는 없다. 같은 원칙이 난자에도 적용된다. 이런 원칙이 존재하는 이유는 희박하지만 같은 공여자의 정자에서 태어난 두 아이가 나중에 자라 결혼하게 될 가능성을 피하기 위해서다.

정자 공여자의 신분 - 자녀의 권리

영국인간생식태생학 관리국Human Fertilisation and Embryology Authority, HFEA에서는 정자 공여자에 대한 상세한 정보를 보관하고 있다. 이 기록은 같은 (유전적) 아버지를 둔 자녀 사이의 부적절한 성적 관계를 막기 위한 안전장치 역할을 한다.

공여 정자로 태어난 아이는 만 18세가 되면 자신의 유전적 아버지가 누구인지 알 수 있는 권리를 갖게 된다. 이 권리는 이 아이의 부모, 즉 처음에 정자를 기증받은 부모에게도 적용된다. 이는 법률상의 대단한 변화다. 2005년 4월 1일까지 정자를 기증받은 부부는 공여자의 신분을 노출하지 않는 기본 정보만 알 수 있었다. 하지만 개인의 평생 건강에 유전적 요인이 중요하다는 인식이 확산되면서 영국 정부는 익명 보장 의무를 철폐했다.

스웨덴에서는 1985년 세계 최초로 공여 정자로 태어난 아이에게 유전적 아버지의 신분을 밝힘으로써 공여자의 익명성을 무너뜨렸다.

이후 영국뿐 아니라 호주도 이 선례를 따랐다. 미국에서는 아직 정자 공여자의 익명성이 보장된다. 미국의 난임 클리닉에서는 익명성이 보장되지 않을 경우 정자를 기증하려는 사람을 찾기가 어렵고 정자 공여자 수가 급격하게 줄어들 것을 염려하고 있다. 다만 공여자가 자신의 유전적 자녀가 만 18세가 되었을 때 자신의 신분을 밝혀도 좋다고 동의한 경우는 자녀에게 정보를 알려줄 수 있다.

보조생식술

시험관아기시술에서 생식세포 난관내이식술gamete intra-fallopian transfer, GIFT까지, 보조생식술로 수많은 난임 부부가 아기를 가질 수 있었다.

나는 병원에서 진료를 하면서 대다수의 경우 식습관과 생활 습관을 개선하기만 해도 자연 임신할 확률이 기적적으로 높아진다는 사실을 알게 되었다. 하지만 때때로 자연이 준비하고 있는 것이 우리 생각과 완전히 다를 수 있다. 부모가 될 수 있는 유일한 방법이 보조생식술뿐인 부부도 있다.

자연 임신을 하든 보조생식술을 이용해 임신을 하든 어떤 방식으로 임신하게 되는가에 상관없이 모든 부부는 임신하기에 앞서 임신 전 건강 관리를 해야 한다(187쪽 참조). 임신 전 건강 관리 계획에서 권하는 지침을 따른다면 보조생식술을 통한 임신 성공률을 높일 수 있을 뿐 아니라 태어날 아기도 건강하게 자랄 수 있다.

스트레스와 보조생식술의 상관관계

보조생식술을 받기로 했다면 치료를 받는 동안 몸과 마음이 극심한 스트레스에 시달릴 수도 있다. 우리 몸이 임신촉진제의 포격을 받아내는 동안 마음은 치료 과정에 따라 희망과 절망 사이를 오가게 된다.

힘든 여정을 시작하기에 앞서 현실을 올바르게 직시해야 한다. 시험관아기시술 같은 보조생식술의 성공률은 고작 25%에 불과하다. 아기를 가지려고 노력하면서도 우리는 일상생활을 가능한 한 평범하고 행복하게 꾸려나가려고 노력해야 한다. 연구에 따르면 시험관아기시술을 시도하면서 불안감을 느끼는 여성이 생산하는 난자의 수는 평소와 비교해 5분의 1만큼 감소하며 생산된 난자 또한 스트레스를 받지 않을 때와 비교하여 수정률이 떨어진다. 스트레스를 받지 않기 위해 309~311쪽에 소개된 방법을 활용하여 필요한 조치를 모두 취하자. 침을 맞아도 좋고(52쪽 참조) 마사지를 받아도 좋다(53쪽 참조).

여성을 위한 임신촉진제

보조생식술을 받기로 결심했다면 의사는 임신 성공률을 최대화하는 약을 처방해줄 것이다. 다음에 소개하는 약들은 의사가 처방해줄 가능성이 높은 여러 임신촉진제다. 어떤 약은 배란을 촉진하고 어떤 약은 배란 시기를 조절하기 위해 배란을 억제하기도 한다. 치료를 받기 전에 투여받게 될 약의 효능을 제대로 이해하고 있어야 한다.

배란 촉진제

• 구연산클로미펜clomiphene citrate: 배란을 촉진하는 황체형성호르몬의 분비를 유도한다. 배란을 하지 않는 여성에게 구연산클로미펜을 투여하면 약 80% 정도 배란에 성공하며 이 치료만 받은 경

우 출산율은 40~50%에 이른다. 투여량은 몸이 배란에 대해 어떻게 반응하는가에 따라 사람마다 다르지만 하루 한 번 50~100mg을 투여하는 게 일반적이다. 구연산클로미펜을 과다 투여받으면 자궁경부 점액까지 영향을 받아 자궁경부가 정자의 생존에 적대적인 환경으로 바뀔 수도 있다. 투여량이 적정선을 넘으면 임신을 해도 유산의 위험이 높아질 수 있다.

구연산클로미펜은 월경주기가 시작되는 시기에 맞춰 일반적으로 5일 동안 투여받는다. 월경주기가 대여섯 번 반복되는 동안 임신하지 못한다면 치료 효과가 없다는 뜻이므로 의사는 계속 약을 복용하라고 권해서는 안 된다. 구연산클로미펜을 월경주기가 12번 이상 반복되는 동안 복용하면 난소암에 걸릴 위험이 높아진다는 연구 결과가 있다.

구연산클로미펜을 메트포르민 같은 인슐린 증감제와 함께 복용하면 배란과 임신 가능성이 현저히 높아진다는 사실을 뒷받침하는 몇 가지 근거가 나와 있다. 일부 연구에서는 구연산클로미펜 투여와 함께 자궁내막을 두껍게 하기 위해 에스트로겐을 보충해주면 임신율이 높아진다고 주장한다.

• 폐경성선자극호르몬human menopausal gonadotrophin, hMG: 몸이 클로미펜에 반응하지 않으면 의사는 그다음으로 폐경성선자극호르몬을 시도해보라고 권할 것이다. 난포자극호르몬과 황체형성호르몬을 비롯한 이런 종류의 약은 매일 주사로 투여하며 한 월경주기에 다수의 난소를 성숙시키도

록 난자를 자극하는 방식으로 배란 가능성을 높인다.

• 사람융모생식샘자극호르몬: 임신 중에 태반에서 생성되는 호르몬으로, 임신촉진제로도 사용된다. 배란이 되기 며칠 전 사람융모생식샘자극호르몬을 주사로 투여받으면 난소가 배란하는 난자의 개수가 증가한다. 이 호르몬을 투여받은 여성 중 90%가 배란에 성공한다. 반면 사람융모생식샘자극호르몬을 사용했을 때 임신율은 월경주기당 15%에 불과하다. 이 호르몬은 대개 자궁내인공 수정술(205쪽 참조)과 함께 사용하는 경우가 많다.

• 브로모크립틴, 카베골린cabergoline: 혈액 검사로 배란이 되지 않는 원인이 프로락틴 과다 분비라는 사실이 확인되면 의사는 체내의 프로락틴 수치를 낮추기 위해 브로모크립틴이나 카베골린을 처방할 것이다. 프로락틴은 뇌하수체의 난포자극호르몬과 황체형성호르몬 분비를 방해하여 배란을 막는 작용을 한다. 브로모크립틴과 카베골린은 경구 복용한다.

배란 억제제

• 성선자극호르몬 방출호르몬 작용제: 일반적으로 시험관아기시술(206쪽 참조)이나 세포질내정자주입술(208쪽 참조) 치료에 사용된다. 월경주기의 특정 시기에 뇌하수체에서 분출되는 황체형성호르몬은 난소 두 곳 중 한 곳에서 난자를 배란하도록 유도하는 역할을 한다. 이 작용제는 뇌하수체에 저장된 황체형성호르몬을 미리 분비시켜 호

르몬 분출을 막고 그 결과 배란을 멈추게 한다.

• 성선자극호르몬 방출호르몬 길항제: 배란을 멈추는 효과가 있다는 점에서는 성선자극호르몬 방출호르몬 작용제와 같다. 이 길항제는 황체형성호르몬의 생성 자체를 억제해 호르몬이 분출되지 않도록 해서 배란이 멈추게 한다.

성선자극호르몬 방출호르몬 작용제와 길항제의 가장 큰 차이는 작용제는 저장된 황체형성호르몬을 모두 소비해버리고 길항제는 황체형성호르몬의 생성 자체를 억제한다는 점이다. 두 약 모두 목적은 같다. 난자를 채취하거나 인공 수정을 할 시기를 정확히 맞추는 것이다. 시기를 맞추지 않고 배란이 되면 그 주기에 시험관아기시술을 하지 못하기 때문이다.

두 약의 또 다른 차이는 약효가 나타나는 속도다. 작용제는 배란이 멈추기까지 일주일 정도가 걸리지만 길항제는 단지 몇 시간이면 효과가 나타난다. 의사가 어떤 약을 처방하는가는 해당 난임 클리닉의 시험관아기시술에서 사용하는 치료안에 따라 달라지며 환자에 따라서도 달라질 수 있다.

남성을 위한 임신촉진제

배우자의 정액에 문제가 있다는 분석 결과가 나왔다면 의사는 그 문제를 치료하기 위한 약을 처방할 수도 있다. 다음은 남성이 일반적으로 투여받는 약의 목록이다.

• 클로미펜, 타목시펜, 테스토스테론: 남성 난임의 가장 흔한 원인은 정액 내 정자 수가 적다는 것이다. 의사는 정자 생산을 늘리기 위한 목적으로 이 세 가지 약 중 하나를 처방할 것이다. 항난포호르몬인 클로미펜과 타목시펜을 남성에게 투여하면 체내에서 난포자극호르몬과 황체형성호르몬의 분비가 증가해 테스토스테론이 더 많이 생성된다. 남성도 여성과 마찬가지로 뇌하수체에서 난포자극호르몬와 황체형성호르몬이 분비된다. 남성의 신체에서 정자를 생산하기 위해서는 난포자극호르몬이 필요하며, 체내 난포자극호르몬 수치가 높을수록 정자가 더 많이 생산된다고 알려져 있다. 테스토스테론 생성을 위해서는 황체형성호르몬이 필요하므로 테스토스테론 수치가 낮은 남성에게 황체형성호르몬을 투여한다. 하지만 이 두 가지 치료 방식이 정자의 수를 증가시킨다는 확실한 근거는 아직 밝혀지지 않았다.

• 사람융모생식샘자극호르몬과 폐경성선자극호르몬: 혈액 검사에서 테스토스테론 생성에 필요한 황체형성호르몬과 정자의 발달과 성숙에 필요한 난포자극호르몬 수치가 정상보다 낮게 검출된다면 의사는 사람융모생식샘자극호르몬(황체형성호르몬) 혹은 사람융모생식샘자극호르몬(황체형성호르몬과 난포자극호르몬의 혼합물) 중 하나를 처방해 황체형성호르몬이나 난포자극호르몬이 정자의 질과 양을 높여줄 수 있는지를 확인할 것이다. 약 투여에 따른 신체 반응을 3개월간 관찰한다.

• 코르티코스테로이드corticosteroid: 남성 난임 원인의 10%는 면역계에서 정자를 공격하는 항체를 분비하는 데 있다. 정액 분석으로 이 항체의 유무를 확인할 수 있으며, 검사 결과 이 항체가 검출

되면 의사는 아마도 면역계를 억제하기 위해 코르티코스테로이드를 처방할 것이다. 하지만 아직 이 치료의 효능을 뒷받침하는 확실한 근거는 나와 있지 않다. 이 치료에는 체중 증가, 복부팽만감, 발진, 불면증 등의 부작용이 따르기도 한다.

• 브로모크립틴, 카베골린: 여성의 경우 체내 프로락틴 수치가 높으면 배란이 되지 않는다. 남성의 경우는 프로락틴 수치가 높으면 발기 부전 혹은 성욕 감퇴가 일어난다. 혈액 검사를 통해 프로락틴 수치의 이상 유무를 확인할 수 있으며 브로모크립틴이나 카베골린의 투여로 프로락틴 수치를 낮출 수 있다. 투여량은 혈액 검사의 프로락틴 수치 결과에 따라 달라지며 의사는 약 투여 후 약에 대한 신체 반응을 관찰한다.

보조생식술

배란을 유도하거나 정자 생산을 촉진하는 치료만으로 임신이 되지 않는다면 난임 전문의는 아마 다음 단계로 넘어가 보조생식술을 시도하라고 권할 것이다. 이제 보조생식술의 종류와 방법을 알아보자. 보조생식술을 통해 임신에 성공하고 건강한 아이를 낳을 수 있다는 것은 경이로운 일이지만 나는 보조생식술이 모든 사람에게 통하는 기적의 해결책이 아니며 모든 사람이 보조생식술을 통해 임신에 성공하지는 못한다는 점을 항상 강조한다. 하지만 섣불리 실망할 필요는 없다. 여기에서 큰 힘을 발휘하는 것은 긍정적인 사고방식이기 때문이다. 보조생식술을 실패할 경우

무너진 기대감과 실망감은 커다란 스트레스로 다가올 수 있으며, 그 결과 부부관계마저 흔들릴 수 있으므로 치료를 시작하기 전에 현실을 제대로 직시하는 일이 아주 중요하다. 2004년 영국에서 시험관아기시술의 성공률은 35세 이하 여성의 경우 27.6%였으며 40세 이상 여성의 경우 10%에 불과했다. 2007년 미국에서 35세 이하 여성의 성공률은 39.9%였으며 40세 이상 여성의 성공률은 11.7%였다.

자궁내 인공 수정[IUI]

자궁내 인공 수정의 목적은 정상적인 성관계에 의한 것보다 남성의 정자를 난자 가까이 보내는 게 목적이다. 난임 전문의는 정확한 배란 시기에 맞춰 카데터를 사용해 정자를 자궁 안으로 직접 주입한다. 이 시술로 정자는 난소가 난자를 배란하는 시기에 맞춰 나팔관으로 올라갈 수 있는 위치에 들어간다. 의사는 자궁내 인공 수정 시술을 하면서 배란을 촉진하기 위해 사람융모생식샘자극호르몬(203쪽 참조) 같은 임신촉진제를 처방할 수도 있다. 이 보조생식술은 몸에 부담이 덜하고 비용이 많이 들지 않으며 시험관아기시술이나 세포질내정자주입술(208쪽 참조)보다 투여받는 약도 적다.

내 생각으로는 전 세계 난임 전문의들이 자궁내 인공 수정을 좀 더 활용해야 할 것 같다. 자신이 시술받을 조건에 부합하고 배우자의 정자가 건강하다는 확신이 있다면 가장 먼저 자궁내 인공 수정 시술을 받아보는 게 좋다. 이 시술은 원

인을 알 수 없는 난임 판정을 받은, 다시 말해 임신을 하지 못하는 어떤 의학적, 신체적 문제가 없는 35세 이하 여성에게 가장 적합한 방법이다. 자궁경부점액 때문에 정자를 자궁으로 받아들이지 못하는 여성에게도 적합하다. 하지만 나팔관이 막히거나 손상된 여성, 40세 이상의 여성에게는 적합하지 않다. 이런 경우 성공률은 시술 1회당 10~15%로 너무 낮기 때문이다.

시험관아기시술IVF

현재까지 가장 인기가 많고 잘 알려진 보조생식술이다. 흔히 체외수정이라고도 알려져 있다. 시험관아기라는 그럴듯한 이름 탓에 난자를 배우자나 공여자의 정자와 페트리 접시에서 혼합하여 수정을 유도하고 배아를 만들어내는 아주 복잡한 과정이 흔히 무시되기 십상이다. 일단 배아가 형성되면 배아를 여성의 자궁에 이식한다. 대개 난자를 채취한 지 3일 후에 배아를 이식하지만 이식 시기는 5~6일 후로 미뤄질 수 있다.

배아 이식이 늦어지는 이유는 병원에서 배아가 배반포로 성장하기를 기다리기 때문이다. 배반포는 배아가 좀 더 발달하여 착상할 준비를 갖춘 형태로 이 단계에서 배아가 자궁내막에 착상할 가능성이 더 높다. 페트리 접시에서 수정에 성공한 배아가 많은 경우 의사는 배아를 이식하기보다 배아를 배반포로 키워내 자궁에 이식하기로 결정할 수도 있다. 수정된 배아가 많을 경우 선택의 폭이 넓으므로 이식 성공률이 더 높을 법한 배아를 골라 이식하는 것이다. 부드럽고 가는 카데터를 자궁경부로 삽입하여 배아나 배반포가 자궁 안에 자리 잡을 수 있도록 넣어주는 간단한 시술이다.

시험관아기시술은 애초에 나팔관 문제가 있는 여성을 위해 시작되었지만 지금은 비정상적인 정자, 배란장애, 자궁내막증, 원인불명의 난임 등 여러 가지 원인으로 임신이 어려운 부부를 위한 해결책이 되었다. 배아가 자궁에 착상될 때까지 오랜 준비 기간이 필요하다는 점과 시험관아기시술을 받기 전 남성과 여성 모두 호르몬 분석을 위한 혈액 검사, 초음파 검사, 정액 분석 등 일련의 검사를 받아야 한다는 점을 기억해두자. 또한 시험관아기시술을 받으려는 여성은 임신촉진제 투여와 관련하여 병원의 치료안을 따라야 한다. 병원에서는 약을 투여한 다음 신체 반응을 관찰할 것이다.

시험관아기시술이 증가하면서 그에 따른 당연한 결과로 다태출산의 위험률도 함께 증가하고 있다. 영국에서는 다태출산의 위험을 낮추기 위해 40세 이하의 여성에게는 한 번에 배아를 두 개까지만 이식하고 40세 이상의 여성에게는 한 번에 배아를 세 개까지만 이식할 수 있도록 제한하고 있다. 미국에서는 이식할 수 있는 배아 수를 제한하는 법률이 없다. 하지만 보조생식술협회 Society for Assisted Reproductive Technology와 미국생식의학학회American Society for Reproductive Medicine에서는 35세 이하 여성에게는 배아를 두 개까지만 이식하고, 35~37세 사이 여성에게는 배아를 세 개까지, 37~40세 사이 여성에게는 네 개까지, 40

세 이상 여성에게는 다섯 개까지만 이식하도록 하는 등 여성의 나이에 따라 이식하는 배아의 수를 제한하도록 권고하고 있다.

자연주기 시험관아기시술Natural IVF 혹은 저자극 시험관아기시술Mild IVF

일반 시험관아기시술에서 난임 전문의는 임신촉진제를 사용해 난소에서 배란을 유도한 다음 난자를 채취해 정자와 혼합한다. 그러나 자연주기 시험관아기시술에서는 임신촉진제를 사용하지 않고 그 주기에 자연스럽게 배란되는 난자 하나만을 채취한다. 그다음 일반 시험관아기시술과 마찬가지로 채취한 난자를 페트리 접시에서 정자와 혼합한 후 수정된 배아를 자궁에 이식한다.

자연주기 시험관아기시술은 일반 시험관아기시술에 비해 성공률이 낮은 편이지만 나는 이 방법부터 먼저 시도해 보라고 권한다. 이 방법은 여성의 몸에 부담을 덜 주고 시술 비용이 일반 시험관아기시술보다 덜 들기 때문이다. 일반 시험관아기시술에서는 시술 비용에서 약 비용이 차지하는 비율이 높다.

특히 약 때문에 불쾌한 부작용에 시달리는 등 약 투여가 힘겨운 사람은 이 방법을 고려해봐야 한다. 이 시술에서도 난자가 한 개 이상 배란되도록 유도하기 위해 적은 양의 임신촉진제(저자극 시험관아기시술)를 투여할 수도 있다. 하지만 투여량이 적기 때문에 난소과자극증후군(197쪽 상자글 참조)이 나타날 위험이 극히 낮거나 없다.

보조부화술AH

시험관아기시술이나 세포질내정자주입술을 받아야 한다면 보조부화술도 고려해볼 수 있다. 이 시술에서 의사는 배아가 부화하고 자궁내막에 착상할 확률을 높이기 위해 배아막에 구멍을 뚫는다. 정상적인 수정에서는 나팔관의 효소가 배아막을 부드럽게 만드는 역할을 하지만 바로 자궁으로 배아를 이식하는 보조생식술에서는 이런 작용이 일어날 수 없다.

생식세포 난관내이식술GIFT

생식세포 난관내이식술이 시험관아기시술과 다른 점은 정자와 난자의 수정이 페트리 접시에서가 아니라 여성의 몸 안에서 이루어진다는 점이다. 난자와 정자가 페트리 접시 안에서 혼합되는 단계까지는 시험관아기시술과 동일하다. 하지만 생식세포 난관내이식술에서 의사는 수정된 난자를 자궁에 이식하는 대신, 혼합된 난자와 정자를 직접 나팔관으로 이식한다. 이 방식으로 수정은 자연 임신에서와 마찬가지로 나팔관에서 이루어지게 된다. 시험관아기시술과 비교하여 생식세포 난관내이식술의 약점은 임신이 성공하지 않은 경우 수정이 되지 않아서인지, 아니면 다른 무언가가 잘못되었기 때문인지 알아낼 수 없다는 점이다. 생식세포 난관내이식술에서는 나팔관을 이용하기 때문에 나팔관이 건강한 여성만 이 시술을 받을 수 있다.

세포질내정자주입술ICSI

정자의 수가 적거나 비정상 정자의 수가 많은 경우처럼 배우자의 정자에 문제가 있다면 시험관아기시술을 받지 못할 수도 있다. 그런 경우의 대안이 바로 세포질내정자주입술이다. 세포질내정자주입술에서도 시험관아기시술에서와 마찬가지로 난자를 채취하지만(198쪽 그림 참조) 난자를 수정시키기 위해 단 하나의 정자만을 난자에 직접 주입한다는 점이 다르다. 그다음은 시험관아기시술과 마찬가지로 수정된 배아를 자궁에 이식한다.

성공률은 25~30% 정도로 시험관아기시술보다 약간 높지만 나는 한 가지 측면에서 이 치료를 탐탁지 않게 여긴다. 난임 전문의가 난자에 주입될 정자 개체를 고르기 때문에 정자의 적자생존이 이루어지지 않는다는 점이다. 다시 말해 세포질내정자주입술에서는 자연임신에서처럼 가장 건강하거나 가장 강한 정자가 난소 벽을 뚫고 수정에 성공하는 것이 아니라 의사가 임의로 고른 정자가 난자와 수정된다. 일부 과학자들은 세포질내정자주입술로 태어난 아이에게 염색체 이상이 발생하거나 유전질환이 나타날 가능성이 높다고 주장하기도 한다. 정자의 적자생존 문제를 염두에 두고 볼 때, 배우자의 정액 분석 결과 심각하게

사람들이 보조생식술을 선택하는 이유

다음 그래프는 사람들이 보조생식술을 선택하는 다양한 이유를 보여준다. 경우에 따라서 남성의 정자 운동성이 떨어지는 경우, 여성의 나팔관이 막혀 있는 경우 등 부부 모두에게 난임의 원인이 있을 수 있다. 난임 원인이 한쪽에게만 있는 게 아니라는 말이다. 여기서 언급하고 싶은 점은 난임인 부부가 생각 외로 많다는 사실이다. 임신을 하는 사람도, 아기를 낳는 사람도 여성이지만 난임 부부의 3분의 1은 남성의 정자에 문제가 있기 때문에 보조생식술을 선택한다. 나팔관 문제는 보조생식술을 선택하는 부부의 3분의 1에게서 나타나며, 배란장애는 5분의 1에게서 나타난다. 하지만 사랑하는 부부관계에서 누구도 비난받아서는 안 된다는 사실을 기억하자. 난임 부부의 6%에게서는 놀랍게도 아무런 원인도 발견되지 않는다. 그러므로 난임의 원인이 밝혀지지 않는 경우 임신 전

건강관리 계획을 따르는 것이 아주 중요하다. 어느 날 갑자기 임신이 될지도 모르기 때문이다. 자랑스럽게 말하지만 나는 그런 사례를 몇 번이나 본 적이 있다.

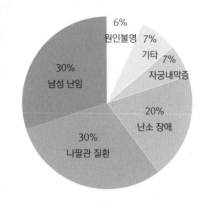

비정상적인 정자가 있다면 세포질내정자주입술을 고려하기 전에 우선 배우자가 유전 검사를 받아봐야 한다. 이는 남자아이에게 똑같은 난임 문제를 물려주지 않기 위한 예방책이 될 것이다.

배우자의 정액에 정자가 전혀 없을 때는 고환에서 정자를 직접 채취하는 정자흡입술sperm aspiration을 통해 세포질내정자주입술을 받을 수도 있다.

시험관아기시술이나 세포질내정자주입술의 성공률을 높이는 법

시험관아기시술이나 세포질내정자주입술의 성공 여부가 난자와 정자의 질과 양에 달려 있다는 사실에는 의심의 여지가 없다. 그러므로 임신 성공 확률을 높이기 위해 할 수 있는 일은 아주 많다. 첫 번째로 가장 중요한 일은 187쪽에 소개한 임신 전 건강관리 계획을 따르는 것이다. 치료를 시작하기 전은 물론 치료를 시작한 다음, 배아를 자궁에 이식한 후에도 건강관리 계획에 따라 생활해야 한다. 치료를 받는 내내 건강에 좋고 균형 잡힌 식습관을 따르면서 엽산을 비롯한 비타민, 무기질, 오메가-3 지방산 보충제를 복용해야 한다는 뜻이다.

배아를 이식받은 후에는 과격하게 움직이지 않고 스트레스를 받지 않도록 조심하면서 수영이나 산책 같은 가벼운 운동을 한다. 이식 전과 마찬가지로 술과 카페인, 담배 연기를 피하고 오염되지 않은 신선한 공기를 되도록 많이 마셔야 한다. 그리고 물을 많이 마시고 충분히 휴식을 취한다. 이번 시도가 성공하지 못한다 해도 몸과 생식 기관을 가능한 한 건강하게 유지해야 다시 시도할 때 성공률을 높일 수 있다는 사실을 명심

생식력을 키우는 반사요법

—

반사요법으로 스트레스를 풀고 호르몬 균형을 맞추어 생식력을 높일 수 있다. 스트레스와 호르몬 균형은 모두 생식력을 좌우하는 중요한 요인이다. 반사요법 전문가를 찾아가면 개인별 난임 문제에 초점을 맞춰 치료를 받을 수 있지만 그동안 집에서 혼자 하기 좋은 발마사지 방법을 소개한다. 시간이 되면 일주일에 세 번 정도 해주면 좋다. 마사지를 할 때 스위트아몬드 오일 6티스푼에 라벤더 오일을 15방울 희석해 3방울 정도 사용하거나 평소 쓰던 수분크림을 조금 덜어 사용해도 좋다.

① 깨끗한 대야에 따뜻한 물을 채우고 맨발을 10분 정도 담근다. 그다음 수건으로 가볍게 두드려 물기를 말린다.
② 자리에 앉아 왼쪽 발을 오른쪽 무릎 위에 올린다. 오른손으로 발바닥, 특히 생식 기관이 위치한 발뒤꿈치 부근을 눌러 자극한다. 2~3분 정도 계속한다.
③ 왼쪽 엄지발가락의 뿌리 부분을 강하게, 그러나 너무 아프지 않을 정도로 눌러준다. 이 부위는 생식호르몬 조절을 담당하는 뇌하수체와 연결되어 있다. 2~3분 정도 계속 눌러준다.
④ 왼쪽 발을 다하고 나면 오른쪽 발을 왼쪽 무릎 위에 올리고 2~3번 과정을 반복한다.

난자 냉동

지난 50년 동안 의사들은 남성의 정자를 냉동하고 되살려내는 데 성공했다. 1983년부터는 인간의 배아를 냉동하고 녹여 되살릴 수 있게 되었다. 하지만 난자, 즉 난모세포 냉동은 두 가지 측면에서 정자 냉동이나 배아 냉동보다 어렵다. 무엇보다도 난자는 내수성의 외층을 지닌 큰 세포라는 점에서 냉동이 어렵다. 수분이 난자 안에 갇히면 냉동 과정에서 형성된 얼음 결정이 난자에 손상을 입힌다. 두 번째, 동물 난자에 대한 연구에서 난자를 냉동시키면 유전자나 염색체를 조절하는 메커니즘이 손상을 입어 기형아 출산의 위험이 증가한다는 사실이 밝혀졌다. 그러나 이 문제는 세포질내정자주입술(208쪽 참조)의 발달로 상황이 나아지기 시작했다. 초기에는 정자가 냉동 후 해동된 난자 벽을 뚫고 들어가기 힘겨워하는 듯 보였지만 세포질내정자주입술을 이용하여 정자를 난자에 직접 주입하자 바늘이 정자의 작업을 대신하게 되었다. 그 결과 성공적으로 아이를 출산하는 사례 또한 늘었지만 난자 냉동의 위험성이 무시될 수는 없었다.

2007년 냉동 시술에서 태어난 아기를 다룬 연구에서 냉동 시술 아기들이 자연 임신으로 태어나거나 시험관아기시술로 태어난 아기만큼 건강하다는 사실이 입증되면서 냉동 난자를 둘러싼 상황이 일변했다.

현재 난임 전문의는 유리화 난자동결법을 통해 난자 냉동을 가로막는 마지막 장애물이 사라질 것이라고 주장한다. 여성은 난자를 냉동시킨 후 임신을 나중으로 미루거나 암 치료로 난임이 된 다음에도 아기를 가질 수 있게 된 것이다. 유리화로 처리된 난자는 95%가 해동 이후까지 생존한다. 이는 예전 저속냉동 방식의 생존율(50~60%)과 비교하면 아주 높은 수준이다. 게다가 유리화 난자동결법으로 태어난 아이 200명을 대상으로 한 연구에서는 기형아 비율이 2.5%에 그치는 것으로 나타났다. 이는 자연 임신이나 시험관아기시술로 태어난 아기의 기형아 비율과 거의 비슷한 수치다.

현재 병을 앓고 있거나 35세 이후 아기를 가지려고 난자를 냉동하려면 우선 187쪽에 소개한 임신 전 건강관리 계획을 따라 난자를 채취하기 전에 가능한 한 난자를 건강하게 만들어야 한다.

한편 난자 냉동 기술이 아직 초기 단계에 머물러 있으며 냉동 난자로 반드시 임신할 수 있는 것은 아니라는 점을 강조하고 싶다. 나이가 든 후에도 난자를 사용할 수는 있지만 나이가 많으면 유산의 위험이 높을 수 있다. 유산하지 않는다 해도 임신부의 나이가 많으면 선천적 기형을 지닌 아이가 태어날 위험이 높다.

나는 화학치료나 그 밖의 치료 때문에 생식력을 잃은 여성의 경우에는 난자 냉동을 적극적으로 지지한다. 하지만 단지 일찍 아기를 갖고 싶지 않다는 이유로 임신을 미루는 여성에게 미래를 위해 난자를 냉동해 두라고 권하고 싶지는 않다. 난자를 냉동하기 위해서는 다른 난임 치료와 마찬가지로 임신촉진제를 투여받아야 하며 여기에도 여러 의학적인 부작용이 따른다(202쪽 참조). 난자를 성공적으로 냉동시키는 기술은 난임 치료 과학에서 경이로운 발전이 분명하다. 하지만 내 생각에 난자 냉동은 자연이 의도한 바보다 아이를 늦게 가지려고 하는 사람들을 위한 게 아니라 이 방법 없이는 절대 아기를 가질 수 없는 사람들을 위한 방법으로 활용되어야 한다.

하자.

난임 치료를 받는 중에 임신 성공률을 높이기 위해 침술요법이나 반사요법(209쪽 상자글 참조), 최면요법, 동종요법, 이완기법 등 여러 가지 자연요법을 병행할 수도 있다. 하지만 자연요법에 대해 난임 전문의와 의논하는 것을 잊지 말자.

생식력과 노화

나는 25년 넘게 병원 진료를 해오면서 부정하기 어려운 현상을 지켜봤다. 여성들은 임신 시기를 점점 더 늦추고 있으며 그로 인해 나이에 따른 난임이 점점 더 큰 문제로 대두되고 있다.

나이가 문제가 되는 이유

여성은 태어날 때부터 이미 평생 배출할 약 100~200만 개의 난자를 지니고 태어난다. 난자는 태어난 순간부터 이미 죽어가기 시작하므로 45세 여성의 경우 남은 난자의 수는 약 100만 개 정도다. 100만 개라면 많이 남았다고 생각할지도 모르지만 남은 난자가 모두 건강한 아이로 임신될 만큼 건강한 것은 아니므로 결코 많다고 할 수 없다. 여성이 나이가 들면 난자 또한 나이가 든다. 노화된 난자는 젊은 난자만큼 수정에 적합하지 않다. 수정에 적합하지 않은 염색체 결함이 있을 가능성이 높기 때문이다. 이런 난자는 수정이 된다 해도 유산될 위험이 크다.

일반적으로 여성의 생식력은 35세를 고비로 급격하게 떨어진다. 규칙적으로 월경을 한다고 해도 매달 배란이 된다고 할 수 없다. 하지만 미리 절망할 필요는 없다. 난소나 자궁 같은 신체 곳곳에서 일어나는 노화 작용을 되돌릴 수는 없다 해도 노화 과정을 늦추기 위해 우리가 할 수 있는 방법이 많기 때문이다. 난자의 경우 이미 정해진 개수를 늘릴 수는 없지만 이미 있는 난자를 건강하게 만들 수는 있다. 스트레스와 다이어트, 흡연과 음주는 모두 노화 작용을 앞당기는 주범이므로 이 모든 것과 작별해야 할 때다. 식습관과 생활 습관을 바꿔 호르몬 균형을 유지할 수 있다면 나이에 상관없이 임신할 가능성을 높일 수 있다.

난소 예비력 검사

생식력이 감소하는 기점은 평균 35세지만 모든 여성이 신체 상태가 다르기 때문에 자신의 생식력을 개별적으로 확인해 두는 게 좋다. 생체 시계에 시간이 얼마나 남았는지 파악하는 방법에는 난소 예비력overian reserve 검사가 있다. 즉, 난소에 난자가 얼마나 남아있는지 검사하는 것이다. 여기에서는 난소 예비력을 평가하는 여러 가지 검사법을 소개한다. 하지만 이 검사로는 남은 난자의 개수만을 알 수 있을 뿐 남은 난자가 얼마나 건강한지는 알 수 없다. 그러므로 난자의 건강을 끌어올리기 위해 임신 전 건강관리 계획에 따라 생활해야 한다.

초음파 검사

월경주기의 전반기에 실시되는 초음파 검사에서는 난소의 크기와 성장하지 않은 초기 단계의 난자를 담고 있는 작은 동난포의 개수를 알 수 있다.

항뮬러호르몬anti-mullerian hormone, AMH 혈액 검사

월경주기 중 언제든 받아볼 수 있는 검사로, 혈액 속의 항뮬러호르몬수치를 측정한다. 난소는 매달 난자를 성숙시키기 위해 에스트로겐 형성에 없어서는 안 될 항뮬러호르몬을 생성한다. 체내 항뮬러호르몬 수치는 난소가 얼마나 잘 기능하는지를 알려주는 지표이며 이 수치를 통해 난소 예비력의 질과 양에 대해서도 알 수 있다. 일반적으로 항뮬러호르몬 수치가 낮을수록 생식력이 떨어질 가능성이 높다.

난포자극호르몬 혈액 검사

뇌하수체에서는 매달 난포자극호르몬을 분비하여 난포의 성숙을 자극한다. 정상 월경주기의 초기에는 난포자극호르몬 수치가 낮아야 한다. 월경주기의 2~3일째에 난포자극호르몬 수치가 높게 나타난다면 난소가 정상 수준의 호르몬에 반응하지 않으므로 뇌하수체에서 난포자극호르몬을 과다분비하고 있을 가능성이 높다. 남은 난자 수가 적을수록 난자를 자극하기 위해 분비되는 난포자극호르몬 수치가 더 높게 나타난다.

이 검사를 통해 난소 예비력이 낮다는 결과가 나왔다면 현재 남아있는 난자의 건강을 끌어올리고자 더욱 노력을 기울여야 한다.

식습관

아기를 갖고 싶다면 식단을 과일과 채소로 채운다. 과일과 채소에는 항산화제가 풍부하여 유리기, 즉 활성산소의 영향에서 우리 몸을 보호해준다. 활성산소는 우리 몸의 세포를 공격하므로 조기 노화를 비롯해 여러 질환의 원인이 된다. 비타민 A, 비타민 C, 비타민 E, 셀레늄과 아연 등의 무기질은 모두 항산화물질이다. 당근, 호박, 멜론 같은 적황색 채소와 과일에 풍부하며 견과류, 씨앗류, 기름진 생선에도 많이 들어 있다. 예전에 어머니에게 "녹색 채소를 먹어야 해"라는 잔소리를 들었다면 이제는 무지개빛 채소를 먹을 시간이다. 핵심은 다양함에 있다.

생식력을 키우고 노화를 방지하는 식단

노화 방지 영양소가 풍부하며 건강에 좋고 맛도 좋은 식단을 소개한다.

• 아침: 우유 대신 물로 끓인 유기농 오트밀 죽을 만들어서 씨앗류, 빻은 견과류, 블루베리나 라즈베리 같은 색색가지 베리류를 넣어 먹는다. 통밀빵 토스트에 구운 토마토와 수란을 얹어 먹거나 유기농 생요구르트에 과일을 잘게 썰어 넣고 견과류와 씨앗류를 뿌려 먹어도 좋다.

• 점심: 당근, 피망, 토마토 등 색색가지 채소 수프에 콩을 넣어 식물성 단백질을 보충한다. 샌드위치를 먹고 싶으면 통밀빵에 토마토, 오이, 양상추 같은 샐러드 재료를 듬뿍 넣고 만들어 먹는다.

• 저녁: 여러 가지 채소를 찌거나 굽거나 올리브 오일로 볶는다. 요리할 때 마늘, 레몬그라스, 생강, 타마리 소스, 레몬, 된장, 강황, 계피 등 여러 가지 허브와 향신료를 넣는다. 두부에 마늘, 생강, 타마리 소스를 넣고 볶은 채소를 곁들여 먹으면 훌륭한 저녁 식사가 된다. 구운 연어를 옥수수, 브로콜리,

---

구운 고구마와 함께 먹어도 좋다.

• 간식: 오전과 오후 간식으로는 견과류와 씨앗류, 말린 과일, 색색가지 신선한 과일을 먹는다.

보충제

임신 전 건강관리 계획에 소개한 영양소(187쪽 참조)를 음식으로 섭취하거나 복합 임신촉진보충제를 잘 챙겨 먹어야 한다. 여기에서는 항산화제 비타민과 무기질을 충분히 섭취하는 것에 초점을 맞추었다. 임신촉진보충제와 함께 챙겨 먹는다.

• 항산화제: 바이오플라보노이드가 첨가된 비타민 C를 마그네슘아스코르브산염으로 하루에 두 번 500mg씩 섭취한다. 비타민 E 600iu, 아연 15mg, 셀레늄 100μg을 복용한다. 임신촉진보충제로 이 필요량을 충족시킬 수도 있다.

• 오메가-3 지방산: 건강에 좋은 이 지방은 전반적인 건강을 지키고 세포를 최상의 상태로 유지하는 데 없어서는 안 되는 영양소다. 채식주의자는 아마씨 오일로 오메가-3 지방산을 섭취할 수 있다. 매일 최소 700mg의 EPA와 500mg의 DHA가 함유된 어유 1,000mg 복용한다.

약초

약초 전문가는 노화를 늦추고 생식력을 키워준다고 알려진 여러 가지 치료법을 제시할 것이다. 여기에서는 내가 특히 좋아하는 약초 치료법

을 소개한다.

· 정조목: 체내의 비정상적인 상태를 정상으로 돌려놓는 약초로서 몸 전체 균형을 잡아준다. 한 호르몬이 부족하거나 다른 호르몬이 과다 분비될 때 정조목 추출물을 복용하면 몸 전체의 호르몬 균형을 잡을 수 있다. 특히 뇌하수체가 정상적으로 활동하도록 촉진하여 황체형성호르몬과 난포자극호르몬 분비가 정상으로 돌아온다. 또한 배란을 촉진하여 월경주기를 규칙적으로 돌려놓는 효과도 있다. 정조목은 하루 두 번 소량의 물에 팅크제 1티스푼을 타서 마시거나 하루 두 번 캡슐 형태로 200~300mg 복용한다.

· 시베리아 인삼(가시오갈피): 부신 기능을 돕는 효과가 있으며 스트레스에 더욱 잘 대처할 수 있도록 몸을 정상으로 돌려놓는 효과가 있다. 스트레스를 받으면 호르몬 균형이 무너지기 때문에 스트레스를 완화할 수 있는 일이라면 무엇이든 시도해보자. 하루 두 번 소량의 물에 팅크제 1티스푼을 타서 마시거나 하루 두 번 캡슐 형태로 250~300mg 복용한다.

자기 관리

술

술을 마시면 임신이 늦어질 수 있다. 이미 35세가 넘었다면 시간이 관건이다. 연구에서는 일주일에 5유닛(알코올 1유닛은 에틸알코올 10밀리리터로 건강한 성인이 한 시간 안에 신진대사할 수 있는 평균량) 이상 술을 마시지 않는 여성은 일주일에 10유닛 이상 술을 마시는 여성에 비해 6개월 이내 임신에 성공할 확률이 두 배나 높다.

스트레스

스트레스 호르몬 때문에 월경주기가 불규칙하거나 심지어 월경이 멈출 수도 있다. 불안감에 시달리면 난소에서 미처 성숙하지 못한 난자가 배란되어 얼마 남지 않은 소중한 난자가 아깝게 낭비될 수도 있다. 매일 적어도 30분씩 몸과 마음을 이완시키는 훈련을 하자. 55쪽에 소개한 명상도 좋고 68쪽에 소개한 이완 훈련도 좋다. 이완 훈련이 맞지 않는다면 매일 30분 동안 '나만의' 시간을 가지려고 노력하자. 이 시간 동안에는 마음을 쏟을 만한 즐거운 일을 하며 보낸다. 그림을 그려도 좋고 책을 읽거나 음악을 들어도 좋다. 이 시간만큼은 온전히 즐길 수 있도록 한다.

담배

담배 연기에는 다환 방향족 탄화수소Polycyclic Aromatic Hydrocarbons, PAH라는 물질이 함유되어 있다. 이 독성 물질은 난자를 정상적인 속도보다 훨씬 더 빨리 죽게 만들며 그 결과 완경을 앞당긴다.

햇볕 쬐며 운동하기

무리하지만 않는다면 모든 운동에는 노화방지 효과가 있다. 그 중에서도 특히 야외에서 운동을 하면서 한 번에 15분씩 햇볕을 쬐어주면 실제로 노화를 방지할 수 있다는 사실은 이미 수많은 연구를 통해 증명되었다. 햇볕을 쬘 때는 자외선 차단제는 바르지 않되 11시부터 3시 사이는 피한다. 비타민 D는 햇볕을 쬘 때 피부를 통해 생성된다. 체내에 비타민 D를 적정 수준으로 유지하면 신체 시계가 돌아가는 속도를 늦출 수 있다. 덧붙여 비타민 D는 면역계 조절에 중요한 역할을 한다고 알려져 있기 때문에 임신 가능성을 높이며 몸에서 수정란을 거부하지 못하게, 즉 아기가 유산되지 않게 막는 역할을 한다.

남성의 생식력과 나이

남성 역시 40세 즈음부터 생식력이 서서히 떨어지기 시작한다. 연구에 따르면 남성이 40세를 넘기면 정자의 질적, 양적 수준이 떨어질 뿐만 아니라 DNA 손상이 일어날 확률 또한 높아진다. 그 결과 배우자가 유산을 하거나 기형아를 낳을 위험이 높아진다. 나이에 따른 생식력 감퇴는 임신하기 위해 노력한 첫해 동안 임신율을 비교한 그래프에서 분명하게 드러난다. 그래프에서 남성의 나이가 많을수록 임신율이 낮아진다는 점을 알 수 있다. 더욱 놀라운 사실은 이 연구에서 남성의 생식력 감퇴 경향이 배우자의 나이와 상관없이 독립적으로 나타났다는 점이다. 50세 이상 남성의 경우 임신하기 위해 노력한 첫해에 임신에 성공할 확률은 25%에 불과하다. 20~39세 남성의 78.4%에 비해 현저하게 낮다.

남성도 식습관과 생활 습관을 건강하게 바꾸어 정자에 DNA 손상이 일어날 확률을 줄일 수 있다. 부부 모두 임신 전 건강관리 계획(187쪽 참조)에 따라 생활하도록 권한다. 반드시 담배와 술을 끊는 한편 뜨거운 물, 심지어 따뜻한 물에도 몸을 담그지 않고 사우나를 피해야 한다. 특히 35세 이상이면 중독성 물질이나 방부제, 인공감미료를 피하려고 노력해야 한다. 그 대신 가능한 한 건강에 좋은 식단에 따라 식사를 하고(25쪽 참조) 항산화제가 풍부한 유기농 과일과 채소를 충분히 섭취한다.

정자 DNA를 손상시키는 다른 요인으로는 체중이 있다. 체질량지수(343쪽 참조)가 25 이상일 경우 정자의 DNA가 무사분열(병적인 세포나 퇴행 중인 세포에서 나타나는 분열법)할 가능성이 높아진다. 체질량지수가 30 이상일 경우 문제는 더욱 심각하다. 남편이 과체중이거나 비만이라면 규칙적인 운동으로 체중을 줄이도록 권한다.

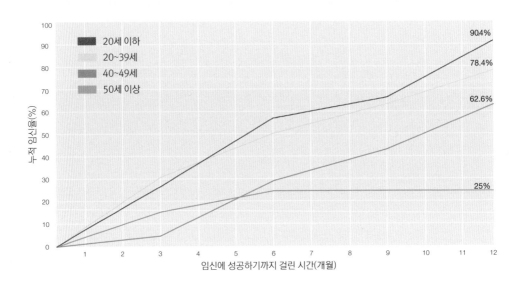

임신과 출산

나는 임신한 여성이 임신 기간 중 활짝 피어나는 모습을 사랑한다.
그 빛나는 외양 아래에서 임신부와 태아를 최상의 상태로 유지하기 위한
복잡하면서도 방대한 작업이 이루어진다는 사실을 알고 있기 때문이다.

임신한 여성의 체내에서는 호르몬들이 분출하고 근육과 인대가 늘어난다. 심장은 평소보다 더 과도한 업무에 시달리고, 몸은 수분과 지방을 부지런히 모아들인다. 하지만 이런 모든 현상에도 대다수 여성은 임신 기간 동안 더할 나위 없이 건강한 기분을 누린다. 물론 임신 초기에 입덧과 인대 통증으로 고생할 수도 있고 임신 말기에는 요통과 진통이 기다린다.

수많은 여성이 임신을 계기로 자연요법에 눈을 돌리게 된다. 일반 의학 전문의는 임신부에게 약을 처방하기를 꺼리며 임신부 또한 마찬가지 이유로 임신 중에 약을 복용하고 싶어 하지 않는다. 약이 태반으로 흘러들어 아기에게 흡수될 것을 염려하기 때문이다.

이번 장에서는 임신부터 출산까지 임산부가 겪을 수 있는 흔하지만 중요한 문제에 대해 다루면서 그리 흔치 않지만 알아두면 좋을 문제에 대해서도 살펴볼 것이다. 임신 기간 중 마주치는 여러 문제를 해결하는 방법, 입덧을 진정시키는 방법부터 진통을 가라앉히는 방법까지 도움이 되는 영양학적 치료법과 자연요법에 대해서도 소개할 예정이다. 하지만 임신 중에 무언가 문제가 생긴다면 책에만 의존해 해결하려고 해선 안 된다. 자연요법이든 무엇이든 어떤 치료법을 시작하기 '앞서' 반드시 의사와 상담해야 한다. 자신과 아기에게 해가 될 조금의 가능성도 남겨두지 않도록 하자.

건강한 임신

몸 안에서 다른 생명을 품고 키워내는 일은 말할 수 없는 경이로움이자 큰 기쁨이다. 이 시기에는 자신과 아기를 위해 어떻게 먹고 어떻게 행동하는 것이 좋은지 알고 싶어진다.

임신 중 피해야 할 음식이 무엇인지 알아야 할 뿐 아니라 무엇을 먹으면 좋은지, 어떤 보충제를 선택해야 하는지도 알아야 한다. 먹는 문제뿐 아니라 다른 정보도 잘 알고 있어야 한다. 가령 어떻게 하면 임신 중에 몸에 무리를 주지 않으면서 운동할 수 있을까? 이 장에서는 임신부와 태아를 위한 건강한 임신 유지 방법을 소개한다.

식습관의 중요성

임신을 하는 아홉 달 동안 여성은 말 그대로 아무것도 없는 상태에서 아기를 '만들어낸다'. 그러므로 임신 기간 중 건강에 좋고 영양가 많은 음식을 잘 먹는 일이 얼마나 중요한지는 아무리 강조해도 모자라다.

태아는 엄마가 필요한 영양분을 충분히 섭취하지 않는다 해도 엄마 몸속에 저장된 영양분을 사용할 수 있으므로 어느 정도는 보호받을 수 있다. 이럴 경우 임신부는 저장분 없이 버텨내야 한다. 하지만 이런 식으로 아기가 보호받을 수 있다고 해서 임신 중 먹는 음식, 먹지 않은 음식이 태아의 건강에 미치는 영향을 과소평가해서는 안

된다. 태아는 엄마의 영양 상태에 아주 민감하게 반응한다. 엄마가 필수영양소를 충분히 섭취하지 않는다면 아기의 장기가 자라는 속도가 느려질 수 있고 장기조직에도 영향을 미쳐 장기 기능이 약해질 수도 있다. 그 결과 아기가 태어난 후 건강하게 자라지 못할 수도 있다.

임신 기간 동안, 그리고 모유 수유 기간 내내 아기는 자신에게 필요한 영양분을 모두 엄마에게 받는다. 그러므로 임신했다는 사실을 알게 된 순간부터 잘 먹어야 한다. 배 속의 아기를 잘 키워야 하는 책임감이 막중하지만 지레 겁먹을 필요는 없다. 여기 소개한 지침을 잘 따르기만 해도 아기를 건강하게 키울 수 있다. 이미 187쪽에 소개한 임신 전 건강관리 계획에 따라 생활하고 있다면 임신을 했다고 해서 무언가 크게 바꿀 필요는 없다. 단지 몸이 원하는 바에 주의를 기울이고 몸이 원하는 대로 따라주면 된다.

임신 식단

임신했다고 해서 먹는 음식의 양을 크게 늘릴 필요는 없다. 하지만 몸 안에서 자라는 아기에게 필요한 영양분을 공급하기 위해 필수영양소 필요량은 크게 높아지므로 비타민 B군, 비타민 D, 비타민 E, 마그네슘, 셀레늄, 아연 등 비타민과 무기질을 충분히 섭취해야 한다. 특히 이제부터 소개하는 식품과 보충제를 더 많이 챙겨 먹도록 하자.

단백질

아기를 임신하면 몸은 아기를 키우기 위해 평소보다 훨씬 더 많은 단백질을 요구한다. 매 끼니 동물성이든 식물성이든 단백질을 빠뜨리지 말고 챙겨 먹는다. 아침으로 오트밀 죽을 먹는다면 그 위에 빻은 씨앗류를 뿌려 먹는다. 콩, 생선, 유제품, 견과류, 씨앗류, 통곡물, 브로콜리와 시금치를 비롯한 몇몇 채소는 단백질의 좋은 공급원이다.

필수지방산

기름진 생선, 견과류, 씨앗류에 함유된 필수지방산을 충분히 섭취한다. 필수지방산은 태아의 뇌와 눈, 중추신경계를 형성하는 데 꼭 필요한 영양소다. 특히 임신 후기(임신의 마지막 세 달)에는 필수지방산을 반드시 많이 섭취해야 한다.

기름진 생선에 대해서는 여러 의견이 있다. 필수지방산 섭취를 위해 기름진 생선을 먹어야 하지만 한편으로는 기름진 생선에서 독성 수은이 많이 검출된다는 이유로 임신부가 기름진 생선을 일주일에 두 차례 이상 먹어서는 안 된다는 설도 있다. 수은의 위험을 피하면서 생선에 함유된 필수지방산을 섭취하려면 상어나 황새치, 청새치를 가능한 한 피하고 생참치 스테이크를 일주일에 두 차례 이상 먹지 않으며, 중간 크기의 참치 통조림을 일주일에 4개 이상 먹지 않는 것이 좋다. 그 외의 기름진 생선, 정어리나 연어, 청어, 고등어, 멸치는 괜찮다.

다만 연어를 먹을 때는 양식 연어가 아닌 자연산 연어를 고르거나 유기수산 양식으로 기른 연어를 고른다. 어유 보충제도 믿을 수 있는 원료로 만들어 오염 없이 가공되었는지 확인한다면 괜찮다. 어유 보충제에는 EPA와 DHA가 풍부하게 들어 있어야 한다.

임신 중에는 대구간유나 다른 생선간유를 먹어서는 안 된다. 간유에 많이 들어 있는 비타민 A는 태아에게 독이 될 수도 있기 때문이다.

철분

임신을 하면 몸속을 순환하는 혈액량이 크게 늘어난다. 그러므로 늘어나는 적혈구 세포를 감당하기 위해서는 적혈구를 구성하는 헤모글로빈 형성을 위해 철분이 평소보다 더 많이 필요하다. 철분이 풍부하게 들어 있는 식품에는 달걀과 푸른 잎 채소, 해조류, 살구, 렌즈콩, 기장, 통곡물 등이 있다. 철분이 풍부하지만 비타민 A도 많이 함유된 간은 피하도록 한다. 음식에 들어 있는 철분을 좀 더 잘 흡수하려면 식사를 하기 전과 후 30분 동안 홍차를 마시지 않는 것이 좋다. 홍차에 함유된 타닌 성분이 신체의 철분 흡수를 막기 때문이다. 타닌 성분은 칼슘 같은 다른 무기질 흡수도 막는다.

의사는 임신 기간 동안 혈액 속에 철분이 부족한지 빈혈 검사를 해보고 필요한 경우 철분 보충제를 복용하라고 권할 것이다. 보충제를 복용해야 한다면 구연산염 철분iron citrate, 킬레이트 철분chelated iron 같은 유기철분 보충제를 고른다. 유기철분 보충제는 아미노산과 결합하여 몸에서 흡수가 잘 된다. 그리고 철분 흡수율을 높이기 위해

보충제를 복용할 때는 항상 비타민 C 보충제와 함께 공복에 복용한다. 두 가지 요소 모두 철분 흡수율을 높여준다.

칼슘

태아에게 튼튼한 뼈와 치아를 만들어주기 위해서는 칼슘이 필요하다. 자연은 참으로 신비로워서 임신 기간 중 여성의 몸에서는 음식 섭취로 흡수할 수 있는 칼슘 양이 증가한다. 아기는 엄마의 뼈에서 칼슘을 빼앗아가지 않는다. 칼슘이 풍부하게 들어 있는 식품으로는 유기농 유제품, 푸른 잎 채소, 참깨, 통조림 연어처럼 뼈째 먹는 생선 등이 있다. 시금치와 대황에는 신체의 칼슘 흡수력을 떨어뜨리는 옥살산이 들어 있으므로 피한다.

엽산

비타민 B군에 속하는 엽산은 임신부에게 반드시 필요한 영양소로 태아의 신경관 결손 위험을 낮춰준다. 엽산 필요량을 충족하기 위해서는 엽산이 400μg 함유된 보충제를 복용하는 동시에 매일 적어도 한 번 이상은 브로콜리 같은 암녹색 채소를 챙겨 먹는다. 여기에 더해 엽산이 풍부한 딸기나 바나나 같은 과일을 하루에 두세 차례 먹는다. 열을 오래 가하면 엽산이 파괴될 수 있으므로 채소를 너무 익히지 않도록 한다.

비타민 C

태아의 뼈와 치아가 건강하게 자라려면 비타민 C가 필요하다. 비타민 C는 감귤류, 딸기, 브로콜리, 콜리플라워, 피망 등에 풍부하다. 여기에 덧붙여 나는 어떤 보충제보다도 특히 비타민 C를 챙겨 먹어야 한다고 권한다(다음 상자글 참조). 바이오플라보노이드가 첨가된 비타민 C를 500mg씩 하루에 두 번 복용한다. 비타민 C 보충제를 고를 때는 아스코르브산이 아닌 마그네슘아스코르브산염 형을 고른다.

임신부에게 추천하는 보충제

—

임신 기간 중에 여기 소개한 목록의 영양소가 필요량만큼 들어 있는 보충제를 구해 복용한다.

- 비타민 B1: 10mg
- 비타민 B2: 10mg
- 비타민 B3: 10mg
- 비타민 B5: 10mg
- 비타민 B6(피리독살-5-인산염pyridoxal-5-phosphate 형태로): 10mg
- 비타민 B12: 50μg
- 바이오플라보노이드가 첨가된 비타민 C: 150mg
- 비타민 E: 200iu
- 비타민 D3(콜레칼시페롤cholecalciferol): 5μg
- 베타카로틴: 833.3μg
- 엽산: 400μg
- 칼슘(칼슘구연산염): 40mg
- 크롬(효모 추출 크롬): 20μg
- 철분(구연산염 철): 5mg
- 마그네슘(마그네슘구연산염): 28mg
- 망간(망간구연산염): 2mg
- 셀레늄(아셀렌산염): 100μg
- 아연(아연구연산염): 7.5mg

유기농 식품과 임신

건강에 좋은 식단에 따라 과일, 채소, 통곡물, 견과류, 씨앗류, 콩류, 달걀, 기름진 생선을 다양하게 챙겨 먹고 있다면 음식으로 필수영양소를 가능한 한 많이 섭취하기 위한 훌륭한 첫걸음을 내디딘 셈이다. 한 걸음 더 나아가려면 유기농 식품을 먹도록 한다.

임신부가 섭취한 화학 물질은 아기에게도 전해진다. 유기농 식품은 살충제나 제초제 같은 농약을 뿌리지 않고 재배되기 때문에 임신 중에는 가능한 한 유기농 식품을 먹는 것이 좋다. 식품 구입비가 그리 넉넉하지 않다면 크기가 작은 농산물만이라도 유기농으로 구입하자. 농산물 크기가 작을수록 농약이 흡수되기 쉽기 때문이다. 이를테면 귀리나 통곡물 빵처럼 곡물로 된 식품은 유기농으로 고르고 바나나 같은 큰 과일은 유기농이 아닌 평범한 것으로 구입한다. 당근과 감자처럼 껍질 아래 귀중한 영양소가 많이 들어 있는 식품은 유기 재배된 것으로 구입해 껍질을 벗기지 않고 씻어서 살짝 긁어내기만 해서 먹는다. 양파라면 어쨌든 껍질을 벗겨 먹어야 하니 굳이 유기농으로 구입하지 않아도 된다. 현재 우리가 살고 있는 세상에서 화학 물질에 전혀 노출되지 않기란 불가능한 일이므로 불안에 떨지만 말고 각자 형편에 따라 할 수 있는 일을 하면 된다.

임신 중 적정 섭취량

임신 중에 여성은 신체적, 정신적으로 극단을 오간다. 이렇게 흥분되고 몸이 피곤한 적은 없었을 것이다. 그리고 이렇게 허기를 느낀 적도 없었을 것이다. 한편으로는 체중이 늘어날까 봐 걱정도 될 것이다. 아니면 애초에 체중이 늘어난 상태에서 임신이 되었을 수도 있다. 하지만 임신 기간은 열량을 제한하거나 식품군을 제한하는 다이어트를 생각할 때가 아니다. 자칫 임신부와 태아에게 꼭 필요한 소중한 비타민과 무기질을 빼앗길 수도 있기 때문이다. 더구나 살이 빠지면 지방에 축적되어 있던 독성 물질이 분비되어 몸에서 미처 배출되기 전에 태아에게 전달된다.

건강에 좋은 식품을 챙겨 먹고 혈당 균형을 유지한다면(좋은 음식을 조금씩 자주 먹으면 혈당 균형을 유지할 수 있다. 222쪽 상자글 참조) 필요 이상 찐 살이 빠지면서 적정 몸무게로 돌아올 것이다. 임신 기간 동안 5kg 이상 체중이 늘어야 하지만 15kg 이상은 살이 찌지 않도록 조심하자.

임신 중에는 몸이 혈당 변화에 민감해지므로 정체를 숨기고 나타나는 정제설탕을 피한다. 아무런 영양가가 없는 정제설탕은 단지 살만 찌게 하는 껍데기 열량 식품이므로 혈당 수치만 오르내리게 만들 뿐이다. 과일 주스도 조심해야 한다. 오렌지주스 한 잔에 오렌지 8개가 들어 있을지 모르지만 여기에는 가장 중요한 오렌지의 섬유질이 빠져 있다. 섬유질이 과당에 대한 신체 반응을 완화시키는 역할을 하므로 섬유질이 빠진 오렌지주스를 마시면 혈당 균형이 무너질 수 있다. 차라리 스무디를 마시거나 주스를 물에 희석해 마신다.

얼마나 먹어야 하는지 판단하는 가장 간단한

임신 중에 피해야 할 음식

패스트푸드, 튀긴 음식, 경화유(트랜스지방)가 들어 있는 음식, 소시지나 햄버거 같은 가공식품 등 흔히 말하는 건강에 좋지 않은 음식은 모두 임신 중에 피해야 할 음식이다.

식중독에 걸릴 위험을 피하기 위해 익히지 않은 고기와 생선회, 날달걀은 먹지 않는다. 조리 안 된 음식에 있는 살모넬라균은 태아에게 직접적으로 해를 끼치지는 않지만 설사나 구토를 일으켜 산모를 상당히 고생시킬 수 있다.

만들어 파는 샐러드나 고기 파테, 브리 치즈나 스틸턴 치즈 같은 저온 살균을 하지 않은 연질 치즈나 블루 치즈도 식중독의 원인이 되기도 한다. 이런 음식에는 리스테리아균이 있을 수도 있으며 리스테리아균이 태아에게 들어가면 유산할 위험도 있다. 하지만 코티지 치즈와 경질 치즈는 위험하지 않다.

사탕이나 초콜릿, 가공식품, 청량음료에는 정제설탕만 가득하고 영양가는 하나도 없으므로 가능한 한 피하도록 한다. 카페인 섭취로 유산 위험이 높아질 수 있으니 커피나 차는 하루에 한 잔 이상 마시지 않는다. 알코올은 태아의 성장을 방해하므로 임신 기간 중 절대 술을 입에 대서는 안 된다.

하지만 임신했다고 해서 먹고 싶은 것을 먹지 못하고 꾹 참을 필요는 없다. 먹는 음식의 90%를 건강에 좋은 음식으로 채운다면 가끔은 아이스크림이나 초콜릿 등 좋아하는 음식을 먹어도 좋다. 최대한 질이 좋은 식품을 고르고 인공감미료, 방부제, 색소 등이 들어 있는지 확인하자. 건강에 좋고 균형 잡힌 식습관이란 다양한 음식을 골고루 먹는 것이다. 다만 극단으로 치닫지만 말자. 모든 것을 적당히 조금씩 즐기면 된다.

방법은 시간을 들여 꼭꼭 씹어 먹는 것이다. 배가 부르다는 것을 뇌가 인식하는 데는 20분 정도 시간이 걸리기 때문에 밥을 급하게 먹으면 뇌가 이미 충분히 먹었다고 판단하기 전에 과식하기 쉽다.

보충제

음식만으로 아기에게 필요한 영양소를 섭취하는 것이 가장 좋지만 아쉽게도 음식 섭취만으로는 특히 엽산과 비타민 B군, 비타민 C, 칼슘, 철분의 필요섭취량을 채우기 어려우므로 영양 부족이 되기 쉽다. 임신 기간 중 임신보충제를 섭취하면 이 문제를 간단하게 해결할 수 있다(220쪽 상자글 참조). 어떤 임신보충제를 선택해도 상관없지만 매일 섭취하는 비타민 A 양이 2,500iu가 넘지 않도록 한다. 비타민 A는 태아에게 독으로 작용할 수도 있기 때문이다. 하지만 몸속에서 비타민 A로 변환되는 베타카로틴은 괜찮다. 명심해야 할 점은 아무리 좋은 임신보충제라 하더라도 건강한 식습관의 대용품은 못 된다는 사실이다.

약초

약초는 임신 중 겪는 여러 가지 불편한 증상을

가라앉히는 효과가 있다. 입덧에는 생강차가, 스트레스에는 캐모마일차가 좋다. 하지만 에센셜 오일과 마찬가지로 약초에는 약효가 강한 물질이 들어 있으며 임신 중에 복용하는 것이 안전하지 않은 약초도 있다. 당귀와 골든씰(히드라스티스)은 임신 중 피해야 하는 대표적인 약초다. 반드시 전문가에게 상담을 받고 지시를 따른다.

그 외 자연요법

의사는 태아에게 해가 될 수도 있으므로 임산부에게 일반의약품을 처방하기를 꺼린다. 그러므로 임신 사실을 알게 되면 가장 먼저 의사를 찾아가 복용 중인 처방약에 대해 상담을 받아야 한다.

자연요법은 일반 의학을 대신해 임산부 여성의 건강을 책임지는 큰 역할을 담당하고 있다. 전문가에게 치료를 받는다면 침술요법, 지압요법, 최면요법, 동종요법, 명상, 요가, 반사요법 모두 피로감, 근육통, 입덧 등 임신에서 겪는 불편한 증상을 가라앉히는 데 효과가 있다. 여기에서 소개하는 방향요법을 시도해도 된다. 물론 각 분야별 전문가의 지시에 따라야 한다.

방향요법 마사지는 임신으로 인한 근육 피로를 풀고 다리와 허리 통증을 가라앉히는 한편 살트임(224쪽 상자글 참조) 자국을 완화시킬 수 있다. 진통 중에 에센셜 오일의 향기를 맡으면서 출산에 대한 불안감을 가라앉히고 긴장을 풀 수도 있다. 다만 임신 중 사용을 금하는 에센셜 오일이

있으므로 반드시 전문가의 지시에 따라야 한다. 전문가의 처방에 따라 치료를 받으면 금기인 에센셜 오일을 피할 수 있을 뿐 아니라 개인 맞춤형 치료를 통해 효과를 최대한 높일 수 있다. 임신 중 피해야 할 에센셜 오일로는 바질, 월계수, 클라리 세이지, 나래지치, 회향, 히솝풀, 노간주나무, 마저럼, 멜리사, 몰약, 로즈메리, 백리향, 세이지 오일 등이 있다.

운동

과거에는 임신 중에 운동을 하면 안 된다고 생각했다. 하지만 오늘날 전문가들은 임신부가 자신과 아기의 건강을 위해 규칙적으로 운동을 해야 한다고 권한다. 등산이나 복싱, 마라톤처럼 몸에 부담을 주는 힘들고 격렬한 운동을 피한다면 아기에게 해가 갈 일은 없을 것이다. 윗몸 일으키기도 임신부에게 무리를 주는 운동이다. 하루에 30분 정도 빨리 걷거나 수영을 하는 등 가벼운 운동을 하면 임신 중 과도한 체중 증가를 막을 수 있고 자세를 바로잡을 수 있으며 요통을 예방할 수도 있다. 한편 운동을 하면서 임신으로 인한 잘못된 신체상을 바로잡을 수도 있다. 임신 중 기분이 가라앉을 때 운동을 하면 기분 전환이 되기도 한다.

임신 전 이미 어느 정도 운동을 하고 있었다면 운동을 계속 하도록 노력한다. 하지만 어떤 운동이든 시작하기 전에 반드시 의사와 상담한다.

임신부를 위한 요가 수업을 찾아봐도 좋다. 가

벼운 스트레칭과 요가 자세를 수련하면 임신 기간 동안 건강을 유지할 수 있을 뿐 아니라 진통과 분만을 더욱 수월하게 견딜 수 있다.

임신 자체가 힘든 운동이라고 생각하면서 운동은커녕 그저 발을 높이 올리고 누워 지내고 싶은 마음이 들 수도 있다. 물론 그 마음을 충분히 이해한다. 수많은 연구에서 증명된 바에 따르면 임신 기간 중 규칙적인 운동을 해야 적정 체중을 유지할 수 있으며 임신과 분만, 산후조리를 견뎌 낼 만큼 신체를 튼튼하게 다질 수 있다. 9개월의 임신 기간을 훈련 기간이라고 생각해보자. 우리는 이 훈련 기간 동안 좋은 부모가 되기 위한 훈련, 아기가 태어난 순간 기운차게 맞아주기 위한 훈련, 새로운 생명을 돌보는 과업 수행 준비 훈련

을 받는 셈이다.

살 트임(임신선)을 방지하는 마사지법

임신으로 생기는 살 트임을 예방하는 가장 좋은 방법은 건강에 좋은 식습관을 유지하고 물을 많이 마시면서 아침, 저녁으로 튼 곳에 보습크림을 발라주는 것이다. 규칙적으로 마사지를 해줘도 도움이 된다. 살이 트기 쉬운 곳에 마사지 오일이나 크림을 바르고 마사지를 해주면 살 트임을 예방하는 동시에 혈액 순환이 잘 되도록 돕는 효과도 있다. 임신 기간 동안 가능한 한 자주 살 트임 방지 마사지를 한다.

① 의자나 바닥에 편안한 자세로 앉는다. 임신 4개월이 넘었다면 눕지 않도록 한다. 비타민 E 오일이나 크림, 코넛버터크림을 손바닥 위에 충분히 덜고 양 손바닥을 모아 문지른다.

② 양손을 겹쳐 배 윗부분부터 시작하여 가볍고 부드럽게 시계 방향으로(왼쪽부터) 배를 마사지한다.

③ 필요하면 오일이나 크림을 다시 손에 덜어 허벅지를 한쪽씩 마사지한다. 허벅지 윗부분을 세게, 너무 아프지 않을 정도로 문지르면서 양손의 엄지와 다른 손가락으로 살을 부드럽게 집어준다.

④ 마지막으로 양쪽 가슴을 가볍고 부드럽게 마사지하고 유방 주변도 부드럽게 마사지한다. 가슴이 불편한 느낌이 들거나 쓰라리면 그만둔다.

산전 우울증

'베이비블루스baby blues'라는 산후 우울증에 대해서는 들어봤겠지만 산전 우울증이라는 의외로 흔한 증상에 대해서는 많이 들어보지 못했을 것이다.

임신을 계획하거나 임신을 기다리는 사람에게 임신 기간은 더없이 기쁨을 느끼는 시간일 것이다. 하지만 현재까지 알려진 바에 따르면 산후보다 산전, 즉 임신 기간 동안 우울증에 시달리는 여성이 더 많다. 〈영국의학저널〉에 소개된 한 연구에 따르면 임신부 20명 중 약 3명 정도가 임신 기간 중 우울증에 시달리며, 우울증이 가장 심해지는 시기는 32주 즈음이라고 한다. 다행스러운 일은 대부분의 경우 산전 우울증은 아기가 태어나는 순간 사라진다.

증상

임신 기간은 몸과 마음에 큰 짐이 지워지는 시기다. 호르몬이 제멋대로 오르내리고 장기들이 짓눌리는 와중에 임신부의 몸과 마음은 커다란 부담을 안게 된다. 감당해야 할 이 모든 일을 생각할 때 임신부가 임신 기간 동안 가끔 기분이 급격하게 가라앉는 것은 너무 당연한 일이다. 하지만 이런 증상을 우울증이라 할 수 있을까?

그렇지 않다. 감정 기복이 심하거나 혹은 잠깐씩 슬픈 기분이 드는 일은 우울증과는 다르다. 우울증은 만성적이고 지속적인 우울감이 이어지는 질병이다. 산전 우울증 증상은 다음과 같다. 잠을 제대로 못 자거나 혹은 계속 잠만 자고 싶어진다. 심하게 신경질을 부리고 화를 내거나 예민해진다. 별것 아닌 일에도 울음이 터진다. 친구나 가족에게서 멀어진다. 심지어 자해를 하거나 아기에게 해를 입히고 싶은 생각마저 들지도 모른다. 대부분의 경우 자신의 몸을 돌보지 않으려 한다. 이때 가장 중요한 것은 이런 증상을 자각하고 도움을 구하는 일이다. 우울증은 실제 존재하는 질병이며 누군가에게(맨 처음 떠오르는 사람이 가까운 친구더라도) 도움을 청하는 일은 전혀 부끄러워할 일이 아니다.

원인

산전 우울증이 나타나는 몇 가지 원인이 있다. 하지만 누가 산전 우울증에 걸릴지 장담하기는 불가능하다. 다음에 소개하는 원인이 자신에게 적용된다는 생각이 든다면 산전 우울증에 걸릴 위험이 있다는 뜻이다.

유전

대부분의 우울증 질환에는 유전적 요인이 존재한다. 부모나 조부모 혹은 부모의 형제자매가 어떤 형태로든 우울증을 앓은 적이 있다면 자신도 우울증에 걸릴 가능성이 높다. 또한 과거에 우울증 병력이 있다면 산전 우울증에 걸릴 가능성도 높아진다.

불안감과 스트레스

임신은 기쁜 사건이기도 하지만 동시에 엄청난 신체적, 정신적 스트레스가 엄습하는 시기이기도 하다. 임신으로 인한 스트레스에 더해 다른 일까지 겹친다면 감당하기 어려워져 우울증이 시작될 수도 있다. 직장 일이 힘들거나, 가족을 잃거나, 배우자와 헤어지거나 하는 모든 문제가 임신부를 힘들게 할 수 있다. 과거나 현재 학대를 받은 경험 또한 우울증을 촉발하는 계기가 될 수 있다. 자신의 몸 하나도 추스르기 어려운 시기에 감정적, 신체적, 성적, 언어적 학대를 받는다면 부모가 되는 일이 즐겁기는커녕 공포로 다가올 것이다.

임신 자체

처음 임신을 하면 한 번도 겪지 못한 여러 변화가 몸에서 일어난다. 태아를 키워내고 새로운 생명을 보살펴야 하는 데 따른 책임감의 무게도 상상을 초월한다. 마찬가지로 둘째를 임신한 사람도 우울증에 시달릴 수 있다. 두 아이를 어떻게 감당할 수 있을까? 첫째 아이가 동생이 태어나도 전처럼 사랑받는다는 사실을 알 수 있을까? 둘째 아이가 첫째 아이만큼 잘 자라줄 수 있을까?

임신 기간 동안 겪는 그리 즐겁지 않은 증상, 이를테면 심한 입덧도 산전 우울증을 일으키는 원인이 된다. 마지막으로 유산을 여러 번 한 적이 있다면 혹은 아이를 잃은 적이 있다면 임신한 사실 자체만으로 소모적인 불안감에 시달릴 수 있으며 이는 우울증으로 이어지기도 한다.

기존 치료법

의사에게 자신의 감정을 숨기지 말고 솔직하게 이야기한다. 임신 중에는 항우울제 사용이 권장되지 않기 때문에 어떤 의사도 산전 우울증 증상에 항우울제를 처방하지는 않을 것이다. 유일한 예외는 임신부가 자살할 위험이 높다고 의사가 판단하는 경우뿐이다.

산전 우울증에 가장 좋은 치료법은 상담을 받는 것이다. 의사가 상담을 받아보라고 권하지 않는다 해도 스스로 상담사를 찾아 상담을 받도록 한다.

식습관

우리가 섭취하는 음식은 뇌에서 분비되는 화학 물질에 엄청난 영향을 미친다. 아무것도 먹고 싶지 않다든가 정크푸드가 미친듯이 먹고 싶다든가 하는 식성 변화는 산전 우울증의 흔한 증상이다. 그래도 건강에 좋은 식습관을 유지하려고 노력해야 한다. 필요하다면 다른 사람에게 식사 준비를 부탁한다.

혈당 균형을 유지하는 일이 중요하기 때문에 조금씩 자주 먹도록 한다. 하루에 조금씩 여섯 차례에 걸쳐 먹는 것을 목표로 삼는다. 케이크, 비스킷, 주스, 음료수를 피하고 카페인 같은 흥분성 물질도 피한다. 음식을 올바른 방식으로 짝지어 먹으려고 노력한다.

프로작Prozac(플루옥세틴)을 비롯한 수많은 항우울제는 선택적 세로토닌 재흡수 저해제selective

serotonin reuptake inhibitors, SSRIs라고 불린다. 이런 약에는 기분을 조절하는 신경전달물질 중 하나인 세로토닌의 작용을 최적화하는 효과가 있다. 놀랍게도 탄수화물 식품을 섭취하기만 해도 세로토닌 수치를 높일 수 있다. 한 연구에서 밝혀낸 바에 따르면 탄수화물이 풍부하고 단백질이 적은 식단으로 저녁을 먹으면 우울감, 피로감 같은 증상이 사라진다.

그 이유는 무엇일까? 뇌는 세로토닌을 합성하기 위해 트립토판tryptophan이라는 아미노산의 도움을 받아야 한다. 이 아미노산은 유제품, 생선, 바나나, 말린 대추야자, 대두, 아몬드 등에 풍부하다. 하지만 이런 식품과 여러 단백질 식품에는 트립토판뿐 아니라 다른 아미노산도 함유되어 있다. 우리가 단백질을 섭취하면 신체에서는 단백질을 아미노산으로 분해하고, 분해된 아미노산은 혈액 속으로 흘러들어온다. 혈액을 타고 뇌까지 온 아미노산은 일부만 뇌의 혈액뇌관문을 통과할 수 있다. 다른 아미노산에 비해 분자 수가 적은 트립토판은 다른 아미노산이 뇌관문을 통과할 때 뇌관문 뒤에 남겨진다.

하지만 탄수화물이 풍부한 식사를 하면 이런 상황이 뒤집힌다. 탄수화물은 신체에서 인슐린을 분비하게 해 다른 아미노산을 전부 소비해버리므로, 그 결과 다른 아미노산보다 분자 수가 많아진 트립토판은 뇌관문을 통과할 수 있게 된다. 그러므로 단백질과 탄수화물을 함께 섭취하면 좋다. 이를테면 생선과 채소를 먹을 때는 감자나 현미, 통곡물 파스타를 곁들인다.

보통 우울한 기분이 들면 탄수화물 식품인 빵이나 케이크, 사탕 등 단 음식이 먹고 싶어진다. 어떤 의미에서 우리 몸은 자신에게 필요한 약을 스스로 처방하는 셈이다. 하지만 우리가 먹고 싶어 하는 이런 응급조치 음식은 설탕과 정제탄수화물 범벅이라는 사실을 기억해야 한다. 이런 음식을 먹으면 한순간 기분이 확 좋아졌다가 곧 기분이 급격히 가라앉는다. 단 음식에 대한 유혹을 이겨내고 현미나 통곡물빵 등 건강에 좋은 탄수화물 식품을 먹으려고 노력하자.

보충제

특정 영양소가 부족하면 우울감이 생길 수 있으므로 보충제를 잘 챙겨 먹어야 한다. 특히 아연이 부족할 경우 기분에 영향을 미치므로 좀 더 챙겨 먹는다. 전부 합쳐 하루에 적어도 30mg은 섭취해야 한다. 마지막으로 양질의 오메가-3 지방산 보충제(최소 700mg의 EPA와 500mg의 DHA가 함유된 어유 1,000mg)를 매일 챙겨 먹는다. 어유를 충분히 섭취하면 우울감과 가라앉은 기분을 푸는 데 도움이 된다고 알려져 있다.

약초

세인트존스워트 같은 몇몇 약초에는 우울증 치료 효과가 있다고 널리 알려져 있다. 하지만 임신 중에는 절대 아무 약초나 스스로 처방해 사용해서는 안 된다. 대신 임신 중 사용해도 안전한 약초에 대해 조언을 해줄 수 있는 전문가를 찾아 상담한다.

그 외 자연요법

동종요법

산전 우울증에 시달리는 사람이 동종요법을 시도한다 해도 잃을 것은 아무것도 없으며 오히려 큰 효과를 볼 것이다. 동종요법 전문가에게 도움을 받아도 좋지만 여기에서는 집에서 쉽게 할 수 있는 유용한 치료법을 소개한다. 자신의 증상에 가장 잘 맞는 치료법을 골라 하루에 세 번 식사 사이에 30c 농도로 복용한다.

- 석송자Lycopodium: 우울증에 더해 화가 나는 증상에 좋다.
- 백두옹: 아무 이유 없이 눈물이 나거나 슬플 때 복용한다.
- 세피아: 짜증이 나고 눈물이 나거나 맥 빠진 기분이 들 때 좋다.

방향요법

임신 기간 중 기분 전환을 하고 싶다면 에센셜 오일이 크게 도움이 될 수 있다. 하지만 임신 중기에만 사용해야 한다. 라벤더 오일은 24주가 지난 후에만 사용할 수 있다. 여기 소개하는 에센셜 오일을 목욕물에 2~3방울 떨어뜨리거나 스위트 아몬드 오일 6티스푼에 15방울을 희석해 마사지할 때 사용한다.

- 베르가못, 저먼 캐모마일 또는 로먼 캐모마일: 우

울감과 신경질을 가라앉힌다.

- 재스민: 우울감과 불안감을 가라앉힌다.
- 라벤더: 잠을 푹 자고 싶을 때 사용한다.
- 장미: 기분을 좋게 한다.

자기 관리

운동

운동을 하고 싶은 마음이 전혀 생기지 않겠지만 노력해보면 그만한 가치가 있을 것이다. 운동을 하면 우리 몸에서는 행복감을 느끼게 하는 뇌 화학 물질인 엔도르핀이 분비된다. 운동은 임신으로 떨어진 자존감을 회복하는 데도 도움이 된다. 수영이나 요가, 걷기는 모두 임신부가 하기 좋은 운동이다. 적어도 하루에 30분은 운동을 하려고 노력한다.

일기 쓰기

매일 자신의 감정과 생각을 글로 써본다면 우울증에 따르는 혼란을 조금이나마 해소할 수 있다. 매일 자신의 삶에서 마음에 드는 것이나 그날 일어난 즐거웠던 일에 대해 기록해보자.

심상 수련

아무 방해를 받지 않는 조용한 방에 앉거나 누워서 자신이 어딘가 아름다운 곳, 가령 멋진 정원이나 따뜻한 해변에 있다고 상상해본다. 이런 상상을 매일 10~15분 정도(시간은 길수록 좋다) 하면 크게 효과를 볼 수 있다. 마음 속 장소에서 보이는 모습, 들리는 소리, 느껴지는 냄새를 모두 포착하려고 노력한다.

음악 치료

모든 음악에는 기분을 북돋우는 행복한 힘이 있다. 듣고 싶은 음악을 한 곡 골라 조용히 음악에 귀를 기울이며 내 안의 불안감이 손가락 끝과 발가락 끝으로 모두 빠져나간다고 상상한다. 내 안에서 신비로운 생명이 자라나고 있다는 사실에 의식을 집중한다. 긍정적인 기분을 아기에게도 전해준다. 아기 또한 내게 긍정적인 기분을 전해주고 있다고 상상한다. 슬픈 기분이 들 때마다 음악을 듣는다. 오래지 않아 그 음악은 기분을 재빨리 전환할 수 있게 해주는 촉진제가 되어줄 것이다.

입덧

멀미에 시달려본 적이 있다면 차나 배에서 내리기 전에는 절대 멈추지 않는 끔찍한 메스꺼움을 잘 알 것이다. 입덧은 바로 그 느낌과 같다. 괴롭게도 입덧은 어떻게 해도 멈출 방도가 없다!

개인차가 있지만 임신부 80% 이상은 임신을 하고 난 다음 첫 세 달 동안 입덧에 시달린다. 입덧은 이름(영어로 morning sickness)과는 달리 아침이고 저녁이고 때를 가리지 않고 찾아온다.

입덧의 원인은 화학적 부산물 때문이라고도 하고 호르몬 활동이 활발해지면서 몸에 쌓이는 독성 물질 때문이라고도 하는데 복부 통증, 가슴 통증, 식탐, 극심한 허기, 쓴 입맛, 허약감, 피로감 등 다양한 증상과 함께 나타난다. 아무 예고 없이 갑자기 토하기도 하며 토한 다음 잠시 동안은 메스꺼운 속이 조금 나아지기도 하지만 몸에서 기운이 다 빠지거나 코피가 나거나 두통이 생기기도 한다. 유감스럽게도 입덧은 임신 과정의 한 부분이므로 의사는 이 증상을 가라앉히는 어떤 약도 처방해줄 수 없을 것이다. 입덧 증상은 대개 임신 초기에만 나타난다.

입덧은 참으로 괴로운 경험이지만 미국의 아동건강과인간개발연구소National Institute of Child Health and Human Development 연구 결과를 마음의 위안으로 삼길 바란다. 연구에 따르면 임신 중 구토를 하며 입덧을 하는 여성은 임신 기간을 잘 견뎌내고 건강한 아이를 분만할 가능성이 높다

고 한다. 입덧은 고생스러운 반면 좋은 징조이기
도 하다.

임신오조증

—

대부분의 임신부에게 입덧 증상은 적정 수준으로
나타난다. 하지만 아주 심한 입덧에 시달리는 여성
이 있는데 이런 증상을 임신오조증이라 한다. 임신
오조증이 나타나면 너무 심하게 토하기 때문에 음
식은커녕 물조차 넘기지 못하며 병원에 입원해 정
맥주사를 맞아야 될 수도 있다. 임신오조증은 임신
부는 물론 태아에게도 위험하므로 심하게 토하면서
아무것도 먹거나 마시지 못한다면 즉시 의사를 찾
아가야 한다.

입덧과 체중 증가

나는 입덧 때문에 몸무게가 늘지 않아 아기가
충분히 영양을 공급받지 못할까 봐 염려하는 예
비 엄마들을 수없이 봤다. 하지만 걱정할 필요 없
다. 대부분의 경우 우리 신체는 입덧에 현명하게
대처할 줄 안다. 계속해서 구토를 해도 신체는 아
기에게 필요한 영양을 우선으로 챙긴다. 게다가
입덧 증상은 대개 임신 중기에 들어설 무렵, 태아
가 완전히 형태를 갖추어갈 즈음 사라지므로 그
때 가서 살을 찌워도 늦지 않다. 하지만 임신 기
간 중 어느 때라도 임신 전보다 몸무게가 5% 이
상 줄면 곧장 병원에 가야 한다.

식습관

입덧에 시달린 임신부는 과연 다시 음식을 즐
길 수 있을지 걱정하게 된다. 나는 병원을 찾는
임신부들이 입덧을 계기로 오히려 좋은 방향으로
변한 사례를 수없이 목격했다. 입덧을 다시 시작
할지도 모른다는 두려움에 임신부는 자신이 먹는
음식에 조심스러워지기 때문이다. 임신 전에 식
습관이 엉망이었던 임신부는 입덧 후 특히 조심
하게 된다. 입덧을 겪으면서 임신부는 식습관을
바꿀 필요가 있다는 사실을 깨달으며 식습관 교
정의 첫발을 내디딜 수 있다.

튀긴 음식이나 자극적인 음식을 피하고 카페
인 섭취를 금한다. 구역질이 날 수도 있으니 식사
를 하고 바로 이를 닦지 않는다. 할 수 있는 한 간
단히 식사를 한다. 그러면 음식을 만들 필요도 없
으며 메스꺼운 냄새를 맡지 않아도 된다. 품이 넉
넉한 옷을 입는다. 가능한 차나 버스, 비행기를 타
지 않도록 한다. 음식 냄새를 맡거나 꽉 끼는 옷을
입거나 차로 이동하면 입덧 증상이 더욱 심해질
수 있다. 너무 뜨겁거나 너무 차가운 음식 또한 위
를 자극할 수 있으니 피하도록 한다. 구토감이 너
무 심할 때는 임신보충제를 먹기 힘들 수 있으니
하루 중 가장 메스꺼움이 덜한 시간을 골라 항상
음식과 함께 챙겨 먹는다. 입덧 증상을 가라앉히
기 위해 다음에 소개하는 방법을 참고한다.

조금씩 자주 먹기

혈당 균형을 유지하면 입덧 증상이 가라앉을
수도 있다. 복합 탄수화물에 단백질을 조금 곁들

인 간식을 먹는다. 아무것도 먹지 않은 채 3시간이 지나지 않도록 주의한다. 통밀빵 토스트나 호밀 크래커에 유기농 후머스를 얹거나 통밀빵에 완숙 스크램블에그를 얹으면 훌륭한 간식거리가 된다. 아침에 일어나면 첫 식사로 버터를 넣지 않은 통밀 크래커를 아무것도 바르지 않고 먹는다. 속이 메스꺼워질 때마다 먹을 수 있도록 통밀 크래커를 가방에 챙겨둔다.

사과식초

아침에 일어나면 가장 먼저 따뜻한 물에 사과식초를 2티스푼 타서 마셔본다. 사과식초는 pH 지수가 중성이기 때문에 구토감을 일으키는 위산을 중화하는 효과가 있다.

아몬드

하루 전날 저녁에 굽지 않은 아몬드 열 알을 물에 담가두었다가 다음날 아침 껍질을 벗겨 먹는다. 아몬드에는 단백질과 칼슘이 풍부하며 두 가지 영양소 모두 위를 안정시키는 효과가 있다.

물

물을 마신다고 해서 메스꺼움이 가라앉는 것은 아니지만 구토를 하면 몸에서 수분이 빠져나가기 때문에 반드시 물을 마셔 수분을 보충해야 한다. 물론 모든 임신부가 다 구토를 하는 것은 아니다. 생수 0.5L에 레몬 반 개로 만든 즙과 소금을 조금 넣은 물을 옆에 두고 수시로 마시면 좋다. 레몬즙은 물을 알칼리성으로 만들어 위를 가라앉히는 효과가 있다.

보충제

• 비타민 B6: 일부 전문가들은 입덧 증상이 체내 에스트로겐 수치가 높기 때문에 나타난다고 본다. 간에서 과다 에스트로겐을 효율적으로 배출하지 못할 때 에스트로겐이 체내에 쌓인다. 비타민 B6는 간 기능을 최적화시켜 독성 성분을 해독하는 일을 돕는다. 매일 25mg 복용한다.

약초

• 생강: 민간요법으로 이미 검증된 약초로 입덧 증상을 가라앉히는 효과가 아주 뛰어나다. 생강은 음식이 소화계를 통과하는 속도를 높여줄 뿐 아니라 갑작스런 메스꺼움과 구토감을 일으키는 뇌의 자극을 완화하여 증상을 줄이는 데 효과가 있다. 생강을 섭취하는 방법에는 여러 가지가 있지만 그중에 액체 형태로 복용하는 것이 가장 효과가 좋다. 먼저 신선한 생강 한 뿌리를 준비해 껍질을 벗기고 곱게 간다. 냄비에 물을 한 컵 붓고 부글부글 끓기 시작하면 갈아 놓은 생강을 찻숟가락으로 한 숟갈 넣고 10분 동안 뭉근히 끓인다. 끓인 생강물을 걸러내어 마신다. 달게 마시고 싶다면 진짜 메이플 시럽(메이플 맛이 나는 시럽이 아닌)이나 꿀을 타서 마셔도 좋다. 아니면 캡슐 형태로 나온 생강을 복용한다. 하루에 1g을 캡슐 함유량에 따라 2~3번으로 나누어 복용한다.

임신 기간 동안 자신의 몸이 무엇을 원하는지 귀를 기울이는 일도 중요하다. 몸에 무엇이 필요하고 무엇이 필요 없는지 알 수 있기 때문이다. 이를테면 임신 기간에 본능적으로 커피 같은 특정 음식이나 음료가 싫어지고 냄새조차 참을 수 없을지도 모른다. 반대로 어떤 음식을 먹고 싶은 욕구가 굉장히 강해지기도 한다.

특정 음식에 대한 욕구가 강해지는 증상은 영양 부족의 징후일 수도 있고 몸에 필요한 음식을 알려주는 신호일 수도 있다. 예를 들어 아이스크림이 먹고 싶어 못 견디겠다면 몸에 지방이나 단백질, 칼슘이 필요하다는 신호로 볼 수도 있다. 어떤 음식이 먹고 싶어지든 건강한 식습관을 무너뜨리지 않도록 가장 건강에 좋은 음식으로 찾아 먹도록 한다. 단 음식이 참을 수 없이 당긴다면 식단에 단백질 식품을 더해 혈당 균형을 잡는다. 혈당 균형이 잡히면 단 음식에 대한 욕구가 멈출 것이다. 아니면 건포도처럼 건강에 좋은 단 음식을 찾아 먹어도 좋다.

그 외 자연요법

동종요법

가장 좋은 방법은 동종요법 전문가에게 개인 상담을 받는 일이지만 여기에서는 집에서 해볼 수 있는 치료법을 소개한다. 자신에게 가장 적합한 치료법을 골라 사흘 동안 하루에 네 번 30c 농도로 복용한다. 아무런 효과가 없다면 다른 치료법을 시도해보거나 전문가와 상의한다.

- 알세니쿰: 메스꺼움이 지속적으로 멈추지 않거나 구토를 할 때, 기운이 없고 어질어질할 때 가장 도움이 된다.
- 토근: 구토를 하든 뭔가를 먹든 좀처럼 메스꺼움이 가라앉지 않을 때 복용한다.
- 마전자馬錢子, Nux vomica: 토하고 나서 메스꺼움이 조금 가라앉을 때 복용한다.
- 세피아: 구토감이 지속적으로 들다가 조금씩 자주 먹으면 증상이 가라앉는 경우에 효과가 있다.

지압요법

한 연구에서는 입덧에 시달리는 임신부의 60%에게 지압 치료가 효과가 있다는 사실이 증명되었다. 메스꺼움을 다스리는 지압점은 손목 뿌리 부분 혹은 손목 주름에서 팔 안쪽으로 5cm 들어온 지점, 손목 뿌리 부분에 검지와 중지를 수평으로 놓아 두 손가락만큼 들어온 지점이다. 메스꺼움이 느껴질 때마다 지압점을 몇 초간 누른다. 아니면 지압밴드를 사서 착용해도 같은 지압 효과를 누릴 수 있다. 지압밴드는 차멀미나 뱃멀미를 가라앉히는 데 사용하는 것과 같은 밴드다. 맞춤 치료를 받고 싶다면 침술 전문가를 찾아가 치료를 받는다. 일주일에 두 번 정도, 3~4주 치료를 받으면 증상이 나아질 수 있다. 하지만 침 바늘이 불편해서 오히려 상태가 안 좋아질 것 같다면 동종요법을 시도해보자.

방향요법

로즈우드나 라벤더 오일을 티슈나 손수건에 몇 방울 떨어뜨려 하루 동안 그 향기를 맡는다.

자기 관리

가능한 한 충분히 휴식을 취한다. 메스꺼움은 우리가 몸을 혹사하고 있다고 알려주는 신호일 수 있기 때문이다. 아침에 일어날 때는 되도록 시간을 들여 천천히 일어나고 음식을 먹을 때 물이나 차를 마시지 않는다. 식사 때를 피해 하루 종일 조금씩 자주 마시도록 한다. 덧붙여 다음 방법을 따라해보자.

산책

산책하면서 신선한 공기를 마시면 스트레스가 풀릴 뿐 아니라 정신을 다른 곳으로 돌릴 수 있다. 자동차 매연이 가득한 길거리보다 주위에서 나무와 풀이 있는 곳을 찾아 신선한 공기를 마음껏 들이마시면서 산책한다.

마음을 편하게 하기

피로와 스트레스가 쌓이면 입덧 또한 더욱 심해지므로 가능한 한 마음 편히 지내도록 노력한다. 359쪽에 소개한 스트레스 해소법을 시도해본다. 매일 이완 훈련을 통해 마음을 편하게 가지려고 노력한다.

레몬요법

레몬즙은 향기를 맡기만 해도 메스꺼움을 가라앉히는 효과가 있다. 레몬을 반으로 잘라 메스꺼움이 몰려올 때마다 즙을 손에 문지른 다음 레몬 조각을 얼굴 가까이 들고 향을 깊이 들이마신다. 아니면 뜨겁거나 차가운 물에 레몬즙을 섞어 마신다.

요통

임신 중에는 인대가 약해지는 한편 태아 무게를 지탱해야 하므로 임신부의 50~75%는 어떤 형태로든 허리 통증에 시달린다.

허리 통증을 예방할 방법이 여러 가지 있다는 건 좋은 소식이다. 이미 요통에 시달리는 중이라 해도 통증을 완화할 수 있고, 아이가 태어난 이후에 요통이 만성적인 통증으로 이어지지 않게 할 수 있는 방법을 소개한다.

원인

일반 사람에게 요통이 나타나는 원인이 임신부에게도 그대로 적용된다. 안 좋은 자세, 물건을 드는 잘못된 방법, 약하거나 굳은 근육, 부상 등은 모두 임신부의 인대, 근육, 디스크, 관절에 부담을 준다. 오랫동안 서 있을 경우 요통이 더욱 심해질 수도 있다. 저녁이나 밤에 요통이 심해지는 까닭은 허리 근육에 피로가 쌓이고 하루 종일 체중을 지탱하면서 인대가 약간 늘어나기 때문이다. 태아 무게 때문에 허리에 부담이 더해지고 통증 또한 더 심해진다. 특히 임신과 관련해서 요통을 일으킬 수 있는 문제도 있다.

임신 중에는 체내 호르몬 수치가 변하면서 몸의 인대와 근육이 조금씩 늘어난다. 임신 마지막 몇 달간 몸이 진통에 대비해 준비하는 동안에는 특히 그렇다. 태아의 무게로 척추 아랫부분이 뒤틀릴 수도 있으며 그로 인해 인대와 근육에 무리

임신 중 변비

건강한 장은 장벽을 수축시키면서 대변을 몸 밖으로 밀어내 배출시킨다. 변비에 걸리는 원인 중 하나는 장이 이런 기능을 제대로 수행하지 못하기 때문이다. 그 결과 장 안에서 대변이 딱딱하게 굳어 막혀버린다. 유감스럽게도 임신 중 분비되는 호르몬은 이런 장의 기능을 약화시키므로 임신 중에는 변비가 생기기 쉽다. 자궁이 점점 커지면서 장벽을 압박하기 때문에 장벽의 수축 작용이 제대로 이루어지지 않을 수도 있다. 변비는 그저 불편한 증상처럼 보이지만 무리해서 대변을 배출하려고 하다 보면 치질haemorrhoids에 걸릴 수도 있다.

변비약은 장의 운동성을 떨어뜨리므로 사용하지 않는다. 물을 많이 마시는 등 식습관을 바꾸면 변비 증상 완화에 도움이 된다. 물과 허브차는 좋은 선택이다. 되도록 껍질을 벗기지 않은 과일과 채소, 통곡물로 양질의 섬유질을 충분히 섭취한다. 단, 차전자피나 밀기울을 먹으면 복부팽만감과 헛배부름(고창) 증상이 나타날 수 있으니 피하도록 한다. 정제하지 않은 유기농 아마씨를 1큰술 밤새 물에 담가두고 다음날 아침을 먹기 전 아마씨를 삼켜보자. 마지막으로 대변을 보고 싶은 신호가 왔다고 해서 화장실에 계속 앉아 있는 것은 도움이 되지 않는다. 운동으로 장운동을 정상으로 되돌릴 수 있으므로 하루에 30분씩 걷는다.

가 간다. 태아가 자라면서 몸속 장기들이 위쪽이나 뒤쪽으로 밀리고 그 결과 흉곽이 확장되면서 흉곽을 연결하는 근육을 압박하게 된다. 마지막으로 태아의 무게를 지탱하기 위해 몸의 무게 중심이 서서히 앞쪽으로 쏠리면서 그 자체만으로도 허리에 통증이 일어날 수 있다. 이런 현상을 피하려면 의식적으로 발을 어깨너비로 벌리고 다리에 힘을 주고 서야 한다.

임신 중 요통을 일으키는 다른 흔한 원인으로는 골반대 통증pelvic girdle pain, PGP과 좌골신경통이 있다. 골반대 통증은 임신 중 인대가 약해져 골반이 흔들리기 때문에 통증과 염증이 일어나는 증상이다. 몸의 앞쪽에서 통증을 느낀다면 치골결합기능부전symphysis pubis dysfunction, SPD이라 알려진 질병 때문일 수도 있다. 이 병은 골반을 구성하고 있는 두 개의 치골을 연결하는 치골결합을 형성하는 인대가 임신 때문에 약해지기 때문에 나타나며 약해진 인대로 인해 몸 앞쪽에 통증과 염증이 일어난다.

좌골신경은 우리 몸에서 가장 긴 신경으로 척추에서 나와 양다리로 뻗어 있다. 좌골신경통은 좌골신경이 척추에서 나오는 부위에 압박이 가해지거나 염증이 있을 때 나타나는 통증이다. 임신부의 경우 자궁 크기가 커지면서 좌골신경을 압박할 수 있다. 자궁의 압박 때문에 신경 기능이 손상을 입는 경우도 간혹 있으며 그 결과 다리가 얼얼하게 아리거나 다리 뒤쪽을 따라 통증이 일어나기도 한다. 이 통증은 출산 후에도 남아있을 수 있다.

허리 통증을 걱정해야 할 때

대부분의 경우 임신 때문에 나타난 요통은 아기를 분만하고 난 후 몸이 제자리를 찾아가기 시작하면 사라질 것이다. 하지만 허리에 통증이 느껴질 때 반드시 치료를 해야 하는 경우도 있으므로 이상하거나 의심스러운 어떤 증상도 결코 그냥 넘기지 않아야 한다. 등 아랫부분의 둔통은 조기 진통의 징후일 수도 있다. 그러므로 허리가 몹시 아프면서 질 출혈이 있을 경우 반드시 병원에 가야 한다.

기존 치료법

함부로 진통제를 복용할 수 없기 때문에 의사와 상담해야 한다. 통증이 너무 심해서 제대로 몸을 움직이지 못할 정도가 아니라면 임신 기간 중에는 가능한 한 약물 복용을 피하고 여기 소개하는 자연요법을 시도해보기를 바란다.

그 외 자연요법

정골요법

가벼운 정골요법으로 태아를 잘 지탱할 수 있도록 근육과 인대를 튼튼하게 강화할 수 있다. 그 결과 태아의 무게가 허리에 그리 큰 부담을 주지 않게 된다.

침술요법

침술은 허리 통증을 가라앉히는 효과가 크며

치료는 염증과 붓기를 가라앉히고 근육을 풀어준다. 침술 전문가는 우선 통증을 느끼는 부위에 침을 놓은 다음 통증 부위와 연결된 혈(52쪽 참조)을 따라 몇 군데 더 침을 놓을 것이다.

마사지

임신 때문에 굳어진 몸의 긴장을 풀어줄 수 있다. 임신부는 반드시 전문가에게 마사지를 받아야 한다. 그래야 임신부의 몸에 맞춘 마사지를 받을 수 있다.

자기 관리

여기 소개하는 간단한 자기 관리 방법과 자연요법을 활용하면 임신 기간 동안 일반적으로 나타나는 요통을 가라앉히고 예방도 할 수 있다. 하지만 증상이 골반대 통증이나 치골결합기능부전, 좌골신경통 증상(235쪽 참조)인 것 같다면 혹은 그저 허리가 아픈데 아래 소개한 방법이 소용이 없다면 반드시 의사를 찾아가도록 한다. 의사는 치료를 위해 물리치료사를 소개해줄 것이다.

자세 바르게 하기

자세를 바르게 교정하기만 해도 요통에서 벗어날 수 있다. 편안하고 바르게 서고 싶다면 발을 살짝 벌리고 다리를 곧게 뻗고 손을 옆으로 늘어뜨리거나 뒤로 잡는다. 허리를 곧게 세우고 엉덩이를 살짝 아래로 빼면 어깨가 뒤로 젖혀지고 윗가슴이 활짝 펴져 숨쉬기가 한결 쉬워진다. 걸을 때는 척추와 머리를 곧추세우고 정면을 바라본다. 굽이 높지 않고 발이 편한 신발을 신고 가방은 대각선으로 매거나 양어깨에 매어 양손과 팔, 어깨의 균형이 무너지지 않도록 한다. 어깨를 뒤로 젖혀 척추가 휘지 않도록 한다.

앉고 설 때 조심하기

한 자세를 오래 유지하지 않는다. 특히 오래 서 있지 않도록 한다. 꼭 오래 서 있어야 한다면 위에서 설명한 대로 바르게 서거나 한 발을 낮은 의자 위에 올리고 서 있는다. 의자에 앉을 때는 발바닥을 바닥에 붙인 채 살짝 벌리고, 의자에 앉았을 때 무릎 높이가 엉덩이보다 조금 높도록 의자 높이를 조절해 앉는다. 아니면 쿠션을 이용해 척추를 바로 하고 앉는다. 책상 앞에 앉을 때는 몸을 앞으로 숙이지 않고 일할 수 있도록 책상 높이를 맞춘다.

옆으로 누워서 자고
침대에서 조심스럽게 내려오기

왼쪽 방향으로 누워 무릎을 굽히고 잔다. 무릎 사이에 베개를 끼우거나 배 아래에 베개를 넣고 자는 것도 도움이 된다. 키만큼 긴 베개가 편하다는 여성도 있다. 침대에서 일어날 때는 한껏 기지개를 켜 몸을 쭉 펴준 다음 무릎을 굽히고 일어날 쪽으로 몸을 굴린다. 잠시 그대로 있다가 천천히 침대 옆으로 다리를 내리면서 앉은 자세로 몸을 일으킨다. 발바닥을 바닥에 단단히 붙인 다음 양손으로 침대를 짚고 천천히 몸을 일으킨다.

도 통증을 진정시킬 수 있다.

물건 조심해서 들기

작은 물건을 주워야 한다면 물건 바로 옆에서 무릎을 구부리고 앉은 다음 물건을 들고 무릎을 펴면서 일어난다. 허리를 굽히거나 허리 힘으로 물건을 들면 안 된다. 몸을 비틀지 않도록 조심한다. 갑자기 팔을 뻗거나 팔을 머리 위로 올려 스트레칭하지 않는다. 무거운 물건은 다른 누군가에게 들어달라고 부탁한다.

규칙적 운동

가볍고 규칙적인 임신 맞춤형 운동으로 허리를 튼튼하게 하고 요통을 가라앉힐 수 있다. 바른 자세를 유지하는 한 걷기는 허리를 튼튼하게 하는 데 좋은 운동이다. 한 연구 결과에 따르면 수영, 특히 수중체조가 임신 중 허리 통증을 예방하는 효과가 뛰어나다고 한다. 하지만 수영을 할 때는 머리를 물에 담그는 영법, 이를테면 평영이나 자유형 등의 영법으로만 수영을 해야 한다. 고개를 들게 되면 등에 더욱 무리를 줄 수 있기 때문이다. 골반저 운동(141쪽 참조)으로 허리 근육을 강화할 수 있다. 요가의 고양이 자세(137쪽 참조)는 임신 중에 해도 안전한 자세이며 허리 통증을 가라앉히는 효과가 있다.

온찜질, 냉찜질

따뜻한 물에 몸을 담그거나 물병, 전기담요를 이용해 등을 따뜻하게 한다. 온찜질 대신 얼음주머니로 냉찜질을 하면 통증이 가라앉는다는 여성도 있다. 샤워기로 뜨거운 물줄기를 허리에 맞아

임신성 당뇨

임신부의 2~3%가 임신성 당뇨에 시달린다. 임신성 당뇨에 걸리면 마음이 불안하겠지만 이 병은 완치할 수 있다는 사실을 기억하자.

당뇨는 혈당조절호르몬인 인슐린이 체내에서 충분히 생성되지 않아서 혹은 생성된 인슐린이 제 기능을 다하지 못해서 혈당이 높아지는 질병이다.

증상

갈증이 심해지고 소변을 자주 보고 싶어지며 피로감을 느끼는 것은 모두 임신성 당뇨 증상이다. 이런 증상은 일반 임신의 증상이기도 하므로 임신성 당뇨를 알아차리지 못하고 넘어가는 경우가 많다. 임신성 당뇨를 진단하기 위해서는 정기적으로 혈액 검사와 소변 검사를 받아야 한다.

원인

임신 중에 몸에서 분비되는 여러 가지 호르몬은 태아의 성장에 필요한 포도당을 충분히 공급하기 위해서 인슐린의 정상적인 작용을 차단한다. 이를 보상하기 위해 우리 몸에서는 인슐린을 더 많이 생성한다. 임신성 당뇨는 우리 몸에서 이런 보상이 제대로 이루어지지 않을 때 발병한다. 혈당 수치가 높으면 임신부와 태아 모두에게 문제가 될 수 있다.

어떤 임신부가 임신성 당뇨에 걸리는지 원인은 확실히 밝혀지지 않았지만 가족 중에 임신성 당뇨에 걸렸던 사람이 있다면 임신성 당뇨에 걸릴 위험이 높아지는 것만은 분명하다. 예전에 사산을 하거나 거대아(체중이 4.5kg 이상인 아기)를 낳은 적이 있다면 임신성 당뇨에 걸릴 위험 또한 높다. 과체중, 비만이거나 혹은 다낭성난소 증후군(90쪽 참조) 환자일 경우에도 임신성 당뇨에 걸릴

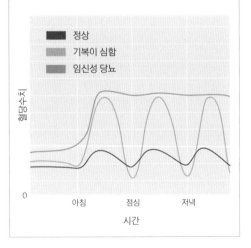

혈당 균형

이 그래프에서는 통제를 벗어난 혈당 수치, 즉 오르내리는 기복이 심한 경우의 혈당 수치(옅은 회색선)와 우리가 목표로 삼아야 하는 혈당 수치, 즉 하루 동안 조금씩 오르내리는 혈당 수치(짙은 회색선)를 보여준다. 임신성 당뇨가 있다면 혈당 수치는 주홍색 선처럼 내내 높게 나타난다(고혈당증). 단 음식과 정제 식품, 카페인처럼 혈당 수치를 올리는 음식과 음료를 피한다면 자연스럽게 혈당 수치를 낮출 수 있다.

정상
기복이 심함
임신성 당뇨

혈당수치

0

아침   점심   저녁

시간

위험이 높다.

진단

임신성 당뇨는 대개 임신 중기, 즉 임신 20~24주 사이에 발병한다. 의사는 임신 기간 중에 정기적인 혈액 검사나 소변 검사를 통해 임신성 당뇨 발병 여부를 판단하고, 발병이 의심되면 포도당 부하 검사로 확인할 것이다. 검사 결과가 양성으로 나온다 해도 아기가 태어나면 당뇨병은 대개 저절로 낫게 되니 안심해도 된다. 출산 후에도 당뇨 증상이 사라지지 않는다면 임신 이전에 이미 임신성이 아닌 일반 당뇨에 걸렸을 가능성이 높다.

위험

임신성 당뇨의 가장 큰 위험은 이 질환의 증상인 자간전증Preeclampsia(임신중독증. 242쪽 참조)이다. 자간전증은 고혈압, 양수과다증, 조기 진통을 유발하고 아기를 너무 크게 자라게 해 분만을 어렵게 만들 수 있다. 임신성 당뇨를 앓는 임신부는 다른 임신부에 비해 분만 시 제왕절개를 할 가능성이 높다. 임신성 당뇨 환자는 아기를 분만한 후에 제2형 당뇨(인슐린 비의존형)에 걸릴 위험이 더욱 높아지기도 한다.

임신성 당뇨를 앓는 임신부에게 태어난 신생아는 저혈당(저혈당증hypoglycaemia)일 수도 있다. 태어난 후 아기가 계속해서 인슐린을 필요 이상

생성할 수 있기 때문이다. 다행히 대부분의 경우 모유 수유나 유동식만으로 충분히 아기의 혈당 균형을 맞춰줄 수 있지만 가끔 의사가 아기에게 포도당 용액을 점적법으로 투여해야 한다고 권하기도 한다. 아주 드물게 아기의 혈당 수치를 정상으로 되돌리지 못할 경우 영아 사망의 가능성도 있다. 아기의 피부와 눈 흰자위가 노랗게 변하는 황달이 나타날 가능성도 높다. 황달 증상은 대개 심각한 문제가 아니며 달리 치료를 하지 않아도 시간이 지나면 자연스럽게 사라진다. 임신성 당뇨를 앓는 임산부에게 태어난 아기는 상대적으로 심장 결함이나 호흡장애증후군 등의 선천적 결함을 갖고 태어날 확률이 높으며 아기가 자란 후에 비만이 되거나 당뇨에 걸릴 확률도 높지만 그 위험은 극히 낮은 편이다.

기존 치료법

임신성 당뇨 진단을 받았다면 병원에서는 얼마나 자주 혈당 수치 검사를 받는지, 목표로 해야 할 혈당 수치가 얼마인지 설명을 듣게 될 것이다.

임신성 당뇨 환자에게는 주의 깊게 짜인 식단과 운동 프로그램이 처방된다. 혈당 균형을 잡기 위해 단백질과 탄수화물을 균형 있게 섭취하는 데 초점을 맞춰 식단을 구성할 것이다. 잘 알려진 것처럼 가벼운 운동을 규칙적으로 하면 혈당 수치를 잡는 데 도움이 되므로 매일 약간 숨이 찰 정도의 운동을 적어도 30분 이상 하는 게 좋다.

식단과 생활 습관을 바꿔도 혈당 수치가 안정

되지 않는다면 매일 인슐린 주사를 맞아야 할 수도 있다. 의사가 스스로 주사 놓는 법을 설명해줄 것이다. 그리고 스스로 알아차릴 수 있도록 창백해지거나 몸이 떨리거나 심한 허기가 느껴지거나 땀이 흐르는 등 저혈당증의 증상에 대해서 배우게 된다. 사탕이나 탄산음료를 항상 휴대하는 등의 저혈당증 대처법도 알고 있어야 한다. 흔한 일은 아니지만 저혈당으로 기절할 수도 있으며 그럴 경우 글루카곤glucagon 주사를 맞아 간에 저장된 포도당을 혈액으로 분비시켜 체내 포도당 수치를 정상으로 회복시켜야 한다. 가족과 친구에게 자신이 기절하면 어떻게 해야 하는지 설명을 해두자. 당뇨 질환에 대한 설명과 응급 상황 시 대처방법을 적은 쪽지를 가방에 넣고 다니는 것도 좋은 생각이다.

아기가 태어난 후에는 산모와 아기의 혈당 수치를 계속 지켜본다.

식습관

우리가 먹고 마시는 모든 음식은 혈당 수치에 영향을 미친다. 나는 임신성 당뇨를 앓았던 여성이 다음에 임신했을 때 바른 식습관을 지키기만 해도 임신성 당뇨를 피할 수 있었던 사례를 수없이 많이 봤다. 혈액 검사 결과가 당뇨의 경계에 아슬아슬하게 걸친 여성도 마찬가지다.

임신성 당뇨를 앓는 임신부의 식단도 건강한 임신부 식단(218쪽 참조)과 크게 다르지 않다. 하지만 임신부 당뇨 환자의 경우 이 식단을 철저하

게 따라야 한다는 점이 다르다. 물을 하루에 적어도 8잔 이상 마시고 세 끼를 규칙적으로 먹는 한편 간식도 세 차례 챙겨 먹어야 한다.

끼니 사이의 간격을 충분히 두는 한편 매 끼니와 간식을 먹을 때마다 양질의 통곡물을 몸에 좋은 단백질과 잘 섞어 먹으면서 혈당 수치를 일정하게 유지하도록 노력해야 한다. 설탕이나 단 음식을 피하고 흰빵, 케이크, 사탕, 가공식품 같은 정제 탄수화물 식품도 먹어서는 안 된다. 이런 음식은 체내에서 너무 빨리 당으로 변환되기 때문이다.

신선하고 정제하지 않은 음식, 통곡물, 견과류, 씨앗류, 콩류, 채소류를 자연 상태 그대로 먹는다. 이런 음식은 포도당으로 변환되는 속도가 느리다. 마지막으로 과일 주스를 조심한다. 희석하지 않은 주스에 든 당은 혈류에 너무 빨리 도착해 혈당을 갑자기 올리기 때문이다.

> ### 완벽한 식단
> ———
> 다음은 임신성 당뇨를 앓는 여성을 위한 이상적인 식단이다.
>
> • 아침: 우유보다는 물을 넣어 끓인 유기농 오트밀(즉석 오트밀은 안 된다)에 여러 가지 씨앗을 빻아서 뿌려 먹는다. 아니면 통곡물빵이나 호밀빵에 스크램블에그를 얹어 먹는다.
> • 오전 간식: 견과류와 씨앗류 한 줌과 함께 과일을 한 조각 먹는다.
> • 점심: 구운 정어리에 통곡물빵이나 호밀빵을 곁

들여 먹는다. 아니면 통곡물로 만든 피타빵에 후머
스와 채소를 함께 먹는다.

- 오후 간식: 귀리 비스킷에 캐슈너트 버터나 설
탕을 넣지 않고 만든 과일잼을 발라 먹는다.
- 저녁: 구운 채소를 곁들인 퀴노아 밥을 먹는다.
아니면 렌즈콩을 넣은 채소 카레를 바스마티(인도
품종 쌀) 밥과 함께 먹는다.

보충제

반드시 양질의 임신보충제를 챙겨 먹으면서
다음 보충제도 함께 복용한다.

- 바이오플라보노이드가 첨가된 비타민 C: 포도당
대사에 관여하며 혈당을 조절하고 당뇨를 예방하
는 효과가 있다. 여기 소개한 복용량은 하루 복용
량이므로 임신보충제에 들어 있는 비타민 C의 양
도 함께 계산해야 한다. 매일 두 번 마그네슘아스
코르브산염 형태로 500mg 복용한다.
- 크롬: 임신성 당뇨를 영양학적 접근 방식으
로 치료하고자 한다면, 즉 상태가 지금 당장 치료
가 필요할 정도로 심하지 않다면 보충제로 크롬
을 더 많이 섭취해보자. 크롬은 당을 세포로 전달
하는 인슐린의 능력을 끌어올리는 효과가 있어
혈당을 낮춰준다. 하지만 당뇨 약물치료를 받고
있다면 크롬 섭취량을 늘리면 안 된다. 매일 임신
보충제에 함유된 양을 포함하여 200μg 복용한다.
- 오메가-3 지방산: 어유는 임신성 당뇨와 맞서
싸우는 데 중요한 역할을 한다. 세포를 부드럽게

유지하는 효과가 있어 세포 표면의 인슐린 수용체
가 인슐린과 효과적으로 결합하게 해주기 때문이
다. 채식주의자는 아마씨 오일로 오메가-3 지방
산을 섭취할 수 있다. 매일 최소 700mg의 EPA와
500mg의 DHA가 함유된 어유 1,000mg 복용한다.

약초

혈액의 당 수치를 안정시키는 효과가 있는 약
초에는 계피와 호로파를 비롯해 여러 가지가 있
다. 혈당 수치를 급격하게 변화시키는 약초도 있
고 혈당 조절에 대한 약초 효과 또한 개인차가 크
기 때문에 스스로 처방을 내리기보다는 전문가와
상담한다. 그리고 의사에게 자신이 약초 치료를
받고 있다는 사실을 반드시 알려야 한다.

그 외 자연요법

침술요법

세계보건기구에서는 당뇨 치료를 위한 침술
요법의 효과를 보증하고 있다. 한의학에서는 당
뇨를 신체의 양기가 부족하기 때문에 나타난다고
본다. 침술 전문가는 한 번에 최고 열두 곳의 혈
에 침을 놓을 것이다.

자간전증

고혈압과 소변으로 단백질이 배출되는 증상으로 나타나는 자간전증을 완전한 자간증eclampsia으로 진행되게 내버려 둔다면 어머니와 아기에게 심각한 결과를 초래할 수도 있다.

임신중독증이라고도 하는 자간전증은 임신부 열네 명당 한 명꼴로 나타나며 대개 임신 20주차에 발병한다. 임신부에 따라 병의 경중이 다르지만 상태가 위중할수록 합병증의 위험도 높아진다.

증상

임신 중독증의 가장 큰 증상은 고혈압이다. 임신부의 혈압이 너무 높아지면 태아에게 전해지는 혈액량이 감소해 태아가 영양분을 제대로 공급받지 못해 정상적으로 성장하지 못한다. 그 결과 아기는 자궁내 발육 지연intrauterine growth retardation, IUGR이라는 이상을 갖게 돼 정상아보다 작은 몸집으로 태어난다. 임신 여부와 상관없이 건강한 여성의 정상 혈압은 120/80mmHg이다. 정상 혈압보다 조금 낮은 것이 가장 이상적인 혈압이다. 앞의 숫자는 수축기 혈압으로 심장이 수축하며 혈액을 가장 강하게 동맥에 내보낼 때의 혈압이다. 뒤의 낮은 숫자는 이완기 혈압으로 심장이 이완할 때의 가장 낮은 혈압이다.

자간전증의 증상은 경증과 중증으로 구분된다. 경증인 경우 혈압은 140/100mmHg까지 측정되며 손과 발에 부기가 나타나지만 소변에서 단백질이 검출되지는 않는다. 중증인 경우 혈압이 경증보다 훨씬 더 높게 160/110mmHg까지 올라가며 소변 검사에서 단백질이 검출된다. 소변에서 단백질이 나온다는 것은 신장이 제대로 기능하지 못하고 고군분투한다는 뜻이다. 아래에서 설명하는 다른 증상을 비롯하여 이런 증상이 나타난다면 자간전증이 중증이라는 뜻이므로 즉시 치료를 받아야 한다.

자간전증의 다른 증상으로는 조직에 물이 차는 부종과 소변에서만 단백질이 검출되는 증상 등이 있다. 정기적으로 산전 검사를 받으면 자간전증 발병 즉시 증상을 감지해낼 수 있다. 산전 진찰이 중요하다고 하는 것은 바로 이런 이유 때문이다.

자간전증은 아주 빠르게 진행된다. 임신 후반기에서 출산 후 며칠 뒤까지 여기에서 설명하는 증상이 나타난다면 지체하지 말고 즉시 의사에게 연락해야 한다. 자간전증은 출산 후 4주까지 발병할 위험이 있다. 자간전증의 증상은 다음과 같다. 갑작스럽게 체중이 늘어나거나 발목과 얼굴이 갑자기 부어오른다. 시야가 흐려진다. 두통이 있으며 혼란감이나 불안감에 시달린다. 힘든 일을 하면 숨이 차다. 메스껍고 구역질이 난다. 복부 윗부분에 통증이 느껴진다.

원인

자간전증을 일으키는 원인이 무엇인지는 정확히 밝혀지지 않았지만 일부에서는 태반의 기능

불량 때문에 자간전증이 발병한다고 주장하기도 한다. 다음 범주에 하나라도 속한다면 자간전증을 앓을 위험이 높다. 첫 임신인 경우, 다태임신(쌍둥이)인 경우, 임신 전부터 고혈압이 있었던 경우, 진성 당뇨병 환자인 경우, 신장 질환 환자인 경우, 결합 조직 질환이나 혈관 질환 환자인 경우, 25세 이하나 35세 이상일 경우, 과체중이거나 비만인 경우, 가족 중 자간전증이나 자간증을 앓았던 환자가 있는 경우다. 하지만 임신 기간 중 스트레스를 받거나 걱정에 시달리거나 일을 한다고 해서 자간전증이 발병하지는 않으니 안심하자. 임신을 해도 평범한 일상을 누리지 말란 법은 없다.

위험

중증의 자간전증을 앓는 임신부 다섯 명 중 한 명꼴로 용혈이 일어나거나 간 효소가 증가하거나 혈소판이 감소하는 증상(헬프 증후군HELLP syndrome)이 나타날 수 있다. 이런 증상은 간단히 표현해 혈구가 부서져 내리고 간이 정상적으로 기능하지 않기 때문에 심각한 출혈이 일어날 위험이 높다는 뜻이다.

무엇보다 가장 심각한 것은 자간전증이 생명을 위협하는 자간증이라는 질환으로 발전하는 경우다. 대략 자간전증을 앓는 여성 100명 중 한 명꼴로 자간증이 나타난다. 자간전증이 자간증으로 발전하면 임신부는 경련성 발작을 일으키거나 혼수상태에 빠질 수 있다. 영국에서 매년 임산부 약

10명과 아기 수백 명이 중증 자간전증의 합병증으로 사망한다. 미국에서는 자간전증의 합병증으로 인한 연간 사망자 수가 임산부 150여 명과 아기 1,200여 명에 달한다. 자간전증을 앓는 임산부가 받은 치료의 주된 목표는 자간증 예방이다. 다행히 현대 의학으로 자간전증을 진단하여 치료할 수 있으므로 자간증으로 발전하는 경우는 극히 드물다.

기존 치료법

경증의 자간전증 진단을 받았다면 증상이 심각해지지 않는 한 정기적으로 검사를 받기만 하면 된다. 가능한 한 침대에 누워 휴식을 취해야 하며 누울 때는 왼쪽 방향으로 눕는다. 왼쪽으로 누우면 태반으로 흘러드는 혈액의 흐름이 더욱 원활해지기 때문이다. 아니면 등을 제대로 받치고 앉아서 쉰다. 아마 하루 간격으로 매일 혈압을 잴 것이다. 혈압이 심각하게 높아질 경우 병원에 입원해야 할 수도 있다. 병원에 입원하면 의사는 아기의 성장 상태를 관찰하기 위해 정밀 검사를 한다. 배에 붙인 패드를 통해 태동심박자궁수축 감시장치cardiotochograph, CTG가 아기의 심장 박동을 확인해줄 것이다.

자간전증의 가장 효과적인 치료법은 아기를 분만하는 것이다. 아기를 분만하고 나면 자간전증의 증상이 대개는 금세 가라앉기 때문이다. 이때 의사는 조기 분만을 유도하거나 제왕절개로 아기를 분만하기로 결정할 수도 있다. 단지 몇 주 일

찍 태어나는 것이라면 아기에게도 별 위험이 없을 테지만 임신 초기에 자간전증이 중증으로 진행된다면 힘든 결정을 내려야 할지도 모른다. 임신부는 배우자, 의사와 함께 질환의 심각성과 합병증의 위험에 대해서 고민한 뒤 결정을 내려야 한다. 또한 아기를 조기분만하지 않고 임신을 유지하기로 결정했을 경우 아기에게 미칠 상대적인 위험 또한 곰곰이 생각해야 한다. 자간전증 임신부의 아기는 종종 조기분만된 아기에 비해 제대로 성장하지 못한다는 점을 염두에 두자.

약물치료

2002년 발표된 대규모의 연구에서는 자간전증을 앓는 임신부에게 마그네슘 황산염을 투여했더니 자간증으로 진행될 위험이 반으로 줄어들었다는 결과가 나왔다. 중증 자간전증의 증상인 발작이 일어날 위험도 감소했다. 마그네슘 황산염은 점적법으로 24~48시간 동안 투여한다. 이 약은 위험한 질병으로 진행될 가능성이 높은 중증 자간전증 임신부에게 처방된다. 자간전증 증상이 그리 심하지 않다면 혈압을 정상으로 낮추는 약을 처방받을 것이다.

식습관

건강에 좋고 균형 잡힌 식습관에 따라 식사를 하면서 임신 주수에 맞게 체중을 적당히 늘리면 고혈압을 낮추는 데 도움이 된다. 임신 중 먹어야 하는 건강한 식단에 대해 218쪽에 소개한 방법을 따르고 덧붙여 섭취 한도 내에서 소금을 충분히 섭취한다. 임신하지 않은 여성이나 남성에게는 염분 섭취가 권고되지 않지만 임신 중에는 소금에 들어 있는 나트륨이 체액 순환을 돕기 때문에 염분을 충분히 섭취하면 혈압이 낮아지고 부기가 가라앉는다. 물 또한 많이 마셔야 한다.

보충제

2006년 한 연구에 따르면 임신보충제를 복용하는 임신부는 보충제를 전혀 복용하지 않는 임신부에 비해 자간전증에 걸릴 확률이 45%나 낮았다. 과체중이 아닌 임신부의 경우 자간전증 발병 확률은 71%나 낮다. 그러므로 반드시 양질의 임신보충제를 챙겨 먹고 여기에서 권고하는 영양소 복용량을 꼭 채우도록 한다.

• 비타민 B군: 자간전증 환자에게 높게 나타나는 혈액의 호모시스테인 양을 감소시키는 효과가 있다. 호모시스테인은 신체에서 메티오닌이라 불리는 필수아미노산을 분해하는 과정에서 자연스럽게 생기는 생성물로, 신체에서 호모시스테인을 제대로 해독하지 못할 때 혈액의 호모시스테인 수치가 높아진다. 혈액 내 호모시스테인 양이 증가하면 혈관이 손상되고 혈괴가 생기기 쉽다. 매일 엽산 0.5~5mg, 비타민 B6 25~50mg, B12 500μg 복용한다.

• 칼슘: 연구 결과에 따르면 칼슘을 충분히 복용하는 여성에게는 고혈압과 자간전증이 나타날 위험이 낮다. 칼슘은 혈액 응고와 세포 구조 형성

에 주요한 역할을 하므로 칼슘을 충분히 섭취하면 비정상적인 혈액 응고와 고혈압을 예방할 수 있다. 매일 700mg 복용한다.

• 항산화제: 자간전증의 정확한 원인은 밝혀지지 않았지만 산화 스트레스의 증가와 항산화 방어벽 약화가 어느 정도 역할을 한다고 여겨진다. 매일 두 번 바이오플라보노이드가 첨가된 비타민 C를 마그네슘아스코르브산염으로 500mg, 매일 한 번 비타민 E를 400~600iu 복용한다.

• 마늘: 혈압을 낮추는 데 탁월한 효과가 있다고 잘 알려져 있으며 임신 중에 섭취해도 전적으로 안전하다. 매일 숙성 마늘을 1,000mg 복용한다.

• 오메가-3 지방산: 한 연구에 따르면 오메가-3 지방산 수치가 아주 낮은 임신부의 경우 자간전증의 발병률이 7배까지 높았다. 채식주의자는 아마씨 오일로 오메가-3 지방산을 섭취할 수 있다. 매일 최소 700mg의 EPA와 500mg의 DHA가 함유된 어유 1,000mg 복용한다.

그 외 자연요법
동종요법
자간전증은 가벼운 병이 아니므로 동종요법 전문가를 찾아가 맞춤 치료를 받는다(먼저 의사와 상담할 것). 하지만 여기에서는 집에서 할 수 있는 유용한 치료법을 소개한다. 자신에게 가장 적합한 치료법을 골라 5일간 하루 네 번 30c 농도로 복용한다. 치료를 하면서 5일이 지날 동안 증상이 호전되지 않는다면 의사의 관리 하에 전문가를 찾아가봐야 한다.

• 아룸 메탈리쿰: 혈압이 높고 스트레스에 시달리고 단 음식이 먹고 싶은 증상에 효과가 있다.

• 벨라도나: 얼굴이 붉게 달아오르고 손발이 차면서 고혈압이 나타날 때 복용한다.

• 나트룸 무리아티쿰: 체액이 배설되지 않고 체내에 머무는 체액 저류와 부기를 가라앉히는 효과가 있다.

침술요법
고혈압은 침술요법을 통해 효과적으로 다스릴 수 있다. 한 번의 치료로 손과 발의 부기를 가라앉힐 수 있다.

방향요법
일랑일랑, 오렌지, 백단 오일로 고혈압을 낮추고 몸을 진정시키며 심장 박동을 안정시킬 수 있다. 욕조에 물을 채우고 앞의 에센셜 오일을 1~2방울 떨어뜨린 다음 최대 20분까지 몸을 담근다. 아니면 스위트아몬드 오일 6티스푼에 에센셜 오일을 한두 가지 혼합해 15방울 넣고 희석한 다음 목이나 어깨를 마사지하는 데 사용해도 좋다. 가족에게 마사지를 부탁한다.

자기 관리
이완 훈련
명상이나 가벼운 요가 자세처럼 몸을 이완시키는 훈련이면 어떤 방법이든 혈압을 낮추는 효과가 있다. 이 책에 소개된 명상 수련 또한 도움이 된다. 임신 중 해도 안전한 요가 자세에 대해서는 요가 강사에게 자문을 구한다. 하루에 적어도 한 번, 할 수 있다면 두 번까지 15분 이상 이완 훈련을 한다.

수면 자세 교정

큰 혈관들에 체중이 실리지 않도록 왼쪽으로 누워 잠을 잔다.

출산

엄마 배 속에서 40주 동안 자라난 아기는 이제 태어날 준비가 되었다. 출산은 임신의 마지막 단계이자 일부 산모들이 가장 두려워하는 단계이기도 하다.

아기를 낳는 일은 영화에서 보는 것과는 한참 거리가 멀지만 한 가지만은 확실하다. 갓 태어난 아기를 처음으로 팔에 안는 순간 진통의 기억은 저 멀리 희미하게 사라질 것이다.

자연 분만

아기가 태어나는 가장 자연스럽고 간단한 방법은 산도를 타고 내려와 질을 통해 바깥세상으로 나오는 것이다. 인생의 모든 일이 항상 원래 계획대로 진행되지 않는다 해도 건강한 임신은 건강한 자연 분만으로 이어지기 쉽다. 여기에서는 분만의 주요 세 단계를 소개한다.

1단계

체내 호르몬 균형이 변하기 시작하고 자궁경부를 막는 마개 역할을 하던 점액질이 빠져나온다. 호르몬 작용으로 자궁경부가 부드러워지면서 몸은 출산이 시작된다는 '신호'를 보낸다. 자궁수축이 시작되는 것이다. 이 단계의 자궁수축은 조용하고 불규칙적이다. 최대 30분 간격으로 수축이 나타난다. 1단계를 통과하는 시간은 여성마다 다르지만 서서히 자궁수축 강도가 강해지고 수축

간격이 짧아지면서 나중에는 고작 몇 분으로 줄어든다. 양수는 진통이 시작되기 전 미리 터질 수도 있고 1단계를 지나는 동안 터질 수도 있다. 자궁경부가 완전히 벌어지면, 즉 지름이 10cm 정도 벌어지면 다음 단계로 넘어간다.

2단계

실제 분만이 이루어지는 이 단계에서 아기가 태어난다. 자궁경부가 완전히 벌어지고 나면 아기의 머리가 점점 아래로 내려온다. 자궁수축이 점점 강해지고 간격이 짧아지면서 힘을 주어 아기를 밀어내고 싶은 느낌이 들 것이다. 가능하다면 분만 시 이 단계에서 몸을 똑바로 세우고 있는 편이 좋다. 골반을 여는 데 중력의 도움을 받아 아기가 산도를 타고 내려오기 편해지기 때문이다. 힘을 주어 밀어내기 시작하면 아기가 점점 아래로 내려오면서 마침내 질에서 아기 머리가 보이기 시작한다. 이는 아기가 태어날 준비가 되었다는 신호다. 정상 분만에서 아기는 머리부터 나오며 어깨가 빠져나온 다음 나머지 몸이 나온다.

간혹 이 단계에서 분만에 도움이 필요한 경우도 있다. 의사는 긴 부젓가락처럼 생긴 겸자를 이용해 아기의 머리를 집어 부드럽게 당겨 아기를 꺼낼 수 있다. 아니면 컵 모양의 흡입판을 아기 머리에 대고 컵 안의 공기를 빼내어 아기 머리에 흡반을 붙인 다음 산모가 힘을 주는 동안 아기를 끌어내기도 한다.

3단계

아기가 태어나고 나면 자궁은 태반을 배출하려고 수축하기 시작하는데 이를 후산이라 부른다. 이 단계에서 의사가 적극적으로 관여하기도 한다. 아기의 어깨가 빠져나오면 의사는 자궁을 강하게 수축하게 하는 옥시토신Oxytocin과 에르고메트린을 투여하여 태반 배출을 유도한다. 임신 과정이 수월했다면 마지막 태반까지 자연스럽게 배출할 수도 있다. 아기에게 젖을 물리면 우리 몸에서는 아기가 젖꼭지를 빠는 자극을 받아 자체적으로 옥시토신을 분비한다. 태반이 나오고 나면 아기의 탯줄을 클램프로 집은 후 자른다.

역산

분만의 3% 정도 아기가 엉덩이나 다리부터 태어난다. 이는 역산(둔위 분만)이라 알려져 있다 (248쪽 상자글 참조). 아기가 역위일 경우 의사는 혹시 모를 합병증을 피하기 위해 제왕절개를 권하기도 한다. 역산의 합병증 가운데 가장 위험한 것은 아기 머리가 산모의 몸에서 아직 빠져나오기 전에 탯줄이 압박되어 산소 공급이 되지 않아 아기가 질식하는 경우다. 다리부터 태어나는 아기는 골반이 탈구될 위험도 있다.

임신 말기 태아가 역위로 있다 해도 우리는 태아를 제자리로 돌리기 위해 여러 가지 방법을 시도해볼 수 있다. 수많은 아기가 분만에 임박해 스스로 제자리를 찾아가기도 한다.

역산(둔위 분만, 골반위 분만) 자세

다음은 역산이 될 수 있는 세 가지 대표적인 자세다.

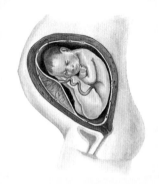

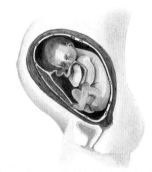

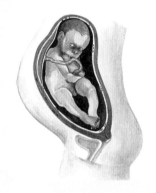

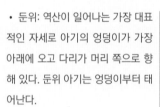

• 둔위: 역산이 일어나는 가장 대표적인 자세로 아기의 엉덩이가 가장 아래에 오고 다리가 머리 쪽으로 향해 있다. 둔위 아기는 엉덩이부터 태어난다.

• 완전 둔위: 완전 둔위는 엉덩이 밑에 아기의 다리가 구부러져 접힌 자세다. 발목이 교차되는 경우도 많다. 완전 둔위에서 아기는 발과 엉덩이가 동시에 나온다.

• 족위: 족위에서 아기는 다리를 쭉 편 채 '선 자세'로 태어난다. 간혹 한 다리만 펴져 있는 경우도 있다. 이 자세의 아기는 한 다리 혹은 양다리가 엉덩이보다 먼저 나온다.

의학적 방법

역아 외회전술external cephalic version, ECV이라 불리는 방법은 36주째부터 시도해볼 수 있다. 의사는 초음파 검사로 아기의 상태를 관찰하면서 부드럽게 배를 만져 아기를 돌린다. 역아 외회전술로 역위인 아기를 두위로 돌려놓는 성공률은 60%에 이르지만 예전에 제왕절개를 받은 적이 있거나 양수량이 적은 경우에는 의사가 이 방법을 권하지 않을 것이다.

그 외 자연요법

아기를 정상 자세로 돌려놓고 싶다면 여기 소개하는 치료법을 한번 시도해보자. 하지만 한 임신부가 효과를 본 방법이 꼭 다른 임신부에게 적용되리란 법은 없다.

침술요법

침술에서는 뜸을 이용하여 역위인 아기가 제자리를 찾아가게 한다. 침술 전문가는 새끼발가락 바깥쪽에 쑥뜸을 뜬다. 아기가 제자리로 돌아갈 때까지 치료를 계속해야 한다. 임산부 치료 경험이 많은 전문가를 찾아가는 게 좋다.

운동

운동의 목표는 아기의 엉덩이를 산모의 골반에서 떼어내 아기가 자유롭게 몸을 돌릴 수 있도록 도와주는 것이다. 무릎을 꿇고 앉아 다리를 넓게 벌린 다음 양 팔뚝을 바닥에 붙인 채 엎드린다. 머리를 팔 위에 얹고 엉덩이를 높게 들어올린다. 이 자세를 5분 동안 유지한다. 하루에 두 번씩 이 운동을 한다. 현기증이 나거나 몸이 불편하면 그만둔다.

제왕절개

자연 분만이 산모나 아기에게 혹은 두 사람 모두에게 위험하다고 판단되면 의사는 제왕절개 분만을 권한다. 제왕절개 분만은 산모의 복부를 절개한 후 자궁을 절개하여 태아를 꺼내는 수술법이다. 제왕절개 분만을 하기로 결정했다면 큰 수술이며 위험이 따른다는 점을 반드시 알고 있어야 한다.

수술 과정

수술 전 6시간 전부터 아무것도 먹지도 마시지도 않아야 한다. 전신 마취보다 경막외마취를 할 가능성이 높으며 그럴 경우 아기를 분만한 다음 바로 아기를 만나볼 수 있다.

의사는 속옷선을 가로질러 복부를 수평으로 절개하여 자궁을 노출시키고 그 다음 양막낭을 절개하여 아기를 꺼낸 다음 탯줄을 집게로 집고 자른다. 태반까지 꺼낸 후에 자궁과 복부를 봉합한다.

수술 후

최대한 충분히 휴식을 취해야 한다. 집으로 돌아온 후에도 가능한 한 서두르지 않고 느긋하게 지내면서 태어난 아기와 방해받지 않는 시간을 누리자.

수술 후 회복을 돕는 자연요법

식습관

25쪽에 소개한 건강에 좋은 식습관에 따라 먹는다. 몸에 부담을 주지 않도록 소화되기 쉽고 따뜻한 음식을 먹는 것이 좋다.

보충제

임산부용 종합비타민과 무기질 보충제와 함께 비타민 C(500mg, 마그네슘아스코르브산염 형태로 복용, 매일 두 번), 어유(최소 700mg의 EPA와 500mg의 DHA가 함유된 어유 1,000mg, 매일)를 복용한다. 어유는 몸의 건강을 회복하는 데 좋을 뿐만 아니라 염증 예방에도 효과적이다. 피부가 빨리 회복할 수 있게 돕는 강력한 항산화제인 비타민 E(300~400iu)를 추가로 복용한다. 비타민 E를 경구 복용하는 동시에 매일 캡슐 한두 개를 열어 그 안의 오일을 수술 상처에 바른다. 오일이 잘 흡수

될 때까지 부드럽게 문질러준다. 수술 후에는 감염을 예방하기 위해 항생제를 처방받을 것이다. 그러므로 장 내 활생균의 균형을 잡아주기 위해 매일 프로바이오틱스를 복용해야 한다. 활생균이 최대 100억 마리 들어 있는 프로바이오틱스 제품을 고른다.

동종요법

제왕절개 수술 이후 동종요법으로 회복을 앞당길 수 있다. 다음 치료제를 일주일 동안 하루에 세 번 30c 농도로 복용한다. 개인 맞춤형 치료를 받고 싶다면 동종요법 전문가를 찾아간다.

• 아르니카: 멍과 염증을 가라앉히고 치유를 촉진하므로 수술 뒤에 복용한다.

• 금잔화: 수술 상처가 빨리 치유되도록 돕는다.

• 히페리쿰: 경막외마취가 몸에 미친 안 좋은 영향을 상쇄하는 효과가 있다.

방향요법

차나무, 라벤더, 로만 캐모마일, 저먼 캐모마일, 백리향 오일에는 상처를 빨리 치유하고 흉터를 없애는 효과가 있다. 목욕물에 몇 방울 떨어뜨려 사용한다. 영원의 에센셜 오일, 불멸의 에센셜 오일이라고도 불리는 헬리크리섬 이탈리쿰 Helichrysum italicum 오일은 피부 치유에 탁월한 효과가 있으므로 구할 수 있다면 사용해보자.

분만과 진통

자궁수축의 간격이 점차 줄어들고 몸 안을 휘젓는 듯한 복부 통증이 점점 심해지면서 어떻게 자세를 바꾸어도 나아지지 않는다면 진통이 시작된 것이다.

자, 이제 세상에서 가장 자연스러운 일을 해낼 차례다. 의사나 조산사에게 연락해 다음에는 무엇을 해야 할지 물어보자. 겁에 질려 허둥대지 말자. 그런데 진통이 일정하게 지속되지 않을 때, 예정일이 지났지만 인공적인 유도 분만은 받고 싶지 않을 때 어떻게 해야 할까? 가끔 자연도 도움의 손길이 필요할 때가 있다.

진통 유도하기

매일 산책을 하거나 가벼운 운동을 하면 배 속의 아기도 함께 움직이기 때문에 진통이 시작되도록 자극을 줄 수 있다. 임신 37주가 넘었다면 매일 라즈베리잎차를 세 잔씩 마시자. 라즈베리잎차에는 자궁수축을 유도하는 효과가 있다. 누구도 그 원인을 정확히 알지 못하지만 섬유질 식품과 매운 음식을 많이 먹으면 장이 자극되어 진통이 유도될 수도 있다. 성관계를 하는 것도 분만을 촉진하는 좋은 방법이다. 정액에 함유된 천연 프로스타글란딘 성분에는 진통을 유도하는 효과가 있으며 오르가슴 또한 자궁 수축에 도움이 된다.

진통 지속시키기

진통이 어떻게 진행될지는 예측할 수 없다. 마지막 고지가 코앞이다 생각되는 순간 진통 간격이 길어지거나 심지어 완전히 멈춰버릴 수도 있다. 진통을 계속 이어가기 위해 다음 방법을 시도해보자.

몸을 바로 세우기

진통 초기에 몸을 바로 세우고 가능한 한 몸을 계속 움직이면 아기의 머리를 아래로 향하게 하는 데 도움이 된다. 자궁수축이 일어나는 사이 걷거나 몸을 움직이면 진통을 견디기가 한결 수월해진다. 자궁수축이 일어날 때 쪼그려 앉아 있으면 골반을 벌어지게 할 수 있다. 몸을 바로 세우고 있으면 자궁의 무게가 앞쪽으로 쏠려 혈관을 압박하지 않기 때문에 체내 혈액과 산소 순환이 더욱 원활해진다. 엉치뼈 또한 움직이기 쉬워져 아기가 내려옴과 동시에 아기 머리에 맞추어 골반 관절이 더욱 쉽게 벌어진다.

요가

진통 중에 발바닥을 마주 대고 양 무릎을 바닥 쪽으로 밀어내는 자세를 하면 좋다. 이 자세는 골반을 열어주고 골반의 긴장을 풀어 아기가 좀 더 쉽게 바깥으로 나올 수 있도록 도와준다.

유두 자극

배우자와 둘만 있는 시간을 마련해 배우자에게 유두를 어루만지거나 마사지해달라고 한다. 연구에 따르면 자궁수축을 유도하기 위해서는 합성호르몬보다 유두를 자극해주는 편이 더욱 효과적이라고 한다.

준비가 되지 않으면 힘주지 않기

자궁경부가 완전히 벌어지지 않은 상태에서 힘을 주어 아기를 밀어내면 오히려 진통을 지연시킨다. 아직 준비가 되지 않았을 때는 호흡을 깊게 하면서 마음을 편하게 가지고 서두르지 않는다.

진통 가라앉히기

여기에서는 편안하게 긴장을 풀어주어 진통을 한결 견디기 수월하게 해주는 방법을 소개한다.

조명 줄이기

가능하다면 평온한 기분을 느낄 수 있도록 아늑하고 편안한 분위기를 만든다. 진통 중에 긴장을 풀고 있어야 진통을 좀 더 수월하게 견뎌낼 수 있으며 진통 속도도 빨라진다.

물에 몸 담그기

수중 분만을 하지 않는다 해도 진통이 시작되는 초반에 따뜻한 물에 몸을 담그거나 샤워를 하기만 해도 분만 호르몬 분비를 촉진할 수 있다. 그리고 편안하고 상쾌한 기분으로 분만 준비에 임할 수 있다.

노래 부르기

노래를 부르면 놀랍게도 골반상骨盤床의 긴장이 풀려 아기가 수월하게 바깥으로 나오는 데 도움이 된다. 정말 그런지 확인해보고 싶다면 이를 꽉 악물고 골반의 긴장을 풀어보려고 해보자. 절대 불가능하다! 노래를 부르거나 입술 사이에 혀를 넣어 소리를 내면 골반상의 긴장이 풀리면서 골반이 열리기 쉬워진다.

방향요법

진통을 겪는 동안 클라리 세이지 오일 몇 방울을 그릇이나 뜨거운 플란넬 천에 떨어뜨리고 그 향기를 맡는다. 클라리 세이지 오일에는 자궁수축을 촉진하는 효과가 있으므로 진통이 시작되기 전에 사용해서는 안 된다.

자연 진통제

진통이 시작되면 우리 몸에서는 뇌에 작용해 통각을 둔화시키는 천연 진통제인 엔도르핀이 분비된다. 엔도르핀은 운동을 할 때 분비되기도 한다. 엔도르핀이 도움이 되는 것은 분명하지만 진통을 견뎌내는 데 엔도르핀 하나만으로는 충분하지 않다. 약이든 운동법이든 자연요법이든 어떤 식으로든 진통을 가라앉혀줄 다른 방도가 필요하다. 여기에서는 내가 환자에게 추천해온, 가장 잘 알려져 있고 효과가 입증된 자연 통증 완화법을 소개한다. 하지만 출산이 행복한 경험이어야 한다는 사실을 꼭 기억하자. 진통을 견디다 너무 고

통스럽거나 합병증이 생기는 경우, 약의 도움을 받거나 경우에 따라 경막외마취를 받는 일은 전혀 부끄러운 일이 아니다.

자연요법을 써보기로 했다면 반드시 임신 기간 중에 해당 자연요법에 대해 자세히 알아보고 자신이 진통 중에 사용해도 좋은지 확인해야 한다. 실행해보려는 자연요법이 있다면 진통이 시작되기 전에 의사에게 미리 말해두고 반드시 경험 많은 전문가와 상담한다.

천천히 심호흡하기

임산부 수업을 들은 적이 있다면 진통할 때 통증을 덜기 위한 여러 가지 호흡법을 배웠을 것이다. 이런 호흡법은 실제로 고통을 완화하는 가장 기본적이면서도 효과적인 방법이다. 그러나 호흡법이 별로 도움이 되지 않는다면 단지 내쉬는 숨에 의식을 집중하고 한 번 내쉴 때마다 폐 안에 있는 공기를 모두 내쉬도록 노력한다. 숨을 천천히 깊게 내쉰다. 산모가 겁에 질려 당황하기 시작하면 배우자가 옆에 있다가 침착하게 호흡을 이어가도록 도와주면 더욱 좋다. 내쉬는 숨에만 정신을 집중하고 숨을 마실 때는 그냥 자연스럽게 들이마신다. 호흡하는 순간에 의식을 집중하고 있으면 잠시나마 통증에 대한 생각을 떨칠 수 있을 것이다.

마음 가라앉히기

진통 초기에는 노래를 부르거나 음악을 듣거나 영화를 보거나 하면서 정신을 다른 곳에 집중

하도록 노력하자. 햇살이 가득한 해변이나 아름다운 정원에 있다고 상상하는 심상 수련 또한 도움이 될 수 있다. 진통이 시작되기 몇 주 전부터 '행복한 장소'에 대한 심상을 계획해두었다가 때가 되었을 때 바로 행복한 장소를 불러올 수 있도록 한다. 오감을 모두 사용하는 것을 잊지 말자.

찜질

진통 중일 때는 복부와 허리 주변이 전부 다 아프다. 배우자에게 수건을 뜨거운 물이나 차가운 물에 적셔 물을 짜낸 다음 허리에 얹어달라고 부탁한다. 얼음주머니나 뜨거운 물주머니를 이용하는 것도 좋은 방법이다.

마사지

몸의 긴장을 풀수록 근육과 생식 기관으로 흘러드는 혈액과 산소 흐름이 좋아지기 때문에 자궁수축의 통증이 한결 가라앉는다. 머리와 어깨, 팔, 허리를 아래 방향으로 강하게 눌러주면 긴장을 푸는 데 아주 효과적이다. 제라늄, 클라리 세이지, 마저럼, 라벤더 에센셜 오일을 혼합해 캐리어 오일에 섞어 마사지에 사용해도 통증을 가라앉히는 데 도움이 된다. 캐리어 오일 6티스푼에 에센셜 오일 15방울을 희석해 사용한다.

손 마사지도 효과가 있다. 배우자에게 가운뎃손가락 아래 손바닥의 움푹 들어간 부분을 엄지손가락으로 꾹 눌러 달라고 부탁한다. 배우자는 산모가 숨을 내쉴 때 손바닥을 눌렀다가 숨을 마실 때 힘을 풀어주는 식으로 호흡에 맞춰 마사지

한다. 양손 엄지손가락 뿌리 부분을 마사지하는 것 또한 마음을 진정시키는 효과가 있다. 마사지 받는 것을 좋아하지 않는다면 반사요법과 호흡으로 근육의 긴장을 풀어준다.

수압 이용

자궁경부가 4~5cm 벌어지면 샤워기 밑에 의자를 두고 앉아 물줄기를 맞는다. 물은 뛰어난 진통제다. 가장 통증이 심한 부위에 물줄기를 댄다.

침술요법과 경피적전기신경자극 치료

침술요법과 경피적전기신경자극 치료Transcutaneous electrical nerve stimulation, TENS는 뇌에서 우리 몸의 천연 진통제인 엔도르핀을 분비하도록 유도한다. 하지만 대부분 경피적전기신경자극이라 불리는 전극 장치로 침술을 대신한다. 이 치료는 전극판을 산모의 등에 대고 전극판에 전류를 흘려보내 통증을 가라앉히는 방법이다. 단, 모든 여성에게 효과가 있는 것은 아니다. 경피적전기신경자극 장치를 사용하겠다면 임신 기간 중 기계를 사용하는 연습을 해보도록 한다. 사용법을 익히기가 까다로울 수 있기 때문이다.

지압

배우자에게 척추 꼬리 부분의 움푹 들어간 곳부터 엉덩이까지 척추 양옆을 손가락 관절을 이용해 눌러달라고 부탁한다. 배우자는 산모가 숨을 마실 때 누르기 시작해 5초 동안 계속 압력을 유지한다. 산모가 숨을 내쉴 때 힘을 푼다. 효과

가 있으면 계속 반복한다.

모유 수유

의사와 조산사는 물론 분유제조사조차 모유 수유가 산모와 아기에게 가장 좋다고 의견을 모은다. 그러니 모유 수유를 시도해보자.

출산의 고통이 사라지자마자 산모의 손에는 아름다운 아기가 안겨 있다. 이제부터 이 새로운 생명을 보살펴야 하는 책임이 시작된다.

모유 수유의 최적 기간은 6~12개월 사이다. 하지만 모유 수유를 몇 주밖에 못할 상황이라도 처음에는 아기에게 모유를 먹이라고 권하고 싶다. 자연은 아기가 바라는 가장 좋은 음식을, 음식을 먹이는 체계를 준비해두었기 때문이다.

모유가 가장 좋은 이유

사람들은 하나같이 모유가 최고라고 말하지만 실제로 모유가 가장 좋은 이유는 무엇일까?

완전한 영양

모유에는 단지 영양이 풍부할 뿐 아니라 유아용 분유는 절대 대체하지 못할 성분이 가득하다. 갓난아기의 아직 미숙한 면역계를 무장시켜줄 항체(255쪽 참조)도 그중 하나다. 게다가 모유는 영양소 비율이 제대로 맞지 않는 분유에 비해 단백질이나 철분 같은 특정 영양소의 비율이 완벽하다. 산모에게는 자라면서 끊임없이 변하는 아기의 필요에 맞게 모유를 생산하는 능력이 갖춰져 있다.

소화율

모유는 아기의 미숙한 소화 기능에 완벽하게 맞춰 만들어지며 모유에 있는 단백질과 지방 성분은 분유에 함유된 단백질이나 지방보다 아기의 장이 소화하기가 훨씬 쉽다. 즉, 모유를 먹는 아기는 분유를 먹는 아기보다 배앓이나 방귀, 구토에 시달릴 가능성이 낮다는 의미다.

항체

아이가 태어나서 처음으로 먹는 진한 '초유'는 아기를 감염과 질병에서 보호하는 항체로 가득하다. 모유 자체가 아기가 변비에 걸리거나 알레르기를 일으키지 않도록, 너무 살이 찌지 않도록 보호하는 역할을 한다. 모유를 먹는 아기의 변에서는 달콤한 냄새가 난다.

편의성

모유를 먹이면 비용이 들지 않을뿐더러 분유병을 들고 다닐 필요도 없다. 엄마가 있는 곳에 모유도 있기 때문이다. 게다가 아기에게 적합한 온도에 맞춰 먹일 수 있다.

산모의 빠른 회복

아기에게 모유를 먹이면서 엄마는 아기와 서로 끈끈하게 맺어지며 친밀감을 키워나간다. 아기에게 모유를 먹이면 산모의 자궁은 임신 전 크기로 더 빨리 회복된다. 이런 작용 때문에 아기에게 모유를 먹이는 동안 자궁이 수축하면서 배에

모유 수유 자세

대표적인 모유 수유 자세 네 가지를 간단히 소개한다. 모유를 먹이는 자세가 완전히 몸에 익어 편안해지려면 시간이 걸리기 마련이다. 산모와 아기에게 가장 편한 자세를 찾아보자.

• 교차요람식 자세: 의자에 몸을 바로 세우고 앉아 젖을 먹이려는 유방의 반대편 팔을 굽혀 아기를 안는다. 왼쪽 유방으로 젖을 먹일 때는 오른팔, 오른쪽 유방으로 젖을 먹일 때는 왼팔로 안는다.
• 요람식 자세: 의자에 몸을 바로 세우고 앉아 젖을 먹이려는 유방과 같은 편 팔을 굽혀 아기를 안는다. 팔꿈치 안쪽에 아기 머리를 놓고 팔 아랫부분으로 아기 등을 받치고 손으로 아기 엉덩이나 허벅지 위쪽을 감싸 안는다.
• 미식축구식 자세: 몸을 세우고 앉아 아기를 옆구리에 끼듯이 안는다. 손바닥으로 아기 머리를 받치고 아기의 얼굴이 유방을 향하도록 한다. 이 자세는 아기가 복부를 누르지 않으므로 제왕절개 수술에서 아직 회복되지 않은 경우에 특히 유용하다.
• 누워서 먹이는 자세: 옆으로 누워서 아기의 얼굴이 유방을 향하도록 아기를 눕힌다. 누운 쪽 팔과 손으로 아기를 받쳐준다. 다른 손으로는 유방을 잡고 아기의 입에 젖꼭지를 물려준다.

서 경련이 일어나듯 통증을 느낄 수도 있다. 모유를 생산하면서 열량이 소모되므로 모유 수유에는 임신 중 찐 살을 빼는 효과도 있다. 그리고 산모는 아기에게 젖을 물리는 동안만이라도 일을 멈추고 잠시 앉아 쉴 수 있다.

그렇다고 분유 수유에 장점이 전혀 없지는 않다. 분유 수유를 하려고 결정하거나 모유 수유를 할 수 없어서 분유 수유를 하는 산모는 이미 아이가 있는 경우 큰아이와 함께 시간을 보내거나 저녁 때 외출을 할 수도 있는 등 모유 수유를 하는 산모보다 좀 더 자유롭게 생활할 수 있다. 그리고 아기의 분유 섭취량을 좀 더 잘 관찰할 수 있고 아기의 아버지나 보조 양육자 역시 아기에게 젖을 먹이며 아기와 친밀감을 형성할 수 있다. 바깥에서 아기에게 젖을 먹여야 할 때 분유 수유는 스트레스가 덜하다.

모유 수유의 장점만을 강조하는 증거가 워낙 많은 까닭에 모유를 먹이지 않는 여성 혹은 모유 수유를 할 수 없는 여성이 엄청난 죄책감에 시달리기도 한다. 하지만 산모에게 맞지 않는 일은(그것이 모유 수유라 할지라도) 아기에게도 맞지 않는 일일 것이다. 스트레스에 시달리고 행복하지 않은 엄마가 먹이는 모유보다는 편안하고 행복한 엄마가 사랑으로 주는 분유가 아기에게는 훨씬 더 좋은 법이다.

모유는 어떻게 생산되는가

모유는 유방에 있는 소포라 불리는 세포에서 생산된다. 생산된 모유는 유관을 타고 흘러나와 일종의 저장고에 모인다. 모유 생산을 조절하는 호르몬인 프로락틴과 옥시토신은 유방의 모유 생산 세포를 수축시키는 작용을 통해 생산된 모유가 유관으로 흘러들어 유두로 배출되게 한다. '사출 반사let-down reflex'라 알려진 이 작용이 효과적으로 이루어지면 산모의 가슴이 터질 듯이 부풀어 올라 산모는 아기만큼 모유 수유 시간을 기다리게 될 것이다.

모유 수유의 첫걸음

우선 모유 수유를 둘러싼 편견 몇 가지에 대한 진실을 밝혀보자. 일반적인 생각과는 다르게 가슴이 작거나 평편유두라 해도 모유 수유를 할 수 있다. 아기는 유방의 크기와 모양에 전혀 신경 쓰지 않으며 유방의 크기는 산모가 생산하는 모유의 양과는 전혀 상관이 없다. 사람들은 흔히 모유 수유가 젖가슴의 모양과 크기를 망친다고 생각하는데 절대 그렇지 않다. 아기를 낳고 나서 젖가슴 모양이 망가지는 이유는 유전적 요인과 나이, 맞지 않는 브래지어, 체중 증가 때문이다.

아기를 낳자마자 모유가 차고 넘치지는 않는다. 아기는 태어날 무렵 그다지 배고파하지 않으며 모유가 나오기 시작하는 것은 분만 후 사나흘 후다. 그렇다고 젖가슴에서 아무것도 나오지 않는 것은 아니다. 아기를 낳고 처음으로 먹이는 초유는 한번 먹일 때마다 나오는 양이 찻숟가락의 반도 채 되지 않는다. 하지만 이 적은 양만으로도 아기는 건강하게 자라는 데 필요한 모든 영양분과 항체를 얻을 수 있다.

모유가 나오기 시작할 때 아기는 처음으로 제대로 된 식사를 할 준비가 되어 있을 것이다. 모유 수유를 하기 전에는 물을 한 잔 마시고 편안하게 자세를 잡는다. 아기와 얼굴을 마주하고 아기 머리를 약간 뒤로 젖혀 젖꼭지를 입에 물려야 한다. 자신과 아기에게 가장 편한 자세를 찾아보자 (255쪽 참조).

모유 수유를 할 때 나타나는 문제

바깥에서 다른 엄마들이 아기에게 모유를 먹이는 광경을 보면 모유 수유가 아주 쉽고 자연스러워 보인다. 하지만 처음으로 직접 아기에게 젖을 물려보면 쉽지도 않고 자연스럽지도 않다. 모유 수유를 하는 과정이 처음부터 끝까지 힘겨운 싸움의 연속일 수도 있다. 아기가 젖꼭지를 제대로 물지 않거나 젖가슴에 아무 관심도 보이지 않을 수도 있다. 아기에게 젖을 물리는 것 자체가 고통스럽고 불편하게 느껴지기도 한다. 다른 부모 역할과 마찬가지로 우리는 젖을 물리는 법에 대해

모유를 짜내는 방법

모유를 손이나 유축기로 짜내어 용기에 담아 보관해두었다가 나중에 아기에게 먹일 수도 있다. 유방울혈을 풀어줄 때도 모유를 짜내야 하고 몇 시간 동안 아기와 떨어져 있어야 하지만 모유 수유를 중단하고 싶지 않을 때도 모유를 짜내 보관해두면 편리하다. 게다가 아기의 아버지나 보조 양육자도 보관해둔 모유를 아기에게 먹이면서 아기와 친밀감을 형성할 수 있다.

손으로도 모유를 짜낼 수 있지만 시간이 많이 걸리는 데다 비효율적이고 지저분해지기 쉽기 때문에 대부분의 산모는 수동식 혹은 전동식 유축기를 사용한다. 수동식 유축기로 모유를 짜내려면 흡입 컵을 가슴에 대고 펌프의 수동 압착 장치를 눌러준다. 전동식 유축기는 흡입 컵을 가슴에 대고 전원을 켜기만 하면 된다. 양쪽 가슴에서 모유를 짜내는 데 보통 15~40분 정도 소요된다.

모유를 짜낸 다음 올바른 방식으로 밀폐된 용기에 보관한다. 병을 냉동고나 냉장고에 보관하기 앞서 날짜를 적어두는 것을 잊지 말자. 작은 냉장고의 냉동칸에서는 모유를 일주일까지 보관할 수 있고 영하18℃ 혹은 그보다 낮은 온도의 냉동고에서는 4개월까지 보관할 수 있다. 냉동 과정에서 모유의 항체 성분이 일부 파괴될 수도 있지만 그래도 판매되는 분유보다 냉동 모유가 아기에게 더 좋다. 신선한 모유는 냉장고에서 24시간까지만 보관이 가능하다.

모유를 해동하고 데우려면 모유가 든 병을 따뜻한 물이 든 그릇에 담가 놓는다. 전자레인지를 사용하면 모유 안의 영양소가 파괴되므로 절대 전자레인지로 데우지 않는다. 아기가 한 번 먹었던 모유는 다시 냉동해서는 안되며 버려야 한다.

서도 배워야 한다. 담당 의사에게 궁금한 것을 묻고 도와달라고 부탁하자. 아기뿐만 아니라 스스로에게도 적응할 시간을 줘야 한다. 대부분의 경우 오래지 않아 아기에게 젖을 잘 물리게 될 것이다.

쉽고 자연스럽게 모유 수유를 하기 전까지 우리가 극복해야 할 여러 가지 질환과 문제가 존재한다. 이전의 어머니들도 다들 이런 난관을 극복해왔다. 여기에서는 가장 흔한 문제들을 소개한다.

유방울혈(젖몸살)

거의 모든 산모는 모유가 처음으로 나오기 시작할 때 유방울혈을 경험한다. 유방울혈은 유방이 딱딱하게 부어오르고 열이 나는 증상인데 유방으로 통하는 혈류가 증가하기 때문에 나타난다. 산모에게는 고통스러운 일이지만 이 증상은 몸에서 아기에게 먹일 모유를 생산하고 있음을 알려주는 좋은 징후다. 유방울혈 증상은 대개 2~3일 안에 가라앉으며 아기에게 모유를 먹이면 더욱 빨리 가라앉을 수도 있다. 유방울혈이 가라앉으면 유방은 모유가 가득 차 있는 상태에서도 부드러워진다. 그전까지 다음의 방법을 시도해보자.

• 필요할 때마다 젖가슴에 얼음찜질을 해서 부기를 가라앉힌다. 얼음 조각을 플란넬 천으로 감싸 찜질을 하거나 아이스팩을 사용한다.

• 수유 전에 젖가슴을 따뜻한 물로 씻는다.

• 빻은 양배추잎을 울혈이 생긴 젖가슴 쪽 브래지어 안에 넣고 하루 정도 젖가슴에 대고 있는다. 양배추잎에는 염증을 예방하는 효과가 있다.

• 아기에게 젖을 자주 물린다. 아기의 잠을 깨우는 한이 있더라도 2~3시간에 한 번씩은 꼭 젖을 물린다. 자주 젖을 물려 유방울혈을 제대로 풀어주지 않으면 나중에 모유 생산량이 영구적으로 줄어들 수 있다.

• 유륜이 부드러워질 때까지 손이나 유착기로 모유를 짜낸다. 그러면 아기가 젖을 물기가 한결 편해진다. 샤워 중에 손으로 모유를 짜내도 좋다. 일부러 짜내지 않아도 샤워의 따뜻한 물줄기를 맞는 것만으로도 모유가 나오면서 유륜이 부드러워질 수도 있다. 단, 모유를 너무 많이, 습관적으로 짜내 버릇하면 모유가 과다 생산되고 그 결과 울혈이 더 오래 지속될 수도 있다. 그러므로 꼭 필요할 때가 아니면 젖을 짜내지 않는다.

• 아기가 젖을 물고 있을 때 가슴을 부드럽게 마사지한다. 마사지를 하면 모유가 잘 흘러나오면서 딱딱해진 부분이 풀려 아픔도 한결 나아질 것이다.

• 아케나시아 팅크제를 1티스푼 물에 타서 하루에 세 번 마신다. 이 팅크제는 감염을 예방하는 효과가 있다.

유관 막힘

열이 나면서 가슴에서 부드러운 멍울이 잡힌다면 유관이 막혔을 가능성이 높다. 유관이 막히는 것은 너무 꼭 끼는 브래지어를 착용하거나 잘못된 자세로 아기에게 수유를 하기 때문이다.

멍울 때문에 아기에게 젖을 물리면 아플 수도 있지만 그렇다고 수유를 중단하면 상황이 더욱 악화되므로 계속 젖을 먹이도록 한다. 그 대신 막힌 부분이 뚫릴 수 있게 멍울이 잡힌 부분을 젖꼭지 방향으로 부드럽게 마사지한다. 온찜질과 냉찜질로 통증과 염증을 가라앉힐 수도 있다. 멍울이 잡힌 가슴 쪽을 먼저 아기에게 물린다. 아기는 배가 고플 때 가장 힘차게 젖꼭지를 빨기 때문에 그 빠는 힘으로 다시 유관이 뚫려 모유가 잘 흐르게 될 수도 있다. 그리고 다음 치료법도 시도해보자.

• 장미와 제라늄, 라벤더 오일을 차가운 물 500ml에 한 방울씩 떨어뜨린 다음 그 물에 적신 수건으로 가슴을 냉찜질한다. 통증이 편해질 때까지 되도록 자주 냉찜질을 해준다.

• 젖을 물리는 자세를 다양하게 바꿔보며 젖을 물릴 때 멍울이 잡힌 부위 쪽으로 아기의 턱이 향하도록 자세를 잡는다. 아기가 막힌 유선을 빨아 막힌 곳이 뚫릴 수도 있다.

• 바꽃, 벨라도나, 브리오니아로 동종요법을 하루 세 번 30c 농도로 시행한다. 이 치료제가 듣지 않는다면 동종요법 전문가를 만나 맞춤 치료를 받아볼 것을 권한다.

• 염증이 생겼다면 숙성마늘(1,000mg, 매일), 바이오플라보노이드가 첨가된 비타민 C(마그네슘 아스코르브산염 형태로 500mg, 매일 두 번)를 복용한다. 에키나시아 팅크제를 1티스푼 물에 타서 하루 세 번 마시거나 캡슐 형태로 복용할 때는 하루 두 번 300~400mg을 복용한다.

유선 막힘의 재발을 막기 위해서는 수유 간격을 너무 길게 두지 않고 잘 맞는 수유용 브래지어를 착용하는 것이 중요하다.

모유량이 적을 때

아기가 먹을 모유가 충분히 나오지 않는다면 원인은 산모가 스트레스를 받거나, 제대로 먹지 않거나, 물을 충분히 마시지 않거나, 제대로 휴식을 취하지 않기 때문일 것이다. 그러므로 몸에 좋은 음식을 충분히 섭취하고 자주 휴식을 취해야 한다. 모유를 잘 나오게 하는 약초 또한 매우 효과가 좋다. 이런 약초에는 회향, 밀크시슬, 호로파, 쐐기풀이 있다. 쐐기풀은 동종요법에 사용되기도 한다. 이 약초들의 팅크제를 똑같은 분량으로 섞어 혼합 팅크제를 만든다. 이 혼합 팅크제 1티스푼을 소량의 물에 섞어 하루 세 번 마신다. 모유가 전혀 나오지 않는 경우에는 정조목 팅크제를 소량의 물에 1티스푼 타서 하루 세 번, 최고 한 달 동안 마셔본다. 백두옹이나 쐐기풀로 동종요법을 하루에 두 번 30c 농도로 해볼 수도 있다.

쓰리고 갈라진 유두

산모들은 대개 수유를 할 때 유두가 쓰라린 것이 정상이라고 생각한다. 하지만 그렇지 않을 경우가 훨씬 많다. 아기가 처음 젖을 물 때 유두가 아픈 것은 당연하지만 모유를 먹이는 내내 유두가 아프다면 무언가 문제가 있는 것이다. 유두가 쓰라린 가장 흔한 원인은 젖을 먹이는 자세가 잘못되어 아기가 제대로 젖을 물지 못하고 젖을 빨기에 충분할 만큼 유방 조직을 입에 넣지 못하기 때문이다. 제대로 젖을 물리려면 아기가 젖을 물기 위해 고개를 돌리지 않아도 되게 아기의 얼굴이 몸쪽으로 향하게 안는다. 아기의 아랫입술이 아래쪽을 향해야 하며 유륜의 대부분이 아기 입속으로 들어가야 한다. 유두 통증이 15초 이상 지속된다면 아기를 젖에서 조심스럽게 떼어낸 다음 다시 젖을 물려본다. 유두 통증으로 계속 고생하고 있다면 다음 예방책을 시도해보자.

• 젖가슴을 가능한 한 공기 중에 많이 노출시킨다.

• 젖을 먹이고 나면 항상 모유를 몇 방울 짜내서 유두와 유륜 주위에 발라준다.

• 젖을 먹이고 나서 아기를 가슴에서 그냥 떼어내지 않는다. 항상 먼저 아기의 입가에 손가락을 대어 아기가 더는 젖을 빨지 못하게 한 다음에 아기를 젖가슴에서 떼어낸다.

• 유두 통증이 너무 심하다면 수유 전문가와 상담하여 무엇이 잘못되었는지 알아내 바로잡도록 한다.

• 아기에게 젖을 물리고 난 다음 금잔화나 로만 캐모마일, 저먼 캐모마일로 만든 연고를 유두에 발라준다. 다음 젖을 먹이기 전에 반드시 유두를 깨끗이 씻어준다. 아니면 다음 상자글에서 소개하는 연고를 발라도 좋다.

갈라진 유두에 좋은 연고
—

유두 조직을 건강하고 부드럽게 해주며 갈라짐, 트임을 예방하는 효과가 있는 연고를 소개한다. 이 연고는 이미 갈라져 아픈 유두의 통증을 가라앉히는 효과도 있다. 매번 수유 후에 유두에 연고를 발라주고 다음 수유 전에 씻어낸다.

50ml 용기에 비타민 E 오일과 스위트아몬드 오일을 1대 8의 비율로 섞은 다음 금잔화 팅크제를 2방울 떨어뜨린다. 완전히 섞일 때까지 병을 잘 흔든다. 좀 더 걸쭉한 연고를 만들고 싶다면 시어버터에 금잔화 팅크제를 몇 방울 섞어도 좋다.

유방염

유방에 생긴 염증인 유방염은 유방농양으로 발전할 수도 있다. 대개 산모 열 명 중 한 명꼴로 유방염에 걸린다. 유방염 증상은 유선이 막힐 때의 증상과 비슷하지만 그 증상에 더해 마치 독감으로 쓰러졌을 때처럼 몸이 아프고 피로감이 심하다. 좀 더 심각하면서도 흔한 다른 증상으로는 오한과 두통, 38.5℃ 이상의 열, 극도의 피로감 등이 있다. 이런 증상은 염증 때문이 아니라 젖가슴의 모세 혈관으로 스며든 모유를 우리 몸에서 이물질로 인식하기 때문에 나타난다.

감염성 유방염은 아기의 코에서 나온 병원균이 젖가슴으로 침투하면서 발병하기도 한다. 유두에 갈라진 상처가 있는 경우 병원균이 유두의 갈라진 틈으로 들어와 가슴의 림프계로 침투해 유방염에 걸릴 수도 있다.

유방염에 걸려도 수유를 멈추지 말아야 한다. 유방염 때문에 젖을 먹이는 일이 고통스러울 수도 있지만 아기에게는 전혀 영향이 가지 않는다. 아기는 염증이 일어난 유방에서 젖을 먹어도 안전하다. 유방울혈과 유관 막힘을 치료하기 위한 지침을 따르고(258쪽 참조) 젖을 먹이기 앞서 플란넬 천을 따뜻하게 덥혀 몇 분 동안 가슴에 대고 있어도 좋다. 이 방법으로 유즙사출반사를 촉진하여 더욱 수월하게 젖을 먹일 수 있다. 냉찜질이나 따뜻한 샤워가 효과가 있다는 산모도 있다.

가슴을 마사지하는 것이 효과가 있다면 아기가 젖을 먹고 있는 동안 모유가 잘 나오도록 부드럽게 마사지해준다. 하지만 너무 강하게 마사지를 하면 모유가 혈관으로 더 많이 흘러들어 유방조직에 퍼지면서 유방염이 더욱 악화될 수 있다. 아기가 염증이 생긴 유방에서 젖을 완전히 다 먹지 않는다면 유축기를 이용해 젖을 비워준다. 통증이 너무 심해서 아기에게 직접 젖을 물릴 수가 없다면 모유를 짜내 젖병에 담아 먹여도 좋다.

어떤 방법도 듣지 않는다면 가능한 한 빨리 의사와 상담해야 한다. 유방염은 일찍 발견하면 빠르고 쉽게 치료할 수 있다. 항생제를 복용해야 할수도 있지만 그 전에 여기 소개한 방법을 시도해보자. 유방염에 걸렸다면 자신의 몸 상태에 주의를 기울여야 한다. 유방염이 제대로 낫지 않으면 유방농양으로 발전할 수 있으며 그럴 경우 고름을 짜내기 위해 즉시 병원에 가서 치료를 받거나 수술을 받아야 할 수도 있다.

유방농양에 걸렸다면 농양에 걸린 유방에서는 모유 수유를 일시적으로 중단해야 한다. 모유 수유를 중단했다 해도 모유 생산을 촉진하기 위해서는 완전히 나을 때까지 농양이 생긴 유방에서도 젖을 계속 짜내야 한다. 그동안 아기는 건강한 다른 쪽 유방에서 젖을 먹을 수 있다. 우리 몸의 보상 작용에 의해 아기는 한쪽 유방만으로도 충분한 양의 젖을 먹을 수 있다.

항생제를 꼭 복용해야 한다면 매일 프로바이오틱스도 함께 복용한다. 항생제를 복용하면서도 모유 수유를 계속하는 게 가능하다. 프로바이오틱스는 최대 100억 마리의 활생균이 들어 있는 제품을 고른다. 항생제를 복용하면 장내 활생균이 전멸하게 되므로 장의 균형을 잡아주기 위해서는 프로바이오틱스를 반드시 복용해야 한다.

산후 우울증

산후 우울증은 산모가 아기를 낳은 후 몸에서 호르몬 수치가 급격히 변하는 데서 나타나는 지극히 정상적인 반응이다. 아기를 낳은 여성 15% 정도가 산후 우울증이 우울증으로 발전한다.

사람을 쇠약하게 하는 무서운 질병인 산후 우울증은 보통 출산하면 떠오르는 기쁨이나 흥분, 두근거림과는 거리가 멀다. 산후 우울증에 시달리는 산모들은 침묵 속에서 고통받는다.

증상

출산 후 모유가 나오기 전까지 며칠 동안 슬프고 눈물이 나면서 우울한 기분이 들 수 있다. 이런 증상은 몇 시간 내지 며칠간 지속되다 사라지는 지극히 정상적인 몸의 반응이다. 반면 산후 우울증의 증상은 보다 뚜렷하게 나타난다. 눈물이 나는 증상은 아무 까닭 없이 계속 우는 증상으로 발전한다. 슬픔은 절망감, 낮은 자존감, 어쩌지 못하는 완전한 무력감으로 발전하게 된다. 우울한 기분은 극단적인 분노나 좌절감의 표출, 집착, 세상에서 자신을 숨기고 자신을 돌보지 않으려 하는 마음으로 발전할 수 있다. 심한 불안감과 긴장감에 시달리며 제대로 잠을 자지 못할 수도 있다. 불안감 때문에 자제하지 못하고 과식하거나 식욕을 완전히 잃는 등 식습관에 문제가 생길 수도 있다. 평소 쉽게 대처할 수 있었던 상황과 마주했을 때 혼란에 빠지거나 제정신이 아닐 정도

산후 우울증

아기가 태어나기만을 손꼽아 기다려왔다면 정작 아기가 태어났을 때 난데없이 나타나는 산후 우울증 증상들이 도무지 말이 안 된다는 생각이 들 것이다. 왜 눈물이 나는지, 왜 가족이나 친구, 의사가 하는 말에 일일이 예민하게 반응하게 되는지 자신도 이해할 수 없을 것이다. 그러나 스스로 너무 질책하지 않도록 노력해야 한다.

산모의 몸은 이제 갓 새 생명을 만들어냈다. 기분이 가라앉는 것은 출산 후 신체의 호르몬이 급격하게 변화하고 있기 때문이다. 임신을 하고 있을 때 신체의 호르몬 수치는 배 속에서 아기를 키우기 적합하게 맞춰져 있다가 진통이 시작될 무렵 급격하게 변화해 임신 기간보다 무려 50배까지 증가한다. 아기가 태어나면 호르몬 수치는 급격하게 떨어지기 시작해 고작 몇 시간 안에 아기를 갖기 전, 즉 아홉 달 전의 수치로 떨어진다.

출산 후 울고 싶은 기분이 들면 마음껏 울어버리고 다른 사람에게 자신의 기분을 솔직하게 이야기한다. 말을 한 상대가 진정하라고만 한다면 귀를 기울여수고 이해해줄 수 있는 다른 사람을 찾아 이야기한다. 무엇보다도 중요한 것은 이런 감정이 지극히 정상이며 금세 지나간다는 사실을 기억하는 일이다.

로 당황하기도 한다. 신체적 증상으로는 머리나 허리, 목에 통증이 나타날 수도 있다.

이런 증상들이 아기가 태어난 이후 일주일 이상 지속적으로 나타난다면 반드시 의사를 찾아가야 한다. 누군가에게 터놓고 자신의 상태를 이야기하는 게 중요하다. 죄책감을 느끼거나 스스로 자책하지 않아야 한다. 처음 이야기를 들어준 사람이 공감하지 않거나 상황을 심각하게 받아들이지 않으면 내 이야기를 듣고 이해해줄 수 있는 다른 사람을 찾는다. 이는 자신의 건강과 행복을 위한 일이기도 하지만 새로 태어난 아기의 건강과 행복을 위한 일이기도 하다.

모든 산모는 자신과 아기를 위해 무엇이 최선인지 찾아야 한다. 산후 우울증에서 벗어나는 최선의 방책은 자신을 너그럽게 대하고 이해하며 산후 우울증에 시달렸던 대다수의 산모들처럼 마침내 자신도 괜찮아질 수 있다는 사실을 믿는 것이다. 기존 치료법은 물론 식습관, 생활 습관, 보충제, 여러 자연요법 등은 이 힘든 시기를 헤쳐나가는 데 도움이 될 것이다.

기존치료법

산후 우울증에 시달리는 여성에게 약물치료나 정신과 상담 치료가 필요한 경우는 극히 드물다. 대부분의 경우 산후 우울증은 가족과 친구, 의사의 도움을 받는 한 저절로 사라진다는 사실을 꼭 명심하자. 수십 년 전까지만 해도 산후 우울증이 존재한다는 사실조차 알려지지 않았지만

오늘날 의사는 산후 우울증의 존재를 잘 알고 있고 산후 우울증에 시달리는 산모를 돕기 위한 방도를 준비해두고 있다.

의사는 산모가 산후 우울증에 시달리는지 판단하기 위해 질문지를 작성해 달라고 요구할 것이다. 우리 병원을 찾는 환자 중에서 얼마나 많은 여성들이 이런 설문지를 작성하면서 자신의 진정한 감정을 숨겼다고 고백했는지 놀라울 정도다. 부디 아무렇지 않은 척 자신의 감정을 숨기지 말자. 솔직하고 진실하게 대답하길 바란다. 산후 우울증에 시달린다고 해서 누가 비난하지도 않을뿐더러 아기나 가족과 격리되는 일도 절대 없다.

약물치료

간혹 의사가 진정제나 항우울제를 처방할 수도 있다. 이런 약으로 기분이 나아질 수는 있겠지만 머리가 멍해질 수도 있고 모유 수유를 하지 못할 수도 있다.

입원

증상이 심각한 경우 산모와 아기가 함께 지내는 병동에 입원하는 것이 해결책이 될 수 있다. 이런 병동에서는 산후 우울증에 시달리는 산모가 아기를 곁에 두고 지내는 동시에 필요한 의학적 치료와 도움을 받을 수 있다. 입원 치료의 목적은 산모의 상태를 회복시켜 산모가 아기와 함께하는 인생을 누릴 수 있도록 돕는 것이다.

식습관

기분을 나아지게 하기 위해 영양학적 관점에서 할 수 있는 가장 중요한 일은 우리 몸의 혈당 균형을 유지하는 일이다. 혈당 균형이 무너지면 피로해지고 감정 기복이 심해지고 집중력이 저하되는 등의 증상이 나타난다. 이런 증상으로 우울증이 악화될 수 있다. 그러므로 조금씩 자주 먹으려고 노력한다. 적어도 세 시간마다 한 번씩 뭐라도 먹어야 한다. 그리고 밥을 먹거나 간식을 먹을 때마다 생선이나 견과류처럼 건강에 좋은 단백질 식품을 챙겨 먹도록 한다.

보충제

아기가 태어났다고 해서 양질의 종합비타민과 무기질 보충제 섭취를 중단해서는 안 된다. 임신보충제에 함유된 모든 성분이 아기에게 안전하므로 모유 수유를 하는 동안에도 임신보충제를 계속 복용한다. 몸의 영양이 결핍되면 급격하게 기분이 우울해질 수 있으므로 가능한 한 영양 섭취량을 최적으로 맞추려고 노력한다. 특히 여기 소개하는 중요 영양소를 충분히 섭취한다. 매일 먹는 종합비타민과 무기질 보충제에 함유된 영양소의 양을 계산해 필요한 경우 부족한 양을 따로 챙겨 먹는다.

• 아연: 아연이 결핍되면 호르몬 균형이 무너지고 식욕이 없어지며 감정의 기복이 더욱 심해질 수 있다. 매일 30mg 복용한다.

• 필수지방산: 오메가-3 지방산 보충제나 아마

씨 오일 캡슐을 계속 복용한다. 오메가-6 지방산의 훌륭한 섭취원인 보리지유도 복용한다. 필수지방산은 신경세포의 세포막을 형성하고 세포막에 영양을 공급하면서 세포가 서로 잘 소통할 수 있도록 돕는 역할을 한다. 신경세포 간의 원활한 소통은 정신 건강 유지에 중요하게 작용한다. 매일 3~4번 500mg 복용한다.

약초

우울증 완화 효과가 있는 약초를 소개한다. 모유 수유를 하고 있다면 약초를 복용하기 앞서 의사와 미리 상담해야 한다.

• 정조목: 임신 중 일어나는 호르몬 변동 때문에 산후 우울증이 나타날 수도 있으므로 호르몬 균형을 잡는 효과가 뛰어난 정조목이 도움이 된다. 하루 두세 번 소량의 물에 정조목 팅크제 1티스푼을 타서 마시거나 하루 두 번 캡슐 형태로 300mg 복용한다.

• 세인트존스워트: 뛰어난 항우울제로 잘 알려져 있다. 몇몇 실험에서 우울증 증상을 가라앉히는 데 일반 의약품만큼 효과가 있는 것으로 나타났다. 이 약초는 불안감을 가라앉히고 기분을 끌어올리는 효과가 있다. 하루 두세 번 소량의 물에 팅크제 1티스푼을 타서 마시거나 하루 두세 번 캡슐 형태로 300mg 복용한다.

그 외 자연요법

동종요법

우울증에 시달릴 때는 동종요법 전문가를 찾아가 개인 증상에 맞춘 치료를 받는 것이 아주 중요하다. 하지만 치료를 받으러 가기 전까지 세피아나 백두옹을 하루 두 차례 30c 농도로 시도해본다.

침술요법

우울증과 관련된 혈을 침으로 자극할 경우 우울증 증상이 무려 44%까지 사라진다는 사실이 몇몇 연구에서 증명되었다. 우울증에 시달린다면 침술요법을 받아볼 만하다. 바늘이 무섭다면 대신 지압을 받아도 좋다.

방향요법

재스민, 클라리 세이지, 일랑일랑 오일은 산후 우울증 치료에 추천되는 에센셜 오일이다. 각 오일을 같은 분량으로 섞어 혼합액을 만들고 목욕물에 한 방울 떨어뜨려 사용한다. 베개에 몇 방울 뿌려 잠을 자는 동안 향기를 맡을 수도 있다. 불안하고 초조한 기분이 들 때 응급조치로 티슈에 묻혀 향기를 맡아도 좋다.

자기 관리

휴식

피곤하면 우울증이 더욱 심해지므로 기회가 날 때마다 휴식을 취한다. 아기가 잘 때 함께 잠을 자두고 주위에 도와줄 사람이 있다면 보관해둔 모유나 분유를 아기에게 먹여달라고 부탁해도 좋다. 아직 학교에 다닐 나이가 되지 않은 큰아이가 있으면 낮 동안이라도 보육 시설에 보낼 수 있는지 알아보거나 가족, 지인의 도움을 받아 하루에 단 몇 시간이라도 쉴 수 있는 시간을 마련한다. 무엇보다도 쉰다는 것 자체에 죄책감을 느껴서는 안 된다. 엄마가 행복해야 모두가 행복하다.

기분 전환

힘든 집안일은 다른 누군가에게 맡겨두고 쉽게 끝낼 수 있는 집안일을 한다. 무력감을 떨쳐내는 데 도움이 된다. 옷장을 정리하거나 신발을 닦거나 하는 간단한 집안일로 잃어버린 질서감을 되찾을 수 있다.

관련 모임 참석

때로는 비슷한 증상에 시달리는 다른 여성과 이야기를 나누기만 해도 마음이 편해지고 치료 효과도 얻을 수 있다. 특히 이런 감정을 느끼는 사람이 세상에 나 혼자라는 생각이 들 때 관련 모임에 나가 동지를 만나는 것이 도움이 된다. 의사에게 근처의 지원 모임을 추천받는다.

집 바깥으로 나가기

할 수 있다면 혼자서 집 밖으로 나가본다. 하루 24시간 꼬박 아기 옆에 붙어있어야 한다는 생각을 버린다. 믿을 수 있는 사람에게 아기를 맡기고 단 30분이라도 혼자만의 시간을 누려보자.

운동

규칙적으로 운동을 해야 우울증을 떨쳐낼 수 있다. 하루에 적어도 20분 이상 가벼운 운동을 하는 것을 목표로 삼고 바깥에 나가 신선한 공기를 마시면서 몸을 움직이자. 그러면 기분을 끌어올리는 햇살의 효과까지 덤으로 누릴 수 있다.

마음에 묻어 두지 않기

다시 한번 강조하지만 누군가에게 털어놓고 이야기를 하자. 산후 우울증은 질병이다. 약하고 무능하기 때문에 산후 우울증에 시달리는 것이 아니다. 게다가 이 병은 곧 나아질 것이다.

놓아주기 명상

마음속에 감정을 묻어두기만 하면 산후 우울증 증상은 더욱 심해질 수도 있다. 명상은 마음속 힘든 감정과 마주하고 그 감정을 표현할 수 있도록 해줄 것이다. 명상은 내면의 생각, 감정, 혼란을 모두 놓아버림으로써 마음을 비우고 맑고 평온한 상태에 이르는 방법이기 때문이다. 매일 명상을 통해 마음속 생각과 감정을 바라보고 그 감정에 이름을 붙여준 다음 놓아버리자.

아기를 잘 먹이고 재운 다음 20여 분 동안 방해받지 않을 시간을 마련한다. 할 수 있다면 배우자나 믿을 수 있는 가족, 친구에게 잠시 아기를 봐달라고 부탁한다. 이 시간만큼은 자신을 위해 쓸 수 있도록 준비한다.

의자나 바닥에 편안하게 앉아 숨을 깊게 마시고 내쉰다. 억지로 호흡하려 하지 말고 자연스럽게 호흡하려고 노력한다.

눈을 감고 마음속에 떠오르는 감정을 바라본다. 그 감정에 이름을 붙여준다. 이름을 붙일 때는 감정 언어를 쓰지 않고 설명 언어를 사용한다. 서류를 정리할 때와 마찬가지다. 아기에 대해 슬픈 마음이 들면 그 감정에 '아기'라는 이름을 붙인다. 배우자와의 관계가 달라져 그 일에 죄책감이 든다면 그 감정에는 '관계'라는 이름을 붙인다. 다른 감정에도 마찬가지 방법으로 이름을 붙여준다.

감정에 이름을 붙여주고 나서 그 감정을 부드럽게 놓아준다. 그 감정이 하늘 높이 떠올라 사라진다고 상상하거나 파도에 실려 떠내려가 버린다고 상상한다. 놓아주고 나면 다음 감정이 떠오르기를 기다린다. 이 명상을 20분 동안 계속 한다. 이런 방식으로 자신의 감정을 바라보면 우리는 자신이 감정의 속박에 갇혀있는 죄수가 아니라 반대로 감정을 조절하는 주체라는 사실을 깨닫게 된다.

유산과 사산

여성은 임신을 한 순간부터 태아를 자신의 일부라고 느낄 것이다.
이는 임신의 본능적인 반응이므로 유산이나 사산은 엄청난 충격으로 다가올 수밖에 없다.

유산은 우리가 생각하는 것보다 훨씬 흔하다. 평균적으로 여성 네 명 중 한 명꼴로 유산을 경험하며 유산을 서너 차례 겪는 여성도 300명 중 한 명이나 된다. 하지만 흔하다고 해서 아기를 잃는 고통과 가슴 찢어지는 슬픔이 덜해지는 것은 아니다. 아기를 잃은 산모는 신체적으로 격렬한 호르몬 변화를 겪는 것은 물론 태어났어야 할 아기와의 끊어진 유대로 인한 상실감을 감당해야 한다. 본능적으로 다시 임신을 서두르고 싶겠지만 잠시 슬퍼할 시간을 두는 게 좋다. 연구 결과에 따르면 슬픔이 완전히 해결되지 못하면 생식력에 영향을 미치거나 임신을 한다 해도 임신의 기쁨을 온전히 누리지 못할 수 있다고 한다.

유산이란

유산은 배 속에서 자라고 있는 아이를 잃는 일이다. 의사는 유산이 일어나는 시기에 따라 유산의 종류를 구분한다. 임신 24주째를 지나 태어난 아기는 '생존 가능'으로 구분된다. 다시 말해 집중치료를 받는다면 아기가 살아남을 가능성이 있다는 뜻이다. 이 시기를 기준으로 24주 이전에 아기를 잃는 것은 '자연 유산'으로 구분되며 24주 이후 아기를 잃는 것은 '사산'이라 부른다.

아기를 유산하면 모든 임신 부산물(태반과 양막낭, 태아)을 자궁에서 제거하는 일이 중요하다. 흔히 의사는 임신 부산물 추출술ERPC이라 불리는 시술로 자궁을 깨끗이 비우도록 권한다. 이 시술을 받게 된다면 의사에게 아기의 조직 검사를 부탁해보자. 조직 검사에서 간혹 아기가 유산된 원인이 밝혀질 수도 있기 때문이다. 아기를 잃은 원인을 알게 되면 슬픔을 견뎌내기가 한결 수월해질 수 있다.

몸에서 자연적으로는 아무것도 배출되지 않아 유산이라 할 수 없는 태아 손실 세 가지가 있다. 고사난자, 계류유산, 화학임신이다. 고사난자는 초음파 검사에서 양막낭이 보이지만 슬프게도 그 안에 태아가 없는 경우다. 계류유산이 되면 검사를 받으러 가서 태아가 죽었다는 사실을 알게 될 수 있다. 화학임신은 몸의 호르몬 수치는 임신을 가리키고 있지만 수정란이 미처 착상되기 전에 죽어버린 경우다.

유산의 증상

임산부에게 무언가 잘못되었다는 것을 경고해 주는 가장 흔한 증상은 극심한 복부 통증과 질 출혈이다. 두 가지 증상은 따로 혹은 함께 나타나기도 한다. 질 출혈의 경우 피가 한 번에 많이 나오거나 며칠 동안 조금씩 계속 비칠 수도 있다. 허리가 아프거나 피에 덩어리가 섞여 나오거나 질 점액에 회갈색 물질이 점점 섞여 나오기도 한다. 임신 기간 중 언제든 조금이라도 걱정스러운 증상이 나타나면 반드시 의사에게 연락한다.

앞으로 나아가기

아기를 잃었을 때 자신의 몸에 무슨 일이 일어났는지 받아들이는 일은 결코 쉽지 않다. 의사는 아마도 이런저런 말을 해주겠지만 당시에는 의사의 말을 제대로 알아듣기도 어려울 것이다. 여기에서는 유산과 사산이 일어나는 주요 원인을 자세히 설명하고 아기를 잃은 후 어떻게 건강을 회복하고 슬픔에 대처하는지 소개한다.

임신 초기와 중기의 유산

유산은 대개 임신 초기와 중기에 일어난다. 몸과 마음을 뒤흔드는 치명적인 경험이지만 그 아픔을 혼자 견뎌낼 필요는 없다.

유산의 원인

당연한 일이지만 유산을 경험한 여성은 왜 자신에게 이런 일이 생겼는지 알고 싶어 한다. 유산의 원인을 알게 되면 다음 임신에서 유산하지 않기 위해 자신이 할 수 있는 일이 있을 것이라 생각한다. 의사가 유산의 정확한 원인을 밝혀내기도 하지만 모든 검사 결과가 정상으로 나온다면 어떤 이유로 유산이 되었는지를 밝혀내는 데 어려움을 겪는다. 유산은 설명할 수 있는 한 가지 원인 때문에 일어나기도 하나 여러 요인이 뒤섞여 일어나기도 한다.

유산의 원인에 대한 답이 정확하게 나오기는 어렵다. 유산의 50% 이상은 알 수 없는 원인으로 발생한다. 하지만 그 가능성이 있는 원인과 위험 요인 중에는 우리가 어쩔 수 없는 요인이 있는가 하면 흡연이나 음주, 체중 문제처럼 우리가 해결할 수 있는 요인도 있다. 이런 요인은 임산부뿐 아니라 배우자에게도 마찬가지로 적용된다. 여기에서는 유산을 일으키는 가장 흔한 원인과 위험 요인 그리고 그 위험 요인을 줄이거나 아예 없앨 수 있는 여러 가지 방법을 소개한다.

통제 불가능한 원인

염색체 이상

염색체 이상은 선천성 유전자 이상과는 다르며 수정되기 전이나 수정되는 중 정자나 난자에서 발생한다. 혹은 수정 후 수정란의 염색체가 분열할 때 발생하기도 한다. 인간 염색체는 46개가 두 개씩 짝을 이룬 23쌍으로 구성된다. 아기는 염색체 23개를 어머니에게서, 나머지 23개를 아버지에게서 받는다. 아기의 염색체 쌍 중 염색체 두 개가 아닌 세 개가 붙은 쌍이 있을 때 아기는 기형을 일으키는 삼염색체성trisomy 질환을 앓게 된다. 삼염색체성 질환을 앓는 아기는 유산되기도 하고 유산되지 않기도 한다. 이를테면 조기 유산의 가장 흔한 원인 중 하나는 태아의 16번 염색체에서 나타나는 삼염색체성이다. 즉, 16번째 염색체 쌍에 염색체가 하나 더 있는 경우다. 하지만 21번 염색체의 삼염색체성이 나타난 아기는 다운증후군을 앓게 되지만 유산되지는 않는다.

유산의 50%에서 나타나는 원인은 삼염색체성이다. 이는 건강한 아기만 살아남도록 하는 자연의 선택이다. 하지만 삼염색체성이 원인인 유산을 경험했다면 다시 이 원인 때문에 유산할 가능성이 낮으므로 안심해도 좋다. 하지만 여기에는 나이 또한 한 요인으로 작용한다. 여성의 나이가 많을수록 난자가 건강하지 않기 때문에 여성이 아기에게 전해주는 23개의 염색체에 손상이 일어날 가능성이 높다. 왜 나이 많은 여성이 다운증후군 아기를 낳을 확률이 높고 유산율이 높은지에 대해서는 뒤에서 자세히 설명하겠다(272쪽 상자글 참조).

선천적 유전자 이상

계속 유산을 한다면 여성이나 남성 쪽에 선천적 유전자 이상이 있을 가능성이 있다. 이 가능성을 확인해보기 위해서는 핵형분석이라 알려진 염색체 분석을 받아봐야 한다.

유섬유종

유섬유종은 몸 안에서 자라나는 양성 종양이다. 자궁 안에 유섬유종이 나타나면 이는 자궁근종이라 불린다. 유산의 위험을 따질 때 자궁근종의 위치가 아주 중요하다. 자궁근종이 자궁강 안까지 침투했다면 초기 유산의 위험률이 높아질 수 있다. 자궁근종 때문에 수정란이 자궁내막에 착상하지 못할 수도 있기 때문이다. 이 책에는 자궁근종이 우리 몸, 특히 생식력에 미치는 영향을 최소화하는 법이 소개되어 있다. 자궁근종이 있다면 산부인과 의사를 만나 근종 제거에 대해 상담해보는 게 좋다.

세균과 바이러스

우리는 항상 세균과 바이러스에 노출되어 있다. 그리고 우리 주위의 세균과 바이러스는 종종 감염을 일으키기도 한다. 유감스럽게도 클라미디아(164쪽 참조) 같은 일부 감염증은 임신 초기에 발생할 경우 유산율을 높일 수 있다. 실제로 우리 병원에서도 열이 나면서 몸이 아프다가 유산을 한 환자들이 있었다. 이와 비슷한 증상이 나타나면 유산되기 전에 즉시 의사를 찾아가자. 대개의 경우 감염과 유산은 아무 상관이 없으며 다음번 임신에서는 건강하게 임신 기간을 채울 수 있을 것이다. 하지만 비뇨생식 기관에 감염증이 나타난 경우 치료를 받지 않으면 다시 유산할 수도 있다.

보조수정을 위한 약물치료

수많은 여성에게 배란촉진제인 클로미펜(202쪽 참조)은 임신 여부를 결정하는 중요한 약이다. 클로미펜에 배란을 유도하는 효과가 있기 때문이다. 하지만 유감스럽게도 클로미펜은 자궁내막을 얇게 만들어 수정란의 착상을 어렵게 하는 부작용도 있다. 이런 경우 최대 30%의 사례에서 유산이 일어난다.

호르몬 문제

임신을 할 수 있는 능력은 몸의 호르몬 균형에 달려 있다. 배아를 건강한 아기로 길러내기 위해서도 호르몬 균형 유지가 아주 중요하다. 호르몬 균형이 무너지면 유산의 위험이 커진다. 이를테면 뇌하수체에서는 난자 성숙과 배란에 관여하는 황체형성호르몬이 분비되는데, 체내 황체형성호르몬 수치가 월경주기 전반기에 너무 높아지면 유산할 위험이 높아진다. 다낭성난소증후군을 앓는 여성의 경우 체내 황체형성호르몬 수치가 월경주기 전반기에 너무 높아지는 현상이 흔하게 나타난다(90쪽 참조).

마찬가지로 임신 초기에 체내 프로게스테론 수치가 정상보다 낮아지면 유산할 위험이 높아진다. 프로게스테론은 난자가 배란된 다음 황체, 즉 파열된 난포에서 분비되는 호르몬으로 자궁내막을 두껍게 하는 작용을 통해 임신 초기의 위험한 시기에 임신이 유지되도록 돕는 역할을 한다. 검진 결과 프로게스테론 수치가 너무 낮다면 의사는 월경주기 후반기에 프로게스테론 질 좌약이나 주사를 처방해 임신을 유지할 수 있도록 도울 것이다.

호르몬 불균형에 시달리기 쉬운 체질이라 어쩔 수 없는 부분이 남아 있다 해도 호르몬 균형을 잡기 위해 우리가 적극적으로 할 수 있는 일이 아직은 많이 남아 있다. 호르몬 불균형으로 인한 유산의 위험을 최소화하기 위해 임신하기 앞서 호르몬 균형 식단(63쪽 상자글 참조)을 따르는 일이 얼마나 중요한지 아무리 강조해도 부족하다.

자가면역질환

우리 몸의 면역계는 몸에 침입하는 세균 등을 몰아내기 위한 자연면역반응으로 항체를 생성한다. 류머티스성 관절염이나 다발성 경화증 같은 자가면역질환을 앓는 환자는 신체에서 생성된 항체가 침입자를 공격하는 대신 자기 자신의 세포를 공격한다. 일부 여성에게는 혈액응고 항체가 생성된다. 이런 여성이 임신할 경우 이 항체는 태아에게 전해지는 혈액 공급을 막아 유산하게 된다.

서너 차례 유산을 했다면 의사는 혈액응고 항체 검사를 할 것이다. 이 혈액 검사로 두 가지 주요 항인지질 항체인 항카디오리핀 항체와 루푸스 항응고인자 수치를 검사한다. 혈액 검사 결과가 양성으로 나온다면 의사는 헤파린이나 아스피린 같은 약을 투여해 피를 묽게 하여 혈액 응고를 막을 것이다.

자연요법을 선호한다면 의사에게 피를 묽게 하기 위해 약 대신 비타민 E와 오메가-3 지방산을 사용하는 치료 방법에 대해 이야기해보자. 한 연구에서는 항인지질항체증후군을 앓고 있으며 유산을 세 번 이상 했던 여성 22명에게 어유를 처방했다. 이 여성들은 모두 더 이상 유산을 하지 않고 무사히 아기를 낳을 수 있었다.

쟁점이 되는 한 연구 분야에서는 여성의 면역계 자체가 수정란을 공격한다고 주장한다. 수정란의 절반이 배우자에게 받은 유전물질로 만들어져 있기 때문에 신체가 수정란을 '이물질'로 인식한다는 것이다. 정상적으로 임신하려면 임산부의 면역계는 효과적으로 '진정되어' 배아를 받아들여야 한다. 하지만 일부 여성의 경우 스스로 임신했다는 사실을 자각하기 전에 면역계가 이미 수정란을 공격하여 아기를 유산시킨다. 이런 경우 스테로이드, 림프구 면역요법, 류머티스성 관절염 약 등이 모두 치료 수단이 될 수 있지만 이 치료법은 모두 생식의학에서 사용이 허가되지 않았기 때문에 유산을 방지하는 목적으로 사용할 수 없다. 모든 약에는 부작용도 따른다.

영양학적 관점에서 가장 흥미로운 영양소는 비타민 D다. 비타민 D 생성의 가장 중요한 원천은 햇볕을 쬐는 것이다. 비타민 D는 면역계와 밀접한 관계를 맺고 있는데 비타민 D가 결핍되면 류머티스성 관절염이나 다발성 경화증 같은 자가면역질환이 발병할 수 있다는 주장도 있다. 비타민 D는 여성의 신체가 임신을 유지하도록 돕는 역할을 한다고도 알려져 있다. 그러므로 유산을 한 적이 있다면 의사에게 체내의 비타민 D 수치를 검사해달라고 요청하자. 그 결과 비타민 D 결핍이라면 두 달 동안 비타민 D 보충제(비타민 D3, 400iu)를 매일 섭취하고 다시 검사를 받아본다. 할 수 있다면 야외로 나가 햇볕을 쬔다. 자외선 차단제는 비타민 D 생성을 방해하므로 바르지 않는다. 하지만 피부가 타지 않도록 햇볕 아래 너무 오래 있지는 않는다.

해부학적 문제

간혹 신체의 구조적 문제 때문에 유산되는 경우도 있다. 가장 흔한 문제는 자궁경부무력증으로, 이는 진통이 시작되기 전까지 닫혀 있어야 하는 자궁경부가 벌어지는 질환이다. 임신 12주가 되기 전에 하혈이나 통증 없이 유산을 했다면 자궁경부무력증이 유산의 원인일 가능성이 높다. 자궁경부무력증을 교정하기 위해 의료진은 자궁경부를 봉합하는 수술을 할 수도 있다. 이 수술은 대개 임신 초기에 받게 되지만 임신 전에 수술을 받으라고 권하는 의사도 있다. 이 수술의 한 가지 문제점은 유전자 이상으로 아기가 유산되어야 하는 경우에 유산되지 못한다는 점이다. 이 수술을 받은 후에는 반드시 임신 기간 내내 정기적으로 초음파 검사를 받아 아기의 건강을 확인해야 한다.

자궁의 모양이 비정상적일 때도 유산 위험이 높아진다. 자궁이 배 모양이 아니라 하트 모양처럼 생긴 쌍각자궁이라면 자궁 안에서 아기가 자랄 공간이 없기 때문에 유산되기 쉽다. 섬유조직의 벽이 자궁 중간을 가로지르고 있는 격막자궁의 경우 수정란이 이 섬유조직에 착상하게 되면 생존과 발달에 필요한 영양분을 공급받지 못하므로 유산된다.

정자 문제

건강한 아기를 낳기 위해서는 건강한 난자뿐 아니라 건강한 정자가 필요하다. 배우자의 정자에 문제가 있다면 그 정자로 수정된 태아는 유산될 위험이 높다. 배우자의 정자 분석으로 건강한 정자 수치는 물론 정자 수와 운동성까지 확인해 볼 수 있다. 건강한 정자를 생산하려면 배우자도 임신 전 건강관리 계획(187쪽 참조)을 따라야 한다. 나는 이 건강관리 계획을 따른 후 정자 건강이 눈에 띄게 좋아지는 사례를 수없이 목격했다. 정자를 건강하게 하는 데 적어도 3개월이 걸린다는 사실을 기억하고 임신을 시도하기 전에 시간을 두고 건강관리 계획에 따라 생활한다.

유산과 나이

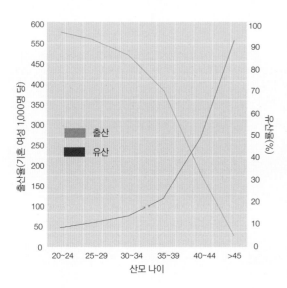

유감스러운 일이지만 유산율은 나이에 따라 점점 증가한다. 여성이 나이가 들수록 난자 또한 노화되기 때문이다. 여기에 더해 나이가 많은 여성은 호르몬 균형이 무너지기 쉬워서 마지막 달까지 무사히 아기를 배 속에 품는 일도 어려워진다. 이 도표의 주황색 선은 나이에 따라 감소하는 출산율을 보여주며 검은색 선은 나이에 따라 증가하는 유산율을 보여준다. 35세가 넘어가면 유산율이 훌쩍 치솟는데 이 나이는 출산율이 급격하게 감소하기 시작하는 나이이기도 하다. 하지만 30대 중반이나 그보다 나이가 많더라도 의기소침할 필요는 없다. 비록 자신에게 남아 있는 난자의 수를 바꾸지는 못하지만 이 책의 187쪽에서 추천하는 방법에 따라 난자의 질을 끌어올릴 수는 있다.

해결할 수 있는 원인

'원인불명 유산'이라는 진단을 받았다면 의사는 다시 임신을 시도하기 전에 몇 달 동안 시간을 두라고 조언할 것이다. 나는 그 기간을 다시 유산할 위험을 최소화하기 위해 최선을 다하는 기간으로 삼으라고 권한다. 그 기간 동안 우리는 생활에서 유산을 일으킬 수 있는 위험 요인을 몰아내기 위해 노력할 수 있다. 흡연자라면 담배를 끊고 체중에 문제가 있다면 정상 체중을 회복하기 위해 노력한다.

체중

임신에 성공하고 또 임신을 건강하게 유지하기 위해서는 저체중이거나 과체중이어서는 안 되며 적정한 체중을 유지해야 한다. 연구에 따르면 비만인 경우 임신 초기와 중기에 유산할 위험이 크게 높아진다. 2008년 스탠포드 의과대학의 연구진은 비만인 여성이 유산한 태아의 절반 이상이 선천적인 기형이 나타나지 않은 건강한 태아라는 사실을 밝혀냈다. 정상 체중의 여성이 유산한 태아 중 건강한 태아의 비율은 37%였다. 연구진은 이런 차이의 원인을 어머니의 체중이라고 결론지었다. 체질량지수(343쪽 참조) 22~24가 임신에 가장 이상적이다.

음주량

알코올은 정자를 망가뜨리기 때문에 술을 많이 마시는 남자는 비정상 정자 수치가 높게 나타난다. 암컷을 대상으로 한 동물 연구에서는 알코올이 어미에서 태아에게 전해지는 염색체에 심한 손상을 입힐 수 있으며 그 결과 유산율을 높인다는 사실이 밝혀졌다. 술을 마시는 남녀를 대상으로 한 대규모의 연구에서 나온 결과에 따르면 적당한 양의 알코올도 생식계에는 독으로 작용하여 유산의 위험을 높인다. 임신을 시도한다면 배우자와 함께 완전히 금주를 해야 한다. 물론 여성은 임신 기간 중에도, 모유 수유를 한다면 수유 기간에도 술을 입에 대서는 안 된다.

흡연

남편이 담배를 피우거나 아내가 담배를 피우면 아기가 유산될 위험이 높아지며 유산되지 않는다 해도 기형아로 태어날 확률이 높다. 여성의 몸과 태아에 미치는 영향과는 별도로 흡연은 남성 정자의 DNA에 손상을 입히기 때문에 유산의 위험을 비롯하여 임신을 둘러싼 각종 위험을 높인다.

카페인 섭취

최근 연구 결과에 따르면 하루에 커피 두 잔, 즉 카페인을 약 200mg 정도 섭취하는 여성의 유산율은 카페인을 전혀 섭취하지 않은 여성의 유산율인 12%와 비교하여 25%까지 올라간다. 카페인에 자궁수축을 자극하는 효과가 있는지 혹은 카페인이 염색체 이상을 일으키는지 정확한 이유는 아직 밝혀지지 않았다. 또한 카페인은 정자에도 안 좋은 영향을 미친다.

나는 이전에 유산한 경험이 있는 여성이라면

신중을 기해 임신 기간 중에 카페인을 피하라고 권고한다. 전에 유산한 적이 없는 여성의 경우 현재 임신 중이라면 가능한 한 카페인을 피하는 것이 좋지만 꼭 마셔야만 한다면 하루에 카페인 음료를 딱 한 잔씩으로 제한하라고 권한다. 카페인은 홍차나 녹차, 커피에만 들어 있는 것이 아니기 때문에 카페인을 섭취하는 모든 경로를 따져봐야 한다. 콜라나 탄산음료뿐만 아니라 초콜릿에도 카페인이 들어 있으며 특히 다크초콜릿에 많이 들어 있다. 약에도 카페인이 들어 있는 경우가 있다. 카페인을 끊기 위해 디카페인 커피를 마시지만 커피에는 카페인뿐만 아니라 테오브로민과 테오필린이라는 자극 물질이 들어 있으며 이 물질은 카페인이 체내에서 빠져나간 후에도 몸 안에 남아있으므로 디카페인 커피도 끊는 것이 좋다.

환경 독소

전자기장electromagnetic fields, EMFs을 방출하는 전자기기로는 우리가 매일 사용하는 기기에는 휴대전화, 컴퓨터, 헤어드라이어, 타이머가 있는 라디오, 복사기 등이 있다. 이런 전자기기의 사용과 유산 사이의 상관관계는 아직 확실히 밝혀지지 않고 있다. 몇몇 연구에서는 장시간 컴퓨터를 사용하면 유산할 위험이 높아진다는 사실이 밝혀졌다. 하지만 여기에는 컴퓨터 전자기장의 영향에 더해 일을 하며 장시간 앉아 있거나 스트레스를 받는 등의 다른 요인 또한 유산 위험에 영향을 미쳤을 가능성이 남아있다. 그래도 가능한 한 이런 전자기기 사용 시간을 줄이도록 한다. 특히 휴대전화 사용 시간을 줄여야 한다. 휴대전화는 이런 류의 전자기파 중에서도 가장 해로운 전자기파를 방출하기 때문이다.

전자기장을 피하려고 노력하는 동시에 대기 오염과 화학 물질도 되도록 피하려고 노력한다. 과일이나 채소를 살 때 가능한 한 유기농법으로 키워진 것으로 구입하고 차가 다니는 곳에서 바깥에 내다 놓고 파는 농산물을 사지 않는다. 가정용 화학 물질이나 정원용 화학 물질도 되도록 피하고 최대한 천연 제품을 이용한다. 요즘은 천연 제품을 구하기가 쉽다.

스트레스

스트레스가 유산 위험을 높이는지 확인하기 위해서는 더 많은 연구가 필요하다. 하지만 정확한 사실이 밝혀지기 전까지 임신을 시도하는 동안과 임신 초기에는 가능한 한 스트레스를 줄이려고 노력하는 것이 좋다.

임신 전 건강관리 계획

임신을 위한 준비 기간에 어떻게 생활하는지가 난자의 건강을 좌우한다. 정자의 경우도 마찬가지다. 수정되는 난자와 정자가 건강할수록 유산할 위험이 낮아진다. 스스로 유산 위험이 높다고 생각되면 187쪽에 소개한 임신 전 건강관리 계획을 따르도록 한다. 크게 효과를 볼 수 있을 것이다.

유산의 원인이 프로게스테론 수치가 낮은 데

있다고 판단되면 의사는 프로게스테론 투여를 권할 것이다. 그럴 경우 임신 전 건강관리 계획의 보충제 지침을 따른다. 하지만 절대 약초를 함께 복용해서는 안 된다. 또한 혈액응고를 막기 위해 아스피린이나 헤파린을 각각 혹은 함께 복용하고 있다면 피를 묽게 하는 효과가 있는 비타민 E, 비타민 C, 필수지방산을 추가로 복용해서도 안 된다. 이 경우 임신보충제에 이미 들어 있는 양만 섭취해도 충분하다.

식습관

태아의 건강을 지키는 가장 좋은 방법은 25쪽에 소개된 방법에 따라 건강에 좋은 유기농 식단으로 먹는 것이다. 덧붙여 붉은색 육류를 섭취하면 신체의 해로운 프로스타글란딘 생성이 증가하기 때문에 비정상적인 혈액 응고가 일어날 가능성이 높아진다. 임신 기간 중에는 붉은색 육류 대신 몸에 좋은 프로스타글란딘이 함유된 생선류, 견과류, 씨앗류를 많이 먹는다.

보충제

여기 소개한 영양소는 유산을 예방하기 위해 특히 중요한 영양소다. 다음 영양소가 풍부한 음식을 잘 챙겨 먹고 복용 중인 임신보충제에도 충분히 들어 있는지 확인해보자. 권장량을 맞추기 위해 필요하다면 따로 보충제를 챙겨 먹는다.

• 바이오플라보노이드가 첨가된 비타민 C와 비타민 E: 중요한 항산화제로 염색체 이상과 비정상적인 혈액 응고를 예방하는 효과가 있다. 임신 준비 기간에도 꾸준히 복용한다. 매일 두 번 비타민 C는 마그네슘아스코르브산염 형태로 500mg, 비타민 E는 400iu 복용한다.

• 엽산: 태아가 척추피열에 걸릴 위험을 줄여줄 뿐 아니라 유산을 예방하는 데도 중요한 역할을 한다. 비타민 B12, 비타민 B6과 함께 엽산은 호모시스테인이라 불리는 아미노산을 제어하는 작용을 한다. 습관성 유산을 경험하는 여성의 혈액에서는 호모시스테인 수치가 높게 나타난다. 매일 400µg 복용한다.

• 셀레늄: 강력한 항산화제로 난자와 정자의 DNA 손상을 예방하는 데 중요한 역할을 한다. 반드시 배우자과 함께 챙겨 먹어야 한다. 매일 100µg 복용한다.

• 아연: 아연이 결핍되면 남성과 여성 모두에게 비정상적인 난자와 정자를 만드는 염색체 이상이 일어날 수 있다. 배우자도 함께 아연을 충분히 섭취해야 한다. 매일 30mg 복용한다.

• 코엔자임 Q10: 연구에서 밝혀진 바에 따르면 코엔자임 Q10 수치가 낮은 여성, 즉 코엔자임 Q10이 결핍된 여성은 유산할 위험이 높다. 충분한 양의 코엔자임 Q10은 자궁의 비정상적인 수축을 예방한다. 임신을 시도하기 전 3개월 동안 이 보충제를 복용하고 임신을 시도하기 시작하면 복용을 중단한다. 매일 60mg 복용한다.

• 오메가-3 지방산: 비정상적인 혈액 응고 때문에 아기가 유산되는 경우가 있기 때문에 오메

가-3 지방산을 섭취해야 한다. 오메가-3 지방산은 혈액이 원활하게 흐르게 도와주고 비정상적인 혈액 응고를 예방하는 역할을 한다. 임신을 시도하기 3개월 전부터 임신 기간까지 계속 어유를 복용한다. 채식주의자는 아마씨 오일로 오메가-3 지방산을 섭취할 수 있다. 매일 최소 700mg의 EPA와 500mg의 DHA가 함유된 어유 1,000mg 복용한다.

약초

다음에 소개하는 약초는 임신을 시도하기 전 3개월의 준비 기간에만 복용하고 임신을 시도하기 시작하면 복용을 중단한다. 각 약초 팅크제를 동률로 섞어 만든다. 혼합 팅크제 1티스푼을 소량의 물에 타서 하루에 두세 번 마신다. 캡슐 형태로 복용할 때는 각 약초 정제를 300mg씩 하루에 한두 번 복용한다.

• 정조목: 프로게스테론 수치를 증가시켜서 호르몬 균형을 잡아준다. 특히 프로게스테론 수치가 낮아 유산한 여성, 유산한 적이 있고 월경주기의 후반기가 짧은 여성(후반기가 11일을 넘지 않는)에게 도움이 된다.

• 벚잎분꽃나무: 비정상적인 자궁수축을 예방하는 효과가 있다면 어떤 약초도 유산을 예방하는 데 사용할 수 있다. 자궁이완제인 블랙호에도 자궁수축을 예방하는 효과가 있다.

• 폴스유니콘루트: 생식계 강장제로 불리는 이 약초는 임신을 하고 임신을 유지하는 데 도움이

된다. 약초 전문가는 흔히 폴스유니콘루트를 정조목과 혼합하여 습관성 유산을 겪는 여성을 위한 치료약으로 사용한다.

자기 관리

앞에서 소개한 방법을 모두 시도해보는 한편 자기 관리법도 따라해보자. 올바른 생활 습관을 키우는 것은 물론 몸의 균형을 잡아주는 데 도움이 될 것이다.

시간 갖기

187쪽에 소개한 임신 전 건강관리 계획에 따라 생활하면서 임신을 다시 시도하기 전에 자연 피임을 하며 서너 달 정도 기다린다. 물론 기다리는 일이 힘겨울 수도 있다. 이 준비 기간이 앞으로 건강하게 임신하고 건강한 아이를 낳기 위한 중요한 시간이라는 사실을 계속해서 스스로 일깨워주자.

정상 체중 회복

건강에 좋은 양질의 음식을 먹고 추가로 비타민과 무기질 보충제를 복용하면서 체중을 정상으로 돌려놓으려고 노력한다. 비만과 영양 결핍이 유산의 원인이 될 수 있기 때문이다. 체중을 정상으로 돌려놓는다는 것은 규칙적으로 운동을 해야 한다는 뜻이다. 하지만 운동이 몸에 스트레스를 줄 수 있으므로 절대 무리하지 않는다. 체중이 정상보다 현저히 낮아지면 호르몬 균형이 무너지는

한편 신체가 영양소를 아껴야 하는 시기라고 잘못 판단해 생식 기능이 멈출 수도 있다.

마음 편하게 갖기

풀어내지 못한 슬픔과 마찬가지로 스트레스는 여성 자신에게도, 여성의 생식력에도, 태어나지 않은 아기에게도 좋지 않다. 스트레스에 대처하는 해결책으로 359쪽에 소개한 방법을 참고한다.

사산

임산부 200명 중 한 명꼴로 사산아를 낳는다. 아기는 자궁 안에서 죽기도 하고(자궁 내 사산) 진통 중에 죽기도 한다(진통 중 사산). 어느 쪽이든 가족이 겪는 상실감은 이루 말할 수 없다.

아기가 사산되는 원인으로는 여러 가지 이유가 있으며 사산의 위험을 높이는 위험 요소도 몇 가지 밝혀졌다. 대표적으로 35세 이상 여성, 임신 전부터 당뇨 등의 질환을 앓았던 여성, 흡연 여성은 사산할 위험이 높다. 태아의 선천적인 기형, 태반조기박리(혹은 분만전 출혈, 태반이 자궁내막에서 분리되는 현상), 자간전증, 출산 손상, 감염증, 면역장애는 모두 사산을 일으키는 위험 요소다. 그러나 사산의 30%는 검사를 통해서도 그 원인이 확실히 밝혀지지 않는다. 왜 아기를 잃게 되었는지 원인을 알 수 없을 때 아기를 잃은 상실감은 더욱 극복하기 어려워진다.

경고 증상

아무런 징후 없이 아기가 사산되는 경우도 있다. 하지만 임신 28주가 넘어가면 의사는 아기의 태동을 통해 아기의 상태를 계속 확인해야 한다고 말해줄 것이다.

임신부가 처음으로 아기가 배 속에서 움직이는 것을 느끼는 일은 그야말로 획기적인 사건이다. 대개 첫 태동은 임신 15~20주 사이에 느껴진다. 아기가 규칙적으로 발을 찬다면 건강하게 자라고 있다는 신호다. 첫 임신일 경우 처음에는 태동을 잘 알아채지 못할 수도 있다. 임산부들은 태동을 부드럽고 두근거리는 느낌이라고 표현한다. 달수가 차면서 태동은 좀 더 강하게 느껴진다. 20~30주에 아기는 가장 활발하게 움직인다. 그 이후는 아기에게 자궁이 답답하게 느껴지는 시기라서 태동 횟수는 줄어들지만 강도는 더욱 강해진다.

수많은 임산부가 하루에 아기가 몇 번이나 차야 정상인지를 알고 싶어 한다. 연구에 따르면 태아는 저마다 자궁 안에서 잠이 드는 패턴이 다르다. 그러므로 하루에 몇 번 차야 정상인지 정해진 기준이나 횟수가 없는 셈이다. 임신 말기에 들어선 임산부는 아기가 움직이는 패턴에 익숙해지므로 하루 중 언제 아기가 가장 활발하게 움직이는지 알게 된다. 아기가 움직이는 패턴을 염두에 두고 있다가 평소와 다르게 움직인다면 당장 의사에게 연락한다. 무언가 이상한 점이 있다면 의사는 병원으로 불러 아기에게 아무 이상이 없는지 검사할 것이다.

사산의 또 다른 위험 증상은 복부나 허리에 통증이 느껴지며 하혈을 하는 것이다. 하혈량이 많다면 사산의 징후일 수 있으니 곧바로 병원에 가야 한다. 무슨 일이든 조심해서 나쁠 것이 없으니 조금이라도 걱정되는 일이 있다면 의사에게 연락한다.

극복하기

아기를 사산했다면 사랑하는 가족을 잃은 셈이다. 그 슬픔은 평생 알고 지낸 가족을 잃은 슬픔과 다르지 않다. 이 힘든 시기 동안 우리는 자신과 아기를 배려하고 존중하는 마음으로 지내야 한다. 우리는 슬픔에서 도망칠 수 없다. 아기를 사산한 여성은 20년이 지난 후에도 잊지 못하고 그 슬픔을 간직하고 살아간다.

슬픔을 인정하기

아기를 잃은 상실을 감수하고 받아들이는 데 있어 무엇보다도 중요한 일은 말로 표현하거나 마음속에서 슬픔을 인정하는 것이다. 상담가는 어떤 형식으로든 슬픔의 의식을 치르도록 권한다. 장례식을 치를 수도 있고 아기에게 편지를 쓸 수도 있고 기도를 해도 좋다. 슬픔을 인정한 후에야 우리는 슬픔을 놓아주고 다시 삶의 다음 단계로 나아갈 수 있다.

음악 치료, 미술 치료

치유를 위해 한 걸음 나아가기 위해서는 우리는 어떤 방식으로든 자신의 감정을 표현할 수 있어야 한다. 음악 치료에서 효과를 보기 위해 음악을 잘 알 필요가 전혀 없다. 미술 치료도 마찬가지다. 음악이나 미술은 단지 우리가 언어를 사용하지 않고도 내면의 자신과 마주하고 자신의 감정을 바깥으로 표현하기 위한 수단일 뿐이다. 감정을 겉으로 드러내면서 우리는 서서히 치유의 길로 들어서게 된다.

일기 쓰기

연구에 따르면 일기를 쓰면서 슬픔을 치유하는 과정을 앞당길 수 있으며 좀 더 빨리 상실감을 받아들일 수 있다고 한다. 일기는 개인적인 기록이기 때문에 일기를 쓰는 동안만큼은 다른 사람의 비판이나 응징에 대한 두려움 없이 자신의 생각에 대해 스스로 솔직해질 수 있다. 일기를 쓸 때는 다른 사람에게 이해시키기 위해 자신의 생각을 굳이 정리하거나 논리적으로 설명할 필요가 없다. 마음 가는 대로 편하게 일기를 쓴다. 감정을 솔직하고 정직하게 풀어놓는다.

도움 요청

배우자와 가족, 친구들은 이 힘든 시기를 견뎌나가는 데 도움을 줄 가장 좋은 지원군이다. 하지만 우리가 의지하고 싶은 사람들은 우리 기분을 상하게 할까 두려워 상실에 대해 말하기를 꺼릴지도 모른다. 사랑하는 사람에게 솔직하게 터놓고 언제 아기 이야기를 하고 싶은지, 언제 아기 이야기를 하고 싶지 않은지 알려주어야 한다. 관련 모임에 나가는 것도 좋다. 아기를 잃은 다른 여성이나 부부와 이야기하면서 마음속의 죄책감과 소외감, 외로움을 풀어낼 수 있다. 도저히 감당하기 힘들겠다는 생각이 들면 언제라도 의사에게 도움을 구한다.

죄책감 떨치기

수많은 여성이 사산 이후 아기가 죽은 것이 자기 책임이라고 생각하면서 커다란 죄책감과 자책에 시달린다. 자신이 무슨 짓을 저지른 것은 아닌가, 와인 한 잔을 마셔서, 임신 중 과로해서 아기가 죽은 것은 아닌가 하는 생각으로 자신을 책망한다. 몇 번을 강조해도 부족한 것은 임신부의 잘못으로 사산되는 경우는 극히 드물다는 사실이다. 스스로 죄책감과 자책에서 벗어나는 일이 아주 중요하다. 다음에 소개하는 심상 수련이나 명상 수련은 슬픔을 견디는 과정을 통과하는 데 도움이 될 것이다.

슬픔을 치유하기 위한 심상 수련

슬픈 기분이 들 때마다 심상 수련을 한다. 이 훈련을 할 때는 완전히 마음을 내려놓으려고 노력하자.

① 편안하게 앉아 눈을 감는다. 깊게 호흡한다. 의식적으로 몸의 긴장을 풀어준다. 발부터 무릎, 허리, 어깨, 머리까지 긴장이 몸에서 빠져나간다고 상상한다.
② 따뜻하고 아름다운 해변에 있다고 상상한다. 파란 하늘에는 구름 한 점 없고 발밑에 느껴지는 모래가 따뜻하다. 눈앞에는 푸른 수정빛 바다가 펼쳐져 있다. 자신이 얼마나 압박을 받고 있는지 인정한다. 무거운 짐을 지고 있으며 그 짐은 자책과 분노로 가득 차 있다.
③ 바다를 향해 걸어간다. 바닷가에 서서 어깨 위의 짐을 내려서 열고 그 안에서 자책과 분노의 말들을 꺼낸다. 그리고 이런 말을 하나씩 바다에 버린다. 무거운 돌인 양 단호하게 바다로 던져버린다. 짐이 다 비워지면 자책의 말들이 파도를 타고 저 멀리 떠내려가는 것을 지켜본다.

The Natural Health Bible
for Women

_____

여성
건강
바이블

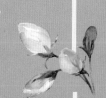

4장
완경기
극복

완경기는 인생의 새로운 단계로 접어드는 아름다운 전환의 시기다. 하지만 완경을 '치료해야 할' 질병이나 장애로 여기고, 심지어 부끄럽게 여겨야 할 일이라고 생각하기도 한다. 하지만 사춘기나 임신이 질병이나 장애가 아닌 것과 마찬가지로 완경 또한 질병도, 장애도 아니다. 완경은 모든 여성이 나이가 들면서 자연스럽게 겪는 변화와 이행 단계이자 축하해야 할 일이다.

슬프게도 우리 병원을 찾는 여성 대부분은 완경에 대해 잘못 알고 있는 경우가 많다. 그들에게 완경기는 월경이 멈추고, 아기를 가지는 능력을 잃고, 젊음과 그 밖의 것들을 잃어가는 상실의 시기다. 나는 이 장에서 우리가 완경을 긍정적으로 받아들여야 한다고 강조하려 한다. 이 장에서는 이 전환의 시기를 쉽고 편안하고 행복하게, 가능한 한 자연스럽게 보내는 방법을 다룰 것이다

변화에 대한 이해와 수용

**자연계에서 일어나는 모든 일처럼 완경 또한
하룻밤 사이에 일어나진 않는다. 완경은 시간을 두고 진행되며
잇따라 일어나는 작은 변화들이 모여 여성의 삶을 새로운 국면으로 안내한다.**

여성이 완경을 맞는 평균 나이는 50세 전후다. 40세 이전에 완경이 되면 조기 완경으로 진단한다.

완경이 시작되기 몇 년 전부터 난소에서는 에스트로겐 생성이 감소해 배란이 매달 꼬박꼬박 일어나지는 않게 된다. 뇌하수체에서는 이런 현상을 난포자극호르몬 분비를 촉진하라는 신호로 인식한다. 난포자극호르몬은 난소에 있는 난포 성숙을 촉진하여 배란을 유도하는 호르몬이다. 이 과정이 시작되면 의사는 혈액 검사를 통해 완경기에 접어들었는지 판단할 수 있다. 난포자극호르몬 수치가 높게 나온다면 완경이 시작되었을 가능성이 높다.

뼈 보호하기

뼈를 튼튼하게 유지하기 위해서는 에스트로겐이 필요하다. 에스트로겐이 부족하면 뼈가 약해지고 부러지기 쉬워진다. 그런 까닭에 난소의 에스트로겐 생성이 감소하는 완경기에는 뼈 건강에 유의해야 한다. 똑똑한 우리 신체는 에스트로겐 생성 감소를 보충하기 위해 신체의 다른 장소, 즉 지방세포와 부신에서 에스트로겐을 생성하기

시작한다. 부신에서는 에스트로겐의 대체 형태인 에스트론estrone을 생성한다.

완경의 증상

완경기를 맞았을 때 우리 몸에서 실제로 나타나는 변화의 징후를 알아차리기는 쉽지 않다. 우리가 알 수 있는 유일한 증상은 월경이 멈추는 것이다. 병원에 여섯 달 동안 월경을 거르고 찾아온 환자가 있었다. 그 환자는 다른 증상을 전혀 알아차리지 못했기 때문에 혼란스러워 하며 물었다. "언제쯤 완경 증상이 나타날까요?" 이 환자는 극히 '정상적인' 완경기를 보내고 있었다. 우리의 목표는 바로 이렇게 '정상적으로' 완경기를 보내는 것이다.

하지만 완경기 증상이 너무 심해서 제대로 생활을 하지 못하는 여성들도 있다. 특히 체온의 급격한 변화는 큰 문제가 될 수 있다. 잘 때 몸에 열이 나서 제대로 잠을 못 자 피로가 쌓이고 갑자기 몸에서 열이 나는 일과성 열감이 시도 때도 없이 찾아온다. 회의 도중에 몸에서 열이 나기 시작해 곤란해질 때도 있다. 체온의 급격한 변화가 다는

아니다. 감정 기복이 심해지고, 신경이 예민해지기도 하며, 관절에 통증이 생기기도 한다. 피부와 머리카락에 윤기가 사라지며 몸매가 변하기도 한다. 또한 성욕이 감퇴하고 질이 건조해져 성관계가 고통스러워진다. 이런 증상은 전부 행복하고 편안한 일상에 적잖은 타격을 입힐 수 있다.

이런 증상이 모두 완경 탓이라고 비난하기 쉽지만 단지 완경기이기 때문에 이런 문제에 시달리는 것은 아니다. 우리가 무의식적으로 완경 탓으로 돌리는 숱한 증상을 일으키거나 악화시키는 범인은 건강에 좋지 않은 식습관이나 생활 습관일 수도 있다. 지금 당장 어떻게 먹고 생활하는지를 바꾸기만 해도 완경기를 한층 더 수월하게 보낼 수 있다. 또한 완경기를 지나서도 오랫동안 건강한 삶을 누릴 수 있다.

의사가 호르몬대체요법을 권한다면 우선 식습관과 생활 습관을 개선해보라고 하고 싶다. 약물치료 대신 자연요법으로 증상을 가라앉힐 수 있다면 호르몬대체요법을 받을 필요가 없다. 자연요법이 효과가 없다면 그때 다시 의사를 찾아가 최선의 방법을 논의해도 된다.

배란이 멈추고 나서도 월경이 계속될 수 있다. 자궁내막을 두껍게 하는 호르몬을 우리 몸이 미약하게나마 계속 생성하고 있기 때문이다. 하지만 몇 달 동안 월경주기가 불규칙해지거나 월경량이 아주 적었다면 에스트로겐 수치가 떨어지고 완경이 진행 중이라는 사실을 알려주는 아주 흔한 증상을 겪고 있는 셈이다.

대응법

완경기가 시작되었다고 생각되면 의사를 찾아가 혈액 검사를 통해 난포자극호르몬 수치를 확인해보자. 하지만 난포자극호르몬이 완경 여부를 판단하는 정확한 기준은 아니다. 월경을 몇 달 거르는 등 월경이 간헐적으로 이어진다면 월경을 하지 않는 기간에는 난포자극호르몬 수치가 높아지며 이는 완경일 가능성이 높다. 하지만 다시 월경이 시작되면 호르몬 수치는 떨어질 수도 있다. 의사는 혈액 검사 결과와 함께 월경주기와 관련된 증상을 모두 고려해 진단을 내릴 것이다.

검사 결과 완경이 시작되었다면 앞으로의 일을 긍정적으로 생각하자. 우리가 할 수 있는 일이 아직 남아있다. 특히 변화를 수월하게 견뎌내기 위해 여러 방법이 준비되어 있다. 어떤 사람은 호르몬대체요법에서 해답을 찾을 것이고(285쪽 참조), 어떤 사람은 자연요법(289쪽 참조)을 통해 몸의 균형을 다시 회복시켜 완경 자체를 지극히 자연스러운 삶의 한 단계로 받아들일 수도 있다.

완경의 단계

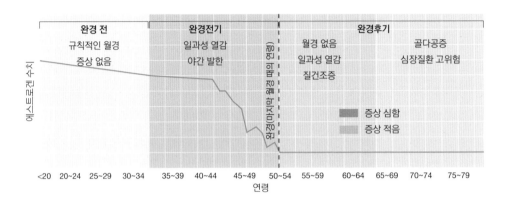

완경기로의 전환은 마지막 월경을 하기 훨씬 전부터 시작된다. 의사는 완경 과정을 판단하기 쉽게 하고자 완경기를 크게 세 단계로 나눈다.

첫 번째 단계는 서서히 완경으로 들어서는 완경전기다. 이 시기에 우리는 몇 가지 알아챌 수 있는 변화를 겪는다.

두 번째 단계는 실제 완경이 일어나는 시기, 즉 마지막 월경을 하는 날짜다. 이후 일 년 동안 월경을 하지 않으면 완경일로 확정된다.

세 번째 단계는 완경후기로 마지막 월경을 한 이후의 시기다. 이 시기에 우리는 심장이나 뼈 등 특정 부분의 건강에 유의해야 한다.

이 그래프에서는 완경기 여성의 '평균' 에스트로겐 수치와 함께 증상의 강도를 보여준다.

의학적 접근 방식: 호르몬대체요법

호르몬대체요법을 받게 되면 크림, 질 좌약, 젤, 이식, 약의 홍수에 휩싸이게 될 것이다. 호르몬대체요법은 완경을 다루는 의학적 접근 방식이다.

그렇다면 호르몬대체요법을 받아야 하는가, 받지 않아야 하는가? 완경을 맞는 모든 여성에게 이는 판단하기 쉽지 않은 큰 문제다. 이 장에 소개한 여러 정보를 통해 모든 여성이 자신에게 맞는 최선의 방법을 찾기를 바란다.

호르몬대체요법이란

완경기를 맞으면 우리 몸은 에스트로겐과 프로게스테론 생성을 중단한다. 간단히 말해 호르몬대체요법은 이 호르몬들을 인공적으로 체내에 주입하는 치료법이다.

1930년대에 처음 호르몬대체요법이 등장했을 무렵, 이 치료법은 '에스트로겐대체요법'이라고 불렀다. 이 약물치료법은 완경을 없애고 여성을 '영원히 여성답게' 살게 해주는, 노화를 막는 기적의 치료법으로 환영받았다. 하지만 그 뒤 연구에서 에스트로겐 주입이 유방암과 자궁암에 걸릴 위험을 높인다는 사실이 밝혀졌다.

에스트로겐은 자궁내막을 두껍게 만들어 수정란을 받아들이기 위한 준비를 갖추는 '건설자' 역할을 한다. 월경주기 후반기에 들어서면 우리

몸에서는 프로게스테론이 생성되며 그 결과 자궁내막이 무너져 내리면서 월경주기가 끝나고 다음 월경주기가 시작된다. 그러므로 프로게스테론(혹은 프로게스테론의 대용 물질인 프로게스토겐)의 균형을 맞추지 않고 에스트로겐만 주입하면 자궁내막이 계속해서 비정상 수준까지 두꺼워지며 자궁암 발병으로 이어진다. 마찬가지로 에스트로겐을 계속 투여받으면 유방조직이 자극을 받아 유방암이 발병할 수도 있다.

이런 사실이 밝혀지면서 공포가 확산되었다. 추후 연구를 통해 과학자들은 안전하게 대체요법을 실행하려면 호르몬대체약물에 프로게스테론을 더해야 한다는 사실을 알게 되었다.

자연 vs 인공

호르몬대체요법에 사용되는 에스트로겐이 '천연'이라는 말을 들어본 적이 있을 것이다. 이 경우 천연이라는 말의 의미는 치료법에 사용되는 에스트로겐(종류가 다양하다)이 실제 난소에서 생산되는 호르몬과 화학적으로 동일하다는 뜻이다. 그렇다고 해서 이 에스트로겐이 인공적으로 만들어졌다는 사실은 변하지 않는다.

호르몬대체요법에서 사용되는 이 '천연' 에스트로겐이 실제로는 에스트라디올estradiol이라는 물질이며 합성 호르몬 중 발암성이 가장 높은 물질이라고 알려져 있다. 영국에서는 호르몬대체요법에서 좀 더 발암성이 낮은 에스트리올estriol을 사용한다. 치료법에 사용되는 에스트로겐의 종류

는 성분 표시를 읽어보면 알 수 있다. 반면 미국에서는 약국에서 의사의 특별 지시에 따라 호르몬대체요법에 사용되는 약을 조제한다. 이 경우 에스트라디올보다 에스트리올을 사용하라고 지시하는 의사가 많다.

호르몬대체요법의 부작용

유감스럽게도 호르몬대체요법은 우리 몸에 여러 가지 바람직하지 않은 부작용을 일으킬 수 있다. 어떤 부작용이 어떻게 나타나는지는 여성마다 다르다. 부작용 때문에 호르몬대체요법을 중단하는 여성은 전체의 35%에 달한다.

내가 봐온 가장 흔한 부작용은 유방통과 유방 확대증이다. 브래지어 컵 사이즈가 두 단계까지 커질 수 있다. 내 생각에 이런 증상은 결코 심상치 않다. 가슴이 커지는 증상은 호르몬대체요법이 유방조직을 자극하고 있다는 신호이며 그 결과 유방암에 걸릴 위험이 높아질 수 있기 때문이다(287쪽 참조). 유방 크기가 변한다면 당장 검사를 받아봐야 한다. 눈에 띄는 다른 부작용으로는 복부팽만감, 피부 발진, 탈모, 복부 통증, 이스트 감염 등이 있다. 호르몬대체요법의 부작용이라고는 생각되지 않는 부작용도 있다. 고혈압과 혈전성정맥염(혈액이 응고되어 발생하는 혈관 염증) 등이다.

병원을 찾는 수많은 여성들은 호르몬대체요법 때문에 살이 찐다고 걱정한다. 하지만 연구 결과에 따르면 호르몬대체요법과 체중 증가는 아무런 상관관계가 없다고 한다. 또한 호르몬대체요

법이 정신 건강에 영향을 미치는 것 같다고 말하는 환자들도 있다. 다른 곳에서 자신의 삶을 바라보고 있는 것처럼 '단절된 느낌', '마음이 다른 곳에 있는 느낌'이 든다고 설명한다. 아주 드물지만 그 결과 자살 충동이 심해지는 여성들도 있다.

다음에서 호르몬대체요법의 가장 심각한 부작용 몇 가지를 소개한다. 호르몬대체요법을 받으려는 여성들에게 겁을 주려는 것이 아니라 치료를 받기 전 제대로 된 정보를 바탕으로 결정을 내릴 수 있도록 도우려는 것이다.

암

병원을 찾는 환자 대부분은 호르몬대체요법의 부작용 중 가장 걱정되는 것으로 유방암을 꼽았다. 여성보건계획Women's Health Initiative, WHI은 27,000명의 여성을 대상으로 하는 8년 기한의 연구를 5년 만에 중단했다. 이 연구에서 호르몬대체요법을 받게 한 여성들의 유방암 발병률이 26% 증가했기 때문이다. 2002년에 이 연구 결과가 발표되자 수많은 여성들이 호르몬대체요법을 기피하기 시작했다. 이후 1년 뒤인 2003년에 연구진이 전체 유방암 발병률을 조사하자 50~69세 여성의 유방암 발병률이 12% 감소했다는 사실을 알아냈다. 1년 만에 유방암 발병률이 이렇게 크게 떨어진 적은 없었다. 이 연구 결과로 호르몬대체요법이 유방암 발병률을 높인다는 사실이 확인되었다.

나는 호르몬대체요법을 고려하기 전에 반드시 유방 초음파 검사를 받아볼 것을 강력하게 권

한다. 검사 결과 유방조직에서 비정상적인 변화가 발견된다면 호르몬대체요법을 피해야 한다. 이런 비정상적인 세포는 그냥 두면 큰 문제가 되지 않겠지만 호르몬대체요법으로 유방이 자극받으면 이런 세포의 증식이 촉진되어 낭종이나 종양으로 발전할 수 있기 때문이다.

또한 호르몬대체요법을 받는 순간부터 유방암에 걸릴 위험이 높아진다는 사실을 반드시 염두에 두어야 한다. 호르몬대체요법을 몇 년 동안 받아 약효가 누적되어야만 문제가 생기는 것이 아니다. 좋은 소식은 호르몬대체요법을 중단하는 즉시 유방암에 걸릴 위험도 낮아진다는 것이다.

국제적인 지침과 연구 결과에 따르면 호르몬대체요법과 난소암은 연관성이 매우 적다. 그리고 자궁내막암은 호르몬대체요법을 받으면 오히려 걸릴 위험이 감소한다.

혈전

호르몬대체요법을 받고 1～2년 동안은 암 발병 위험과 혈전이 생길 위험이 높아지다가 시간이 지나면 감소한다. 혈전이 생기면 발작, 심장마비, 심정맥혈전증이 일어날 수 있다. 연구 결과에 따르면 호르몬대체요법을 받는 여성의 경우 발작이 일어날 위험이 41% 증가하며 심장질환을 앓게 될 위험이 29% 증가한다. 호르몬대체요법을 받는 와중에 비행기를 탈 일이 있으면 심정맥혈전증이 일어날 가능성이 높아지므로 여행 전 반드시 의사와 상담해야 한다. 심정맥혈전증은 비좁은 비행기 좌석에서 오랫동안 앉아 있는 경우

다리 정맥에 혈전이 생기는 현상으로 다리의 혈전이 정맥을 타고 폐로 흘러들어가 폐색전증을 일으키면 목숨까지 위험할 수 있다.

가장 간단한 해결책은 비행기를 타기 전에 호르몬대체요법을 중단하고 비행기에서 내렸을 때 재개하는 것이다.

담낭 질환

과거에는 호르몬대체요법을 받으면 담낭암에 걸릴 위험이 높아진다는 의견이 있었지만 현재 국제적인 지침과 연구 결과에 따르면 호르몬대체요법과 담낭암 발병은 관련이 없다. 호르몬대체요법을 오래 받을수록 담석이 생길 가능성도 점점 높아진다. 과거에 담석이 생긴 적이 있다면 담석 재발 가능성도 크게 높아진다.

호르몬대체요법의 장점

호르몬대체요법을 받으면 일과성 열감과 야간 발한 증상이 가라앉는다는 사실만은 분명하다. 이런 증상 때문에 제대로 생활할 수 없을 정도라면 호르몬대체요법이 해결책이 될 수 있다. 그러나 예전에 호르몬대체요법을 열렬히 지지해온 의사들의 의견에 따르면 호르몬대체요법을 받을 경우 기력과 성욕을 끌어올릴 수 있을 뿐 아니라 완경과 관련된 증상을 눈에 띄게 가라앉힐 수 있으며 완경에 일어나는 여러 건강 위협 요소를 없앨 수 있다고 한다. 그러나 현재 영국의 의학안전위원회에서는 여성이 호르몬대체요법을 받을

수 있는 기간을 제한하고 있으며(최근 국제학회나 국내학회 모두 개인에 따라 제한 기간에 차등을 두고 있다 – 감수자) 일과성 열감이나 야간 발한 같은 완경 증상을 완화하는 목적으로만 받을 수 있다고 규정하고 있다. 호르몬대체요법에 골다공증을 앓는 여성의 걱정거리인 뼈 골절의 위험을 낮추는 효과가 있다고 알려져 있지만 영국과 미국의 안전 지침에서는 50세 이상의 완경후기 여성은 일반적인 골다공증 약을 투여받지 못하는 상황이 아니라면 골다공증 치료 목적으로 호르몬대체요법을 받아서는 안 된다고 규정하고 있다. 단, 예방 요법으로는 권하고 있다.

호르몬대체요법의 또 다른 혜택이라 알려진 부분도 주의 깊게 조사해볼 필요가 있다. 한때 의사들은 호르몬대체요법으로 노령 여성의 알츠하이머 발병률을 낮출 수 있다고 생각했다. 호르몬대체요법으로 주입하는 에스트로겐이 뇌에서 알츠하이머의 원인인 손상되고 비틀어진 단백질 형성을 중단시킬 수 있다고 알려져 있기 때문이다. 하지만 막 완경이 된 여성의 경우에는 초기에 인지 기능 감소를 예방한다고 보지만 그렇지 않은 경우에는 호르몬대체요법이 알츠하이머 발병의 한 원인이 될 수 있다는 것이다. 감정 기복, 우울증, 요실금 등 초기 의학계에서 혹은 일반 대중 사이에서 호르몬대체요법으로 치료할 수 있다고 생각했던 질환들도 현재 밝혀진 바에 따르면 치료 효과가 없거나 오히려 더욱 악화될 수 있다.

결정 내리기

골절, 심장질환, 유방암, 난소암, 알츠하이머 같은 질환에 대한 호르몬대체요법의 효과에 대해 확실한 답을 얻기 위해서는 다수의 여성을 대상으로 하는 무작위 대조시험 연구를 제약 회사와는 독립적으로 시행할 필요가 있다. 아직 호르몬대체요법의 장기적인 영향에 대해서는 알려지지 않았으며 어쨌든 위험이 치료의 이점을 훨씬 능가한다는 것만큼은 분명하다. 내 진료 경험으로 판단하건대 완경 증상을 가라앉히는 데는 자연요법이 가장 효과가 있다.

자연요법을 시도해보는 편이 좋지만 꼭 호르몬대체요법을 받아야겠다면 의사와의 상담을 통해 장점과 단점을 잘 가늠해서 자신에게 맞는 최선의 방법을 찾도록 한다.

호르몬대체요법을 받기로 결정했다 하더라도 선택의 여지가 남아있다는 사실을 잊지 말자. 처음 약물 투여 이후 부작용을 견디기 어렵다고 생각되면 의사에게 투여량을 조절해달라고 요청한다. 호르몬대체요법을 받는다고 해도 25쪽에 소개한 건강에 좋은 식습관과 생활 습관을 위한 지침을 따르는 것이 좋다.

호르몬대체요법을 받으면서 289쪽에 소개한 자연요법을 시도해도 좋다. 자연요법을 통해 골다공증이나 심장질환, 암을 예방할 수 있다. 하지만 이 경우 약초에 대한 부분은 무시해야 한다. 호르몬대체요법이 약초의 작용을 대신 해주기 때문이다. 혹은 호르몬대체요법이 효과가 없을 경우 약초는 호르몬 부작용을 일으킬 수 있다. 호르몬대체요법이 효과가 없다면 병원에 가야 한다. 시중에는 수십 가지의 호르몬 조제 약품이 나와 있으므로 한 가지가 효과가 없다면 다른 약품을 시도해볼 수 있다.

호르몬대체요법을 받지 않겠다고 결정하거나 한번 시도해본 끝에 중단하기로 결심했다면 다음 장에 소개하는 자연 완경을 위한 지침을 따라 보자.

호르몬대체요법을 끝내는 법
—

호르몬대체요법을 받았다면 의사는 약물 투여를 중단하라고 할 것이다. 간혹 제한 기간을 채우기 전에 치료를 중단할 수도 있다. 혹은 스스로 호르몬대체요법을 그만둬야겠다고 결정을 내릴 수도 있다. 어느 경우든 치료를 갑자기 중단해서는 안 된다. 약물 투여 중지에 따른 현상이 나타날 수 있기 때문이다. 이런 현상은 애초에 호르몬대체요법을 받는 이유가 되었던 완경 증상보다 훨씬 더 심할 수 있다. 의사에게 약 투여량을 서서히 줄이거나 약을 투여하는 방식을 정제에서 패치로 바꾸는 등의 방법을 상담해보자. (하지만 서서히 감량하는 방법, 갑자기 중단하는 방법 모두 증상 재발률에는 차이가 없다. 어느 쪽이 더 좋은지도 아직 명확하지 않다. – 감수자)

자연 완경

호르몬대체요법이 자신에게 맞는 해결책이 아니라면 대안은 무엇일까? 여기에서는 자연 완경을 위한 지침을 자세하게 설명한다. 이 지침은 약의 도움 없이 이 전환기를 무사히 넘기기 위한 길잡이가 될 것이다.

완경기를 무사히 넘기기 위해 내가 제시한 자연 요법에 따르려면 식습관과 생활 습관을 고쳐야 한다. 식습관과 생활 습관에 대한 지침에 따른다면 건강을 회복하고 유지하는 데 도움이 될 것이다. 이 장에는 완경기에 나타날 만한 여러 증상에 대처하는 약초와 보충제도 소개한다.

식습관

자연 완경으로 가는 첫걸음은 건강에 좋고 호르몬 균형을 맞춰주는 식습관에 따라 영양을 섭취하는 것이다. 63쪽 상자글에 소개된 호르몬 균형 식단에 따른다. 여기서 설명하는 항목에 특히 주의를 기울이고 완경에 좋은 10가지 음식(292쪽 상자글 참조)을 잘 챙겨 먹는다.

포화지방 섭취 줄이기

소고기를 비롯한 붉은색 육류나 치즈처럼 포화지방이 많이 들어 있는 음식 섭취를 줄인다. 포화지방은 심장에 좋지 않으며 우리 몸을 산성화시킨다. 몸이 산성화되면 칼슘 손실이 일어나 뼈가 분해될 위험이 높아지고 결국에는 골다공증에 걸릴 수도 있다(312쪽 상자글 참조).

필수지방산 섭취 늘리기

견과류, 씨앗류, 어유, 달걀에 풍부한 필수지방산은 우리 몸을 안팎으로 매끄럽게 하는 효과가 있다. 거친 피부, 질건조증, 관절 통증에 좋을 뿐 아니라 콜레스테롤 수치를 낮추고 신진대사 속도를 촉진한다.

혈당 안정화

완경기에는 혈당 균형을 잡는 일이 중요하다. 난소의 에스트로겐 생성이 감소하면서 부신에서 그 역할을 인계받아 에스트로겐의 대체 물질(종류가 다양하다)을 생성하는데, 혈당이 급격히 오르내리면 부신에서 해야 하는 일이 많아져서 빨리 피로가 쌓인다. 혈당 균형을 맞추는 방법은 33쪽 상자글을 참조한다.

천연섬유질 섭취 늘리기

과일, 채소, 통곡물을 많이 먹어 천연섬유질을 충분히 섭취한다. 잘 알려진 대로 섬유질은 장운동 활성화는 물론 혈당 안정 효과도 있다. 그리고 섬유질은 오래된 에스트로겐과 노폐물이 장을 통해 배출되도록 도와 해독 작용이 효율적으로 이루어지게 하는 중요한 역할을 한다.

피토에스트로겐 섭취 늘리기

완경기 여성이라면 규칙적으로 피토에스트로겐을 섭취해야 한다. 피토에스트로겐은 호르몬 균형을 유지해주고 일과성 열감과 야간 발한 등의 증상을 완화시키는 데 효과적이다. 식단의 10%만 바꿔서 피토에스트로겐 섭취를 늘리기만 해도 큰 효과를 볼 수 있을 것이다. 나를 비롯해 수많은 의사와 영양사들은 아시아에서 완경 증상이 나타나는 여성의 비율과 유방암 발병률이 서구 사회에 비해 낮은 이유를 피토에스트로겐 섭취를 많이 하는 식습관 때문이라고 생각한다.

대두, 병아리콩, 렌즈콩 같은 콩류에 들어 있는 일부 피토에스트로겐에는 이소플라본이 함유되어 있다. 이소플라본은 특정 에스트로겐 수용체를 자극하고 다른 수용체를 막는 작용을 한다는 점에서 완경기 치료약인 선택적 에스트로겐 수용체 조절제SERMS(316쪽 참조)와 같은 효과를 내는 듯하다. 대두에는 특히 제니스테인과 다이드제인이라 불리는 두 가지 중요한 이소플라본이 함유되어 있다. 이 두 가지 이소플라본은 완경 증상을 가라앉히는 데 탁월하다고 알려져 있다. 대두 섭취에 가장 효과적인 음식은 된장과 두부다.

보충제

양질의 종합비타민과 무기질 보충제를 챙겨 먹는 일은 나이에 상관없이 중요하지만 특히 완경기에 더없이 중요하다. 뼈 건강을 위해 필수영양소를 제대로 섭취하고 노화를 늦추는 효과가 있는 항산화제를 충분히 섭취한다. 혈당 균형을 잡아주는 비타민 B군이나 크롬 같은 여러 비타민과 무기질도 잘 챙겨 먹어야 한다.

이 지침을 한꺼번에 따르는 가장 쉬운 방법은 완경기 여성을 위한 종합비타민과 무기질 보충제를 복용하는 것이다. 그러나 종합비타민과 무기질 보충제를 복용한다고 식사를 부실하게 해서는 안 되며 반드시 건강한 식단에 따라 먹어야 한다.

종합비타민과 무기질 보충제에 더해 완경 증상을 가라앉히기 위해 여기 소개하는 보충제를 추가로 복용할 수도 있다. 각각 보충제를 복용하기 전에 종합비타민과 무기질 보충제에 함유된 양을 확인해 하루 권장량을 채우도록 한다. 특정 증상이 나타난다면 그 증상을 치료하는 보충제나 약초를 함께 복용한다.

• 비타민 B 복합체: 감정 기복이 심하고 신경질이 나거나 긴장감, 불안감, 우울감에 시달리는 경우, 시도 때도 없이 눈물이 나고 기운이 없는 경우 비타민 B군 결핍일 수 있다. 매일 비타민 B군을 25mg씩 복용한다.

• 바이오플라보노이드가 첨가된 비타민 C: 일과성 열감을 가라앉히는 효과가 뛰어나다. 우리 몸은 콜라겐 생성을 위해 비타민 C가 필요하다. 콜라겐은 골기질을 만드는 주요 성분이며 뼈를 튼튼하게 해준다. 또한 피부 조직을 비롯해 질과 비뇨기의 탄력성을 유지하는 데 도움이 된다. 바이오플라보노이드는 모세관을 튼튼하게 하여 혈액의 흐름을 좋게 해 일과성 열감을 완화시킨다. 하루두 번 마그네슘아스코르브산염으로 500mg 복용한다.

• 비타민 E: 일과성 열감 증상이 완화되고 질건조증에도 도움이 된다. 매일 400iu 복용한다.

• 마그네슘: 신체를 진정시키는 효과가 있어 불안하거나 긴장될 때, 불면증에 시달릴 때 섭취한다. 근육 경련이 일어날 때도 복용하면 좋다. 매일 300mg 복용한다.

• 오메가-3 지방산: 필수지방산은 피부와 머리카락, 손톱, 질의 건조증을 막아준다. 항염 효과도 있어서 관절 통증을 가라앉혀주며 활발한 두뇌 활동을 돕는 중요한 역할을 한다. 채식주의자는 아마씨 오일로 섭취할 수 있다. 매일 최소 700mg의 EPA와 500mg의 DHA가 함유된 어유 1,000mg 복용한다.

약초

완경에 가장 좋은 약초는 호르몬 균형을 잡아주는 약초로 잘 알려진 승마다. 하지만 최고의 효과를 보려면 여러 약초를 혼합해서 사용하면 좋다. 약초를 혼합해서 복용하면 한 종류의 약초만 복용하는 것보다 대개 약효가 높아진다. 우리 병원에서는 여러 약초 중에서도 승마에 정조목, 세이지, 밀크시슬을 섞어 복용하라고 권한다. 하지만 호르몬대체요법을 받고 있다면 여기 소개한 어떤 약초도 복용해서는 안 된다. 약초가 호르몬에 영향을 미쳐 약물 효과를 망쳐놓을 수 있기 때문이다. 약초를 복용할 때는 말리거나 빻은 약초를 캡슐 형태로 하루에 200~300mg 복용하거나 약초 팅크제를 같은 비율로 섞어 만든 혼합 팅크제 1티스푼을 약간의 물에 타서 하루에 세 번까지

자연 환경에 좋은 음식 10가지

① 대두: 환경에 좋은 음식 1위는 단연 대두다. 대두에 일과성 열감과 야간 발한 증상을 가라앉히는 효과가 있다는 사실은 이미 거듭 증명되었다. 두부, 두유, 된장, 간장 등 다양한 유기농 대두 식품을 섭취한다.

② 콩류: 대두를 비롯해 모든 콩류는 피토에스트로겐이 풍부하다. 병아리콩(후무스로 먹으면 좋다), 이집트콩, 강낭콩, 팥 등의 콩류를 다양하게 섭취한다. 유기농 콩 통조림을 구입하면 편리하게 콩을 먹을 수 있다.

③ 기름진 생선: 연어, 참치, 청어, 정어리, 고등어 등에는 오메가-3 지방산이 풍부하다. 오메가-3 지방산은 완경 증상을 다스리는 효과가 있다(290쪽 참조).

④ 밝은색 과일과 채소: 항산화제가 풍부하여 노화를 늦춰줄 뿐 아니라 암과 심장질환을 예방하는 효과도 있다. 완경기가 지나면 암과 심장질환 위험이 높아지므로 챙겨 먹는다.

⑤ 견과류: 기름진 생선과 마찬가지로 필수지방산이 풍부하고 비타민 E(모든 견과류)와 셀레늄(특히 브라질너트에 풍부하다)을 비롯한 항산화제가 들어 있다.

⑥ 씨앗류: 영양 만점 식품인 모든 종류의 씨앗류에는 필수지방산이 풍부하다. 호박씨와 해바라기씨에는 아연이 풍부해서 호르몬 균형을 맞춰주는 효과가 뛰어나다. 피토에스트로겐 식품인 아마씨 또한 완경기 여성에게 좋다.

⑦ 물: 물은 엄격하게 말해 음식은 아니지만 일상생활에서 수분을 충분히 섭취하는 일은 아주 중요하다. 특히 완경기에는 물을 잘 챙겨 마셔야 한다. 물은 체온 조절 작용을 통해 일과성 열감과 야간 발한 증상을 가라앉히는 데 도움이 된다. 완경에 꼭 필요한 영양분을 몸 구석구석까지 운반하는 일을 도우며 노폐물을 배출하는 데도 중요한 역할을 한다.

⑧ 십자화과 채소: 브로콜리, 양배추, 콜리플라워, 싹양배추 같은 십자화과 채소에는 항산화제가 풍부하며 유방암 예방 물질도 들어 있다. 양배추에는 골다공증을 예방하는 데 도움이 된다고 알려진 비타민 K가 풍부하다.

⑨ 통곡물: 섬유질이 풍부한 통곡물은 장운동을 활발하게 해줄뿐 아니라 심장질환과 유방암을 예방하는 효과도 있다. 섬유질이 콜레스테롤 수치는 물론 에스트로겐 수치까지 조절해주기 때문이다.

⑩ 허브차: 세이지차는 일과성 열감과 야간 발한을 가라앉히는 데 도움이 된다. 민들레차는 몸의 수분을 유지해주는 효과가 있다. 쐐기풀차는 칼슘이나 마그네슘 같은 무기질이 신체에 잘 흡수되도록 돕는다. 칼슘과 마그네슘은 모두 뼈를 튼튼하게 하고 골다공증을 예방하는 데 중요한 영양소다.

마신다. 가능한 한 유기농 약초를 구입한다.

• 정조목: 신체의 호르몬 균형을 잡는 효과가 뛰어나다. 특히 월경주기가 불규칙해지고 감정 기복이 심해지는 등 완경전기(284쪽 상자글 참조)에 일어나는 증상에 효과가 있다.

• 승마: 나는 일과성 열감과 야간 발한 같은 완경 증상을 완화하는 데 승마만 한 것이 없다고 생각한다. 광범위한 임상 실험에서 완경 여성이 복

용하면 좋은 약초라는 사실이 증명되었다.

- 당귀: 전통 한의학에서 당귀는 여성용 강장제로 사용된다. 호르몬 균형을 맞춰주고 일과성 열감과 야간 발한, 질건조증 증상을 완화시킨다.

- 은행: 완경기를 맞아 기억력과 집중력이 떨어졌다는 생각이 들면 은행을 복용한다. 연구에서 밝혀진 바에 따르면 은행은 뇌의 원기를 회복시켜주므로 학습, 기억, 집중 능력을 키워준다. 또한 혈전을 막아주는 효과도 있어 심장질환 예방에도 좋다.

- 밀크시슬: 체내에서 낡은 호르몬을 배출하게 하는 간의 해독 작용을 돕는다. 몸의 호르몬 균형이 무너질 때 유용하다.

- 세이지: 야간 발한(295쪽 참조)을 완화해주는 효과가 있다. 〈약리생화학행동학회지Pharmacology, Biochemistry and Behaviour〉에 발표된 연구에 따르면 기억력 향상 효과도 있다.

그 외 자연요법

식습관을 개선하고 보충제와 약초를 복용하면서 다른 자연요법을 시도해본다면 완경기를 무사히 보내는 데 크게 도움이 될 것이다. 혼동을 피하기 위해 다음 장에서 각 증상에 따라 필요한 자연요법을 따로 소개한다. 자신의 완경 증상에 효과적인 자연요법을 조합한다면 해결책을 찾을 수 있을 것이다.

완경

우리가 흔히 완경기라고 생각하는 시기는 '완경전기'인 경우가 많다.
완경전기는 실제 완경, 즉 마지막 월경을 하기 전까지의 시기다.
마지막 월경은 우리 몸의 가임기가 끝났음을 알려준다.

달리 표현하면 완경은 새로운 시작을 의미하기도 한다. 문화인류학자인 마거릿 미드Margaret Mead가 말했듯이 이 세상에 완경을 지난 여성의 활기보다 더 큰 힘은 없다. 혼동을 피하기 위해 이 장에서 나는 마지막 월경으로 이어지는 전 과정을 통칭해 우리가 흔히 쓰는 대로 '완경기'라고 표현하겠다.

완경기 기간은 대개 2~8년 사이로 완경기가 얼마나 지속되는가는 여성마다 다르고 시작되는 시기 또한 여성마다 다르다(284쪽 상자글 참조).

완경기가 지나는 동안 에스트로겐과 프로게스테론 같은 생식호르몬 수치가 급격하게 오르내린다. 때때로 월경이 중단되기도 하는 증상(295쪽 상자글 참조)을 제외한다면 이 호르몬 급변의 시기에 나타나는 가장 흔한 증상은 일과성 열감과 야간 발한, 심한 감정 기복이다. 이 장에서는 완경의 또 다른 증상인 성욕 감퇴와 탈모도 함께 다룰 것이다.

임신과 완경

월경주기가 규칙적이라면 매달 거의 같은 날짜에 월경을 하지만 완경기에는 월경주기가 무너지면서 월경 날짜를 예측하기가 어려워진다. 평소보다 월경량이 많아질 수도 있다.

완경기에 프로게스테론과 에스트로겐 수치가 오르내린다는 것은 난소의 난포에서 난소가 성숙해서 배란되는 게 아니라는 뜻이다. 완경기에 하는 월경은 '무배란' 월경, 즉 배란이 일어나지 않은 월경일 것이다. 하지만 가끔 배란이 될 수도 있으며 임신하는 경우도 있으니, 아기를 가지려 하지 않는다면 50세 이상일 경우 1년 동안 월경을 하지 않을 때까지, 50세 이하일 경우 2년 동안 월경을 하지 않을 때까지 피임을 해야 한다.

스트레스와 증상

스트레스가 호르몬 불균형을 일으키는 주범이라는 사실은 몇 번을 강조해도 부족하다. 완경기에 나타나는 모든 증상의 원인은 몸의 호르몬 불균형이기 때문에 가능한 한 스트레스를 받지 않는 게 아주 중요하다. 완경을 맞이한다는 불안감에 사로잡히거나 자신의 몸에 일어나는 변화 때문에 힘겨워하지 말자. 나는 이 장에서 소개하는 여러 방법을 통해 완경기 여성들이 스스로 자기 몸의 건강을 책임지는 진정한 주인이 되기를 바란다. 우리가 완경이라는 전환의 시기를 무사히 보내기 위해 할 수 있는 일은 아주 많다.

간헐적 월경

—

완경기에 나타나는 지극히 정상적인 증상이므로 걱정할 필요가 전혀 없다. 하지만 다음 증상이 나타나면 즉시 병원에 가야 한다.

- 하혈량이 아주 많을 때, 탐폰이나 생리대를 매 시간 갈아야 할 때
- 하혈이 8일 이상 지속될 때
- 월경 기간도 아닌데 피가 비칠 때
- 월경주기가 21일보다 짧을 때

일과성 열감과 야간 발한

완경기를 맞은 여성은 다른 어떤 증상보다 일과성 열감과 야간 발한 때문에 고생스럽다고 호소한다. 일과성 열감이 너무 심해서 일상생활을 유지하기 힘든 여성도 있다.

일과성 열감은 얼굴과 몸 전체가 참을 수 없을 만큼 더워지는 증상으로 아무런 경고 없이 갑자기 나타날 수 있다. 이 증상은 30초에서 30분까지 지속될 수 있으며 며칠 간격으로 나타나는가 하면 몇 시간 만에 나타나기도 한다. 이런 열감이 밤에 나타나면 야간 발한이라 한다. 야간 발한 증상에 시달리는 여성은 수면에 큰 방해를 받으며 때때로 심각한 불면증에 시달리기도 한다. 야간 발한으로 수면 부족에 시달리면 두뇌 활동이 둔해지고 심지어 우울증에 걸리는 여성도 있다.

낮이든 밤이든 열감 자체는 대개 몸 전체에서 열이 나는 증상이지만 수많은 여성이 이 증상이 나타난 후 춥고 몸이 떨린다고 호소한다. 열감으로 인해 견디기 힘든 증상에는 얼굴과 목이 빨개지거나 울긋불긋해지는 증상, 비 오듯 땀이 흐르는 증상이 있다. 머리가 무겁거나 꽉 조이는 듯한 느낌이 들 수도 있고 열감이 느껴지는 순간 심장 박동이 빨라지기도 한다.

원인

일과성 열감의 원인에 대해서는 의견이 다양

하다. 완경기가 되면 에스트로겐 수치가 떨어지면서 에스트로겐 금단 증상으로 열감이 나타난다는 의견도 있고 난포자극호르몬 수치가 높아지는 것이 원인이라고 보기도 한다. 열감 자체는 몸을 식히기 위해서 혈관이 팽창해(넓어져서) 순환계에 더 많은 피가 돌면서 나타난다. 더운 날 땀을 흘려 몸을 식히는 반사 작용과 같은 원리다. 매운 음식을 먹거나 카페인, 알코올을 섭취하거나 뜨거운 음료를 마시거나 스트레스를 받는 등 어떤 특정 행동으로도 열감이 유발되기도 하는데 열감을 유발시키는 행동은 여성마다 다를 수 있다. 덧붙여 흡연, 비만, 움직이지 않는 생활 습관을 지닌 여성에게는 열감 증상이 나타날 위험이 높다.

식습관

연구를 통해 피토에스트로겐이 풍부한 식단을 먹는 여성의 경우 그렇지 않은 여성보다 일과성 열감을 비롯해 완경 증상을 덜 겪는 것으로 나타났다. 피토에스트로겐은 에스트로겐 수치가 낮을 때 수치를 높여주지만 이미 에스트로겐이 충분할 때는 불필요하게 에스트로겐 수치를 높이지 않기 때문에 호르몬 균형을 맞춰주는 역할을 한다. 필수지방산 또한 완경 증상 완화에 도움이 되므로 기름진 생선이나 아마씨 같은 씨앗류를 충분히 섭취한다. 한 소규모 연구에서는 매일 아마씨 가루를 4큰술 섭취한 여성의 일과성 열감 증상이 반으로 줄어들었다는 결과가 나왔다.

바이오플라보노이드 성분이 풍부한 감귤류도 더 많이 먹어야 한다. 이 영양소는 신체 내 혈류를 조절하는 모세혈관을 튼튼하게 한다. 게다가 감귤류에는 열감 증상을 가라앉히는 데 효과가 있는 비타민 C가 풍부하다. 감귤류 과일을 많이 먹으면서 보충제를 함께 복용해도 좋다. 바이오플라보노이드가 첨가된 비타민 C를 마그네슘 아스코르브산염 형태로 500mg씩 매일 두 번 복용한다.

마지막으로 조금씩 자주 먹어야 한다. 혈당 균형이 무너지면 체내 아드레날린 수치가 높아지고, 그 결과 일과성 열감이 나타날 수 있기 때문이다. 완경기에 먹어야 하는 음식에 대해서는 289쪽을 참조한다.

피토에스트로겐이 풍부한 식품
—

- 셀러리
- 마늘
- 곡물(쌀, 귀리, 밀, 보리, 호밀 등)
- 과일(사과, 자두, 버찌 등)
- 허브, 향신료(세이지, 회향, 계피 등)
- 콩류(대두, 렌즈콩, 병아리콩 등)
- 씨앗류(참깨, 호박씨, 양귀비씨 등)
- 새싹류(자주개자리, 숙주 등)
- 채소(브로콜리, 당근, 감자 등)

보충제

비타민 C와 함께 다음 보충제를 복용한다. 비타민 C에 대한 영양 정보는 위의 내용을 참조한다.

• 비타민 E: 연구 결과에 따르면 일과성 열감을 가라앉히는 효과가 있을 뿐 아니라 질건조증에도 좋다. 매일 400iu 복용한다.

약초

다음에 소개하는 약초의 팅크제를 같은 비율로 섞은 혼합 팅크제 1티스푼을 소량의 물에 타서 하루에 두세 번 마신다. 캡슐 형태로 복용할 때는 200~300mg을 하루에 두 번 복용한다.

• 정조목: 이 약초는 초과된 부분을 덜어내고 결핍된 부분을 채워주는 작용으로 몸의 균형을 잡아주는 강장제다. 이런 작용 때문에 우리 몸의 호르몬 균형도 잡아준다. 이 약초를 규칙적으로 복용하면 3개월 안에 증상이 가라앉을 것이다.

• 승마: 일과성 열감과 야간 발한을 위한 약초라 해도 과언이 아니다. 승마는 선택적 에스트로겐 수용체 조절제처럼 작용하여 신체 특정 부위의 에스트로겐 수용체를 자극하는 한편 유방과 자궁의 에스트로겐 수용체는 자극하지 않는다. 그 결과 호르몬대체요법의 부작용(286쪽 참조)과는 다르게 유방암과 자궁암에 걸릴 위험을 높이지 않고도 완경 증상을 완화할 수 있다.

• 당귀: 여성 생식 기관을 위한 강장제 역할을 하며 호르몬 균형을 잡아주어 일과성 열감과 야간 발한 증상을 가라앉힌다.

• 세이지: 유명한 요리용 약초로 열감과 야간 발한 두 가지 증상에 효과가 있다. 한 연구에서는 세이지를 섭취한 30명의 여성 중 20명이 이 두 가지 증상이 모두 사라지는 효과를 보았다.

• 쥐오줌풀Valerian, Valeriana officinalis: 몸을 진정시키는 작용을 하므로 잠을 제대로 자지 못한 다음 날 승마로 발한을 진정시키고 쥐오줌풀을 조금 더하면 편하게 숙면을 취해 피로를 풀 수 있다.

그 외 자연요법

다음은 일과성 열감과 야간 발한 증상을 가라앉히는 데 가장 유용한 자연요법이다. 침술요법을 받아도 좋다. 내가 아는 한 침술요법으로 효험을 본 사람들이 많다.

동종요법

열감에 효과가 있는 동종요법이 몇 가지 있다. 여기 소개한 치료법 중에 자신의 증상에 맞는 치료법을 선택해 하루에 두 번 30c 농도로 시행한다.

• 라케시스: 몸 아래부터 시작해 머리로 올라오는 열감 증상에 좋다. 몸에 열이 나면 언제든지 옷을 벗을 수 있도록 옷을 여러 겹 껴입는 것을 좋아하는 여성, 목 주위에 무언가 두르는 것을 좋아하지 않는 여성에게 적합하다.

• 백두옹: 열감 증상에 일관성이 없는 경우, 즉 열감이 나타날 때마다 다른 느낌이 드는 경우에 복용한다.

• 세피아: 열감 증상 때문에 기운이 없고 기분이 안 좋거나 성욕이 감퇴할 때 효과가 있다.

방향요법

열감 증상 치료에 효과가 좋은 에센셜 오일에는 로만 캐모마일, 세이지, 바질, 백리향, 클라리세이지 오일이 있다. 이 중 마음에 드는 오일을 골라 같은 비율로 섞는다. 혼합액 15방울을 스위트 아몬드 오일 6티스푼에 넣어 희석시킨 다음 부드럽고 편안하게 몸을 마사지한다. 여러 가지 배합을 통해 어떤 오일이 자신에게 가장 잘 맞는지, 어떤 배합이 가장 기분을 편안하게 해주는지를 찾아본다. 외출할 때는 응급조치용으로 화장지나 손수건에 몇 방울 떨어뜨려 가방에 넣어둔다. 열감이 느껴지기 시작하면 바로 꺼내어 향기를 들이마신다.

자기 관리

옷을 여러 겹 입기

열감이 느껴질 때마다 벗었다 다시 입을 수 있도록 얇은 옷을 여러 겹 입는다.

열감을 일으키는 행동 피하기

열감을 일으킬만한 행동을 최대한 피한다. 예를 들어 적포도주를 한 잔 마시고 나서 열감이 나타났다면 가능한 한 다른 음료를 마신다.

심호흡

열감 증상은 스트레스와 관련돼 있다. 스트레스를 받을 때마다 심호흡을 한다. 한 연구 결과에 따르면 하루에 두 번씩 깊게 복식호흡을 할 경우 열감 증상이 나타나는 빈도가 반으로 줄었다고 한다. 복식호흡을 할 때는 1분에 6~8번 정도 의식적으로 호흡한다.

감정 기복

완경기 변화가 서서히 진행되면서 신체 호르몬 수치는 새로운 균형점을 찾기 전까지 오르락내리락하기 마련이다. 그동안 기분 또한 함께 오르내린다. 때때로 감정 기복이 너무 심할 때도 있다.

기분이 평온하다가 갑자기 화가 나거나 불안해지거나 심지어 우울해지는 등 감정 기복이 심해지는 것은 완경기에 나타나는 흔한 증상 중 하나다. 과학자들은 이런 증상의 원인을 에스트로겐이 체내 세로토닌(기분이 좋아지게 하는 호르몬)의 작용에 영향을 미치기 때문이라고 생각한다. 에스트로겐 수치가 떨어지기 시작하면 세로토닌 수치도 함께 떨어지면서 별 이유 없이 갑자기 기분이 나빠지는 것이다. 에스트로겐 수치가 높아지면 다시 세로토닌 수치도 높아진다. 여기에 더해 혈당 불균형과 피로감(아마도 야간 발한에 시달린 결과, 295쪽 참조) 또한 감정과 체온이 급변하는 원인이 될 수 있다. 일단 에스트로겐 수치가 안정화되고 완경기에 안착하면 대개의 경우 기분도 다시 차분하게 안정된다.

기존 치료법

완경기에 나타나는 증상에 대해 의사는 호르몬대체요법을 권할 것이다. 호르몬대체요법으로 감정 기복이 안정되는 여성도 있지만 오히려 심해지는 여성도 있다. 다른 부작용과 위험은 말할 것도 없다. 증상이 너무 심한 경우 의사는 항우울제를 처방할 수도 있다.

식습관

호르몬 균형 식단(63쪽 참조)에 따라 먹는다. 신선하고 정제하지 않은 음식을 먹어 완경 증상을 가라앉히는 데 필요한 영양소를 충분히 섭취한다. 호르몬 균형을 유지하고 가장 중요한 혈당 수치를 안정시키기 위해서 289쪽에 소개한 자연 완경을 위한 식습관을 충실히 따른다.

보충제

감정 기복을 안정시키기 위해서는 자연 완경을 위한 다른 자연요법보다 보충제의 역할이 중요하다.

• 비타민 B 복합체: 비타민 B군은 전부 다 신경계를 지원하는 작용을 한다. 우울증을 완화하는 효과도 있다. 매일 비타민 B군을 25mg씩 복용한다.

• 마그네슘: '자연의 안정제'로 알려진 마그네슘은 근육과 신경계를 진정시키는 효과가 있어 긴장을 푸는 데 좋다. 매일 300mg 복용한다.

• 오메가-3 지방산: 필수지방산은 건강한 두뇌 활동을 위해 중요하다. 채식주의자는 아마씨 오일로 섭취할 수 있다. 매일 최소 700mg의 EPA와 500mg의 DHA가 함유된 어유 1,000mg 복용한다.

약초

• 정조목: 기분을 풀어주고 감정 기복을 완화하는 효과가 있다. 몸의 균형을 잡아주는 가장 좋은 약초이기도 하다. 하루 두 번 약간의 물에 팅크제 1티스푼을 타서 마신다. 캡슐 형태로 복용할 때는 200~300mg을 하루 두 번 복용한다.

• 세인트존스워트: 경증의 우울증을 치료하는 항우울제 약초로 유명하다. 하루 세 번 소량의 물에 팅크제 1티스푼을 타서 마신다. 캡슐 형태로 복용할 때는 300mg을 하루에 두세 번 복용한다.

• 시베리아인삼: 스트레스로 기분이 나빠지지 않게 하는 효과가 있다. 하루 두 번 소량의 물에 팅크제를 1티스푼 타서 마신다. 캡슐 형태로 복용할 때는 250~300mg을 하루 두 번 복용한다.

• 쥐오줌풀: 신경을 안정시키는 효과가 있다. 하루 두 번 소량의 물에 팅크제를 1티스푼을 타서 마신다. 또는 캡슐 형태로 300mg을 하루 두 번 복용한다.

그 외 자연요법

마사지, 명상, 요가, 반사요법, 침술요법은 모두 감정 기복을 가라앉히는 데 효과가 있다고 증명된 자연요법이다. 각 분야의 전문가를 찾아가 상담을 해보자. 그동안 집에서 다음 치료법을 시도해봐도 좋다.

동종요법

자신의 체질에 따라 맞춤 치료를 받기 위해서는 동종요법 전문가를 찾아간다. 브리오니아, 라케시스, 세피아는 감정 기복을 조절하는 효과가 있다. 하루에 두 번 30c 농도로 복용한다.

방향요법

감정 기복을 다스리는 데 가장 좋은 에센셜 오일은 클라리 세이지와 제라늄 오일이다. 각 에센셜 오일을 목욕물에 7방울씩 떨어뜨린다. 기분이 좋지 않다면 라벤더, 베르가못, 로만 캐모마일, 저먼 캐모마일, 장미 오일이 기분을 끌어올려줄 수 있다. 각 에센셜 오일을 몇 방울 목욕물에 섞거나 마사지를 할 때 사용한다. 마사지에 사용할 때는 오일을 스위트아몬드 오일에 희석시켜야 한다(53쪽 참조).

먹는 걸로 기분 풀지 않기

전환의 시기를 보내면서 안정감을 얻기 위해 무언가 위안이 되는 것을 찾는 일은 당연하다. 어떤 사람은 사랑하는 사람이 해주는 따뜻한 포옹에서 위안을 찾는다. 어떤 사람은 정원을 가꾸는 일에서 위안을 얻을 수도 있다. 그리고 먹는 일에서 위안을 얻는 사람도 많다. 그게 잘못되었다는 말이 아니다. 단지 영양가 없는 음식만 자꾸 찾아 먹는 게 문제가 될 뿐이다.

우리 몸과 뇌가 제대로 소통하지 못할 때, 두뇌에서 식탐을 만족시킬 수 있는 '진정' 물질을 충분히 생성하지 못할 때, 비정상적으로 음식에 탐닉하게 된다. 단순하게 말해 뇌가 우리에게 어떤 음식을 먹지 않고는 못 배기게 만드는 것이다. 그러나 어떤 음식에 집착하게 되는 데는 뇌화학 물질의 역할도 있지만 심리적인 요인도 무시할 수 없다. 외롭거나 화가 나거나 슬프거나 심지어 행복하기 때문에 뭔가를 먹는다고 말하는 여성이 많다. 음식은 위안거리인 동시에 자신에게 주는 상이기도 한 셈이다. 먹는 걸로 위안을 찾는다면 다음 사항을 꼭 지키자.

• 언제 먹고 싶어지는지 파악한다. 슬플 때, 외로울 때, 지루할 때, 무언가 먹을 것을 찾는가? 먹는 일 대신 할 수 있는 다른 위안거리가 있는지 찾아본다. 새 취미를 찾거나 친구에게 전화를 하거나 DIY에라도 몰두하며 바쁘게 지내는 것도 좋다.

• 특정 행동과 음식을 결부시키지 않는다. 집에 들어오자마자 습관적으로 냉장고 문을 여는가? TV를 보면서 습관적으로 감자칩 봉지를 뜯는가? 자신이 언제 무엇을 하는지 알아야 한다. 잠시 행동을 멈추고 지금 당장 꼭 먹을 필요가 있는지 자문해보자.

• 정제되지 않은 복합 탄수화물 식품을 챙겨 먹는다. 쌀, 감자, 기장, 밀, 호밀, 귀리, 보리 등 복합 탄수화물 식품은 혈당 균형을 잡아주기 때문에 식탐에 사로잡히지 않도록 돕는다.

• 조금씩 자주 먹는다. 음식을 먹는 간격이 너무 길어지면 혈당 수치가 떨어지기 때문에 뇌에서 음식을 먹으라는 명령을 내린다.

• 현실적으로 생각한다. 건강한 식습관을 충실히 따르고 있다면 이따금 초콜릿이나 '나쁜' 음식으로 여겨지는 음식을 먹어도 좋다. 너무 자신을 몰아세운다면 다시 음식을 위안거리로 삼게 된다.

성욕 감퇴

완경기에 호르몬 수치가 낮아지면서 여성들이 전혀 생각지도 못한 수많은 증상이 나타난다. 성욕 감퇴, 즉 성관계에 흥미를 잃는 것도 그 증상 중 하나다.

완경기의 급격한 호르몬 수치 변화는 성욕 감퇴 (아래 참조)의 원인이 될 수 있다. 하지만 이는 성욕 감퇴 원인 중 하나일 뿐이다. 호르몬 불균형을 제외하고도 피로, 스트레스, 질병, 부부 문제, 식이 불량, 과도한 음주, 잘못된 신체상 등으로 성욕이 감퇴할 수 있다. 성욕을 감퇴시키는 질병 또한 원인이 된다. 다행히 이런 원인 중 몇 가지를 해결하여 증상을 개선할 수 있다. 덧붙이자면 성생활을 우선순위로 삼으려는 노력이야말로 올바른 방향으로 나아가기 위한 큰 한 걸음이다.

생각한다. 우리 몸에서는 남성 호르몬도 생성되는데, 완경기에는 난소에서 생성되는 테스토스테론 수치가 감소하면서 성욕 감퇴로 이어질 수도 있다.

신체가 스트레스를 받으면 부신은 스트레스 호르몬을 생성하느라 무리를 해서 안드로겐을 생성하지 못한다. 그렇게 되면 성욕이 한층 더 줄어든다. 이런 현상은 완경기가 다가올수록 스트레스를 받지 않도록 조심하고 시간을 내 휴식을 취해야 하는 또 다른 이유다. 하지만 남성 호르몬은 정반대의 작용을 하기도 한다. 에스트로겐 수치가 떨어지면서 체내 테스토스테론 수치가 에스트로겐 수치보다 높아져 성욕이 증가하는 여성들도 있다. 그리고 임신에 대한 불안이 사라져 마음이 가벼워진 덕에 성욕이 증가하기도 한다. 배우자와의 성관계를 임신이나 피임 걱정 없이 마음껏 즐길 수 있게 되는 것이다.

성호르몬과 성생활

호르몬 수치가 오르락내리락하면 질 점액이 말라 질 조직이 건조해지고 얇아져 성관계가 고통스러울 수 있다. 게다가 호르몬 수치가 변하면서 유방으로 흐르는 혈류가 감소해 유방이 성적인 접촉에 덜 민감하게 되어 성적으로 흥분이 잘 되지 않을 수 있다.

흔히 완경기 중에 성관계에 흥미를 잃게 되는 것은 에스트로겐 수치가 서서히 낮아진 결과라고 여겨진다. 하지만 나는 항상 그런 것은 아니라고

기존 치료법

호르몬대체요법

완경기를 넘기면서 나타나는 증상이 성욕 감퇴뿐이라면 의사는 아마도 호르몬대체요법을 처방하지 않을 것이다. 하지만 성욕 감퇴뿐 아니라 일과성 열감이나 감정 기복, 불규칙적인 월경주기로 고생하고 있다면 호르몬대체요법이 의학적인 해결책이 될 것이다. 그러나 호르몬대체요법으로 성욕이 증가하는 여성이 있는가 하면 오히려 성욕이 감퇴하는 여성도 있다. 연구 결과에 따

르면 호르몬대체요법에 사용되는 인공 호르몬을 경구 복용한 경우 간에서 물질대사가 일어나는데, 이때 간에서는 테스토스테론과 결합하는 단백질을 분비하므로 성욕에 영향을 주기보다는 체내에 순환하는 테스토스테론이 줄어들 수 있다.

에스트로겐 질 좌약

질 윤활액 결핍이나 질건조증(319쪽 참조)으로 고생하고 있다면 의사는 성관계를 좀 더 쉽게 즐길 수 있도록 에스트로겐 질 좌약이나 크림을 처방할 것이다. 질 좌약이나 크림은 질 안으로 삽입해 질 조직을 부드럽게 해준다.

식습관

여러 해 동안 진료를 하면서 드는 생각은 건강과 성욕은 떼려야 뗄 수 없는 관계라는 것이다. 건강한 기분이 들어야 성욕도 드는 법이다. 그러므로 우선 25쪽에 설명한 내용처럼 건강한 식습관을 유지하려고 노력하자. 건강에 좋은 지방을 충분히 섭취하는 것도 중요하지만 더 중요한 것은 동물성 식품의 포화지방 섭취를 줄이는 일이다. 포화지방은 건강에 해롭고 몸을 게으르게 해서 살이 찌게 만든다. 대신 기름진 생선, 달걀, 견과류, 씨앗류에 풍부한 양질의 불포화지방을 섭취한다. 테스토스테론 같은 성호르몬이 불포화지방에 함유된 콜레스테롤에서 만들어지기 때문에 불포화지방을 섭취하는 일은 성욕 감퇴를 극복하기 위해서 아주 중요하다. 게다가 양질의 지방은 질

조직 같은 연부조직을 매끄럽고 부드럽게 유지할 수 있게 해준다.

간식으로 바나나, 딸기류, 아몬드를 챙겨 먹는다. 바나나는 성호르몬 생성에 중요한 역할을 하는 비타민 B6가 풍부한 식품이다. 딸기류에는 성호르몬 생성을 돕는 아연과 성기로 혈액이 잘 흐르도록 돕는 항산화제가 풍부하다. 아몬드를 한 줌씩 간식으로 먹으면 건강에 좋은 필수지방산을 꾸준히 섭취할 수 있다. 필수지방산은 이미 알다시피 성호르몬 생성에 없어서는 안 될 영양소다.

보충제

• 비타민 B6: 우리 몸은 비타민 B6를 성호르몬 생성에 사용한다. 매일 한 번 비타민 B6를 활성형태인 피리독살-5-인산염으로 50mg 복용한다.

• 비타민 E: 완경기 여성을 대상으로 한 연구에 따르면 비타민 E 섭취로 일과성 열감과 질건조증을 비롯하여 여러 완경 증상이 완화될 수 있다고 한다. 비타민 E 보충제를 복용하는 한편 식물성 기름, 통곡물, 씨앗류, 견과류 등 비타민 E가 풍부한 음식을 잘 챙겨 먹자. 매일 300iu 복용한다.

• 마그네슘: 몸의 긴장을 풀고 진정시키는 효과가 있어 성관계를 보다 수월하게 할 수 있도록 돕는다. 매일 300mg 복용한다.

• 아연: 호르몬 균형을 잡고 성욕을 증진하는 데 없어서는 안 될 영양소다. 그러므로 아연이 풍부한 굴이 최음제라는 오래된 믿음에는 그만한 근거가 있는 셈이다. 매일 15mg 복용한다.

• 오메가-3 지방산: 필수지방산 섭취량을 늘린다. 채식주의자는 아마씨 오일로 섭취할 수 있다. 매일 최소 700mg의 EPA와 500mg의 DHA가 함유된 어유 1,000mg 복용한다.

약초

• 미국삼American Ginseng, Panax quinquefolium: 미국삼은 체력을 증진하고 성욕을 촉진하는 효과가 있다. 하루 두 번 소량의 물에 팅크제 1티스푼을 타서 마신다. 또는 캡슐 형태로 300~600mg 복용한다.

• 다미아나Damiana, Turner aphrodisiaca: 이 약초가 재배되는 중미에서는 전통적으로 여성들이 이 약을 성욕 감퇴 치료제로 사용한다. 하루 두 번 소량의 물에 팅크제 1티스푼을 타서 마시거나, 하루 두 번 캡슐 형태로 300~600mg 복용한다.

• 은행: 은행은 성기에 흘러드는 피의 흐름을 좋게 하여 성적인 자극에 한층 민감하게 반응하게 해준다. 하루 두 번 소량의 물에 팅크제 1티스푼을 타서 마시거나 매일 캡슐 형태로 400mg 복용한다.

• 세인트존스워트: 항우울 효과가 탁월한 이 약초에는 L-트립토판이라는 필수아미노산이 함유되어 있다. 이 아미노산은 기분을 좋게 해주는 물질인 세로토닌과 생식주기를 조절하는 효과가 있다고 알려진 멜라토닌, 성호르몬 생성에 필수영양소인 아연을 만드는 데 사용된다. 그래서 과학자들은 세인트존스워트에 성욕 증진 효과가 있다고 본다. 하루 세 번 소량의 물에 팅크제 1티스푼을 타서 마시거나 하루 두세 번 캡슐 형태로 300mg 복용한다. (세인트존스워트는 다른 약의 효과에 간섭할 수 있으므로 사용 시 약초 전문가와 상담해야 한다.)

그 외 자연요법

방향요법

배우자와 함께 최음 효과가 있는 에센셜 오일을 사용해 마사지하자. 마사지만으로도 혈액 순환을 촉진하고 기력을 북돋우는 데 도움이 된다. 다미아나, 백단, 재스민, 장미, 등화유, 베르가못, 일랑일랑 중 마음에 드는 오일을 골라 혼합한 다음 스위트아몬드 오일 6티스푼에 혼합액을 15방울 희석해 마사지 오일을 만든다.

자기 관리

성욕 감퇴 습관 버리기

담배와 술은 모두 성욕을 감퇴시킨다. 반드시 끊자.

운동하기

운동을 하면 기분이 좋아질 뿐 아니라 올바른 신체상을 가질 수 있다. 골반저 운동(141쪽 상자글 참조)은 근육을 이완시켜 성관계를 즐길 수 있게 돕는다.

전희에 공들이기

전희는 성적으로 흥분하는 데 없어서는 안 될 과정이다. 성생활에서 전희가 차지하는 비중을 높여야 한다. 전희는 서로의 몸에 손을 대기 전부터 시작된다. 모든 치료사들은 즐거운 성관계가 머리에서부터 시작된다는 데 의견을 모은다. 성관계를 위한 분위기를 조성하자. 로맨틱한 음악을 틀고 조명을 어둡게 낮춘 다음 촛불을 켜고 목욕을 하거나 영화를 봐도 좋다. 한동안 성적인 기분이 들지 않았다면 스스로 몸을 만지거나 자위행위를 하는 것도 성욕을 불러일으키고 성적인 긴장을 푸는 좋은 방법이다.

성관계를 위한 시간 마련하기

한 연구에 따르면 여성이 성관계를 하지 않을수록 성욕도 감퇴된다고 한다. 성관계할 시간이 없다면 일부러라도 시간을 내야 한다. 성관계를 우선순위로 두고 아무리 바빠도 상대를 위해 시간을 마련한다. 친밀감은 두 사람이 정말 가까울 때 만들어지는 감정이다. 적어도 일주일에 한 번 이상 규칙적으로 성관계를 하는 여성의 월경주기는 그렇지 않은 여성보다 더 규칙적이다. 더구나 만족스러운 성생활은 스트레스를 날려주고 우리 몸의 장기를 튼튼하게 유지시킨다.

부부 관계를 위한 시간 갖기

부부 사이에 문제가 있다면 당연히 그 문제는 침실까지 이어진다. 상대가 자기의 말을 듣지 않거나 자기를 존중하지 않는다는 생각이 들면 상대에 대한 성욕이 꺾이는 것은 당연한 결과다. 두 사람이 해결하지 못할 만큼 문제가 크다면 부부관계 상담가를 찾아가 상담을 받아보자.

스스로 아름답다고 생각하기

잘못된 신체상 때문에 성욕이 생기지 않는다면 대중 매체에서 하는 말에 귀를 기울이지 말고 스스로 아름답고 만족스럽다고 생각하는 자신의 모습에 관심을 기울인다. 배우자나 연인에게 나를 사랑하는 이유, 나를 원하는 이유를 물어보자. 스스로도 자신의 그런 모습을 사랑할 필요가 있다.

스킨십 자주하기

성적인 의미가 없는 스킨십의 중요성을 무시하면 안 된다. 포옹은 신체적, 정신적 건강을 위해 꼭 필요하다.

도움 요청하기

우울증이야말로 성욕 감퇴의 주범이다. 혼자서 해결할 수 없다는 생각이 들면 가족이나 친구, 상담가에게 도움을 청한다.

탈모증

모낭이 제대로 기능하고 모발이 잘 자라기 위해서는 에스트로겐이 필요하다. 완경기에는 에스트로겐 수치가 떨어지면서 머리가 예쁘게 빗어지지 않은 날이 왜 이렇게 많은지 고민하게 될 것이다.

머리카락이 조금씩 빠지거나, 가늘어지거나, 얄궂게도 털이 없어야 할 얼굴에 털이 나거나 하는 일은 완경기에 흔히 나타나는 증상이다. 덧붙여 이런 증상은 완경후기로 들어서면 더 심해질 수도 있다. 다른 사람은 알아차리지 못할지도 모르지만 손으로 머리카락을 쓸다 머리카락이 가늘어졌다는 사실을 깨닫기도 한다. 아니면 두피 앞쪽의 머리카락이 눈에 띄게 줄었을 수도 있다. 머리카락에 윤기가 없어지고 건조해지며 끝이 갈라지는가 하면 잘 자라지 않고 비듬이 생기기도 한다. 음모를 비롯해 체모 또한 가늘어지거나 없어질 수도 있다. 게다가 원치 않는 곳, 이를테면 얼굴에 털이 나는 경우도 있다.

원인

에스트로겐 수치가 떨어졌다고 해서 남성 호르몬을 더 많이 생성하는 것은 아니지만 우리 몸은 순환계에 안드로겐이나 테스토스테론 같은 남성 호르몬이 더 많다고 인식하게 된다. 실제로는 남성 호르몬이 많아진 것이 아니라 남성 호르몬을 상쇄하는 에스트로겐이 줄어든 것뿐이다. 체내 안드로겐 수치가 에스트로겐 수치를 넘어서면 여성은 남성에게 흔히 나타나는 증상을 겪게 된다. 남성형 탈모가 나타나기도 하고 여드름이 나기도 하며 얼굴, 특히 윗입술 쪽에 털이 더 많아지기도 한다.

유전적으로 탈모가 될 체질을 갖고 태어났을 수도 있다. 안드로겐 탈모증이 나타난다면 특히 나이 들면서 호르몬 불균형이 되기 쉬운 체질을 어머니나 아버지 쪽에서 물려받았을 수도 있다. 한 연구에 따르면 완경기 전에 이런 탈모 증상이 나타나는 여성은 13%에 이른다. 완경 후 탈모 증상은 점점 더 두드러진다. 한 연구에서는 65세 이상 여성의 75%가 탈모 증상을 겪는 사실이 밝혀졌다.

자고 일어나니 베개 위에 머리카락이 많이 빠져 있거나 미용사에게 머리카락이 많이 가늘어졌다는 말을 들었다면 의사를 만나 검사를 받아봐야 한다. 탈모 증상은 단지 완경 때문에 나타날 수 있지만 빈혈(혈액 속의 철분 부족)이나 갑상샘 질환 등 다른 질환 때문일 수도 있기 때문이다. 스트레스 또한 나이와 관계없이 탈모의 원인이 될 수 있다.

기존 치료법

완경기에 들어선 이후 머리카락이 빠지기 시작했다면 의사는 호르몬대체요법을 권하거나 다음 두 가지 치료법 중 하나를 권할 것이다.

호르몬대체요법

아무리 일부분이라 해도 머리가 벗겨진다는 사실 자체는 상상하기도 싫은 끔찍한 일이다. 나는 탈모가 진행되는 것을 막으려는 목적 하나만으로 호르몬대체요법을 받겠다고 말하는 여성도 많이 봤다. 호르몬대체요법이 체내 에스트로겐 수치를 높여주기는 하지만 그렇다고 언제나 문제를 해결해주지는 않는다. 호르몬대체요법으로 효과를 보는 여성도 있으나 얄궂게도 탈모 증상이 더 심해질 수도 있다. 유감스럽게도 우리 몸이 치료에 어떻게 반응할지 호르몬대체요법을 직접 받아보는 것 말고는 예측할 방법이 없다.

미녹시딜minoxidil

고혈압 치료제로 개발된 미녹시딜은 현재 머리카락을 굵게 하는 효과를 인정받았다. 의사는 미녹시딜을 경구 복용하는 알약이나 두피와 머리카락에 직접 바르는 로션 형태로 처방해줄 것이다. 모든 약과 마찬가지로 미녹시딜에도 부작용이 따른다. 가장 흔한 부작용은 두피 가려움이며 그밖의 부작용으로는 여드름, 두통, 저혈압, 불규칙한 심장 박동, 가슴 통증, 시력 저하 등이 있다. 가장 중요한 것은 미녹시딜이 원인을 해결해주는 치료약이 아니라는 점이다. 약 사용을 중단하면 곧바로 탈모가 다시 시작될 것이다.

스피로놀락톤spironolactone

가벼운 이뇨 효과가 있는 스피로놀락톤은 남성 호르몬과 모낭에 있는 수용체의 결합에 간섭해 탈모를 방지한다. 이 약은 위출혈의 위험을 높일 뿐 아니라 월경주기를 불규칙하게 하거나 발진이 나고 졸리는 등의 부작용이 있다.

식습관

나는 완경기에 나타나는 탈모 증상을 조금 다른 관점에서 생각하고 싶다. 머리카락이 우리 몸의 전반적인 건강 상태를 나타내는 척도라고 생각하는데 피부와 손톱도 마찬가지다. 고양이나 개의 경우를 생각해보자. 동물은 건강이 나빠지면 털이 윤기를 잃고 빛깔이 흐려지며 듬성듬성해진다. 여기에서 우리는 머리카락의 퇴화를 어떻게 늦출 수 있을지 해답을 얻을 수 있다. 즉, 잘 먹으면서 자신의 건강을 잘 돌보면 된다. 특히 필수 비타민과 무기질의 권장량을 꼭 채워 먹는 일이 중요하다.

건강에 좋은 음식을 잘 골라 먹는 것도 중요하지만 규칙적인 식사를 하는 것도 중요하다. 오전과 오후 간식을 챙겨 먹으면서 식사를 건너뛰지 않도록 한다. 그래야 혈당 균형을 유지할 수 있고 그 결과 호르몬 균형을 잡아 체내에 남성 호르몬인 테스토스테론이 과도하게 많아지는 것을 예방할 수 있다.

단백질

모낭에서 모발이 자라기 위해서는 여러 종류의 양질의 단백질이 필요하다. 콩류, 견과류, 씨앗류, 생선을 충분히 섭취한다. 우리 몸에서 단백질은 그 구성 성분인 아미노산으로 분해된다. 탈모를 방지하는 가장 중요한 아미노산은 아르기닌, 시스테인, 리신, 타이로신으로 단백질이 풍부한 음식에 함유되어 있다.

필수지방산

모발이 건조하고 쉽게 갈라지며 윤기가 없다면 체내에 필수지방산이 결핍되었을 수도 있다. 연어, 참치, 정어리 등 기름진 생선에 견과류, 씨앗류를 충분히 섭취해 필수지방산을 늘린다.

비오틴

달걀노른자, 현미, 렌즈콩, 귀리, 대두, 해바라기씨, 호두, 완두콩은 모두 비오틴이 풍부한 식품이다. 이 중요한 비타민은 필수지방이 신진대사하는 일을 도와줄 뿐 아니라 건강한 모발과 피부, 손톱을 유지하는 데 꼭 필요한 영양소다.

철분

암녹색 채소처럼 철분이 풍부한 식품을 충분히 섭취한다. 철분과 함께 철분 흡수를 돕는 비타민 C가 풍부한 식품도 챙겨 먹으면 좋다.

보충제

- 비타민 B 복합체: 비타민 B군은 신경계에 꼭 필요한 영양소이므로 스트레스 때문에 탈모가 일어난다면 꼭 챙겨 먹어야 한다. 매일 비타민 B군을 25mg씩 복용한다.

- 바이오플라보노이드가 포함된 비타민 C: 모발 조직을 결합시켜 갈라짐을 예방하는 콜라겐 형성과 철분의 흡수를 도와준다. 매일 두 번 마그네슘 아스코르브산염으로 500mg 복용한다.
- 비타민 E: 여성의 테스토스테론 수치를 낮추는 효과가 있다고 알려져 있다. 매일 600iu 복용한다.
- 아연: 아연이 결핍되면 모발이 약해져 머리카락 끝이 갈라지거나 제대로 자라지 않을 수도 있다. 아연은 모낭의 피지선 작용을 도와 탈모를 예방한다. 매일 구연산아연 형태로 50mg 복용한다.
- 오메가-3 지방산: 3개월 정도 복용한다. 채식주의자는 아마씨 오일로 섭취할 수 있다. 매일 최소 700mg의 EPA와 500mg의 DHA가 함유된 어유 1,000mg 복용한다.

약초

- 쇠뜨기: 이 약초 줄기의 껍질에는 실리카 성분이 풍부하게 들어 있다. 실리카 화합물은 신체의 결합 조직 형성을 도와 모발 건강은 물론 피부와 손톱 건강도 지켜준다. 캡슐 형태로 300mg 하루 두 번 복용한다.
- 시베리아인삼: 탈모의 원인이 스트레스라면 부신 기능을 돕는 이 약초를 복용한다. 하루 두 번 소량의 물에 팅크제 1티스푼을 타서 마시거나 하루 두 번 캡슐 형태로 250~300mg 복용한다.

그 외 자연요법

동종요법

체질에 맞는 치료를 받으려면 동종요법 전문가와 상담해야 하지만 여기 소개하는 치료를 집에서 해볼 수 있다. 자신에게 맞는 치료를 골라 하루에 두 번 30c의 농도로 해본다.

- 나트룸 무리아티쿰: 머리를 빗거나 만질 때 머리카락이 떨어져 나오는 증상에 효과적이다.
- 인: 부분 탈모가 일어나고 머리카락이 뭉치기 시작할 때 복용한다.
- 세피아: 탈모에 더해 피로감과 만성적인 두통이 함께 나타나는 경우 효과가 있다.

침술요법

전통 한의학에서 탈모와 머리가 일찍 세기 시작하는 조기 백발은 신장혈이 허하기 때문에 나타난다고 본다. 침술 전문가를 찾아가면 모발 성장을 촉진하기 위해 관련 혈에 침을 놓을 것이다.

방향요법

에센셜 오일로 두피를 마사지하면 머리로 통하는 피의 순환을 원활하게 할 뿐 아니라 스트레스를 푸는 효과도 있다. 모발 건강을 위해 특정 오일의 효능을 이용할 수도 있다. 이를테면 로즈메리 오일은 모낭의 활동을 촉진한다고 여겨진다. 호호바 오일이나 포도씨 오일 같은 캐리어 오일 3티스푼 정도에 로즈메리 오일을 3~6방울 넣어 희석시킨 다음 두피를 마사지한다. 아니면 정향 오일을 똑같은 방법으로 희석해 사용할 수도

있다. 정향 오일에는 모발 성장을 촉진한다고 알려진 유제놀Eugenol이 함유되어 있다. 레바논삼목 오일도 좋다. 310쪽에 소개하는 마사지 방법을 참고해 일주일에 두세 번 두피를 마사지한다. 참을 수 있다면 희석된 오일을 머리카락에 발라두었다가 다음 날 아침 평소처럼 씻어낸다. 오일을 베갯잇에 묻히지 않으려면 머리에 샤워용 모자를 쓰고 잔다.

허브 헤어 린스

로즈메리 헤어 린스를 만들어보자. 물 570ml에 로즈메리 잎과 줄기 30g을 20분 동안 담가둔다. 평소와 똑같이 머리를 감고 헹군 다음 마지막에 로즈메리를 우려낸 물로 머리를 헹군다. 로즈메리는 모낭의 활동을 촉진해 머리카락을 잘 자라게 한다고 알려져 있다. 머리를 감을 때마다 로즈메리 '차'로 머리를 헹군다. 머리카락에 윤기를 더해주려면 쐐기풀차를 한 컵 더해도 좋다.

자기 관리

모발에 부담 주지 않기

머리를 빗을 때는 부드러운 빗으로 빗는다. 가능한 한 헤어드라이어나 열을 가하는 헤어기기를 사용하지 않는다. 열을 가하는 헤어기기를 사용할 때는 모발에 먼저 열을 막아주는 보호 스프레이를 뿌려둔다. 샴푸나 컨디셔너 또한 천연 제품을 사용한다. 머리카락이 부서지는 것을 막기 위

해 모발이 젖었을 때 엉킨 부분을 잡아당기지 않고 조심스럽게 빗어주며 풀어준다.

스트레스 줄이기

이미 말했듯이 스트레스는 탈모를 더욱 악화시킬 수 있다. 가능한 한 스트레스를 받지 않도록 노력한다. 명상이든 심상이든 호흡 수련 중 자신에게 맞는 이완법을 찾는다. 55쪽에 소개된 명상 수련으로 시작하는 것도 좋다. 매일 적어도 30분간 따로 시간을 내 책을 읽거나 좋아하는 음악을 듣는 등 마음을 풀어준다.

두피 마사지 4단계

다음 방법을 이용해 두피를 하루 두 차례 몇 분 동안 마사지해준다. 에센셜 오일로 마사지할 때도 이 방법을 사용한다(309쪽 참조).

① 손가락 끝으로 머리카락이 난 선을 따라 작게 원을 그리면서 마사지한다. 이마 중간부터 시작해서 점점 양옆으로 옮겨가면서 귀 둘레와 머리 뒤쪽까지 마사지해준다.
② 양손의 손가락 끝부분으로 두피 전체를 쥐어짜듯이 마사지한다. 머리카락을 너무 세게 잡아당기지 않도록 주의한다. 빠르고 부드럽게 흐르듯이 손을 움직인다. 마

사지를 하고 나면 두피가 얼얼할 정도여야 한다.
③ 손을 갈고리처럼 만들어 손바닥이 머리 쪽을 향하게 하고 손가락 끝을 이마의 머리카락 선에 댄다. 손가락 끝을 이용하여 두피 전체를 앞에서 뒤로 '빗어내린다'.
④ 마지막으로 머리 중간부터 시작해 바깥쪽으로 손가락 끝을 이용해서 삭게 원을 그리듯이 두피 전체를 부드럽게 자극한다. 손가락 끝에 힘을 줘 세게 누르면서 머리 전체를 마사지한다.

완경후기

일과성 열감과 불규칙한 월경을 겪고 나면 감정 기복 등의 증상이
가라앉기 시작한다. 완경 증상이 완전히 사라지지 않았지만
우리 몸은 서서히 안정되기 시작한다.

1년 동안 월경을 하지 않았다면 마지막 월경 날짜가 실제 완경이 일어난 날짜다. 의학적 관점에서는 마지막 월경일 이후를 완경후기로 분류한다. 의사는 완경 날짜를 확정하기 전에 1년을 기다려봐야 한다고 말한 것이다. 난소의 기능이 서서히 끝나가는 동안 월경주기가 불규칙하게 나타날 수 있기 때문이다.

대다수 여성은 마지막 월경을 51세 즈음에 하지만 더 일찍 혹은 더 늦게 할 수도 있다. 유전적 체질과 신체 시계, 생식 기관에 수술을 받았는지 여부에 따라 마지막 월경 시기가 달라진다.

여성 대부분이 나이가 들어감에 따라 자연스럽게 완경을 겪지만 노화가 우리 몸의 생식기능을 멈추게 하는 유일한 원인은 아니다. 난소를 제거하는 외과 수술(난소적출술), 복부나 골반의 방사선 치료, 암을 치료하기 위한 화학요법 등도 우리 몸의 생식기능을 멈추게 하는 원인이다. 자연스럽게 완경을 맞았든, 수술 때문에 월경을 하지 않게 되었든 월경이 영원히 멈추면 완경후기에 들어선 것이다.

완경기를 지나면서 겪었던 일과성 열감 같은 증상이 완경후기에도 몇 년 동안 지속되는 한편 완경후기에 나타나는 전형적인 증상도 있다. 완경후기의 전형적인 증상으로는 질건조증, 기억력 감퇴, 골다공증, 스트레스성 요실금, 심장질환 등이 있다.

이 장에서는 완경후기 증상에 대해 집중적으로 다룬다. 의사는 이런 증상을 해결하기 위해 호르몬대체요법을 처방하려고 할 것이다. 하지만 좋은 소식은 이런 증상을 전부 해결할 수 있는 자연스러운 해결책이 존재한다는 사실이다.

골다공증

골절의 위험은 완경후기 여성에게 가장 크게 나타난다. 에스트로겐 수치가 낮아 골다공증에 걸릴 위험이 높기 때문이다(한국 건강보험심사평가원 통계 자료에 따르면 2018년 병적골절이 없는 골다공증으로 진료를 받은 여성 환자는 89만 7,460명으로 남성 환자보다 16.4배 높은 것으로 조사되었다 - 옮긴이).

우리 병원을 찾은 한 여성은 아직 50대인데도 야외에서 산책을 하던 중 발가락을 가볍게 찧었는데 뼈가 부러지고 말았다. 재채기를 하다 갈비뼈가 부러진 여성도 있다. 두 사람 모두 골다공증을 앓고 있었다. 골다공증은 뼈에 작은 구멍이 생기면서 뼈가 약해지는 질환이다.

뼈가 부서지는 증상이 골다공증 진단을 내려준 셈이다. 아주 가벼운 충격이나 외상에 부러질 정도로 뼈가 약하다면 골다공증이 이미 상당히 진행되었을 가능성이 높다. 정상 신체에서는 뼈를 형성하는 뼈 형성률과 뼈를 잃는 뼈 손실률의 속도가 같기 때문에 골량 혹은 골밀도를 일정하게 유지할 수 있다. 골다공증은 뼈 손실률이 뼈 형성률보다 빠를 때 발생한다.

여성의 경우 25~30세 사이에 골밀도가 가장 높다. 이 연령대의 골밀도는 완경에 이를 때까지 그대로 유지된다. 완경후기에 들어서면 체내 에스트로겐 수치가 떨어지면서 골밀도가 급격하게 떨어질 수 있다. 흥미로운 점은 완경후기에 들어서 골밀도가 감소하는 정도가 여성마다 다르다는 점이다. 골밀도가 아주 조금 떨어지는 여성이 있는 반면 마지막 월경이 끝나고 몇 년 만에 골밀도가 20%가량 줄어드는 여성도 있다. 겉으로는 골밀도가 얼마나 빨리 떨어지는지 전혀 알 수 없으므로 골다공증 예방을 위해 노력해야 한다.

역사의 교훈

18세기 여성의 유해에 대한 연구를 통해 우리 조상의 뼈보다 현대 여성의 뼈가 훨씬 더 약하고 밀도도 떨어진다는 사실이 밝혀졌다. 현대인의 생활 습관에 우리의 뼈 건강을 악화시키는 요인이 있는 게 분명하다. 이 장에서 식습관과 생활 습관 변화를 통해 어떻게 뼈를 최상의 상태로 오랫동안 유지할 수 있는지, 또한 골다공증을 함께 예방할 수 있는지 살펴볼 것이다.

원인

골다공증에 걸리기 쉬운 특정 위험 요인이 존재한다. 그 중 첫 항목은 골다공증 가족력이며, 두 번째 항목은 생활 습관 문제다(운동 부족, 나쁜 식습관, 특정 음료 과다 음용, 흡연). 또 다른 위험 요인으로는 소화 장애, 복용 약, 체중 변화 등이 있다. 섭식장애나 불규칙한 월경주기, 젊은 시절 앓았던 질환 또한 골다공증의 위험을 높일 수 있다.

가족력
어머니나 할머니가 골다공증을 앓았다면 같은

질환에 걸릴 위험이 무려 약 80%까지 증가한다. 가족 중 골다공증 환자가 있는지 알아본다.

움직이지 않는 생활 습관

골격의 강도는 수요와 공급 체계에 따라 결정된다. 우리가 골격에 많은 것을 요구하면 골격은 그 요구에 맞춰 골밀도를 형성한다. 반면 우리가 골격에 아무것도 요구하지 않으면 골밀도는 그에 맞춰 감소한다. 해결책은 더 많이 움직이는 것이다. 한 연구에서는 일주일에 적어도 24시간 이상 몸을 움직이는 여성은 움직이지 않는 생활 습관을 지닌 여성에 비해 고관절 골절 위험이 무려 55%나 낮게 나타났다. 일주일에 단 4시간을 걷는 여성의 경우에도 위험률이 41%나 낮았다. 요가나 필라테스, 춤처럼 몸을 튼튼하고 유연하게 해주고 균형을 잡아주는 운동을 해도 낙상과 골절의 위험을 낮출 수 있다.

흡연

담배를 피우면 폐암이나 폐기종에 걸리기 쉽다는 흡연의 폐해에 대해서는 알고 있겠지만 흡연이 뼈까지 약화시켜 골밀도를 25%나 줄일 수 있다는 사실은 잘 모를 수 있다. 흡연은 여성 호르몬, 특히 골다공증의 원인이 되는 에스트로겐에도 영향을 미친다.

음식과 음료

건강에 좋은 식습관을 유지해야 뼈를 튼튼하게 유지할 수 있다는 것은 너무도 당연한 일이다. 뼈를 생성하는 데 필요한 칼슘 같은 영양소를 음식으로 충분히 공급받아야 한다. 하지만 우리가 먹고 마시는 특정 음식이 뼈를 약화시킬 수 있다. 이를테면 알코올은 이뇨 작용을 통해 칼슘처럼 귀중한 영양소를 소변으로 배출되게 한다. 가장 피해야 할 음식은 산성 식품이다(314쪽 상자글 참조).

불규칙한 월경

40세 이전에 임신이나 모유 수유를 하지 않은 상태에서 6개월간 월경을 하지 않은 적이 있다면 골다공증에 걸릴 위험이 높다. 무월경(116쪽 참조)은 호르몬에 문제가 있기 때문에 나타나는 질환이다. 월경주기를 정상적으로 유지하지 못할 만큼 호르몬이 부족하다는 것은 곧 뼈를 튼튼하게 하는 데 필요한 호르몬도 부족하다는 뜻이다.

조기 완경

조기난소부전증premature ovarian failure, POF이라 불리는 조기 완경은 40세 이전에 완경이 나타나는 증상으로 이렇다 할 의학적 원인 없이 나타난다. 에스트로겐이 부족한 채로 오랫동안 지내다 보면 골다공증에 걸릴 위험이 높아진다. 조기 완경이라면 호르몬대체요법을 받는 것이 도움이 될 수 있다. 50세 무렵까지 호르몬대체요법으로 에스트로겐 수치를 인공적으로 채워주고 그다음 단계에서 좀 더 '정상적인' 시기에 완경을 맞을 수 있다.

체중 변화

저체중이면 골다공증에 걸릴 위험이 높고 골

절을 당할 위험도 한층 높아진다. 지방세포에서 에스트로겐이 생성되므로 지방은 완경기에 우리 뼈를 보호하는 데 도움이 된다. 하지만 과체중도 문제가 될 수 있다. 이 책에 소개된 건강에 좋은 식습관과 생활 습관을 실천하면서 343쪽 체질량 지수 표를 참고해 정상 체중을 유지하려고 노력한다.

소화 장애

우리 몸은 뼈를 튼튼하게 유지하기 위해 필수 영양소가 필요하다. 영양소 흡수는 장 건강과 직결되어 있다. 장이 효과적으로 영양분을 흡수하지 못한다면 아무리 좋은 음식을 먹어도 소용없기 때문이다. 소화 기능을 끌어올리는 가장 좋은 방법은 균형 잡힌 건강 식단에 따라 음식물을 섭취하고 음식을 오랫동안 꼭꼭 씹어 먹는 것이다. 소화는 입에서부터 시작된다.

특정 약

류머티스성 관절염이나 궤양성대장염 같은 질환 때문에 스테로이드를 투여받고 있거나 과거에 다른 어떤 이유로든 스테로이드를 투여받은 적 있다면 스테로이드 같은 약이 신체의 칼슘 흡수 능력을 떨어뜨린다는 사실을 알고 있어야 한다. 체내 칼슘 수치가 떨어지면 우리 몸의 뼈 생성 활동 또한 둔화된다. 이뇨제와 완하제(배변을 쉽게 하는 약이나 음식, 음료) 또한 필수영양소를 몸에서 배출시킬 수 있으므로 뼈 건강에 안 좋은 영향을 미친다는 사실을 기억해두자.

산성과 알칼리성의 균형

영양사는 종종 몸의 산성과 알칼리성의 균형에 대해서 이야기한다. 우리 몸은 산성화되면 뼈와 치아에서 칼슘을 뽑아내 산성을 중화시켜 불균형을 바로잡으려 한다. 이런 현상을 방지하려면 동물성 단백질이나 설탕을 비롯한 산성 식품을 과다 섭취해서는 안 된다. 한 연구 결과에 따르면 채식주의자들은 골다공증에 걸릴 가능성이 일반인에 비해 훨씬 낮다. 골다공증이 유전될 확률이 높다면 카페인 섭취를 완전히 끊어버리자. 끊지 못하겠다면 커피나 카페인 음료를 하루에 두 잔 이상 마시면 안 된다. 톡 쏘는 맛을 위해 인산을 넣은 음료수 섭취도 최소한으로 제한한다.

기존 치료법

과거에 골다공증을 치료하고 예방하는 가장 흔한 방법은 호르몬대체요법이었다. 그러나 현재 영국의 의학안전위원회에서는 정상적인 자연 완경을 맞은 여성이 호르몬대체요법을 받을 수 있는 기간을 제한하며(연구 결과들이 하나둘 나오면서 최근 국제학회나 국내학회 모두 제한 기간을 일괄적으로 두지 않고 개인에 따라 차등을 두고 있다 - 감수자) 일과성 열감이나 야간 발한 같은 완경 증상을 완화하는 목적으로만 호르몬대체요법을 받을 수 있다고 규정한다. 그리고 골다공증 약을 투여받지 못하는 불가피한 경우가 아니면 골다공증 치료 목적으로 호르몬대체요법을 받아서는 안 된다고 규

골다공증 진단

가능한 한 많은 정보를 확보하고 있어야 자신의 건강과 행복을 위해 무엇이 최선인지 제대로 알고 선택할 수 있다. 골다공증의 위험을 확인하는 일도 다르지 않다. 골밀도가 높다면 할 일은 예방뿐이다. 하지만 이미 골밀도가 상당히 떨어졌다면 당장 뼈를 튼튼하게 해줄 방법을 찾아봐야 한다. 골다공증은 겉으로 증상이 나타나지 않는 질환이기 때문에 골다공증이 이미 많이 진행돼 뼈가 부러지기 쉬운 지경에 이르지 않는 한 스스로 골다공증에 걸렸는지 파악하기 힘들다. 하지만 오늘날에는 몇 가지 검사를 통해 상대적으로 손쉽게 골다공증을 진단할 수 있다. 여기에서는 골다공증 검사법을 소개한다.

• 이중에너지 X선 흡수 계측법Dual Energy X-ray Absorptiometry, DEXA: 이 방법에서 사용하는 X선 기기는 일반 X선 기기보다 골밀도 변화를 훨씬 빨리 감지해낼 수 있다. 골다공증 진단에 널리 사용되면서 가장 신뢰도 높은 검사 장비이며 다른 주파수로 설정된 X선 두 개를 쏘아 뼈의 모습을 드러낸 다음 뼈가 X선을 흡수하는 비율에 따라 뼈 무기질의 밀도를 계산해낸다. 세계보건기구에서는 골다공증 정도를 'T점수'라는 수치로 정의한다. T점수는 젊은 성인의 골밀도 평균에 대한 표준 편차 수치다. T점수가 −1보다 높으면 정상이다. −1~−2.5 사이는 골감소증(낮은 골밀도), −3.5는 골다공증으로 분류된다.

• 초음파 검사: 초음파 골 스캐너는 초음파가 발꿈치뼈를 통과하면서 골밀도를 읽어낸다. 골절 위험이 높은 환자를 예측하는 데 이중에너지 X선 흡수 계측법만큼 정확하다는 연구 결과가 있다. 초음파 골 스캐너에서도 골밀도가 'T점수'로 환산되어 나온다.

• 골전환율bone turnover 분석: 이 검사는 골밀도나 뼈의 상태를 측정하지 않고 대신 골전환율, 즉 뼈가 부서져 내리는 속도를 측정한다. 골다공증에 걸린 사람이 운동, 식습관 개선, 보충제, 약물치료로 뼈를 얼마나 보호하고 있는지 관찰하는 데 유용한 검사다. 소변 표본을 통해 뼈가 손실되는 속도를 분석한다. 골다공증 환자는 골 전환율이 너무 빠르지 않은지 확인하기 위해 세 달에 한 번씩 이 검사를 받을 것이다.

정한다. 미국에서는 완경전기 여성이 골다공증 예방 목적으로 호르몬대체요법(혹은 호르몬요법 Hormone Therapy, HT)을 받을 수 있다. 하지만 미국 식품의약국에서도 호르몬대체요법의 부작용을 이유로 되도록 골다공증 치료를 위해 다른 약을 사용해야 한다고 권한다. 또한 환자가 골다공증 약을 투여받지 못하는 경우가 아니라면 예방약으로 에스트로겐을 처방해서는 안 된다고 규정하고 있다.

호르몬대체요법은 골다공증 치료에 효과가 있지만 약 투여를 중단하는 순간 뼈는 다시 전처럼 파괴되기 시작한다. 이는 뼈 손실을 막기 위해서 남은 인생 동안 호르몬대체요법을 받아야 한다는 뜻이다. 호르몬대체요법을 오래 받을수록 여러 가지 부작용이 나타날 위험이 높아지기 때문에 현재는 골다공증에 다른 치료법을 사용한다.

선택적 에스트로겐 수용체 조절제

이 약의 목적은 뇌와 뼈에 있는 에스트로겐 수용체를 자극하는 한편 자궁과 유방의 에스트로겐 수용체는 자극하지 않는 것이다. 자궁과 유방의 수용체를 자극할 경우 자궁과 유방에 암이 발생할 위험이 높아지기 때문이다. 다시 말해 이 약은 신체 특정 부위의 에스트로겐 민감도를 높이는 한편 다른 부위는 민감도를 낮추는 작용을 한다.

뼈 보호제

바이포스포네이트Biphosphonate는 뼈가 파괴되지 않도록 막는 작용을 한다. 바이포스포네이트는 '낡은' 뼈를 보존해주므로 골밀도가 높아진다. 하지만 낡은 뼈를 보존하는 일이 과연 유용할지에 대한 논란이 있다. 라넬산 스트론튬Strontium ranelate은 새롭게 등장한 약으로 낡은 뼈가 파괴되지 않도록 하는 동시에 새로운 뼈가 생성되도록 하는 작용을 한다고 알려져 있으나 이상 반응이 보고되어 현재는 거의 사용하지 않는다. 바이포스포네이트는 소화 장애를 일으키고 스트론튬은 구토 증상, 피부 자극, 혈전을 일으킬 수 있다.

식습관

건강에 좋은 균형 잡힌 식사를 하면(25쪽 참조)

뼈가 튼튼하고 건강해진다. 골다공증 위험을 높인다고 알려진 음식과 음료(313쪽 참조)를 피하는 한편 유제품 섭취량에 유의한다. 칼슘이 풍부한 식품이기도 하지만 칼슘 배출을 촉진하는 효과도 있다. 우유와 비교하여 산성 식품에 속하기 때문이다. 차에도 카페인이 들어 있다는 사실을 기억하자. 그리고 차에 함유된 타닌 성분은 칼슘 흡수를 저해할 수 있다. 대두, 사과, 배, 건포도, 브로콜리, 헤이즐넛, 아몬드 등 붕소가 풍부한 음식(317쪽 참조)을 많이 섭취한다.

기울bran 피하기

기울은 정제된 식품이다. 즉, 곡물의 가장 좋은 부분이 깎여 나갔다는 뜻이다. 기울에는 칼슘 같은 필수무기질과 결합하여 신체의 칼슘 흡수 능력을 떨어뜨리는 피트산phytic acid이 함유되어 있다.

천연감미료 사용하기

설탕 대신 자일리톨xylitol이라 불리는 천연감미료를 사용한다. 라즈베리, 딸기, 자두, 콜리플라워에 많이 들어 있는 자일리톨은 당지수GI가 낮아 혈당의 균형을 무너뜨리지 않으므로 골다공증 환자에게 아주 좋다. 동물 연구 결과, 놀랍게도 자일리톨에 뼈 칼슘과 골밀도를 증가시키고 뼈 손실을 예방하는 효과가 있다는 사실이 증명되었다. 설탕과 똑같은 방식으로 사용하면 된다.

햇볕 쬐기

비타민 D는 몸에서 칼슘을 흡수하는 데 꼭 필요한 영양소이므로 충분히 섭취하려고 노력한다. 비타민 D가 풍부한 기름진 생선과 달걀을 많이 먹고 야외에서 시간을 보낸다. 햇빛은 우리 몸에서 비타민 D가 합성되도록 도와준다.

보충제

• 비타민 B 복합체, 엽산: 비타민 B6와 비타민 B12는 골다공증의 위험을 높이는 호모시스테인 수치를 낮추는 효과가 있다. 매일 비타민 B군을 25mg씩, 엽산을 400μg 복용한다.

• 바이오플라보노이드가 첨가된 비타민 C: 뼈 구조를 함께 엮어주는 콜라겐 형성에 꼭 필요한 영양소다. 아스코르브산은 뼈 건강을 생각할 때 산성이 강하기 때문에 마그네슘아스코르브산염으로 500mg 매일 두 번 복용한다.

• 붕소: 뼈에 집중되어 있는 붕소는 칼슘 흡수를 돕는다. 붕소는 여러 가지 다른 식품으로도 섭취할 수 있다. 매일 종합비타민과 무기질 보충제에 들어 있는 붕소를 1mg 복용한다.

• 칼슘, 마그네슘: 탄산칼슘은 우리 몸에서 가장 흡수하기 어려운 칼슘이므로 구연산염으로 보충하는 게 좋다. 구연산염은 흡수율이 30% 정도 높다. 흡수율을 끌어올리려면 칼슘을 마그네슘과 함께 섭취한다. 마그네슘 또한 뼈 건강에 아주 중요한 무기질이므로 결핍될 경우 뼈가 부러지기 쉬워진다. 매일 칼슘구연산염 500mg과 마그네슘구연산염 900mg이 포함된 혼합 보충제를 복용한다.

한다.

• 아연: 건강한 뼈 신진대사에 중요한 역할을 한다. 골다공증을 앓는 여성 중 아연 결핍인 여성이 많다. 매일 15mg 복용한다.

약초

뼈를 튼튼하게 해주는 귀중한 무기질을 섭취하기 위해 혹은 이런 영양소의 흡수를 돕기 위해 약초를 사용한다. 말린 약초를 똑같은 양으로 섞어 허브티를 만들어 하루 세 번까지 마신다.

• 자주개자리, 귀리짚: 두 약초 모두 칼슘 함유량이 높아서 골다공증에 효과가 있다고 알려져 있다.

• 쇠뜨기: 다른 약초보다 실리카 함유량이 높다. 건강한 피부와 인대, 뼈를 위해 중요한 역할을 하는 실리카는 뼈 구조를 형성하는 콜라겐의 형성을 돕는다. 실리카는 뼈를 유연하게 하는 효과가 있다고도 알려져 있다.

• 쐐기풀: 칼슘과 붕소가 풍부하며 음식 속 영양소를 몸이 잘 흡수할 수 있도록 도와준다.

그 외 자연요법

동종요법 전문가를 찾아가 체질에 맞는 치료를 받는 것이 최선이지만 그럴 수 없을 경우 칼카레아 카보니카Calc carb, 칼카레아 포스포리카Calc phos로 칼슘 흡수를 증진시킬 수 있다. 매일 두 차례 30c 농도로 복용한다.

자기 관리

뼈를 많이 사용하기

산책, 조깅, 춤, 에어로빅, 라켓 스포츠 등 체중부하 운동을 규칙적으로 한다. 30분에서 1시간 동안 일주일에 5회 이상 운동하는 것을 목표로 삼는다.

스트레스 받지 않기

스트레스를 많이 받으면 부신에 무리가 가고 부신이 우리 몸에서 필요한 에스트로겐 대체 물질을 생성하지 못하게 된다. 또한 소화 불량이 되기 쉬워 몸이 필요한 영양소를 제대로 흡수하지 못한다.

정상 체중 유지

저체중으로 떨어지지 않도록 조심한다. 저체중이 되면 체내 에스트로겐 수치가 떨어져 뼈 손실로 이어질 수 있다.

뼈를 튼튼하게 하는 요가

낙타 자세는 척추와 골반뼈를 튼튼하게 해준다. 고난이도 자세이므로 완전히 익히는 데 시간이 걸린다. 몸에 부담이 가지 않도록 주의하며 매일 연습한다.

① 무릎을 골반 너비만큼 벌리고 무릎으로 선다. 발등을 바닥에 내린다. 등을 똑바로 편 채 꼬리뼈를 당겨 올리고 머리를 곧게 세운다. 정수리 끝에 매인 줄이 머리를 위로 당겨 올린다고 상상하면서 척추를 쭉 늘여준다. 손가락을 아래로 해 양손으로 엉덩이 위쪽을 받친다. 허벅지를 바닥에서 수직으로 유지한다. 양 어깨뼈가 마주 닿도록 하면서 가슴을 활짝 편다.

② 코로 숨을 마시고 입으로 숨을 내쉬면서 몸을 뒤로 젖힌다. 허벅지가 수직을 유지하도록 주의하면서 허리를 아치처럼 뒤로 구부리고 손을 뒤로 뻗어 발목이나 뒤꿈치 혹은 발바닥을 잡는다. 손이 닿지 않으면 발등을 세워도 좋다. 고개를 뒤로 늘어뜨린다. 목에 힘을 뺀다. 골반을 높이 들어 올려 허리에 무리가 가지 않도록 한다. 이 자세를 30초간 유지한다. 자세를 풀고 반복한다.

질건조증

완경후기 여성의 반 이상이 경험하는 질건조증은 완경 증상 중에서도 가장 괴로운 증상인 데다 터놓고 말하기가 제일 어려운 문제일 것이다.

질건조증은 의학적으로 '위축성 질염atrophic vaginitis'이라고 한다. 이 이름만 들어서는 질병처럼 들리지만 실제로 질건조증은 질병이 아니다. 완경기에 어쩔 수 없이 겪어야 하는 증상도 아니다.

질건조증이 나타나면 질이 건조해지는 데다 가렵고 때로는 민감해진다. 성관계 시 질이 젖는 데 시간이 오래 걸려서 불편함이 느껴지고 심지어 고통스러울 수도 있다. 성관계 시 출혈이 일어날 수 있을 뿐 아니라 질 감염에 걸릴 위험이 높아지기도 한다. 질 감염에 걸리면 문제가 한층 복잡해진다.

원인

보통은 자궁경부 부근에 위치한 점막(질 점막 상피)에서 점액을 분비하며 질을 촉촉하게 유지시켜준다. 에스트로겐은 질 점막을 두껍고 부드럽게 유지하며 점막에서 점액이 생성되도록 돕는 역할을 한다. 질 점액은 약산성을 띠며 외부 세균으로부터 질을 보호하여 질이 감염되지 않도록 막아준다. 하지만 완경 이후 에스트로겐 수치가 낮아지면 이런 작용 구조가 무너진다. 에스트로겐 수치가 낮아지면서 질과 주위 조직이 탄력을

잃으며 질 점막 역시 얇아지면서 약해진다.

에스트로겐 수치가 낮아지는 호르몬 불균형이 질건조증을 일으키는 가장 큰 원인이지만 스트레스와 피로도 한몫한다. 좀 더 드문 사례로는 쇼그렌증후군Sjögren's syndrome(눈, 피부, 질 등의 건조 증상을 일으키는 자가면역질환), 암 치료, 만성 이스트 감염이 질건조증의 원인일 수도 있다.

기존 치료법

질건조증은 일시적으로 나타나기도 하고 만성으로 이어지기도 한다. 질건조증이 계속되어 성관계가 너무 고통스럽고 불편하다면 의사는 호르몬대체요법을 권하거나 질에 바로 사용하는 에스트로겐 크림이나 질 좌약을 처방할 것이다.

호르몬대체요법

호르몬대체요법을 받으면 질 점액이 증가하고 질 점막이 두꺼워진다. 하지만 이 치료법에는 여러 부작용과 위험(285쪽 참조)이 따르므로 질건조증이 완경후기의 유일한 증상이라면 호르몬대체요법을 받지 않는 편이 좋다.

에스트로겐 크림과 질 좌약

호르몬대체요법을 받지 않는다면 의사는 에스트로겐이 들어 있는 질 크림과 질 좌약을 처방해줄 것이다. 여러 종류의 에스트로겐으로 만든 다양한 제품이 있지만 그중에서 가장 발암성이 적은 에스트로겐은 에스트리올estriol이다. 한 연구

에서 0.1mg의 에스트로겐을 질에 매일 투여했을 때(의사의 권고에 따라) 질건조증을 가라앉히는 효과가 있다는 사실이 증명되었다. 질 크림과 질 좌약은 삽입기를 사용해 질에 넣어준다. 크림이나 좌약을 질에 넣으면 질이 부드럽게 풀리며 한층 편하게 성관계를 즐길 수 있다. 질 크림을 사용하기 시작했다면 3~4주 동안 매일 크림을 투여량만큼 질 안에 발라줘야 한다. 그런 다음 질 크림 사용 횟수를 일주일에 한두 번으로 줄일 수 있다. 그 후 효과가 제대로 나타난다면 약이 들어 있지 않은 윤활액을 사용하는 단계로 넘어갈 수 있다.

식습관

영양가가 높은 식사를 하는 여성의 경우 완경기에 질과 관련된 문제에 시달릴 확률이 낮다. 그러므로 25쪽에 소개된 건강에 좋은 균형 식단 지침을 따른다. 특히 필수지방산을 충분히 섭취하고 어유 보충제를 복용해 호르몬 균형을 유지해야 한다. 저지방 혹은 무지방 식품은 질을 비롯해 몸 전체를 건조하게 만들므로 질건조증에 좋지 않다. 피토에스트로겐을 충분히 섭취하는 일도 중요하다. 연구에서 밝혀진 바에 따르면 대두, 병아리콩, 렌즈콩, 아마씨 같은 피토에스트로겐 식품은 질 세포를 좀 더 부드럽고 탄력 있고 촉촉하게 바꿔준다. 균이 살아 있는 유기농 생요구르트를 일주일에 4~5번 먹으면 장과 질에 활생균의 균형을 유지하는 데 도움이 된다.

보충제

• 바이오플라보노이드가 첨가된 비타민 C: 조직에 탄력을 주는 콜라겐 형성에 꼭 필요한 영양소다. 매일 두 번 마그네슘아스코르브산염 형태로 500mg 복용한다.

• 비타민 E: 강력한 항산화제로 항노화 효과가 좋은 것으로 알려져 있다. 비타민 E가 질건조증 완화에 뛰어난 효과를 보였다는 연구 결과도 있다. 매일 400iu 복용한다.

• 오메가-3 지방산: 우리 몸의 호르몬 균형을 유지하고 질 세포를 매끄럽게 유지하기 위해 오메가3 지방산이 필요하다. 채식주의자는 아마씨 오일로 섭취할 수 있다. 매일 최소 700mg의 EPA와 500mg의 DHA가 함유된 어유 1,000mg 복용한다.

• 프로바이오틱스: 해로운 세균과 칸디다균 같은 곰팡이균을 막아주며 질 감염에 걸리지 않도록 질을 보호한다. 매일 최대 100억 마리의 활생균이 포함된 프로바이오틱스를 복용한다.

약초

• 정조목: 호르몬 제어 효과와 긴장 완화 효과로 호르몬의 균형을 잡아주고 특히 스트레스 때문에 질건조증이 심해진 경우 긴장을 풀어줘 질건조증 치료를 돕는다. 팅크제 1티스푼을 약간의 물에 타서 하루 두 번 마신다. 캡슐 형태로 복용할 때는 하루에 두 번 200~300mg을 복용한다.

• 당귀: 전통 한의학에서 당귀 뿌리는 질건조

증을 비롯해 완경기에 나타나는 여러 증상을 치료하는 데 사용된다. 하루 두 번 소량의 물에 팅크제 1티스푼을 타서 마시거나 하루 두 번 캡슐 형태로 300mg 복용한다.

• 익모초: 신체의 평활근 긴장을 풀어주며 질 벽을 두껍고 유연하게 해준다. 이 약초는 몇 세기 동안 전통 한의학에서 호르몬 조절제로 사용되었다. 하루 두 번 소량의 물에 팅크제 1티스푼을 타서 마신다. 또는 하루 두 번 캡슐 형태로 200~300mg 복용한다. 익모초를 규칙적으로 복용하면 한 달 안에 질 점액이 증가하고 질 벽이 두꺼워지는 효과가 나타난다고 한다. 매일 아마씨 오일을 1~2큰술 복용해도 같은 효과를 볼 수 있다.

그 외 자연요법

동종요법

개인의 체질에 맞춘 치료를 받고 싶다면 동종요법 전문가를 찾아간다. 가정에서 다음 치료법을 시도해볼 수 있다. 자신의 증상에 맞는 치료법을 선택해 증상이 차츰 좋아질 때까지 하루 두 번 30c 농도로 복용한다.

• 브리오니아, 석송자, 벨라도나: 일반적인 질건조증 말고도 다른 증상이 몇 가지 함께 나타날 때 복용한다.

• 나트룸 무리아티쿰: 수분정체 증상과 함께 질건조증이 나타날 때 복용한다.

• 스타피사그리아Staphysagria: 질 벽이 얇아지고 성관계 시 쓰라리고 아플 때 복용한다.

침술요법

전통 한의학에서는 완경기에 나타나는 증상이 신장혈과 비장혈의 기가 균형이 맞지 않기 때문에, 특히 기능이 둔화되기 때문에 나타난다고 여긴다. 침술 전문가는 기가 통하는 혈을 치료하여 질건조증 증상을 완화시켜줄 것이다.

방향요법

긴장 완화와 성욕 자극 효과가 있는 에센셜 오일로 성관계를 위한 분위기를 조성할 수 있을 뿐 아니라 질 윤활액 분비를 촉진할 수 있다. 긴장 완화 효과가 있는 라벤더 오일을 버너에 넣고 불을 붙여 방 안을 편안한 분위기로 채운다. 성욕 증진 효과가 있는 다른 오일(304쪽 참조)과 라벤더 오일을 섞어 써도 좋다. 아니면 스위트아몬드 오일 6티스푼에 라벤더 오일을 15방울 넣고 희석해 성욕을 촉진하는 마사지에 사용하거나 목욕물에 라벤더 오일을 5방울 떨어뜨려 몸을 담그고 있어도 좋다.

반사요법

질건조증 치료를 위해 반사요법 전문가를 찾는다면 아마도 호르몬 균형을 잡기 위해 발바닥의 난소와 뇌하수체, 부신 반사점을 치료할 것이다. 난소와 뇌하수체, 부신의 반사점은 발뒤꿈치 중간과 발바닥 중심 두 곳에 있다. 반사요법 전문가는 생활 습관에서 호르몬 균형을 무너뜨리는 다른 요인을 찾아내어 그 반사점을 치료할 수도 있다.

자기 관리

물 많이 마시기

스스로 물을 충분히 마시는지 확인한다. 매일 물이나 허브티를 6~8잔까지 마셔야 한다. 우리 몸에 수분이 풍부해야 질 조직뿐만 아니라 피부와 기타 조직이 마르거나 갈라지지 않는다.

몸 움직이기

규칙적으로 운동을 하면 질을 유연하고 매끄럽게 유지하는 데 도움이 된다. 적당한 운동을 하루에 적어도 30분 이상, 일주일에 5~6번 하는 것을 목표로 삼는다. 규칙적으로 골반저 운동(141쪽 참조)을 한다. 골반저 운동을 열심히 하면 골반상 근육이 튼튼해져 즐거운 성관계를 할 수 있다.

성관계 자주 하기

규칙적으로 성관계나 자위행위를 하면 질건조증에 도움이 된다. 일주일에 한두 번 정기적으로 성관계를 하는 여성의 경우 성적으로 흥분했을 때 윤활액이 더 빨리 흐른다. 그리고 전희에 시간을 오래 들인다. 성관계 전에 양질의 천연 윤활제를 사용하는 것이 도움이 될지도 모른다. 나는 키위덩굴 추출물로 만든 뉴질랜드 산 수용성 천연 제품을 추천한다. 화학 물질이나 방부제가 들어 있지 않은 코코아나 시어버터 윤활제도 좋다.

질 관리하기

질 세정이나 열탕 목욕을 하지 않는다. 질을 자극할 수 있는 탤컴파우더, 향이 입혀진 화장지, 목욕용 오일, 목욕용 발포제도 사용하지 않는다. 피부가 마르게 되므로 질 안쪽을 비누로 씻어내지 않는다. 질은 자정 능력이 있어서 따뜻한 물로만 씻어도 충분하다.

탐폰 사용하지 않기

월경을 한다면 탐폰이 질을 건조하게 만들 수 있으므로 탐폰 대신 생리대를 사용한다. 꼭 탐폰을 사용해야 한다면 유기농 면으로 만들어진 탐폰을 사용하고 3~4시간마다 갈아준다. 월경을 하지 않는 동안에는 절대적으로 필요한 경우가 아니라면 팬티라이너 사용을 피한다. 팬티라이너는 질을 자극하고 건조하게 만든다.

프로바이오틱스 질 좌약 사용하기

프로바이오틱스 질 좌약을 구입해 질에 넣어주면 이스트 감염을 예방하고 질 점액 분비를 촉진할 수 있다. 질 감염에 걸리면 질구에 염증이 일어나고 성관계가 고통스럽다. 이 책에서 질 감염 관련 부분(157쪽 참조)을 찾아본다.

배우자와 소통하기

배우자에 대한 감정 때문에 성관계 시 윤활액이 잘 분비되지 않을 수도 있다. 배우자에게 억압된 분노나 적의를 품고 있으면 배우자에게 성적으로 흥분을 느끼기 힘들어지기 때문이다. 문제가 생길 때마다 곧바로 해결하려고 노력하고 문제를 쌓아두지 않는다. 상대를 비난하거나 죄책감을 씌우는 대신 자신의 감정에 대해서 이야기하려고 노력하자. '나는'으로 시작하는 말을 많이 사용하며 이야기한다(175쪽 상자글 참조).

기억력 감퇴, 집중력 저하

과거에는 나이가 들수록 지적 능력이 떨어진다고 믿었지만 현재 밝혀진 바로는 전혀 그렇지 않다. 나이가 들어도 우리의 두뇌는 새로운 기술을 익히고 정보를 저장할 수 있다.

우리는 완경을 넘기고도 기민한 정신을 유지하고 새로운 지식을 습득하며 사고력을 갈고닦을 수 있다.

수요와 공급

뼈나 근육과 마찬가지로 뇌의 능력은 수요와 공급의 법칙에 따른다. 우리가 뇌세포에 요구하는 만큼 뇌세포는 계속해서 신경망을 강화시킨다. 신경망을 계속 강화한다는 의미는 뇌세포가 정보에 언제든 쉽게 접근할 수 있는 길을 열어두어 정보를 저장하고 다시 불러오는 능력을 키운다는 뜻이다.

하지만 우리는 완경기를 지나는 동안 기억력과 집중력을 높이기 위해 더 열심히 노력해야 한다. 뇌에는 에스트로겐 수용체가 있다. 에스트로겐이 뇌의 에스트로겐 수용체를 자극할 때, 수용체는 뇌의 인지 기능을 돕는다고 알려져 있다. 완경기에는 에스트로겐 수치가 낮아지며 완경후기에는 낮아진 에스트로겐 수치가 그대로 유지된다. 그렇기 때문에 완경이 되면 뇌기능이 둔화되며 이를 피하거나 되돌리기 위해 할 수 있는 일은 없다고 생각하기 쉽다. 하지만 연구 결과에 따르면 우리는 뇌를 계속 활발하게 사용하려고 노력해 뇌기능 감퇴를 막을 수 있다.

산소 공급

뇌는 세포에 산소가 많은 혈액이 공급될수록 활동을 많이 할 수 있게 되어 기능이 좋아진다. 다시 말해 산소 공급이 원활해야 뇌 내 순환이 원활하게 이루어진다는 뜻이다. 동상에 걸리거나 손발이 차갑다면 몸에서 순환이 제대로 이루어지지 않으며 이는 곧 뇌에도 혈액이 충분히 공급되지 않는다는 뜻이다.

기존 치료법

기억력 감퇴가 순전히 나이 때문이라면 의사는 아마도 뇌기능을 회복하기 위해서 뇌를 많이 사용해야 한다는 조언 말고는 달리 치료를 하지 않을 것이다. 간혹 호르몬대체요법을 권하는 의사도 있지만 결정을 내리기 전에 심각한 부작용이 따를 수도 있다는 사실을 유념한다(285쪽 참조). 기억력 감퇴로 일상생활에 지장을 줄 정도라면 병원에 가봐야 한다. 익숙한 장소에 어떻게 왔는지 기억나지 않거나 곧잘 했던 요리법이 생각나지 않는다면 검사를 받아보는 것이 좋다.

식습관

음식은 우리 몸뿐 아니라 뇌에도 영양분을 공급한다. 그러므로 우리가 무엇을 먹고 마시는가는 신체 능력뿐 아니라 정신 능력에도 영향을 미친다. 우리가 제대로 먹지 않으면 뇌는 효과적으로 기능하는 데 필요한 영양분을 얻지 못한다. 나이에 상관없이 제대로 먹지 않으면 사고력이 둔해지고 기억력과 집중력이 떨어지기 마련이다.

말하자면 뇌는 게걸스러운 기관이기 때문에 끊임없이 산소와 열량, 포도당을 충분히 공급해주어야 한다. 뇌를 건강하게 하는 첫걸음으로 25쪽에 소개한 건강에 좋은 균형 식단을 따른다. 특히 하루에 과일과 채소를 5번 이상 먹고 통곡물, 견과류, 씨앗류를 많이 먹어 섬유질을 풍부하게 섭취한다.

포도당 공급하기

모든 영양소 중 뇌에서 가장 필요한 영양소는 포도당이다. 하지만 뇌가 잘 기능하려면 단지 뇌에 포도당을 공급하는 데 그치지 않고 꾸준히 공급해주는 것이 중요하다. 이 말은 곧 우리가 통곡물로 된 빵, 밥, 파스타처럼 정제하지 않은 탄수화물과 채소를 충분히 섭취해야 하며 흰밀가루나 설탕으로 만든 고도정제식품을 피해야 한다는 뜻이다. 당지수 목록을 확인하는 방법도 있지만 나는 단순한 원칙에 따르는 편이 훨씬 편하다고 생각한다. 신선하고 가공되지 않은 식품일수록 혈당을 안정되게 유지해준다는 원칙이다.

몇 시간마다 식사를 하거나 간식을 챙겨 먹는

다. 식사를 거르면 혈액 속 포도당 수치가 낮아져 기운이 없어지고 제대로 기억하거나 집중하기가 힘들어진다. 심지어 머리가 몽롱해지거나 어지러울 수도 있다. 영양 많고 균형 잡힌 식사와 간식을 하루에 대여섯 번까지 먹는 것을 목표로 삼고 먹을 때마다 양질의 단백질 식품을 챙겨 먹는다. 이를테면 음식에 견과류나 씨앗류를 뿌려 먹으면 좋다.

뇌를 위해서는 꼭 아침을 먹어야 한다. 우리 뇌는 우리가 자고 있는 순간에도 쉬지 않고 움직이기 때문이다. 건강에 좋은 음식으로 아침을 제대로 먹으면 자고 난 후 뇌에 에너지를 보충해주어 아침부터 머리를 맑게 해준다.

단백질 섭취하기

단백질은 트립토판 같은 필수아미노산을 만드는 기본 원료를 제공한다. 트립토판은 뇌에서 세로토닌을 비롯한 신경전달물질을 만드는 데 사용된다. 진통 효과가 있는 세로토닌은 '기분이 좋아지게 하는' 물질로도 알려져 있다. 게다가 단백질은 혈류로 분비되는 당분과 포도당의 양을 조절하는 역할도 한다. 모든 종류의 필수아미노산을 섭취하기 위해 견과류, 씨앗류, 기름진 생선, 콩 가공식품, 완두콩, 강낭콩, 렌즈콩, 퀴노아, 달걀, 적당량의 유제품 등 건강에 좋은 여러 종류의 단백질 식품을 식단에 포함시킨다.

지방 섭취하기

우리가 먹는 지방의 양과 종류 또한 뇌기능에 중요한 역할을 한다. 뇌를 위해서는 포화지방 섭취량을 줄여야 한다. 주로 동물성 식품에 많이 들어 있는 포화지방은 동맥을 막히게 해 가장 중요한 뇌의 순환을 방해한다. 트랜스지방(28쪽 참조) 역시 피해야 한다. 트랜스지방은 뇌세포를 딱딱하게 굳게 하여 정보 저장과 기억을 촉진하는 신경 회로 형성을 막는다.

뇌는 70%가 지방으로 이루어져 있으며 활발하게 기능하기 위해서는 특정 종류의 지방이 필요하다. 뇌뿐만 아니라 신경계의 모든 세포에 영양을 공급하는 역할을 하는 지방은 바로 필수지방산이다.

필수지방산이 풍부한 음식에는 뇌 세포막을 구성하는 성분도 풍부하게 들어 있다. 정어리, 고등어 등의 기름진 생선, 특히 호두나 아몬드 같은 견과류와 씨앗류, 케일이나 양배추 등의 푸른 잎채소 등이 있다.

피토에스트로겐과 물 섭취하기

대두와 렌즈콩에 풍부한 피토에스트로겐을 많이 섭취한다. 연구를 통해 증명된 바에 따르면 피토에스트로겐을 풍부하게 섭취할 경우 단기 기억력과 장기 기억력이 눈에 띄게 향상된다.

건강한 뇌를 위해서는 수분 섭취가 중요하다는 사실도 기억하자. 물을 충분히 마시지 않으면 탈수증이 나타나 두통, 기억력 감퇴에 시달리기 쉽다. 해결책은 간단하다. 하루에 물을 6~8잔 정도 마신다. 덥거나 운동을 해서 땀을 많이 흘린 날에는 더 많이 마신다. 갈증이 난다는 것은 이미

머리를 좋아지게 하는 아침 식사

· 통밀빵이나 호밀빵에 스크램블 에그나 수란을 곁들여 먹는다. 통밀빵이나 호밀빵처럼 정제되지 않아 흡수가 느린 탄수화물을 섭취한다. 달걀은 일등급 단백질 공급원으로 탄수화물이 흡수되는 속도를 더욱 늦춰주며 뇌에 필요한 필수아미노산을 충당시켜 주는 한편(325쪽 참조) 귀중한 오메가-3 지방산이 들어 있어 뇌세포를 매끄럽게 유지해준다.

· 생 혹은 냉동 딸기류 과일에 두유나 쌀 우유, 귀리 우유를 붓고 아몬드나 캐슈너트 등 좋아하는 견과류와 아마씨나 호박씨 등 씨앗류를 뿌려 먹는다. 좋아하는 맛이 될 때까지 혼합 분량을 다양하게 시험해본다. 딸기류는 뇌를 활성산소에서 보호하기 위한 항산화제를 제공해주며 견과류와 씨앗류는 뇌기능을 높여주는 단백질과 필수지방산을 충분히 전해준다.

몸이 탈수되었다는 신호이기 때문에 목이 마를 때까지 기다리지 말고 미리 물을 마셔야 한다. 카페인의 경우 하루 한두 잔의 커피는 뇌를 자극하는 효과가 있는 듯 보이지만 그보다 많이 마시는 경우 뇌로 흘러드는 혈류를 감소시킬 수 있다.

보충제

· 붕소: 항산화제 보충제(327쪽 상자글 참조)와 함께 붕소가 들어 있는 종합비타민과 무기질 보충제를 복용해야 한다. 건강한 두뇌 활동을 위해 중요한 역할을 하며 특히 집중력과 단기 기억력을 끌어올리는 데 좋다. 하루에 1mg씩 복용한다.

· 오메가-3 지방산: 양질의 어유 보충제를 복용한다. 최소 700mg의 EPA와 500mg의 DHA가 함유된 어유 1,000mg을 매일 복용한다. 채식주의자는 아마씨 오일(1,000mg)을 매일 복용해 오메가-3 지방산을 섭취할 수 있다.

약초

· 은행: 내 경험에 따르면 은행은 모든 연령대의 여성에게 기억력과 집중력 향상 효과를 보인다. '기억력 약초'라고도 불리는 이 약초는 혈관을 유연하게 하여 혈액이 뇌로 잘 흐르게 하며, 그 결과 산소와 포도당이 뇌로 원활히 공급되게 해준다. 현재 은행 보충제로 치매를 늦추거나 증상을 완화할 수 있는지에 대한 연구가 진행 중이다. 하루 두 번 소량의 물에 팅크제 1티스푼을 타서 마시거나 하루 두 번 캡슐 형태로 400mg 복용한다.

그외 자연요법

동종요법

체질 맞춤 치료를 받으려면 우선 동종요법 전문가를 찾아가기를 권한다. 하지만 집에서 해보고 싶다면 라케시스와 유황을 시도해보자. 하루

뇌와 항산화제

항산화제는 우리 세포를 활성산소의 공격에서 보호함으로써 세포를 건강하게 유지시키는 역할을 한다. 그리고 기억력 향상을 비롯해 건강한 두뇌 활동을 촉진한다. 과일과 채소를 하루에 5번 이상 먹고 통곡물과 신선한 식품을 많이 먹고 있다면 필요한 항산화제를 충분히 섭취하고 있는 셈이다. 만일을 위해 여기에서는 필수 항산화제를 제대로 섭취하고 있는지 확인할 수 있는 식단을 소개한다.

- 베타카로틴: 당근이나 호박 같은 적황색 과일과 채소에 풍부하다.

- 비타민 C: 오렌지 같은 감귤류, 딸기류, 청피망, 홍피망, 푸른 잎 채소에 풍부하다.
- 비타민 E: 견과류, 씨앗류, 통곡물, 기름진 생선에 풍부하다.
- 셀레늄: 견과류, 달걀, 통곡물에 풍부하다.
- 아연: 생선류, 콩류, 아몬드에 풍부하다.

보충제로 항산화제 섭취를 늘릴 수 있다. 비타민 B6(25mg, 매일), 비타민 C(500mg, 매일 두 번), 비타민 E(300iu, 매일), 마그네슘(300mg, 매일), 셀레늄(100㎍, 매일)을 챙겨 먹는다.

에 두 번 농도 30c로 복용한다.

침술요법

기억력과 집중력을 끌어올리기 위해 침술 전문가는 심경맥 혈위를 집중해서 치료하면서 몸 전체 상태에 따라 다른 경혈을 치료할 것이다.

방향요법

방향요법 전문가에게 전신마사지를 받으면 몸의 순환이 촉진되어 산소를 가득 품은 혈액이 뇌에 충분히 공급될 수 있다. 특히 생기를 북돋우는 향의 로즈메리 오일을 사용하면 좋다. 집에서 로즈메리 오일로 마사지를 하고 싶다면 스위트아몬드 오일 6티스푼에 로즈메리 오일을 15방울 희

석해 사용한다.

자기 관리

적당한 음주

일주일에 와인 한두 잔 정도는 해가 되지 않으며 오히려 뇌기능을 활발하게 하는 효과가 있지만 과음을 하면 뇌세포가 파괴될 수 있기 때문에 과도한 음주는 피한다.

금연

니코틴은 혈관을 수축시켜 뇌로 피가 잘 통하지 않게 만든다. 흡연은 물론 간접흡연도 피한다.

규칙적 운동

규칙적으로 운동을 하면 뇌 순환이 촉진되고 기분을 끌어올리는 엔도르핀이 분비되어 머리가 맑아진다.

충분한 수면

잠을 충분히 푹 자야 뇌와 신경계의 건강을 유지할 수 있다. 하지만 너무 많이 자면 안 된다! 하룻밤에 6~8시간 정도 자는 게 가장 좋다. 수면 시간이 그보다 모자라거나 넘치면 집중력이 떨어지고 피로가 쌓이면서 기억력도 떨어진다.

기억력 향상 훈련

기억력을 높이는 데 도움이 되는 훈련을 소개한다.
이런 훈련과 함께 십자말 풀이를 하거나 단어나 숫자 게임을 해도 좋다.
그리고 매일 신문을 읽거나 잡지 기사 한 꼭지 혹은 책 한 장을 읽는 것을 목표로 삼는다.

① 기억하고 있습니까?

매일 다음 항목을 기억하려고 노력하자.

- 5분 전에 무슨 생각을 하고 있었는가?
- 한 시간 전에 무슨 생각을 하고 있었는가?
- 어제 이 시간에 뭘 하고 있었는가?
- 지난 주말에 어떤 옷을 입었는가?

② 킴 게임

키플링의 소설 《킴Kim》에 등장하는 게임. 주인공 킴이 스파이 훈련을 받을 때 관찰력과 기억력을 키우기 위해 했던 게임이다. 어린이들 파티에 자주 등장하는 이 고전 게임을 응용해보자.

- 배우자나 친구에게 쟁반 위에 10가지 물건을 모아달라고 부탁한다. 이 물건은 무작위로 선택된, 서로 관련이 없는 물건이어야 한다.
- 1분 동안 쟁반 위의 물건을 기억한다. 그런 다음 천 같은 것으로 쟁반을 덮어두고 기억에 의존해 물건 목록을 작성한다. 그리고 목록을 적은 종이를 엎어 놓는다.
- 다음으로 친구에게 쟁반에서 물건 하나를 치우라고 부탁한다. 쟁반을 덮은 천을 치우고 무엇이 없어졌는지 기억해보자.
- 목록을 적은 종이를 뒤집어 쟁반 위 물건과 비교해보자. 물건을 모두 기억했는가? 무엇이 없어졌는지 알아챘는가! 다음에 다시 게임을 할 때는(불론 다른 물건으로) 기억하는 시간을 5초씩 줄여본다. 나중에 10가지 물건을 15초 내에 기억할 수 있을 때까지 시간을 줄이면서 게임을 해보자.

심장질환

완경기가 지나면 체내 에스트로겐 수치가 낮아지기 때문에 심장질환에 걸릴 위험이 높아진다. 심장을 보호하는 일은 곧 노년 생활을 보장하는 일이기도 하다.

관상동맥질환이라고도 알려진 심장질환은 세상에서 가장 많은 목숨을 빼앗은 질병이다. 여성의 경우 일정 연령이 되기 전까지 발병 위험이 남성만큼 높지 않지만 심장질환이 여성의 주요 사망 원인이라는 사실은 분명하다. 심장질환은 심장에 산소와 영양분을 공급하는 동맥이 죽상동맥경화로 좁아지는 질병이다. 죽상동맥경화가 나타나면 심장으로 가는 피와 산소의 공급이 제한된다. 유감스럽게도 무언가 잘못되었다는 것을 알려주는 첫 번째 증상이 심장마비인 경우가 많다.

심장마비가 갑자기 일어나는 경우는 별로 없다는 사실을 기억하자. 대다수의 경우 심장마비가 일어나는 것은 심장과 순환계의 건강이 오랜 기간에 걸쳐 악화된 다음의 일이다. 단지 우리가 그 사실을 알아채지 못했을 뿐이다. 심장질환은 퇴행성 질환으로 수년에 걸쳐 진행된다. 건강한 식습관과 생활 습관을 실천하고 있는 여성은 그렇지 않은 여성에 비해 심장질환에 걸릴 위험이 크게 낮다.

원인

우리는 이미 심장질환을 일으키는 주요 위험 요인을 알고 있다. 과체중, 스트레스 과다, 흡연, 당뇨, 고혈압 등이다. 포화지방과 설탕을 많이 먹는 식습관에 운동 부족이 더해진 경우, 심장질환과 심장발작이 유전되는 경우에도 심장질환에 걸릴 위험이 높아진다. 이런 위험 요인 중에서도 특히 움직이지 않는 생활 습관은 우리 심장에 무리를 주기 때문에 수명을 단축시킬 수 있다.

심장질환에 걸릴 위험을 높이는 또 다른 요인은 노화다. 심장 건강은 여성이 중년에 겪는 완경과도 관련이 있다. 완경기 전에는 특히 에스트로겐 같은 여성 호르몬이 심장과 혈관을 보호하는 역할을 하기 때문이다.

심장질환에 걸릴 위험을 어떻게 낮출 수 있는지 알기에 앞서 개선할 여지가 있는 위험 요인에 대해 좀 더 자세히 살펴보도록 하자.

콜레스테롤의 이해

우리는 대부분 콜레스테롤에 대해 부정적인 인식을 품고 있지만 실제로 콜레스테롤은 몸에 해로운 작용과 이로운 작용을 둘 다 한다. 콜레스테롤은 지방의 한 종류로 우리 몸 안 모든 세포막에 존재한다. 콜레스테롤의 80%는 간에서 생성되며 나머지 20%는 음식으로 섭취한다. 우리 몸이 건강하게 기능하기 위해서 콜레스테롤은 없어선 안 될 영양소이며 우리는 콜레스테롤 없이 살아갈 수 없다. 콜레스테롤은 성호르몬과 스트레

심장의 작동원리

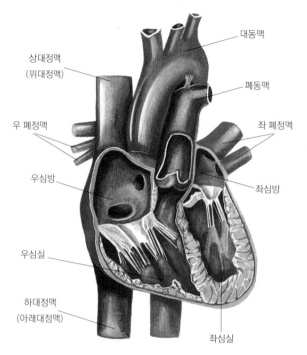

대동맥

상대정맥
(위대정맥)

폐동맥

우 폐정맥

좌 폐정맥

우심방

좌심방

우심실

하대정맥
(아래대정맥)

좌심실

우리 주먹 크기만 한 심장은 흉골 바로 왼쪽에 위치하며 우리 몸에서 피, 산소, 영양소를 순환시키는 책임을 맡고 있는 복합 펌프 기관이다. 심장은 네 개의 방으로 나뉘는데 위쪽에 있는 방을 우심방, 좌심방이라 하며 아래쪽에 있는 방을 우심실, 좌심실이라 한다. 심장 근육은 두 단계에 걸쳐 수축하여 심장에서 혈액을 내보낸다. 이를 심장 수축이라 한다. 심장이 이완하면 혈액이 다시 심장으로 흘러들어오고 다시 수축과 이완이 반복된다. 휴식 상태에서 심장은 보통 1분에 60~70번 수축한다.

심장에는 피를 운반하는 동맥이 연결되어 있다. 동맥은 정맥과 모세혈관으로 연결되며 정맥은 몸속을 순환한 혈액을 다시 심장으로 가져온다. 심장질환은 동맥이 플라크로 막힐 때 나타난다.

스 호르몬을 비롯해 수많은 호르몬이 만들어지는 시작점이기도 하며 신경 전달과 담즙 형성, 뼈를 튼튼하게 하는 데 필요한 비타민 D 합성에서 없어서는 안 될 물질이다. 문제는 콜레스테롤이 많은 음식을 먹어서 콜레스테롤을 과다 섭취하는 경우, 체내에서 콜레스테롤을 과다 생성하기 시작하는 경우에 발생한다.

지방질이 많은 식품이라고 해서 꼭 콜레스테롤이 많이 들어 있는 것은 아니다. 콜레스테롤은

고기나 유제품, 버터, 달걀 같은 동물성 식품에만 들어 있으며 식물성 식품에는 없다. 아보카도와 올리브는 지방질이 풍부한 식품이지만 콜레스테롤은 전혀 들어 있지 않다. 그런가 하면 조개류는 지방이 거의 없는 식품이지만 콜레스테롤 수치가 높다. 땅콩버터 같은 나무열매 기름으로 만든 버터는 지방 함유량이 높은 반면 콜레스테롤 함유량은 낮다.

콜레스테롤이 혈액 속으로 들어가 순환하려

면 리포단백질이라 알려진 단백질과 결합해야 한다. 신체 내 콜레스테롤을 운반하는 리포단백질은 크게 두 종류로 나뉜다. 저밀도 리포단백질 Low-density lipoprotein, LDL(혹은 해로운 콜레스테롤)은 동맥을 타고 신체 곳곳에 콜레스테롤을 운반하는 단백질이다. 고밀도 리포단백질High-density lipoprotein, HDL(혹은 이로운 콜레스테롤)은 콜레스테롤을 조직에서 모아들여 처리를 위해 다시 간으로 가져오는 역할을 맡고 있다. 저밀도 리포단백질 수치가 높을 경우 콜레스테롤은 염증이 생겨 약해진 동맥벽에 침전되어 쌓일 수 있다. 포화지방과 칼슘으로 구성된 침전물은 동맥 플라크 혹은 죽종이라 불린다. 동맥이 석회화되는 것은 이런 칼슘 때문이다. 죽종은 죽상동맥경화증을 일으키며 동맥을 막히게 해 고혈압을 유발한다.

콜레스테롤 수치 확인하기

콜레스테롤 수치를 확인하기 위해 의사는 지질 검사를 할 것이다. 우리는 전체 콜레스테롤 수치는 물론 저밀도 리포단백질과 고밀도 리포단백질 수치도 알아야 한다. 그래야 해로운 콜레스테롤 수치와 이로운 콜레스테롤 수치를 확인할 수 있기 때문이다. 트리글리세리드(중성지방) 수치도 알아야 할 필요가 있다. 트리글리세리드 수치가 높다면 심장발작이나 심장질환이 일어날 위험이 높아진다. 검사 전날에는 밤 10시부터 물을 제외하고 아무것도 먹거나 마시지 않는다.

콜레스테롤과 철분

보통 철분은 우리 몸에서 근육 세포에 영양분을 전달하고 열량 대사를 돕는 역할을 한다. 철분이 부족하면 빈혈이 되기 쉽고 빈혈이 발생하면 항상 피로감을 느낀다. 하지만 체내에 철분이 너무 많은데 철분을 더 보충하면 몸에 해로울 수 있다. 철분은 저밀도 리포단백질, 즉 해로운 콜레스테롤을 산화시키기 때문이다. 산화된 저밀도 리포단백질은 동맥을 손상시키는 것으로 알려져 있다.

완경 이후 월경을 하지 않으면 체내에 철분이 과다하게 쌓일 수 있다. 월경을 할 때 몸에서 철분이 빠져나가기 때문이다. 그러므로 규칙적으로 혈액 검사를 받아 철분 수치를 확인하고 또한 콜레스테롤 수치를 확인해볼 것을 권한다. 철분 보충제는 혈액 검사에서 철분 수치가 낮아 빈혈일 경우에만 복용해야 한다. 완경 이후에는 철분 강화 성분이 들어 있는 아침 식사용 시리얼을 피한다. 하지만 철분이 풍부한 식품을 일부러 식단에서 빼지는 말자.

식습관

심장질환을 예방하기 위한 최고의 방법은 25쪽에 소개한 균형 잡힌 건강 식단을 따르는 것이다. 특히 기름진 생선, 견과류, 씨앗류, 기름을 많이 섭취하는 것이 중요하다. 이런 식품은 심장질환 예방 효과가 있다고 알려진 필수지방산의 좋은 공급원이기 때문이다. 오메가-3 지방산이 함유된 어유는 비정상적인 혈전이 생기는 것을 방지할 뿐만 아니라 저밀도 리포단백질 수치를 낮추고 고밀도 리포단백질 수치를 높이는 효과가 있으므로 특히 더 잘 챙겨 먹어야 한다. 피토에스트로겐 식품 또한 저밀도와 고밀도 리포단백질 같은 작용을 하는 식품으로 여기에 더해 체내의 트리글리세리드 수치까지 낮춰준다.

밝은색 과일과 채소에 풍부한 항산화제를 더 많이 섭취하려고 노력한다(31쪽 참조). 이 중요한 영양소는 우리 몸 안에서 세포를 공격하여 망가뜨리는 해로운 활성산소에 대항해 심장질환에 걸릴 위험을 낮춰준다. 심장질환 가족력이 있다면 반드시 양질의 항산화제 보충제를 챙겨 먹어야 한다.

다음 두 가지 지방은 심장 건강에 특히 해롭다.

포화지방

나이에 상관없이 포화지방이 함유된 식품을 되도록 먹지 않도록 노력한다. 동물성 식품, 튀긴 음식 등 포화지방이 많은 식품은 동맥을 막히게 하는 주범이다.

트랜스지방

심장을 튼튼하게 유지하려면 트랜스지방도 포화지방과 마찬가지로 피해야 한다. 마가린 같은 경화식품뿐 아니라 조리식품, 비스킷, 가공식품에 함유된 이 해로운 지방은 신체에서 제대로 분해되지 않으며 플라스틱처럼 체내에 축적된다. 트랜스지방을 2%만 더 섭취해도 심장질환에 걸릴 위험이 무려 30%나 증가한다.

보충제

• 비타민 D3: 콜레스테롤 수치가 높다면 비타민 D 수치를 확인하는 혈액 검사를 받아보자. 우리 몸에서 비타민 D를 만들기 위해 콜레스테롤을 사용하므로 비타민 D가 부족한 경우 간은 체내 비타민 D 수치를 높이려고 콜레스테롤을 더 많이 생성한다. 보충제로 비타민 D를 충분히 섭취하면 간에서 콜레스테롤을 많이 생성할 필요가 없다. 비타민 D2는 결핍을 만회하는 데 D3만큼 효과적이지 않기 때문에 D3 보충제를 복용하는 것이 좋다. 매일 400iu 복용한다.

• 항산화제: 양질의 항산화제 보충제를 복용하면 심장을 건강하게 보호할 수 있다. 항산화제는 몸의 순환을 돕고 비정상적인 혈전 생성을 막는 한편 우리 몸의 세포에 해를 입히고 병을 일으키는 유리기를 '소탕한다'. 비타민 C와 비타민 E를 함께 복용하면 따로 복용할 때보다 심장을 튼튼하게 하는 효과가 더욱 커진다. 하루에 한 번 캡슐 하나에 최소 비타민 A 10mg, 비타민 E 400iu, 비타민 C 500mg, 셀레늄 100㎍, 아연 15mg이 들어 있는 제품을 복용한다.

• 코엔자임 Q10: 심장이 보다 능률적으로 박동하도록 도울 뿐 아니라 혈전을 감소시키며 콜레스테롤 수치를 낮추는 기능도 한다. 미국의 한 연구 결과, 심장발작을 일으킨 환자에게 발작이 일어난 지 3일이 지나기 전에 코엔자임 Q10을 투

여했더니 심장발작의 재발률이 급격하게 낮아졌다. 매일 100mg 복용한다.

- 마늘: 심장 건강을 위한 슈퍼 식품이다. 마늘을 섭취하는 가장 좋은 방법은 생으로 먹는 것이지만 생으로 먹기 꺼려진다면 유기농 마늘 농축액을 보충제처럼 먹어도 좋다. 숙성마늘로 만든 보충제를 추천한다. 연구 결과 밝혀진 바에 따르면 숙성마늘 보충제는 전체 콜레스테롤 수치를 5~7% 낮춰주며 해로운 콜레스테롤 수치를 낮추고 이로운 콜레스테롤 수치를 높이는 한편 혈압을 낮추는 효과도 있다. 미국의 임상 실험에서는 숙성마늘이 동맥 플라크를 50% 이상 줄여준다는 결과가 나왔다. 매일 1,000mg 복용한다.

- 오메가-3 지방산: 혈소판의 '점성'을 줄여 비정상적인 혈액 응고를 막는 효과가 있다. 채식주의자는 아마씨 오일로 섭취할 수 있다. 매일 최소 700mg의 EPA와 500mg의 DHA가 함유된 어유 1,000mg 복용한다.

포도의 진수

—

모든 포도에는 항산화제가 풍부하게 포함돼 있다. 그중에서 가장 중요한 항산화제는 강력한 심장 보호 효능을 지닌 레스베라트롤이다. 포도는 곤충의 공격을 받거나 날씨가 좋지 않을 때 이 항산화제를 생성한다. 우리 몸에서 레스베라트롤은 동맥이 좁아지지 않게 하는 동시에 혈소판이 서로 점착하는 현상을 막아 혈전 생성을 방지하는 역할을 한다. 바로 이런 효과 때문에 건강을 위해 적포도주를 마시는 유행이 생겨난 것이다! 백포도주보다 적포도주에 레스베라트롤이 많이 함유된 것은 사실이다. 포도주의 발효 과정에서 와인이 포도껍질과 좀 더 오래 접촉하기 때문이다. 하지만 실제로 와인의 알코올은 레스베라트롤과는 아무런 상관이 없다. 레스베라트롤을 섭취하고 싶다면 포도를 직접 먹는 편이 훨씬 더 좋다. 설탕도 알코올도 첨가하지 않았기 때문이다. 심장을 튼튼하게 하고 싶다면 매일 포도를 한 줌씩 먹자.

약초

- 생강: 신체를 자극하는 효과가 있는 생강은 몸의 순환을 돕고 콜레스테롤 수치를 낮춰준다. 하루에 생강차를 한두 잔 마신다.

- 서양산사나무: 혈관확장제로 고혈압에 가장 많이 추천되는 약초다. 이 약초는 혈관을 확장하는 효과가 있어 피를 잘 통하게 해 혈압을 낮춘다. 하루 두 번 소량의 물에 팅크제 1티스푼을 타서 마신다. 또는 매일 캡슐 형태로 300mg 복용한다. 은행이나 악마의 발톱(천수근Harpogophytum procumbens)도 좋다. 서양산사나무와 같은 분량으로 복용한다.

호모시스테인과 심장질환

—

단백질을 섭취하면 우리 몸에서는 호모시스테인이라는 독성 아미노산이 생성된다. 우리 몸은 호모시스테인에서 독성을 제거해 무해한 물질로 전환한 후 최종적으로 소변을 통해 배출한다. 이런 과정이 제대로 이뤄지지 않으면 혈액 속에 호모시스테인

이 쌓이며 비정상적인 혈전 생성이나 동맥 축소 증상으로 이어진다. 나는 병원을 찾는 환자들에게 콜레스테롤 검사와 함께 호모시스테인 검사를 받아 보라고 권한다. 운동을 하면 호모시스테인 수치를 낮출 수 있으므로 수치가 높다면 운동을 열심히 해야 한다. 덧붙여 비타민 B군(비타민 B6, 비타민 B12, 엽산)도 호모시스테인의 독성을 제거하는 데 도움이 된다. 다음 권장량에 맞춰 보충제를 챙겨 먹는다.

- 비타민 B6: 25~50mg
- 비타민 B12: 500μg
- 엽산: 0.5~5mg

그 외 자연요법

동종요법

동종요법에서 심장질환과 높은 콜레스테롤 수치는 체질적인 문제이므로 개인 맞춤형 치료가 필요하다. 동종요법 전문가는 환자의 체질에 맞는 치료법으로 콜레스테롤 수치를 낮추고 동맥에서의 플라크 형성을 막고 혈압을 낮추기 위한 치료를 할 것이다.

침술요법

심장질환을 예방하기 위해 침술요법을 받아볼 만하다. 전통 한의학에서는 심장의 왼쪽은 간장경맥과 연결되어 있고 오른쪽은 폐장경맥과 연결되어 있다고 본다. 침술 전문가가 여러 기관에

침을 놓더라도 모두 심장을 튼튼하게 하기 위한 것이니 놀라지 말자.

자기 관리

금연하기

흡연은 폐질환뿐 아니라 심장질환을 일으키는 주범이기도 하다. 끊자.

알코올 섭취 제한하기

과도한 음주는 혈액 내 트리글리세리드 수치를 높일 수 있다. 일주일에 두세 차례 와인 한 잔 정도만 마시는 것을 목표로 삼는다.

운동하기

심장을 튼튼하게 하려면 운동만 한 것이 없다. 운동을 하면 몸의 순환이 원활해지고 이로운 콜레스테롤의 비율이 높아진다. 매일 적당한 수준에서 시작해서 숨이 찰 정도로 활기 넘치는 운동을 30분씩 하는 것을 목표로 삼는다.

스트레스 줄이기

스트레스와 불안감은 고혈압의 위험을 높이는 원인이다. 359쪽에 소개한 스트레스 퇴치 요령을 참고해 스트레스를 줄인다.

체중 조절하기

과체중이 건강에 좋을 리 없는 건 당연하지만 특히 심장질환 발병 위험에 관한 한 과체중은 무

엇보다 위협적인 적군이다. 일단 심장질환의 상대적인 위험을 알기 위해서는 우리 몸에서 지방이 어디에 저장돼 있는지 살펴봐야 한다. 엉덩이보다 허리와 복부에 살이 많다면 심장질환에 걸릴 위험이 높다고 볼 수 있다.

완경기를 지나고 나면 대부분의 여성은 허리 치수가 몇 인치 늘어나 있다는 사실을 알아차린다. 그런데 우리 몸은 이 여분의 살을 빼고 싶어 하지 않는다. 지방이 우리 몸에서 에스트로겐을 생성하는 제조공장 역할을 하기 때문이다. 에스트로겐은 골다공증으로부터 뼈를 보호한다. 이는 뼈를 위해서는 좋은 소식이지만 심장에게는 별로 좋은 소식이 아니다.

체질량지수는 복부의 지방을 제대로 측정하기 위한 최선의 수단이 아니다. 심장질환에 걸릴 위험을 평가하기 위해서 체질량지수 대신 허리와 골반 둘레 비율을 측정한다. 줄자로 허리둘레(가장 가는 부분)와 골반둘레(가장 굵은 부분)를 잰다. 그다음 측정되어 나온 허리둘레를 골반 둘레로 나눈다. 예를 들어 허리둘레가 86cm, 엉덩이둘레가 94cm라고 하면 허리와 골반 둘레 비율은 0.9가 된다. 비율이 0.8 이상으로 나왔다면 '사과 체형(허리 주위에 살이 찐 체형)'이므로 조치를 취해야 한다.

심장에 좋은 요가

요가는 근육을 튼튼하게 해 콜레스테롤 분해를 돕는다. 여기에서는 심장에 좋은 전사 자세를 소개한다.

① 서서 양발을 모으고 양팔을 옆구리에 붙인다. 깊이 숨을 들이마시고 내쉬면서 정신을 집중한다. 발바닥이 바닥을 단단히 짚고 있는 감각을 느낀다.
② 숨을 마시면서 왼발을 바깥쪽으로 돌리고 오른발을 1미터 정도 내디딘다. 숨을 내쉰다. 몸의 균형이 무너지지 않도록 주의한다.
③ 숨을 마시고 내쉬면서 오른쪽 무릎을 구부려 오른쪽 허벅지가 바닥과 평행이 되게 한다. 이때 왼쪽 발뒤꿈치가 흔들리지 않도록 주의한다.
④ 숨을 마시고 내쉬면서 양팔을 머리 위로 들어올린다. 양손바닥이 마주보게 한다. 6~8번 정도 숨을 마시고 내쉬면서 자세를 유지한다. 그리고 다시 숨을 마신 후 내쉬면서 오른쪽 다리를 천천히 편다. 팔을 내리고 제자리로 돌아온다. 다음에는 왼쪽 다리로 자세를 취한다.

복압성 요실금

일반적으로 복압성 요실금은 임신 후 가장 많이 나타난다. 하지만 완경 이후에도 에스트로겐 수치가 감소하면서 근육이 약해지면 소변이 새어 나올 수 있다.

복압성 요실금이 나타나는 원인 대부분은 우리 몸의 구조를 지탱하는 조직이 약해지기 때문이며 특히 방광을 지탱하는 조직이 약해진 탓이다. 다시 말해 내부 장기의 힘에 대한 문제인 것이다.

완경기가 지난 후에 기침을 하거나 웃거나 재채기를 하거나 운동을 하거나 물건을 들어 올릴 때 소변이 새어 나오거나 혹은 아무런 조짐도 없다가 갑자기 화장실에 가고 싶어지거나 한다면 복압성 요실금일 가능성이 높다. 심지어 소변이 새는 것을 알아차리지 못할 수도 있다.

요실금의 종류

절박성 요실금

절박성 요실금은 여성이 화장실까지 가는 동안 소변을 참지 못하는 요실금이다. 건강한 여성도 절박성 요실금에 걸릴 수 있지만 이 질환은 대부분 당뇨, 뇌졸중, 알츠하이머병, 파킨슨병, 다발성 경화증을 앓는 여성에게 잘 나타난다. 이는 또한 방광암의 초기 징후일 수도 있다.

일류성 요실금

일류성 요실금은 방광이 꽉 찼을 때 소변이 방광에서 일부 새어 나오는 요실금으로 당뇨를 앓거나 척추 손상을 입은 환자에게 전형적으로 나타난다.

기능성 요실금

기능성 요실금은 방광 조절 능력은 정상이지만 관절염 같은 장애 때문에 몸을 빨리 움직이지 못해 제때 화장실에 가지 못하는 여성에게 나타나는 요실금을 말한다.

기존 치료법

수많은 여성이 요실금이 있으면서도 치료를 받지 않고 그냥 살아가지만 병원에 가보는 게 좋다. 다른 심각한 원인 때문에 요실금이 나타날 수도 있기 때문이다. 의사는 대체로 증상 완화를 위해 다음 두 가지 방법 중 하나를 권할 것이다.

수술적 치료법

수술을 하라고 한다면 아마 다음 두 가지 중 하나일 것이다. 하나는 슬링sling 수술이다. 이 수술은 30분 정도 소요되며 부분 마취만 한 후 수술할 수 있다. 외과의는 사타구니와 질 두 곳을 절개한 다음 절개 부위로 수술용 조직을 삽입해 요도와 질을 지지하는 슬링을 만든다. 슬링이 약해진 조직의 역할을 대신하는 것이다. 수술 후 24시간 내에 퇴원할 수 있다. 또 다른 수술은 방광경부현수술이다. 이 수술은 전신 마취를 해야 하고 속옷선 바로 위를 절개한다. 외과의는 골반상 근육을 팽팽하게 조여 봉합하고 방광경부를 들어올린다. 복압성 요실금 수술의 성공률은 높지만 문제가 생기는 경우도 간혹 있다.

방광경부 콜라겐 주사

방광의 배출 밸브가 약해져 요실금이 나타나는 경우 혹은 수술을 했지만 효과가 없을 경우에 이 방법을 추천할 것이다. 부분 마취를 한 뒤 의사는 방광에 물을 채우고 방광경부를 따라 콜라겐을 몇 군데 주사한다. 콜라겐은 뼈와 피부를 형성하는 결합 조직이다. 방광에 주사한 콜라겐은 방광벽을 두껍게 해주고 요도관을 좁게 만들어 소변을 배출하는 데 더 큰 저항을 느끼게 만들어준다. 이 시술의 성공률은 70%로 높은 편이다. 유일한 부작용은 수술 후에 소변에 피가 섞여 나오거나 소변을 볼 때 따끔거리는 증상인데, 수술 후 며칠 안에 가라앉는다.

식습관

우리 몸의 근육과 관절, 연부조직이 건강하게 기능하기 위해서는 여러 필수영양소가 필요하다. 곧 식습관을 바꿔야 한다는 뜻이다. 가능한 한 건강에 좋은 식습관을 유지하는 일은 복압성 요실금을 극복하는 데 꼭 필요한 첫걸음이다. 식습관을 어떻게 바꿔야 할지 25쪽에 소개한 건강 식단을 참고한다.

그리고 무가당 크렌베리 주스를 매일 한 잔씩 마신다. 요로감염증과 방광염에 대한 천연 치료제로 잘 알려진 크렌베리주스는 요실금 예방에도 좋다. 캡슐 형태로 200~300mg 복용할 수 있다.

보충제

신체의 근육 조절 기능을 높이고 콜라겐을 강화하기 위해 보충제를 이용할 수 있다.

• 비타민 A: 콜라겐을 형성하고 연골을 튼튼하게 하는 일을 돕는다. 골반 연골이 튼튼해야 골반부 기관이 제자리를 지킬 수 있다. 매일 베타카로틴 형태로 25,000iu 복용한다.

• 바이오플라보노이드가 첨가된 비타민 C: 조직 내 콜라겐 형성을 촉진하는 효과가 있다. 매일 두 번 마그네슘아스코르브산염 형태로 500mg 복용한다.

• 칼슘, 마그네슘: 함께 섭취하면 비뇨기 근육 조절 능력을 키울 수 있다. 매일 칼슘 1,000mg, 마그네슘 500mg 복용한다.

약초

다음 약초를 캡슐 형태로 300mg씩 하루에 두 번 복용한다. 또는 각 약초 팅크제를 같은 비율로 섞어 만든 혼합 팅크제를 소량의 물에 1티스푼 섞어 하루 두 번 마신다.

• 쇠뜨기: 실리카 함유량이 높다. 실리카는 건강한 인대를 유지하는 데 중요한 역할을 하며 콜

라겐을 충분히 형성하도록 돕는다.

• 레이디스 맨틀: 수렴제 효과가 있고 조직과 인대를 튼튼하게 한다.

그 외 자연요법

동종요법

다음 치료법 중 자신의 증상에 맞는 치료법을 골라 30c 농도로 하루에 두 차례 복용한다. 체질 맞춤 치료를 받으려면 동종요법 전문가와 상담한다.

• 코스티쿰: 화장실에 자주 가고 싶을 때 복용한다.

• 나트룸 무리아티쿰: 완경기 이후 호르몬 균형을 잡아주는 효과가 있다.

침술요법

골반상을 튼튼하게 하기 위해 방광경 혈위와 간경맥 혈위에 침을 놓을 것이다.

자기 관리

골반 근육 조이기

스스로 할 수 있는 가장 단순하고 중요한 운동은 골반 근육을 조여주는 골반저 운동이다(141쪽 상자글 참조). 하루에 적어도 한 번 골반저 운동으로 골반 근육을 조여준다.

음료 섭취량 관리하기

하루에 물을 6~8잔 정도 마시는 일도 중요하지만 너무 많이 마시지 않는 것도 중요하다. 자신이 하루에 섭취하는 수분의 양, 즉 물이나 주스, 허브차를 얼마나 마시는지를 파악해야 한다. 하루에 주스나 물을 이미 8잔 마셨다면 또 무언가를 마시기 전에 다시 한번 생각한다. 마시는 물의 양을 조절하면서 수분 섭취량에 따라 요실금 증상이 어떻게 나타나는지 시험해보고 하루에 물을 얼마나 마시는 것이 좋은지 적절한 중간점을 찾는다.

The Natural Health Bible
for Women

여성
건강
바이블

5장
건강하게
사는 법

여성이 살아가며 맞닥뜨리는 수많은 건강 문제는 몸에 좋지 않은 식습관, 운동 부족, 스트레스, 나쁜 생활 습관으로 인한 호르몬 불균형과 신체 기관의 기능 부진에 원인이 있다. 하지만 이런 원인에 휘둘릴 필요는 없다. 호르몬 균형을 유지하고 우리 몸의 신체 기관 기능을 최적화하여 건강하게 살아가기 위해 우리가 할 수 있는 일이 아주 많다.

이 장에서는 아름답고 건강해지기 위해 우리 몸 전체를 돌보는 방법에 대해서 다룬다. 이 장에 소개한 방법을 통해 건강한 생활 습관을 익히면 행복한 인생을 길게 누릴 수 있다. 우선 체중을 어떻게 관리하는지 살펴본 후 면역계를 강화하고 노화를 늦추는 방법을 소개할 것이다. 마지막으로는 스트레스 대처법의 중요성을 알려줄 것이다.

5장은 자연 치유 요법으로 내면과 외면의 아름다움, 행복과 건강을 찾는 여정을 보여준다. 이 장이 우리 인생의 각 단계에서 아름답고 건강한 삶을 살아가기 위한 유용한 지침이 되기를 바란다.

체중관리

**지금도 수백만 명의 여성은 다이어트를 하고 헬스클럽을 다니고
살 빼는 방법에 대한 책을 읽고 저칼로리, 저지방 식품을 찾아다닌다.**

여성이라면 누구나 살을 빼고 싶어 한다. 하지만 무조건 살을 빼고 체중을 줄이는 것이 능사는 아니다. 자신의 키와 체격에 맞는 적정한 체중을 유지하는 것이 훨씬 더 중요하다.

우리는 왜 몸무게에 집착할까?

우리는 모두 '아름다운 몸'에 대한 고유의 상, 즉 '완벽함'에 대한 주관을 지니고 있다. 우리 병원을 찾는 여성들만 해도 스스로 완벽하다 여기며 어떤 것도 바꿀 필요가 없다고 생각하는 사람은 아마 한 사람도 없을 것이다. 허리는 더 가늘고, 팔은 더 탄력 있고, 엉덩이는 더 작고, 허벅지는 더 가늘고, 눈은 더 크고, 머리카락에는 윤기가 더 흐르면 좋겠다고 생각할 것이다. 나는 이런 현상을 일으킨 책임이 일부는 대중 매체에 있다고 생각하지만 이는 비단 오늘날의 문제는 아니다. 근대사를 통틀어 화가들과 사진작가들은 이상적인 아름다움을 캔버스와 필름에 포착해 그 이미지를 완전함의 아이콘으로 제시했다. 그저 약한 인간에 불과한 우리는 그 환상을 열망하게

될 수밖에 없다. 여기에 더해 패션 전문가들은 이제 어떻게 보이는가의 문제뿐만 아니라 무엇을 입어야 하는가의 문제에도 우리의 눈과 관심을 끌어들였다. 오늘날 아름다움의 문제는 일종의 강박관념이 되었고 이 강박관념은 종종 도를 지나치기도 한다.

의학적 관점에서 여성은 남성보다 갑상샘 저하증(64쪽 참조)이나 다낭성난소증후군(90쪽 참조)처럼 체중 문제로 이어지는 질환을 앓기가 더 쉽다. 그리고 섭식장애에 시달려 체중이 줄어들기도 더 쉽다. 어떤 경우든 의학적 문제로 발생한 체중 문제를 해결하기 위해서는 의사의 도움을 받아야 한다. 갑상샘 저하증이나 다낭성난소증후군의 경우 호르몬 균형을 잡아줘야 하며 신경성 식욕부진, 폭식증 등 섭식장애에 시달리는 경우에는 상담을 받아야 한다. 이런 질환을 앓으면 장기 기능에 심각한 결과를 초래할 수 있다.

이 장에서는 보다 흔한 문제, 즉 과체중에 초점을 맞추었다. 나는 정상 체중으로 되돌리고 그 체중을 오래(영구히) 지속하는 자연요법에 대해 자세히 설명할 것이다. 변하지 않는 진실은 건강한 여성이 아름답다는 것이다. 건강해지면 피부

체질량지수 계산법

체질량지수 표를 보고 체중을 늘려야 하는지 줄여야 하는지를 알아보자. 킬로그램 단위의 몸무게를 제곱미터 단위 키로 나누어 체질량지수를 계산한다. 예를 들어 내 몸무게가 63.5kg이고 키가 168cm라면 내 체질량지수는 63.5kg/1.68㎡=22.5이다.

체질량지수가 18.5 이하라면 키 대비 저체중인 셈이다. 18.6~24.9이면 키 대비 정상 체중이다. 25~29.9는 과체중에 속하며 30~39.9는 비만 범주에 들어간다. 40 이상은 위험한 비만이다. 이 정도로 몸무게가 나간다면 심장질환이나 당뇨에 걸릴 위험이 아주 높다는 뜻이다.

몸무게(lbs)

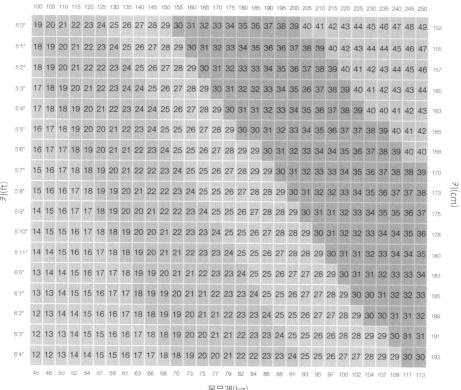

키(ft) / 키(cm)

몸무게(kg)

저체중 BMI 18.5 이하 · 정상체중 BMI 18.6~24.9 · 과체중 BMI 25~29.9 · 비만 BMI 30~39.9 · 위험한 비만 BMI 40 이상

에서 빛이 나고 머릿결에서 윤기가 흐르며 눈동자가 반짝이고 몸매의 균형이 잡힌다. 근대의 '이상적' 아름다움이 무엇이든 간에 건강한 여성은 스스로 완벽하다고 느낀다.

나의 정상 체중은 얼마일까?

내 생각이지만 키와 몸무게 표만으로 건강한 몸무게를 평가한다는 것은 다소 무리가 있다. 이미 알아차렸을 테지만 이 책에서 나는 항상 체질량지수를 확인해보라고 말해왔다. 물론 체질량지수가 키에 걸맞은 몸무게를 확인하는 기준이 될 수는 있겠지만 단지 몸무게에 대한 키의 비율일 뿐, 이것만으로는 우리 몸에 체지방이 얼마나 있는지 알 도리가 없다. 이를테면 운동을 전혀 하지 않는 생활 습관을 유지하면서도 몸무게는 운동선수와 똑같을 수도 있는 것이다. 체질량지수가 똑같다 하더라도 체지방 비율은 전혀 다를 수 있으며 이 경우 운동선수보다 움직임이 덜한 생활을 하는 사람이 건강하지 않은 것은 당연한 일이다. 근육량이 많은 럭비 선수는 체지방이 거의 없고 실제로 아주 건강한데도 체질량지수 표만 놓고 보면 비만 범주에 속할지도 모른다.

그러나 체지방 비율을 계산해 주는 체중계가 없다면 체질량지수는 손쉽게 이용할 수 있는 차선책이다. 체질량지수로 우리는 체중을 늘려야 하는지 줄여야 하는지 방향을 잡을 수 있다. 내 몸에 지방이 많은지 근육이 많은지는 스스로 솔직해지는 수밖에 없다.

체지방 체중계

체질량지수는 건강한 체중을 판단하는 척도일 뿐이다. 그런 맥락에서 몸무게뿐 아니라 체지방 비율까지 알려주는 체중계를 구입해도 좋다. 이 체중계에 올라서면 발을 통해 약한 전류가 흐른다. 전류가 근육을 통과할 때보다 지방을 통과할 때 시간이 더 걸린다는 원리에 따라 체중계는 전류가 몸을 통과하는 속도를 계산해 체지방량으로 환산해준다.

살이 찌는 원인

대개 섭취 열량과 소모 열량의 작용 원리에 따라 살이 찐다고 생각하기 쉽다. 물론 대부분의 경우가 그렇다. 섭취한 열량보다 더 많은 열량을 사용하지 않는 이상 살이 빠지지 않는 것도 분명하다. 하지만 살이 찌는 데는 그 밖에 여러 다른 원인이 있다. 아마 전혀 생각지도 못한 원인도 있을 것이다.

다이어트

다이어트를 하면 오히려 살이 찐다는 사실은 여러 연구 결과를 통해 공식적으로 증명되었다! 실제로 아주 단순한 원리다. 음식 섭취를 제한하면 우리 몸은 음식이 부족하다고 인식한다. 우리 몸은 이 '기근'이 언제까지 이어질지 예측할 수 없기 때문에 몇 가지 대책을 세워놓는다.

첫째, 우리 몸은 귀중하다고 인식된 열량을 낭비하지 않기 위해 신진대사 속도를 줄인다. 둘째,

우리 몸은 저장된 지방을 보존하기 위해 우선적으로 근육과 수분을 포기한다. 그 결과 전체적으로는 살이 빠지는 것처럼 보이지만 실제로 우리 몸에서 없어지는 것은 수분과 근육이다. 게다가 신진대사 속도까지 느려진다. 아무리 새처럼 조금 먹는다 해도 처음 체중이 준 이후로는 체중이 더 줄지는 않는다. 그리고 다시 제대로 먹기 시작하면 체중이 늘기 시작한다. 이때 찌는 살은 전부 지방이다.

과식과 운동 부족

살이 빠지기 위해서는 '섭취하는 열량'이 '소모되는 열량'보다 적어야 한다. 섭취하는 열량이 더 많다면 당연히 살이 찐다. 하지만 일은 그리 단순하게 진행되지 않는다. 지속적으로 살을 빼려면 섭취하는 열량의 양뿐만 아니라 종류에도 주의를 기울여야 한다. 세 가지 식품군에서 건강에 좋은 음식을 먹어야 한다. 불포화지방으로 지방을 섭취하고, 정제하지 않은 탄수화물이나 과일처럼 건강에 좋은 단순 탄수화물 형태로 탄수화물을 섭취하고, 생선, 달걀, 견과류, 씨앗류 같은 식품으로 단백질을 섭취해야 한다. 어느 하나라도 빼놓으면 체중 감량을 위한 노력이 무산될 것이다.

과체중인 여성의 식습관을 살펴보면 건강에 해로운 지방 식품과 비스킷과 케이크 같은 정제 탄수화물 식품을 너무 많이 먹는다. 저지방이나 무지방 다이어트도 효과가 없다. 신진대사를 활발하게 해줄 필수지방산 섭취를 제한하기 때문

이다. 게다가 저지방, 무지방 식품에는 맛을 내기 위해 소금이나 설탕 같은 건강에 해로운 성분이 함유된 경우가 많다. 정상보다 설탕이 더 들어간 식품을 먹으면 혈당 균형(33쪽 상자글)이 무너지고 살이 찌기 쉽다.

영양 결핍

체내에 비타민과 무기질, 필수지방산, 아미노산이 충분해야 건강을 유지할 수 있으며 필요할 때 과다한 지방을 연소시킬 수 있다. 신체는 특정 영양소가 더 많이 필요하다고 인식하면 그 영양소가 든 음식을 먹고 싶게 만든다. 혹은 특정 영양소가 결핍되었다고 인식하면 그 결핍을 해결하기 위해 식욕을 증진시킨다. 이런 몸의 요구에 영양가 없고 건강에 해로운 음식을 먹는다면 우리 몸은 충분한 영양분을 얻을 때까지 먹도록 만들 것이다. 식탐이 계속 이어지면 체중이 불어나기 마련이다.

음식과민증과 알레르기

음식과민증은 면역계와 상관없이 어떤 음식에 대해 과민반응을 나타내는 증세다. 아마도 어떤 효소가 결핍되었기 때문에 우리 몸에서 그 음식을 제대로 소화시키지 못해 먹으면 배가 아프거나 구역질이 날 수도 있다. 반면 알레르기는 면역 반응과 관련이 있다. 알레르기가 있는 경우 면역계는 몸에 무언가 해로운 물질이 들어왔다고 인식하고 그 물질에 대한 방어 조치로 히스타민을 분비한다. 일반적인 알레르기 증상에는 목의

염증과 발진, 인후종창이 있다. 얄궂게도 음식 과민증을 일으킨 음식에 대한 식탐에 시달리는 경우도 있다. 이런 경우 그 음식을 과식하게 되어 살이 찌게 된다.

처방약

어떤 약은 살을 찌우기도 하는데 가장 확실한 범인은 스테로이드다. 단, 스테로이드를 끊으려면 항상 의사와 먼저 상담한다. 피임약, 호르몬대체요법, 항우울제도 체중을 증가시킬 수 있다.

인공감미료

설탕이 살을 찌우는 음식이기 때문에 많은 여성들이 설탕 대신 인공감미료로 섭취를 줄이려고 한다. 하지만 유감스럽게도 인공감미료 때문에 식욕이 증가해 체중이 늘어날 수도 있다. 인공감미료는 열량 없이 단맛만 내기 때문에 우리 뇌가 혼란에 빠져 '잃어버린' 열량을 찾기 위해 식욕을 증진시키기 때문이다.

이스트 감염

이스트 감염(161쪽 참조)을 앓고 있다면 소화 기능이 떨어진다. 장의 유해균에 대한 유익균의 비율이 낮아지기 때문이다. 소화가 잘 안 되면 체

규칙적인 운동 습관

체중 감량을 하고 싶다면 건강한 식습관을 유지하면서 반드시 운동을 병행해야 한다. 운동을 하면 면역력을 키울 수 있으며 음식을 효율적으로 소화시키고 신진대사를 활발하게 할 수 있다. 혈당과 호르몬 균형을 유지할 수 있으며 유방암에 걸릴 위험도 낮아진다. 가장 효과적인 체중 감량을 위해서는 유산소 운동과 근력 운동을 병행하면 좋다.

다음 운동을 일주일에 서너 차례 한다.
• **수영**, 자전거 타기, 조깅 등 유산소 운동을 40분 동안 한다.
• 근력 운동이나 저항력 운동을 30분 동안 한다. 팔굽혀펴기, 풀다운(등운동), 런지, 스쿼트는 지방을 연소시키고 근육을 키우는 좋은 운동이다.

다음 운동을 매일 한다.
• 매일 만 보를 걷는다. 버스에서 한 정거장 일찍 내리거나 아이를 학교에 데려다주는 등 단순한 실천으로 얼마나 빨리 만 보를 채울 수 있는지 깜짝 놀랄 것이다.
• 정원 가꾸기나 청소기 돌리기 등 힘든 일을 30분 동안 한다.

운동을 처음 시작한다면 천천히 절대 무리하지 않는다. 유산소 운동을 할 때는 심장이 평소보다 빨리 뛰어야 하지만 숨이 찰 정두가 되면 안 된다 뛸 때는 함께 뛰는 사람과 이야기를 나눌 수 있을 만큼 숨이 차지 않는 속도로 뛰어야 한다. 뛰는 속도를 높이기보다는 뛰는 시간을 늘리는 데 신경 쓴다. 과격한 운동을 짧게 하는 것보다 가벼운 운동을 오래 하는 게 좋다.

중 감량에 필요한 영양분을 제대로 섭취하지 못
한다.

기존 치료법

의학적 접근 방식으로 체중 감량을 하는 방법
은 크게 세 가지가 있다. 그중 하나는 식이요법이
다. 하지만 문제가 심각할 경우 의사는 아마도 다
음 두 가지 방법 중 하나를 권할 것이다.

체중 감량 약물치료

임상적 관점에서 비만인 경우 의사는 아마 올
리스타트orlistat 같은 약을 처방할 것이다. 이 약은
몸에서 지방을 분해, 흡수, 저장하는 효소를 억제
한다. 그 결과 음식에 들어 있는 지방은 신체에 흡
수되지 않고 소화기관을 그대로 통과해 몸 밖으
로 배출된다. 그러나 비만의 기적적 해결책처럼
보이는 이 약은 우리 몸에서 건강을 유지하기 위
한 필수영양소인 비타민 A, 비타민 D, 비타민 E,
비타민 K 같은 지용성 비타민을 흡수하지 못하게
막는다. 또한 항문에서 지방 배설물이 대변과 함
께 새어나올 수 있다. 이런 증상은 오직 저지방 식
이요법을 엄격하게 지켜야만 막을 수 있다.

수술

체중 감량을 위한 시도가 모두 실패로 끝난 경
우 의사가 제안하는 마지막 수단이다. 수술 종류
로는 물리적으로 위의 크기를 줄여 빨리 포만감
을 느끼게 하는 위절제술과 위밴드술, 몸의 지방
을 제거하는 지방흡입술, 턱을 고정해 입을 벌리
지 못하게 해서 고형 음식을 먹지 못하게 하는 턱
고정법 등이 있다. 턱고정법의 경우 목표 체중에
도달한 다음에야 턱을 고정하는 철사를 제거한
다. 어떤 수술도 효과가 영구히 지속되지 않으며
위험도 따른다.

식습관

체중 감량에 성공하고 적정 체중을 계속 유지
하는 유일한 방법은 건강한 식습관을 유지하는
방법뿐이다. 25쪽에 소개한 건강한 균형 식단 지
침을 따른다. 특히 정제하지 않은 탄수화물을 섭
취하고 혈당 균형을 유지하는 방법에 주의를 기
울인다.

설탕과 인공감미료, 가공식품을 피하고 당지
수가 낮은 식품 섭취 원칙을 지키려고 노력한다.
당지수는 식품을 섭취한 후 당분이 혈액에 도달
하는 속도를 나타내는 지수다. 당분이 빨리 혈관
에 도달하면, 즉 당지수가 높으면 혈액 속 당을
처리하기 위한 체내 인슐린 수치가 높아져 인슐
린이 저장지방을 분해하지 못하게 된다. 살을 빼
고 싶다면 혈당을 서서히 올려주는 식품, 즉 당지
수가 낮은 식품을 섭취해 지방이 열량으로 연소
되도록 해야 한다. 통곡물, 채소, 견과류, 씨앗류
등 자연 상태에 가까운 식품은 당지수가 낮다. 그
리고 끼니마다 단백질을 챙겨 먹는다. 단백질과
탄수화물을 함께 섭취하면 소화 속도가 늦춰지므
로 혈당 수치의 균형이 무너지지 않을 수 있으며

체중 감량도 더 쉬워진다. 마지막으로 정어리 같은 기름진 생선과 견과류, 씨앗류에서 필수지방산을 충분히 섭취한다. 몸무게를 줄이기 위해서 우리 몸에는 필수지방산이 필요하다.

보충제

• 비타민 B 복합체: 체중 감량에 필수적인 비타민 B는 신체가 에너지를 생성하도록 도와주며 지방의 신진대사를 촉진하고 혈당 균형과 호르몬 균형을 유지하는 데 중요한 역할을 한다. 매일 비타민 B군을 25mg씩 복용한다.

• 크롬: 체내 인슐린 수치를 조절하고 혈당과 지방, 콜레스테롤 수치를 제어하기 위해서 크롬이 필요하다. 매일 200μg 복용한다.

• 구연산마그네슘, 망간: 구연산마그네슘과 망간은 모두 혈당의 균형을 유지하는 데 중요한 역할을 한다. 망간은 열량 생산과 지방 신진대사도 돕는다. 매일 구연산마그네슘 300mg, 망간 5mg 복용한다.

• 아연: 호르몬의 균형을 잡아주고 식욕을 제어하는 데 중요한 역할을 한다. 매일 15mg 복용한다.

• 코엔자임 Q10: 이 항산화제는 열량 생산에 필수적인 영양소로 체중 감량 효과도 있다고 증명되었다. 매일 25~30mg 복용한다.

약초

살을 빼려고 애를 쓰는 한편 간 기능을 북돋우는 약초(48쪽 상자글 참조)를 챙겨 먹는다. 신체의 독소를 제거하고 음식을 효율적으로 소화시키기 위해서는 간이 건강해야 하기 때문이다. 덧붙여 체중 감량 효과를 높이기 위해 다음 약초를 복용한다.

• 서양민들레: 천연 이뇨제로 체중 감량을 촉진하는 효과가 있다. 서양민들레는 필수 무기질이나 다른 영양소 손실 없이 우리 몸에서 수분을 배출한다. 하루 두 번 소량의 물에 팅크제 1티스푼을 타서 마시거나 매일 캡슐 형태로 200~400mg 복용한다.

그 외 자연요법
동종요법

동종요법은 대개 개인의 필요에 따라 맞춤 치료로 이루어지므로 자신에게 맞는 치료를 받고 싶다면 동종요법 전문가를 찾아간다. 하지만 체중 감량을 위해 다음 치료법을 집에서 해볼 수 있다. 자신에게 맞는 치료법을 찾아 일주일 동안 하루에 두 번 30c 농도로 실시한다.

• 아르젠툼 니트리쿰: 단 음식이 먹고 싶을 때 복용한다.

• 칼카레아 카보니카: 스트레스를 음식 섭취로 풀 때 복용한다. 몸을 진정시키는 효과가 있다.

• 흑연Graphites: 완경기가 지나고 살이 찌기 시작할 때 복용한다.

침술요법

올바르게 영양을 섭취하면서 살을 빼고 있다면 침술요법으로 체중 감량 효과를 높일 수 있다. 침술은 식욕 억제 효과가 있고 '기분이 좋아지게 하는' 엔도르핀 분비를 촉진한다. 엔도르핀은 식욕을 제어하는 역할을 하므로 식탐을 부리거나 과식하지 않도록 해준다. 침술 전문가는 신진대사를 활발하게 하고 혈당 균형을 맞추기 위해 비장혈과 갑상샘혈에 침을 놓는 한편, (신체적 원인이든 감정적 원인이든) 체중 증가의 근본 원인을 찾아 치료하기 위해 침을 놓을 것이다.

마사지

체중 감량을 위한 자연요법은 대부분 효과가 있지만 나는 그중에서도 마사지를 권하고 싶다. 마사지를 받으면 몸의 순환이 좋아지고 해독 작용이 촉진되기 때문이다. 체내 노폐물을 한번씩 씻어내면 저장지방을 제거하는 데 도움이 된다. 가능하다면 한 달에 한 번씩, 어렵다면 두 달에 한 번씩이라도 전신 마사지를 받는다.

방향요법

자몽 오일은 체중 감량에 특히 효과적이다. 연구에서 밝혀진 바에 따르면 자몽의 주요 성분인 리모넨에는 식욕 억제 효과가 있다. 스위트아몬드 오일 6티스푼에 자몽 오일을 15방울 희석해 마사지할 때 사용한다. 복부와 허벅지 마사지는 혼자서도 쉽게 할 수 있다. 오일이 피부에 스며들도록 문지르면서 복부와 허벅지의 앞뒤 살을 부드럽게 주물러준다.

자기 관리

음식을 먹을 때는 시간을 들여 제대로 씹어 먹는다. 소화는 입에서부터 시작되며 음식을 침과 제대로 섞어줘야 소화가 잘 된다. 그리고 뇌가 배부르다고 인식하기까지는 20여 분이 걸린다는 사실을 기억하자. 너무 빨리 먹으면 뇌가 배부르다는 신호를 보내지 못하기 때문에 과식하기 쉽다.

면역력을 키우는 법

우리 신체의 면역계는 보이지 않는 군대처럼 부지런히 몸을 순찰하면서 세균이나 바이러스 등 우리 몸에 해를 입힐 수 있는 적과 한시도 쉬지 않고 맞서 싸운다.

건강을 유지하기 위해 신체의 면역 기능을 적정 수준으로 만드는 일이 얼마나 중요한지 아무리 강조해도 모자라다. 우리 몸의 면역력이 좋아야 균에 감염되지 않고 병에 걸려도 빨리 낫는다.

증상 vs 질병

면역력을 키우는 첫걸음은 증상에 대한 생각을 바꾸는 일이다. 흔히 생각하는 것과는 다르게 기침이나 열, 콧물, 고름, 복통과 같은 증상은 우리 몸의 면역계가 자신의 임무를 열심히 수행하고 있다는 신호다. 이 증상을 완화하기 위해 약을 먹으면 자연 치유 능력을 방해해 오히려 면역력을 떨어뜨린다.

자연요법의 목표는 증상을 치료하는 것이 아니다. 예방의학의 전제이자 모든 자연 의학의 기본 원칙은 아프지 않을 때 면역력을 강화해 면역계가 침입자와 제대로 싸울 수 있도록 하는 것이다.

면역력에 영향을 미치는 요인

면역력을 약화시키는 요인에는 몇 가지가 있다. 가장 흔한 요인은 다음과 같다.

수면 부족

우리가 잠을 잘 때 우리 몸은 낡은 부분을 수리하고 안 좋은 부분을 치료하느라 바쁘게 움직인다. 수면 시간은 백혈구의 일종인 자연살해세포 natural killer cell가 우리 몸을 감염시키려는 외부 침입자와 맞서 싸우는 시간이다. 수면 시간이 부족하면 면역계의 이 중요한 작용이 제대로 이루어지지 않게 되며 자연살해세포의 수가 감소하므로 결국 우리 몸은 감염에 취약해진다.

나쁜 식습관

면역력을 키우는 문제에서는 "우리가 먹는 것이 곧 우리 자신이다"라는 말이 가장 빛을 발한다. 면역력을 강화하기 위해서는 반드시 양질의 영양소를 충분히 섭취해야 한다. 건강에 좋은 음식을 골고루 챙겨 먹어야 우리 몸의 재생과 수리, 질병에 대한 방어 작업에 필요한 기본 자원을 충분히 보급해줄 수 있다.

과도한 스트레스

스트레스를 받으면 부신에서는 스트레스 호르몬인 코르티솔이 과다분비된다. 코르티솔은 면역 반응을 방해하고 그 결과 감염과 염증이 일어날 위험이 높아진다. 몇몇 연구에서는 코르티솔이 당뇨, 암, 자가면역질환, 조기 노화, 관절염 등의 위험을 높인다는 사실이 밝혀지기도 했다.

항생제 과용

항생제를 자주 사용하면 장 내 건강한 균의 균형이 무너지고 면역력도 약해진다.

독성 물질

공기와 물, 음식의 환경 독소는 면역 반응을 약화시킨다. 우리 몸의 면역계가 감염과 맞서 싸우는 대신 해로운 독성 물질을 배출시키려고 바빠지기 때문이다.

감정적 혼란

우울감이나 불행감, 불안감, 삶에 대한 부정적인 자세는 모두 면역력에 해로운 영향을 끼친다. 연구에서 밝혀진 바에 따르면 낙관적이고 긍정적인 사고방식을 가진 사람은 면역계 또한 튼튼하다.

이 모든 요인이 면역력을 약화시킨다면 이런 요인을 피하거나 극복하려고 노력해야 한다. 면역력을 강화하는 데 가장 중요한 것은 건강에 좋은 면역력 강화 식단에 따라 먹고, 스트레스를 받지 않으며(359쪽 참조), 오염되지 않은 신선한 공기를 마시고 유기농 식품을 먹는 등 환경 독소를 피하는 일이다.

면역력을 키워야 할 때

—

우리 몸은 면역력이 떨어지면 몇 가지 신호를 보낸다.

• 피로하다.

• 무기력하다.
• 자주 병에 감염된다. (건강한 성인은 대개 일 년에 두세 번 정도 감기에 걸린다. 1년에 4번 이상 감기에 걸린다면 면역계에 문제가 생긴 것이다.)
• 몸에 염증이 생긴다.
• 알레르기 반응이 나타난다.
• 상처 낫는 속도가 느리다.
• 만성 설사에 시달린다.
• 구강칸디다증, 칸디다증(칸디다 과다 증식) 등 이스트 감염에 걸린다.

식습관

올바른 식습관을 유지하면 당연히 건강해진다. 우리는 몸의 면역계가 세균과 곰팡이균, 바이러스를 물리치는 걸 돕기 위해 특정 음식을 챙겨 먹을 수도 있고 특정 음식을 피할 수도 있다.

설탕 섭취 줄이기

연구에 따르면 설탕 함량이 높은 식사를 하면 세균을 잡아먹는 호중구好中球(백혈구의 종류) 능력이 약화될 뿐 아니라 우리 몸에 침입한 미생물을 무력화하기 위해 항체를 생성해 감염과 맞서 싸우는 림프구의 힘도 약화된다. 하루에 설탕 섭취량이 24티스푼만 늘어나도 세균을 죽이는 백혈구의 능력이 최고 40%까지 떨어진다고 추정한다. 24티스푼이면 아주 많은 양처럼 보이지만 실제로 설탕은 단 음식에만 들어 있는 것이 아니라 수프나 소스처럼 맛이 강한 음식에도 들어 있기 때문에 섭취량은 금세 늘어난다. 우리는 일반적으로 하루에 설탕을 30티스푼 정도 섭취한다.

여러 가지 색깔의 음식 섭취

색색의 과일과 채소에는 다양한 항산화제가 풍부하므로 우리 세포를 활성산소로부터 보호하고 면역력을 강화시킨다. 잘 알려진 항산화제로는 베타카로틴, 비타민 A, 비타민 C, 비타민 E 같은 비타민과 셀레늄, 아연 같은 무기질이 있다. 여러 가지 색의 채소와 과일을 골고루 먹으면 다양한 항산화제를 충분히 섭취할 수 있다.

푸른 잎 채소로는 브로콜리와 케일이 좋다. 그리고 날것으로 먹거나 푹 익혀 먹는 것보다 가볍게 데쳐 먹는 편이 영양소 흡수를 높인다. 물냉이도 한번 먹어보자. 물냉이에는 눈 건강에 필수인 영양소를 비롯한 강력한 항산화제가 풍부하게 들어 있다. 여러 가지 밝은색 과일과 채소를 식단에 포함한다. 밝은색 채소와 과일에는 토마토, 호박, 옥수수, 고구마, 사과, 감귤류, 키위, 블랙커런트, 파프리카 등이 있다. 베리류를 먹고 싶다면 베리류 중 가장 강력한 항산화제가 들어 있는 블루베리를 먹는다.

활생균 키우기

우리 면역계의 80%가 장에 위치하고 있다. 장은 몸과 외부를 가르는 가장 큰 방어벽인 셈이다. 이 방어벽이 튼튼할수록 면역방어능력이 높아진다. 장의 방어력은 장 내 활생균에 따라 결정된다. 생요구르트에 많이 들어 있는 락토바실러스 아시도필루스도 활생균의 일종이다. 장내에서 번식하기 위해 활생균은 프리바이오틱스를 '먹고 살기' 때문에 프리바이오틱스를 충분히 섭취하는 것도 중요하다. 프리바이오틱스는 마늘, 양파, 파, 아스파라거스, 뚱딴지(돼지감자), 치커리, 완두콩, 강낭콩, 렌즈콩, 귀리, 바나나 등에 많이 들어 있다.

오메가-3 지방산 섭취 늘리기

필수지방산은 체내의 세균을 잡아먹는 백혈구 등의 식세포가 활발하게 활동하도록 돕는다. 고등어, 정어리, 연어, 송어, 신선한 참치 등 기름진 생선을 일주일에 적어도 세 번 이상 먹는다. 생선을 좋아하지 않거나 채식주의자라면 아마씨 오일로 오메가-3 지방산을 섭취할 수 있다. 아마씨 오일로 샐러드드레싱을 만들거나 스무디를 만들어 먹는다. 아마씨 오일은 열을 가하면 성분이 파괴되어 해로운 물질이 생기기 때문에 열을 가하지 않고 생으로 먹어야 한다.

수분 섭취 습관

면역계 강화는 물론 몸 전체를 건강하게 하기 위해서 수분을 충분히 섭취하는 습관은 아주 중요하다. 수분은 세포에 영양분을 전달하고 독소를 회수하면서 우리 몸이 감염에 취약해지지 않게 돕는 역할을 한다. 하루에 물이나 허브티를 6~8잔 정도 마시는 것을 목표로 삼는다. 효과를 배가시키려면 따뜻한 물 한 잔에 레몬주스를 섞어 마시면서 아침을 시작해도 좋다. 다른 감귤류 과일과 마찬가지로 레몬에는 바이오플라보노이드라는 항산화제가 함유되어 있어 면역 기능을 강화해준다.

독성 물질을 씻어낼 정도로 충분히 물을 마셔야 하지만 면역력을 키워주는 아연 같은 귀중한 무기질 영양소를 잃을 수 있으니 이뇨제 성분이 든 음료는 피한다. 되도록 알코올이나 카페인이 들어 있는 음료는 마시지 않도록 노력한다. 알코올은 특별한 날을 위해 아껴두자. 커피 대신 차를 마시고 홍차보다는 녹차를 마신다. 물론 녹차에도 카페인 성분이 들어 있지만 폴리페놀이라는 강력한 항산화제도 들어 있다. 폴리페놀에는 암세포 성장을 막아주는 항암 효과가 있다.

면역력을 키워주는 슈퍼 식품

—

건강에 좋은 음식은 모두 슈퍼 식품이라 생각하지만 그중에서도 다음 식품은 면역력 강화 기능이 뛰어나다. 마늘에는 항균 성분이 들어 있다(354쪽 참조). 견과류와 씨앗류는 아연, 셀레늄, 비타민 E 같은 항산화제와 필수지방산이 풍부하다. 해조류는 아연과 셀레늄이 풍부할 뿐 아니라 항암 작용을 한다고도 알려져 있다. 여러 가지 다양한 해조류도 먹어보자. 요리에 다시마를 활용하거나 김을 구워 밥이나 오트밀에 뿌려 먹는다. 표고버섯은 백혈구 활동을 촉진하는 항바이러스성 식품이자 항균성 식품이다.

보충제

특히 겨울에는 매일 다음의 보충제를 복용해야 한다. 여름에는 보충제 복용을 잠시 중단해도 좋지만 병에 걸릴 것 같거나 병균이 있는 환경에 있는 경우 다시 복용을 시작한다.

• **비타민 B 복합체**: 항체 생성을 도울 뿐 아니라 백혈구의 일종인 림프구가 제대로 기능하는 데 중요한 역할을 한다. 림프구는 감염과 질병에 맞서 싸우는 세포다. 매일 비타민 B군을 25mg씩 복용한다.

• **바이오플라보노이드가 첨가된 비타민 C**: 종합비타민에 들어 있는 비타민 C 양이 너무 적으므로 보충제를 따로 챙겨 먹는다. 비타민 C는 질병을 퇴치하는 백혈구 형성에 꼭 필요한 영양소다. 매일 두 번 마그네슘아스코르브산염으로 500mg 복용한다.

• **항산화제**: 종합비타민과 무기질 보충제에 다음 항산화제가 충분히 들어 있는지 확인한다. 여성이라면 누구나 항산화제를 충분히 섭취해야 한다. 하루에 비타민 A 2,500iu, 비타민 E 400iu, 아연 15mg, 셀레늄 100μg을 섭취한다.

• **오메가-3 지방산**: 항염 효과가 있으며 면역 기능을 강화한다. 채식주의자는 아마씨 오일로 섭취할 수 있다. 매일 최소 700mg의 EPA와 500mg의 DHA가 함유된 어유 1,000mg을 복용한다.

• **프로바이오틱스**: 프로바이오틱스는 장에 활생균의 비율을 높여준다. 활생균은 곰팡이균이나 해로운 균, 침입 물질을 막아주고 감염에서 우리 몸을 보호한다. 매일 한 번 활생균이 최대 100억 마

리 들어 있는 프로바이오틱스를 복용한다.

약초

• 황기: 연구 결과에 따르면 면역계를 위한 원기회복제로 특히 감기와 독감을 물리치는데 효과가 있다. 감기나 독감 기운이 있다면 하루 두 번 황기 팅크제 1티스푼을 약간의 물에 타서 마신다. 캡슐 형태로 복용할 때는 하루에 500~900mg을 복용한다. 면역력이 강해진 느낌이 들 때까지 계속 복용한다.

• 에키나시아: 면역력을 키워주는 약초로 항바이러스성인 데다 림프의 기능을 강화하는 효과까지 있다. 간격을 두고 복용할 때 가장 효과가 좋다. 이를테면 10일간 복용하다 3일을 쉬고 다시 10일간 복용한다. 병에 걸릴 것 같은 조짐이 느껴질 때 에키나시아를 복용하기 시작하고 병이 나은 후 2주까지 계속 복용한다. 감기가 유행할 때는 일주일에 한두 번 에키나시아를 복용해도 좋다. 하루 세 번 소량의 물에 팅크제 1티스푼을 타서 마신다. 또는 하루 두 번 캡슐 형태로 300~400mg 복용한다.

• 마늘: 항생, 항균 물질인 알리신이 들어 있다. 예방약으로 숙성마늘 보충제를 하루에 1,000mg씩 섭취한다.

그 외 자연요법

동종요법

동종요법 전문가는 환자 개인의 신체 건강과 정신 건강에 맞춰 면역력을 키우는 지료법을 선택할 것이다. 집에서 다음의 치료를 실시해도 된다. 자신에게 가장 적합한 치료법을 선택해 병에 걸렸을 때 하루 두 번 30c 농도로 복용한다. 병이 나으면 치료를 중단한다.

• 알세니쿰 알붐: 건강에 대해 끊임없이 걱정하면서 불안감에 시달리는 사람에게 좋다. 모든 일이 제대로 돌아가야 한다고 생각하고 인생을 부정적으로 보는 경향이 있는 사람에게 유용하다.

• 마전자: 경쟁심이 심하고 신경질적인 사람, 쉽게 발끈하고 참을성이 없는 사람을 위한 치료제다.

• 백두옹: 수줍음이 많고 성격이 무른 사람, 우유부단하고 분노를 쉽게 표현하지 못하는 사람, 대립을 피하고 쉽사리 울음을 터뜨리는 사람에게 좋다.

침술요법

침술 전문가는 몸 전체 건강을 점검하고 어느 경혈에 침을 놓아야 할지, 어느 경혈의 균형을 맞춰줘야 할지 판단해 치료를 할 것이다. 연구 결과에 따르면 위장혈 균형을 맞춰주기만 해도 면역력이 강화된다고 한다. 감기나 독감에 걸려 면역력을 빨리 회복해야 한다면 담낭경맥을 자극할 것이다.

자기 관리

독성 물질을 피하고 스트레스 해소법을 배우는 한편 면역력을 키우기 위해 다음 방법을 따른다.

운동하기

적당하고 규칙적인 운동과 튼튼한 면역계 사이의 상관관계는 여러 연구를 통해 입증되었다. 운동하는 동안 일어나는 생리적인 변화로 면역 세포가 몸 안을 더 빠르고 효율적으로 순환하기 때문이다. 그러나 운동을 마치고 나면 면역 기능이 몇 시간 안에 본래대로 돌아온다. 따라서 규칙적으로 운동을 해야 면역 증강 효과를 좀 더 길게 유지할 수 있다.

그렇다고 너무 무리해서는 안 된다. 오랫동안 무리한 운동을 하면 오히려 면역력이 약해질 수 있다. 한 연구에서는 한 시간 반 이상 강도 높은 지구력 운동을 하면 운동을 마치고 72시간 내 병에 걸릴 확률이 더 높아진다는 결과가 나왔다. 일주일에 적어도 다섯 번 이상 하루에 30분씩 운동을 하는 것을 목표로 삼는다. 가능한 한 체육관보다 야외에 나와 운동을 하면 더욱 좋다. 걷기, 자전거 타기, 조깅은 모두 탁월한 선택이다.

즐겁게 생활하기

마지막으로 중요한 한 가지를 덧붙인다. 면역력을 키우는 가장 좋은 방법 중 하나는 인생을 즐기는 것이다. 행복과 삶에 대한 긍정적인 자세가 면역계를 건강하게 만든다는 사실은 이미 여러 연구에서 밝혀진 바 있다.

노화를 늦추는 법

체중이 불어나고 주름이 늘고 피부가 거칠어지는 등 나이가 들면서 생기는 현상을 어쩔 수 없는 일이라고 체념할 필요는 없다. 자연요법에는 시간을 거꾸로 돌릴 수 있는 수많은 해결책이 있다.

연구에서 밝혀진 바에 따르면 몸에 좋지 않은 식습관, 지나친 태양광 노출, 운동 부족, 스트레스 모두 노화를 촉진하는 요인이다. 하지만 우리는 체내 활성산소의 활동에 제약을 걸어 노화를 되돌릴 수 있다.

활성산소와 노화

반응성이 높은 화합물인 활성산소는 신체의 정상적인 신진대사 과정에서 생성된다. 대기오염도 활성산소 생성의 주범이다. 활성산소는 몇몇 종류의 기름을 과열하면 생기기도 한다. 활성산소는 유전정보와 세포기억을 파괴하고 세포가 열량을 생산하지 못하게 막는다.

아주 복잡하게 들리지만 활성산소의 효과는 언제나 우리 주위에 존재한다. 산소가 특정 금속에 어떤 작용을 하는지 본 적 있는가? 녹은 활성산소에 의해 유발되는 산화생성물이다. 예를 들어 피부의 주름을 만드는 주범 또한 활성산소다. 활성산소는 암과 심장질환을 일으키는 원인이 되기도 한다.

활성산소의 접근을 막을 수 있는 방법은 없지

만 우리 몸은 활성산소를 제거하는 방어 체제를 갖추고 있다. 방어의 일선은 바로 식습관이다. 덧붙여 생활 습관을 바꿈으로써 활성산소의 공격에 맞서 싸울 수 있다.

각자 하기 나름

누구나 나이를 먹는다. 30세를 넘어서면 활성산소의 집중 공격이 시작된다. 하지만 어떻게 나이를 먹어갈지, 실제 나이보다 나이가 많아 보일지 어려 보일지는 어느 정도 우리 자신에게 달려 있다. 나이에 따른 체중 증가나 심장질환, 골다공증, 높은 콜레스테롤 수치는 올바른 식습관과 운동으로 피할 수 있다. 그리고 피부 관리를 통해 주름이 생기지 않게도 할 수 있다. 머리를 활발하게 사용하면서 뇌를 젊게 유지하는 것도 가능하다. 우리를 늙어 보이게 하고 늙은 기분이 들게 하는 것은 나잇살, 몸 곳곳의 통증, 기억력 감퇴 등 피하려면 피할 수 있는 노화 증상이다. 다시 말해 겉으로 보이는 노화의 모습은 우리가 어떻게 살고 있는가, 특히 건강을 어떻게 관리하는가에 따른 결과다.

어떻게 나이 들어갈지에 대한 고민은 언제 시작해도 이르지 않으며 변화를 만드는 일은 언제 시작해도 늦지 않다. 그러므로 나이에 상관없이 자신의 몸과 정신을 소중히 여기면서 지금 당장 우리 몸이 흐르는 시간을 잡아둘 수 있도록 신체의 노화 과정과 맞서 싸울 전투 계획을 세워야 한다.

식습관

건강한 식습관은 우리가 노화에 대적할 수 있는 최고의 무기다. 그러므로 25쪽에 소개된 지침에 따라 건강한 식습관을 유지한다. 건강한 식습관을 실천하면 혈당 균형과 호르몬 균형을 유지하고 모든 신체 기관이 원활하게 기능하도록 필요한 영양분을 충분히 공급해 불필요한 살이 찌지 않는다. 특히 채소와 과일을 하루에 적어도 다섯 번, 가능한 한 유기농으로 챙겨 먹는 것이 중요하다.

모든 채소가 장수 식품이지만 특히 푸른 잎 채소는 조기 노화를 예방하는 효과가 뛰어나다. 브로콜리, 싹양배추, 케일 등의 푸른 잎 채소에는 활성산소의 공격을 막아주는 영양소가 가득하다. 연구에서 밝혀진 바에 따르면 푸른 잎 채소를 충분히 섭취하면 암과 심장질환, 비만을 예방할 수 있고 골다공증에도 걸리지 않을 수 있다.

항산화제 충분히 섭취하기

영양가 많고 균형 잡힌 식단이 젊음을 유지하는 비결이기는 하지만 특히 항산화제라 불리는 영양소는 노화방지에 탁월하다. 비타민 A, 비타민 C, 비타민 E, 아연, 셀레늄은 모두 항산화제다. 채소, 견과류, 과일류에 풍부한 항산화제는 활성산소 공격에서 우리 몸을 보호한다. 다양한 색의 과일과 채소(352쪽 참조)를 챙겨 먹는다. 색이 다른 과일과 채소에는 서로 다른 종류의 항산화제가 들어 있다. 이를테면 푸른 잎 채소, 딸기류, 당근, 비트에는 모두 다른 종류의 항산화제가 들어 있다.

지방과 비타민 B군 섭취 늘리기

기름진 생선, 견과류, 아마씨에 풍부한 필수지방산과 통곡물에 풍부한 비타민 B군은 호르몬 균형을 잡아주고 피부 탄력을 유지시킨다.

보충제

위에 소개한 영양소를 전부 음식을 통해 충분히 섭취하는 것이 좋다. 다른 영양소도 마찬가지다. 하지만 현대 농경과 가공 기술 탓에 식품에서 모든 영양소를 필요한 만큼 충분히 섭취하기는 어렵다. 그러므로 양질의 종합비타민과 무기질 보충제를 매일 챙겨 먹자. 보충제가 건강한 식습관을 대신하지는 못하지만 일종의 보험이 되어줄 수 있다.

자기 관리

땀 흘리기

건강한 식습관을 제외하고는 노화 방지 계획을 실천하는 데 적당한 운동보다 좋은 것은 없다. 여러 연구를 통해 운동이 노화와 관련된 생리적 변화를 되돌릴 수 있다는 사실이 입증되었다. 하지만 너무 과격한 운동을 오래 하면 오히려 노화를 촉진시킬 수 있으니 조심한다.

'적당한' 운동이란 하루에 유산소 운동을 30분 정도, 일주일에 다섯 번 하는 것이다. 덧붙여 빨리 걷기, 조깅, 춤 등 체중부하 운동을 하면 뼈를 튼튼하게 유지하고 골다공증을 예방할 수 있다. 스트레칭과 요가는 유연성을 길러준다. 굳어버린 관절처럼 나이가 든 것을 실감하게 하는 것은 없다. 일주일에 두세 번은 체중부하 운동이나 유연성 운동을 30분 동안 한다.

다른 연구에서 증명된 바에 따르면 운동을 하면 노화에 따른 체중 증가와 콜레스테롤 수치 증가, 혈압 증가를 막을 수 있다. 나이가 들수록 지방을 연소시키는 비율인 신진대사율이 점점 느려진다. 하지만 규칙적인 운동을 통해 신진대사율을 끌어올릴 수 있다. 60세가 지났고 규칙적으로 운동을 하는 게 어렵다면 엘리베이터를 타는 대신 계단을 오르거나, 장을 보러 가서 입구와 먼 곳에 차를 주차하거나, 10분 동안 거리를 산책하거나, 정원일이나 집안일을 하는 등 가벼운 운동을 꾸준히 하기만 해도 효과를 볼 수 있다. 나이보다 늙게 만드는 여러 질병을 예방할 수도 있을 것이다.

금연

담배를 피우면 생식력이 떨어질 뿐만 아니라 면역력이 약해지고 암과 심장질환에 걸릴 위험이 높아진다. 또한 피부가 거칠어지고 치아가 누렇게 변색된다. 담배를 피우면 얼굴이 찌푸려지므로 코와 입, 눈 주위에 보기 흉한 주름이 남는다. 노화를 촉진하고 싶다면 담배를 피우는 것이 가장 빠른 방법이다. 그러므로 젊음을 유지하기 위해서는 반드시 담배를 끊어야 한다.

아름다움을 유지하는 법

가능한 한 자연적인 방식으로 피부와 머릿결, 눈의 아름다움을 유지할 수 있는 최고의 방법을 소개한다. 다음에 소개하는 방법을 매일 실천한다.

① 매끄러운 피부: 나이가 들어가면서 피부는 탄력을 잃고 주름이 진다. 매끄러운 피부를 만들려면 건강한 식습관을 유지하고 햇볕에 피부를 너무 많이 노출시키지 않아야 한다.

• 물을 많이 마시면 피부가 촉촉해지며 몸에서 해로운 독성 물질을 배출하는 데 도움이 된다.

• 클렌저를 사용한다. 하루에 두 번 피부 타입에 맞는 클렌저 제품으로 얼굴을 씻는다. 각질 제거 성분이 들어 있는 제품도 있다. 깨끗이 세안한 후에 좋은 로션이나 페이스오일을 발라 주름이 생기지 않도록 한다. 가능한 한 유기농으로 된 천연 제품을 사용한다.

• 미소는 얼굴에서 나이를 걷어낸다. 항상 미소를 짓는다. 스트레스를 받거나 불안해하면서 얼굴을 찡그리지 않도록 노력한다.

② 아름다운 머릿결: 나이가 들면서 에스트로겐 수치가 떨어지면 머릿결이 푸석해진다. 하지만 나이가 들었다고 해서 꼭 머릿결에 윤기가 없으란 법은 없다. 머리카락의 윤기를 유지하기 위해 다음에 소개하는 방법을 시도해보자.

• 저자극성 제품을 사용한다. 로릴황산나트륨을 사용하는 샴푸는 머릿결을 건조하게 만들 수 있다. 에센셜 오일, 허브, 식물성 오일로 된 제품을 사용한다. 로즈메리나 일랑일랑 같은 에센셜 오일은 모발 성장을 촉진하고 라벤더와 차나무는 비듬을 예방한다. 콩기름, 홍화유, 옥수수유 같은 식물성 오일은 모간을 길들여준다.

• 두피를 마사지한다. 두피 마사지는 모근에 영양을 공급해 모발 성장을 촉진한다.

• 종합비타민과 무기질 보충제를 복용한다. 머릿결에 윤기를 더해주기 위해 비타민 C, 비타민 E, 비타민 B군, 비오틴이 포함된 종합비타민과 무기질 보충제를 복용한다.

③ 빛나는 눈: 항산화제를 섭취한다. 영양이 부족하면 노화에 따른 안구 질환이 나타날 수 있다. 반짝이는 눈은 젊음의 증거다. 항산화제는 백내장을 예방하고 망막 중심 세포가 죽는 질환인 황반 퇴화가 나타날 위험을 낮춰준다. 비타민 A는 야맹증을 예방한다. 루테인, 비타민 C, 아연은 녹내장을 완화하는 효과가 있다. 바이오플라보노이드와 셀레늄 또한 눈 건강에 중요한 항산화제다. 눈 건강을 위한 항산화제를 섭취하기 위해 다음 식품을 챙겨 먹는다.

• 비타민 A: 당근, 고구마, 버터너트호박 등의 적황색 과일과 채소, 생선

• 비타민 C: 파프리카, 케일, 딸기, 브로콜리, 오렌지, 칸탈로푸 멜론

• 비타민 E: 해바라기씨, 아몬드, 헤이즐넛

• 셀레늄: 통곡물, 달걀, 마늘, 해산물

• 아연: 퀴노아, 렌즈콩, 통곡물

• 바이오플라보노이드: 체리, 포도, 자두

• 루테인: 케일, 콜라드 그린 등의 푸른 잎 채소

그리고 지방을 마음껏 섭취한다. 필수지방산은 눈마름증후군을 완화하고 황반 손상을 막는다. 필수지방산은 연어, 고등어, 송어처럼 냉수성어류와 대마씨나 아마씨에 풍부하다.

적당히 햇볕 쬐기

오랫동안 태양 아래 누워있거나 태닝 기계 아래에서 몇 시간을 보내면 단지 피부가 그을릴 뿐이라고 생각하겠지만 피부과 의사들은 이를 피부 '광노화'라 부른다. 태양에서 방출되는 자외선에 노출되면 주름이나 검버섯이 생길 수 있고 심지어 백내장에 걸릴 수도 있다. 햇볕에 너무 많이 노출된 피부는 점차 두꺼워지고 가죽처럼 거칠어진다. 살결이 흰 사람일수록 피부가 더욱 고생하게 된다.

하지만 그렇다고 집 안에만 있어야 하는 것은 아니다. 연구에 따르면 매일 자연광을 30분 이상 쬐야 비타민 D가 결핍되지 않는다. 비타민 D가 결핍되면 골다공증, 심장질환, 유방암 위험이 높아지고 아이러니하게도 조기 노화의 위험도 높아진다. 인생에서 모든 것이 그렇듯 뭐든 적당한 것이 좋다.

스트레스를 극복하는 법

스트레스에는 두 종류가 있다. 단기적 스트레스는 예컨대 기차를 놓쳤을 때처럼 우리 몸에 활기를 불어넣어 줄 수 있다. 반면 만성(장기) 스트레스는 우리 건강을 해친다.

만성 스트레스는 인생에서 일어날 수 있는 심각한 사건을 계기로 발생한다. 경제적 곤란에 빠지거나, 직장에서 압박을 받거나, 가족을 잃거나, 인간관계 문제에 봉착했을 때다. 다음 증상 중 몇 가지에 시달리고 있다면 만성 스트레스를 받고 있는 것이다. 다행스럽게도 우리는 여러 가지 자연요법과 대처 전략을 적극적으로 실천함으로써 힘든 시기를 넘기고 만성 스트레스에서 벗어날 수 있다.

만성 스트레스 증상

다음 증상 중 두 가지 이상이 세 달 이상 지속된다면 만성 스트레스에 시달리고 있는 것이다.

- 수면 장애
- 긴장성 통증(목과 머리, 등과 어깨 통증)
- 소화 장애
- 탈모
- 피로감
- 고혈압
- 심계항진(가슴 두근거림)
- 가슴 통증

- 피부 이상(두드러기, 습진, 건선, 발진)
- 턱 통증
- 난임
- 월경불순
- 성 장애
- 면역력 감퇴(질병이나 감염에 걸리기 쉬워진다)
- 신경과민, 불안감, 공황발작
- 우울감, 침울감
- 신경질, 좌절감
- 기억력 감퇴, 집중력 저하

의학적 치료법 vs 자연요법

의사들은 대부분 스트레스의 주된 원인을 해결하기보다 증상만을 치료한다. 이를테면 우울증과 고혈압의 경우 의사는 약을 처방할 것이다. 당장은 약으로 기분이 나아질 수 있지만 약만으로는 스트레스 자체를 해결하진 못한다.

이런 까닭에 스트레스 해결에는 자연요법이 더욱 빛을 발할 때가 많다. 자연요법의 목적은 모든 신체 기관을 튼튼하고 건강하게 유지하는 것이기 때문이다. 그 결과 우리는 스트레스 반응에서 회복하기가 한결 수월해진다. 이제 스트레스를 물리치는 자연요법을 소개한다. 하지만 인생 자체에 스트레스가 많다면 자신이 지고 있는 짐을 줄이기 위한 전략을 궁리할 필요가 있다. 누군가에게 도움을 청하거나 자신의 생활 자체를 한번 돌아보고 점검해야 할지도 모른다. 아니면 단지 마음을 열고 이야기할 상대가 필요할 수도 있

다. 스트레스 요인을 없애기 위한 적극적인 행동 없이는 어떤 치료 계획도 효과를 발휘하지 못할 것이다.

식습관

25쪽에 소개한 건강에 좋은 균형 식단 지침을 따른다. 스트레스를 받을 때마다 아드레날린을 분출하느라 지쳐버린 부신을 달래는 방법(75쪽 참조)도 도움이 된다.

우리 몸은 스트레스를 많이 받으면 비타민 B군을 아주 빨리 소비해버리기 때문에 비타민 B가 풍부한 음식을 충분히 먹어야 한다. 비타민 B는 통곡물, 기름진 생선, 달걀, 현미, 콩, 해바라기 씨, 견과류 등에 풍부하다.

항산화제는 스트레스 때문에 손상된 세포를 수리하는 역할을 한다. 밝은색 채소와 과일을 되도록 유기농으로 많이 먹자. 특히 아연은 스트레스가 많이 쌓이는 생활을 하는 여성에게 없어서는 안 될 항산화제다. 아연은 우리 몸에서 세포를 복구하고 소화를 도울 뿐 아니라 면역력을 증강시키고 정서를 안정시켜준다. 아연은 부신호르몬 생성에도 꼭 필요한 영양소다. 효모, 달걀, 콩류, 호박씨, 해산물, 통곡물 등에 아연이 풍부하다. 한편 필수지방산이 결핍되면 스트레스 증상이 나타날 수 있으니 견과류, 씨앗류, 기름진 생선을 충분히 먹어야 한다.

그리고 명심해야 할 것은 혈당이 불안정해도 스트레스 증상이 나타날 수 있다는 사실이다. 그

러므로 33쪽에 소개한 혈당 균형 유지법을 따른다. 커피, 차, 니코틴, 설탕 같은 흥분성 식품을 피하고 알코올 섭취량을 최저 수준으로 유지한다.

보충제

• 비타민 B 복합체: 비타민 B군이 결핍되면 불안감, 스트레스에 시달리고 심한 경우 우울증이 생기기도 한다. 스트레스를 받으면 우리 몸에서는 비타민 B군을 빠르게 소비하기 때문에 결핍되지 않도록 잘 챙겨 먹는 것이 좋다. 매일 비타민 B군을 25mg씩 복용한다.

• 항산화제: 몸에서 스트레스를 받으면 생성되는 활성산소를 청소해주는 역할을 한다. 복용하는 종합비타민에 항산화제가 필요량만큼 들어 있는지 확인하고 그렇지 않다면 따로 복용한다. 바이오플라보노이드가 첨가된 비타민 C(마그네슘아스코르브산염 형태로 복용, 1,000mg), 비타민 E(400iu), 아연(25mg), 셀레늄(100μg)이 필요하다.

• 오메가-3 지방산: 신경세포가 효율적으로 기능하려면 필수지방산이 필요하다. 스트레스를 극복하기 위해서는 신경세포가 제대로 기능해야 한다. 채식주의자는 아마씨 오일로 섭취할 수 있다. 매일 최소 700mg의 EPA와 500mg의 DHA가 함유된 어유를 1,000mg 복용한다.

약초

스트레스 증상을 가라앉히기 위해 다음에 소개한 약초를 복용하고 부신 기능을 증진하기 위해 홍경천과 쥐오줌풀을 복용한다.

• 시베리아인삼: 스트레스에 좋은 약초로 적응력을 증진시킨다. 즉, 우리 몸이 스트레스에 대처하기 위해 어떤 식으로든 적응할 수 있도록 도와준다는 뜻이다. 연구를 통해 기력을 증진시키고 체력, 지구력, 면역력을 키워준다는 사실이 증명되었다. 팅크제 1티스푼을 소량의 물에 섞어 하루 두 번 마시거나 캡슐 형태로 250~300mg을 하루에 두 번 복용한다.

• 보리지, 다미아나, 병풀(고투콜라), 멜리사(레몬밤), 라임플라워, 귀리, 로만 캐모마일, 황금, 마편초: 모두 스트레스 해소에 좋은 약초들이다. 이 약초의 팅크제를 같은 비율로 섞은 혼합 팅크제 1티스푼을 소량의 물에 섞어 하루 두 번 마신다.

그 외 자연요법

사실상 모든 자연요법은 신체의 균형을 잡고, 면역력을 증강시키고, 긴장을 풀어주려는 목적으로 고안되었다. 그러므로 마사지에서 반사요법, 정골요법, 침술요법에 이르기까지 자연요법이 스트레스 증상을 가라앉히는 데 효과가 있는 것은 당연하다.

동종요법

체질 맞춤 치료를 위해서는 동종요법 전문가를 찾아가볼 것을 권한다. 하지만 집에서 다음 치료를 30c 농도로 해볼 수 있다. 자신에게 가장 적합한 치료법을 찾아 사흘 동안 하루에 세 번 복용한다.

- 바꽃: 불안감과 공황감이 들 때 복용한다.
- 벨라도나: 열을 동반한 긴장성 두통, 박동성 두통을 완화시킨다.
- 캐모마일: 신경질이 나고 마음이 어지러울 때 복용한다.
- 아그나시아: 슬프거나 화가 날 때 복용한다.
- 마전자: 자기 자신을 너무 심하게 몰아붙이는 느낌이 들 때 복용한다.
- 백두옹(할미꽃): 눈물이 쉽게 흐르고 압박에 시달릴 때 복용한다.

방향요법

에센셜 오일을 마사지에 사용하거나 목욕물에 떨어뜨리거나 버너로 태우거나 증발시켜 향기를 맡으면 긴장이 풀어진다. 바질, 베르가못, 로만 캐모마일, 저먼 캐모마일, 제라늄, 재스민, 라벤더, 마저럼, 네롤리(등화유), 장미 중에서 마음에 드는 에센셜 오일을 골라 시험해본다. 부신을 강화하려면 생강, 레몬그라스, 로즈메리 오일이 좋다. 목욕물에 에센셜 오일을 한두 방울 떨어뜨리고 20분 정도 물에 몸을 담그고 긴장을 푼다. 캐리어 오일 6티스푼에 혼합액을 15방울 희석시켜 마사지해도 좋다. 등이나 목, 어깨처럼 손이 닿지 않는 부위는 가족에게 마사지를 부탁한다.

자기 관리

목욕하기

편안한 음악을 틀고 조명을 낮춘 다음 에센셜 오일을 따뜻한 목욕물에 섞고 몸을 담근다. 근육과 관절 통증을 가라앉히고 스트레스와 긴장을 풀 수 있다. 자기 전에 목욕을 하면 푹 잠들 수 있다.

긴장 풀기

산만한 일상생활에서 동떨어진 시간을 마련한다. 명상을 해도 좋다. 명상은 스트레스가 쌓이는 일상의 짐을 내려놓는 좋은 방법이다. 명상이 자신에게 맞지 않다면 매일 20분씩 일기를 써도 된다. 30분 동안 음악에 마음을 맡겨도 좋고 세부 묘사에 몰두하며 그림을 그리는 것도 추천한다. 무엇이든 긴장을 풀 수 있는 일을 찾아서 한다.

숙면하기

스트레스를 풀고 다음 날 또 살아갈 힘을 얻기 위해서 우리는 매일 밤 8시간 정도 양질의 수면 시간이 필요하다.

하루 30분 운동하기

적당한 운동을 규칙적으로 하면 건강을 해치는 스트레스 호르몬 수치를 낮출 수 있다. 조깅, 빨리 걷기, 자전거 타기, 수영 등 심장 박동을 평소보다 높일 수 있다면 어떤 운동이라도 좋다. 하루 30분씩, 일주일에 다섯 번 이상 한다.

올바른 우선순위 정하기

스트레스에 시달린다면 우선순위를 정하는 방법을 익히자. 인생에서 건강만큼 중요한 것은 없다. 하는 일이 너무 많다 싶을 경우 안 된다고 말하는 법을 배운다. 자신의 의견을 분명히 밝히면 속이 시원해지고 기분도 좋아진다. 스스로 인생을 통제하고 있다고 느끼게 해주는 일의 목록을 만든다.

즐거운 시간 갖기

웃음은 만병통치약이라는 속담은 사실이다. 우리가 웃을 때 체내 스트레스 호르몬 수치가 낮아지고 면역력이 높아진다. 인생에서 누릴 수 있는 온갖 작은 일에서 웃음을 찾으려고 노력하자. 몇몇 연구에 따르면 우리가 사랑을 나누거나, 반려동물을 쓰다듬거나, 자신에게 충실하거나, 즐거운 일을 찾아 나설 때 우리 몸과 마음에서 긍정적인 변화가 일어난다고 한다.

긍정적으로 생각하기

낙천적인 사고방식은 우리의 건강과 행복을 위협하는 스트레스를 무력화시킨다. 어떤 일이 스트레스가 되는지 아닌지는 우리가 그 일을 인식하는 방식에 달려 있기 때문이다. 인생을 긍정적으로 살아가면 스트레스 관리 능력을 키울 수 있다. 장밋빛 안경을 쓰고 인생을 바라보자.

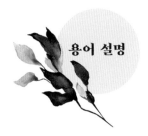

용어 설명

- 삼염색체성trisomy: 정상적인 2개의 짝 대신에 3개의 염색체가 무리를 지음
- 갑상샘 저하증hypothyroidism: 갑상샘 활동이 불충분하고 갑상샘 호르몬이 너무 적게 생성되어서 생기는 질병
- 갑상샘 항진증hyperthyroidism: 갑상샘 활동이 지나치고 갑상샘 호르몬이 과다 분비되어서 생기는 질병
- 경락meridians: 한의학(중의학)에서 사용하는 용어. 혈과 관련하여 중요한 '기'가 흐르는 길
- 고이트로젠goitrogen: 혈액으로부터 요오드 흡수를 방해하고 갑상샘 저하증을 악화시키는 식품
- 골전환율bone turnover: 신체가 오래된 뼈를 새로운 뼈로 대체할 때 분해, 증축되는 속도
- 과혈당증hyperglycemia: 신체가 인슐린을 충분히 분비하지 못하거나 인슐린 저항 때문에 혈당 수치가 높은 상태. 당뇨병 증상이 나타남
- 기초 체온basal body temperature: 신체가 완전히 안정을 취하고 있을 때이 체온. 아침에 일어나 활동을 시작하기 전에 잰 첫 체온
- 난소 예비력ovarian reserve: 난소에 남아있는 난자의 수. 생식력의 척도
- 난자ovum: 배란 기간에 난소의 난포에서 배출되는 난

- 난포follicle: 난자가 배란을 준비하면서 숙성하는 난소 내 낭조직. 여포
- 난포기follicular phase: 월경주기에서 배란 이전 시기. 월경주기 전반부. 여포기
- 난포자극호르몬follicle stimulating hormone, FSH: 뇌하수체에서 분비되는 호르몬. 난소의 난포가 난자를 숙성시키도록 자극함
- 내분비계endocrine system: 호르몬을 혈류로 직접 생성해내는 일군의 분비 기관
- 뇌하수체pituitary gland: 뇌저부에 위치함. 난포자극호르몬, 황체형성호르몬, 갑상샘자극호르몬, 부신피질자극호르몬(18쪽 참조)을 분비함
- 당뇨병diabetes: 신체가 인슐린을 충분히 생성할 수 없거나 인슐린을 효과적으로 사용할 수 없어 혈당 수치가 너무 높아지는 질환
- 둔위breech: 태아의 위치로 인해 출산할 때 아기의 머리보다 엉덩이나 다리가 먼저 나옴
- 림프계(임파계)lymphatic system: 맑은 유동체인 림프액을 나르는 통로망. 질병으로부터 신체를 보호하고 독소를 방출하는 데 도움을 줌
- 메틸잔틴methylxanthine: 체내 섬유낭포성 유방 질환 증상을 일으키는 성분. 카페인에서 발견되는 물질

- 무배란anovulation: 배란이 일어나지 않는 월경주기
- 바이오플라보노이드bioflavonoid: 항산화제의 이점을 지녔으며 항염증성을 띠기도 하고 모세혈관 강화에 도움을 주는 성분. 과일에 들어 있음
- 백혈구leukocyte: 침입 세균, 바이러스와 싸우는 면역 세포
- 복강경 수술laparoscopy: 배꼽 아래로 복강경을 주입해 전신 마취 하에 실시하는 외과 수술
- 산성-알칼리성 균형acid-alkali balance: 체내 알칼리성을 높이고 산성을 줄이는 효과를 보기 위해 음식물을 이용함
- 생식호르몬reproductive hormones: 임신을 도와주기 위해 분비되는 모든 호르몬
- 선천성 기형congenital abnormality: 태어날 때부터 존재하는 기형
- 성선자극호르몬 방출호르몬gonadotrophin-releasing hormone, GnRH: 뇌하수체가 황체형성호르몬과 난포자극호르몬을 생성하도록 자극하는 시상하부 분비 호르몬
- 성호르몬결합글로불린sex-hormone binding globulin, SHBG: 간에서 생성되는 에스트로겐과 테스토스테론 같은 성호르몬과 결합하는 단백질
- 세로토닌serotonin: 기분을 차분하고 좋게 해주는 뇌 신경전달물질. 우울증 치료제의 목표는 세로토닌을 적정 수준에서 충분히 유지하는 것임
- 수용체(호르몬)receptor: 호르몬에 반응하는 세포로 들어가는 통로. 예를 들어 유방에 있는 에스트로겐 수용체는 에스트로겐 때문에 자극을 받음
- 순환계circulatory system: 심장과 혈관으로 구성된 생체계. 혈액을 온몸으로 수송함
- 식세포phagocyte: 세균과 바이러스를 사로잡아 파괴시키는 백혈구
- 신경전달물질neurotransmitter: 다른 세포들에게 신호를 전하는 화학적 전달물질. 뇌에서 생성됨
- 아드레날린adrenaline: 심신이 스트레스를 받을 때 부신에서 분비되는 호르몬
- 악성malignant: 정상의 건강한 세포가 통제 불능의 종양으로 변이해 건강한 조직에 침투하는 암
- 안드로겐androgen: 여성의 경우 난소와 부신에서 생성되는 남성 호르몬
- 양성benign: 신체 다른 부위로 퍼지지 않는 암
- 에센셜 오일essential oils: 식물의 잎, 꽃, 과일에서 추출한 아로마 오일. 식물의 '진액'(향기)를 품고 있음
- 에스트라디올estradiol: 가장 강력한 에스트로겐 형태. 난소에서 생성됨
- 에스트로겐 우위estrogen dominance: 프로게스테론에 비해 에스트로겐이 지나치게 많아 불균형 상태가 됨
- 에스트로겐estrogen: 3개의 다른 에스트로겐인 에스트라디올, 에스트리올, 에스트론을 포괄적으로 지칭하는 용어
- 에스트론estrone: 부신에서 생성되는 에스트로겐의 일종. 완경 후 생성되는 에스트로겐의 주요 형태
- 에스트리올estriol: 소변을 통해 방출되는 에스트라디올과 에스트론을 전환하여 간에서 생성되는 에스트로겐. 임신 시기에 수치가 가장 높아짐
- 염색체chromosome: 고리를 짓고 있는 DNA 가닥. 유전 정보를 전달하며 세대에 걸쳐 전해짐
- 요도urethra: 방광에서 배출되는 소변을 나르는 관. 남성, 여성에게 모두 있는데 남성의 경우 정액의 통로로 생식 기관의 기능도 함
- 요로urinary tract: 소변 생성, 저장, 배출과 관련된 관과 기관
- 유방절제술mastectomy: 암 때문에 유방의 일부, 또는

전부를 제거하는 수술

- 유착adhesions: 보통 떨어져 있어야 하는 체내 조직을 뭉치게 만들 수 있는 상처 조직 덩어리
- 이뇨제diuretic: 신체가 소변을 방출하게 만드는 성분
- 이형성증dysplasia: 자궁경부나 자궁내막에 나타나는 이상 세포 변이
- 인슐린insulin: 혈당(글루코오스)을 조절하기 위해 췌장에서 분비되는 호르몬
- 인슐린 저항insulin resistance: 충분하거나 과도한 인슐린이 체내에서 생성되고 있으나 효과적으로 사용될 수 없을 때를 이르는 용어
- 자가면역질환autoimmune disorder: 자기 세포를 공격해서 파괴하려고 하는 항체가 몸에서 생성되는 상태
- 자연살해세포natural killer cell: 일종의 백혈구. 비정상적으로 분할되는 세포를 공격함
- 장bowels: 위장부터 항문에 이르는 소화계의 '관'
- 저혈당증hypoglycemia: 뇌에 도달하는 연료가 불충분해서 혈당 수치가 낮아진 상태. 떨림, 허기, 발한 등의 증상이 나타남
- 제노에스트로겐xenoestrogen: 외부에서 들어온 에스트로겐. 플라스틱, 살충제 등에서 나오는 환경 위험 물질
- 조기 완경premature menopause: 40세 이전에 나타나는 완경에 대한 의학적 분류
- 질경검사colposcopy: 자궁경부의 이상 세포 변이를 찾아내기 위한 진단 검사
- 천골sacrum: 척주脊柱에 위치해 골반에 붙어 있는 삼각형 모양의 뼈, 엉치등뼈
- 초유colostrum: 젖이 제대로 나오기 시작할 때까지 산모가 아기에게 수유하는 전유前乳. 항체로 가득한 끈끈한 젖

- 칸디다candida: 일종의 이스트(곰팡이균). 동맥을 정맥과 연결시키는 부위(입, 장, 질)의 모세혈관에 감엄을 일으킴
- 코르티솔cortisol: 스트레스에 반응하여 부신에서 생성되는 호르몬. 당과 지방을 혈류로 배출함
- 콜레스테롤cholesterol: 모든 세포막에 형성되며 혈액 내에서 순환하는 지방. 성호르몬과 스트레스 호르몬의 기점
- 테스토스테론testosterone: 여성 신체 중 난소와 부신에서 생성되는 남성 호르몬. 성욕과 근육 강화에 도움이 된다고 알려짐
- 트립토판tryptophan: 세로토닌(차분하게 만들어주는 뇌의 신경전달물질)으로 전환되는 아미노산
- 티록신thyroxine: 갑상샘에서 분비되는 호르몬. 신진대사를 조정해서 체중을 조절해줌
- 팅크제tincture: 약초와 식물 추출물을 알코올에 보존한 의료 용액이나 액상 치료제
- 포화지방saturated fat: 불포화지방산보다 포화지방산으로 구성된 동물과 식물 공급원에서 나온 지방. 실온에서 고체 형태임
- 폴립polyp: 자궁경부, 장, 자궁에 자라는 혀 모양의 돌출물
- 프로게스테론progesterone: 자궁내막이 수정란을 받아들일 수 있도록 두꺼워지게 만드는 여성호르몬. 주로 황체에서 분비됨
- 프로게스토겐progestogen: 체내에서 자연적으로 생성되는 성분인 프로게스테론과 합성제제인 프로게스틴을 합쳐서 부르는 용어
- 프로게스틴progestin: 난소에서 생성되는 프로게스테론과 유사하게 인공으로 만든 호르몬
- 프로락틴prolactin: 뇌하수체에서 분비되는 호르몬. 주로 수유와 연관돼 있음. 프로락틴이 지나치면 배란이

중지될 수 있음

- 프로바이오틱스Probiotics: 소화계 내 유해균의 성장을 조절해주는 유익균이 포함된 보충제

- 프로스타글란딘prostaglandin: 혈액 응고와 염증을 조절하는 데 도움을 주는 유사 호르몬 물질

- 필수지방산essential fatty acid: 신체가 만들어낼 수 없으므로 식품을 통해 섭취해야 하는 지방. 오메가-3, 오메가-6, 오메가-9이 필수지방산임.

- 항뮬러호르몬anti-mullerian hormon, AMH: 난소에서 생성되는 호르몬. 난소 예비력 수준을 확인하기 위해 측정함

- 항체antibody: 혈액 내에서 발견되는 특수 단백질로 외부 감염원을 물리치고 파괴하는 역할을 함

- 혈당blood sugar: 신체가 에너지원으로 사용하는 혈중 글루코오스(포도당)

- 혈압blood pressure: 순환하는 혈액이 얼마나 세게 동맥벽을 압박하는지를 측정한 값

- 호모시스테인homocysteine: 유황이 함유된 아미노산인 메티오닌 분해 시 체내에서 자연적으로 생성되는 독성 물질

- 활성산소free radical: 높은 반응성을 보이는 화학 물질. 노화, 심장병, 암을 가속화함

- 황산화제antioxidant: 활성산소로 인한 손상을 방지하는 데 도움이 되는 성분. 음식에 들어 있음

- 황체corpus luteum: 난자가 난포에서 배출된 뒤 형성되는 조직. 프로게스테론을 생성함

- 황체기luteal phase: 배란을 기점으로 월경주기의 후반부

- 황체형성호르몬luteinizing hormone, LH: 배란을 촉발하는 호르몬. 뇌하수체에서 분비됨

여성 건강 바이블

2021년 9월 15일 초판 1쇄 인쇄
2021년 9월 27일 초판 1쇄 발행

지은이 | 매릴린 글렌빌
옮긴이 | 정미현, 지여울
발행인 | 윤호권, 박헌용
본부장 | 김경섭
책임편집 | 정상미

발행처 | (주)시공사
출판등록 | 1989년 5월 10일(제3-248호)
브랜드 | 지식너머

주소 | 서울특별시 성동구 상원1길 22, 7층(우편번호 04779)
전화 | 편집 (02)3487-1151, 마케팅 (02)2046-2800
팩스 | 편집·마케팅 (02)585-1755
홈페이지 | www.sigongsa.com

ISBN 979-11-6579-693-8   13510